INSIDE THE BODY

FANTASTIC IMAGES
FROM BENEATH
THE SKIN

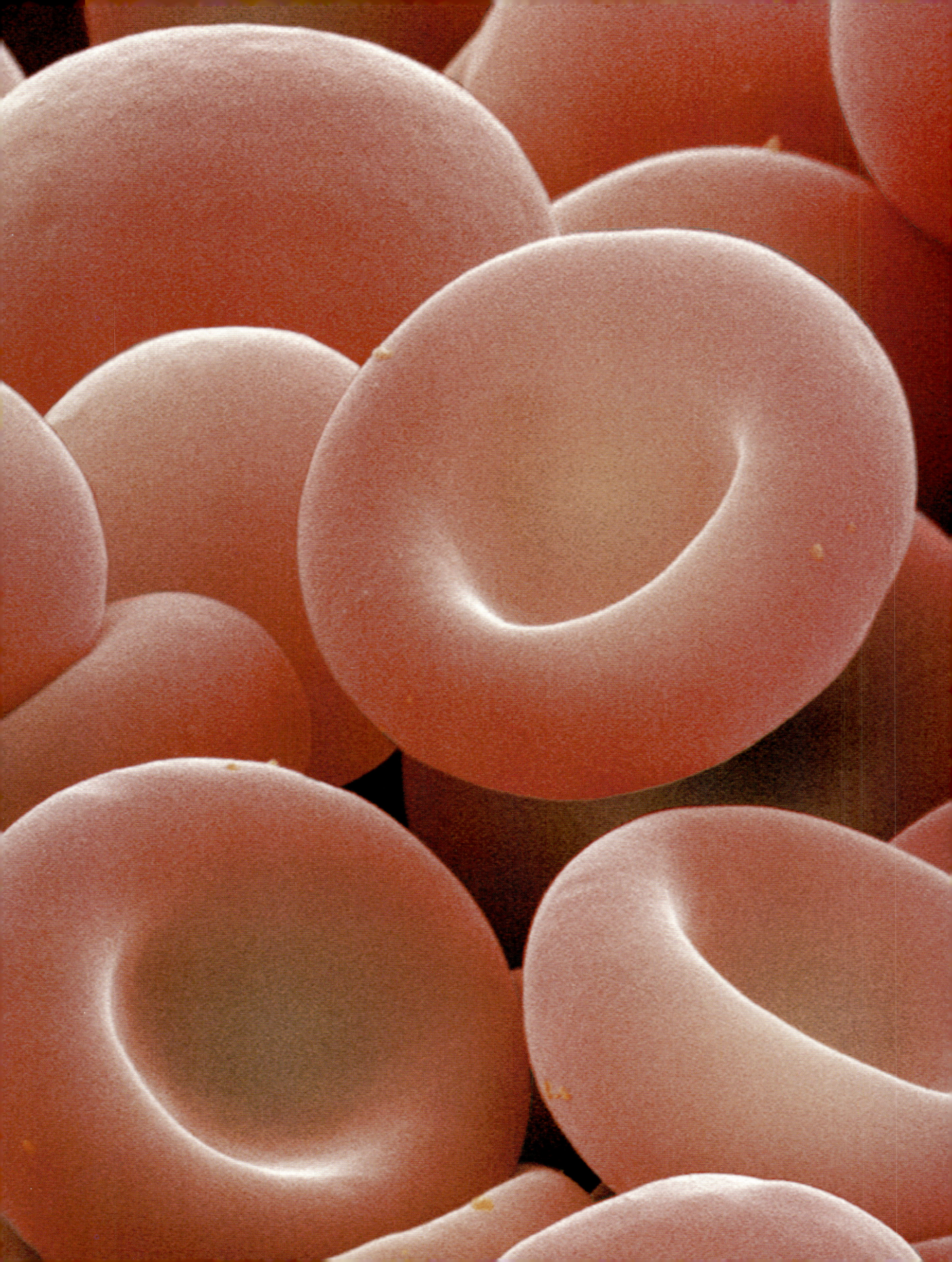

体内の神秘

皮膚の下に広がるファンタスティックな
生命の鼓動とアートの世界

スーザン・グリーンフィールド 著
崎山 武士 日本語版監修
玉嵜 敦子 訳

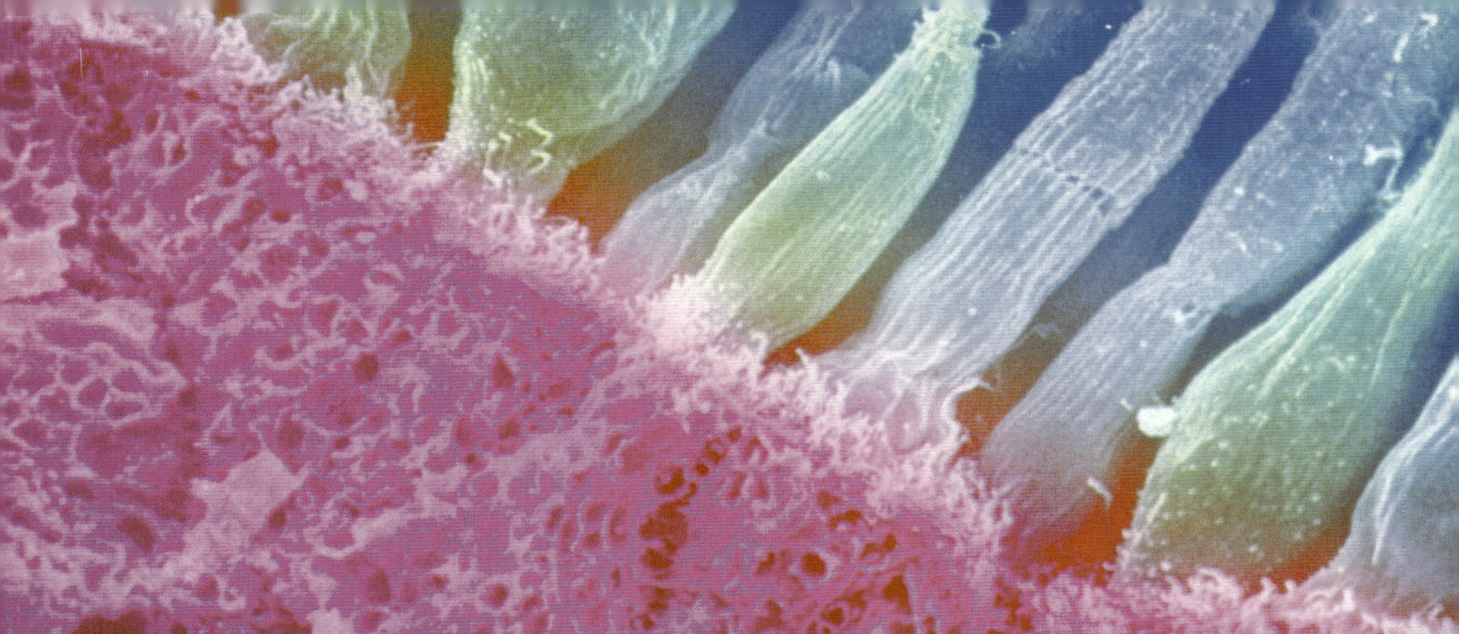

First published in Great Britain in 2004 by Cassell Illustrated,
a division of Octopus Publishing Group Limited
2-4 Heron Quays, London E14 4JP

Text and design copyright © Octopus Publishing Group Ltd

Text by Windsor Chorlton

Editors: Victoria Alers-Hankey and Joanna Chisholm
Indexer: Sue Bosanko
Consultants: Anna Pilzer, Melissa Sayer Ba Hons (Oxon) MBBS MRCP MRCGP, Gabriel Sayer MBBS MSc FRCS, Julia Hillier Ba Hons (Oxon) BM MRCP FRCR
Designer: Austin Taylor

Images © The Science Photo Library
www.sciencephoto.com

All rights reserved. No part of this publication may be reproduced, stored in a retrieval system, or transmitted in any form or by any means, electronic, mechanical, photocopying, recording, or otherwise, without the prior permission of the publisher.

Printed in China

序文 6
～スーザン・グリーンフィールドより～

画像技術の解説 8

細胞 12
代表的なヒトの細胞 14
細胞の内部 30
細胞周期 40

組織 48
上皮組織 50
支持組織と結合組織 62
筋肉組織 74

器官系 86
骨格系 88
消化器系 104
泌尿器系 124
循環器系 136
呼吸器系 152
生殖器系 166
神経系 188
免疫系 208
内分泌系 224

脳と感覚 236
脳 238
聴覚とバランス 250
嗅覚と味覚 260
視覚 270

索引 286

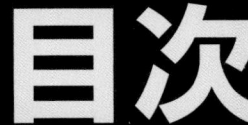

序文

　本書は、科学と芸術をまさに橋渡しするものです。いやそれどころか、科学と芸術が互いに融合できることを示し、橋渡し以上の役割を果たしています。科学は実際に芸術になり得ます。生物の精巧で究極的なメカニズムと機能には、それ自体に美が備わっていると言ってもいいでしょう。俗社会を知らない堅物という科学者の古いイメージや、ブンセンバーナー、白衣、奇妙な臭い、そして何より、退屈な事実の羅列、という科学につきまとうイメージは、科学が日常生活のあらゆる面に影響を与えていることを知る興奮にかわるでしょう。たとえ科学が日常生活に役立つことなどまったく必要ないと考える読者でも、本書の芸術的側面には魅了されるはずです。

　本書は、人体をもっとも基本的な構成要素である「細胞」までさかのぼって解明します。読者はさまざまな細胞が、膨大な数の機能を使って、消滅、分裂、あるいは単純に生存する姿を目にします。今までまったく見たこともない、息をのむような画像に、まずは夢中になってしまうはずです。一歩進んで、それぞれの細胞がどの組織に属するかについて解説を読めば、さらに理解は深まります。歯のエナメル質や脂肪など、平凡な人体の一部であるはずのものが、初めて見るような姿をしていることに驚嘆することでしょう。さらに、直腸の内壁など、これまで存在することさえ忘れていた細胞や部位を目にして、実は愛嬌があって、イチゴに少し似ている、などということを発見するのです。

　ニュースで取り沙汰されている幹細胞などの細胞、そして最も奇怪で謎の多い臓器である「脳」の細胞も登場します。私は学生時代、まさに物質的といえる脳が、人格な

どの主観的な事柄を生み出すことに驚いたものです。本書の神経系や脳に関する記述を読んだ読者も、私が感じたこの一種の興奮を感じてくれることを期待しています。

　私が学生の頃はもちろん後出のような素晴らしい走査技術はありませんでした。現在はこの最新技術が、人間を構成する細胞たちへの思いがけない親近感と、深い理解を与えてくれます。本書に登場する人間の脂肪や毛幹の画像を見れば、年齢を問わず誰もが人体に対する畏敬の念を強くするでしょう。さらに若い読者が、画像の美しさから科学の面白さを理解し、科学が魅力的でないという従来のイメージが誤りだと分かってくれたら、本書が果たすこれ以上の意義はないのです。

　老若男女を問わず、また大学の主要課程に組み込まれていようといまいと、ほんの数分でも何時間でも、本書に目を通し、科学がいかに進歩したかということや、人体という驚くべき機構にまだまだ謎が多いことについて考えるのは、とても有意義なはずです。科学とは「誰もが目にしているものを見て、誰も考えつかないようなことを考えることだ」と言った人がいました。まさに本書は、その言葉を実現するものと言えるでしょう。

バロネス・スーザン・グリーンフィールド

画像技術の解説

光学顕微鏡写真 [LM]

　顕微鏡を発明したのは、17世紀に独学で科学者になったオランダのアントニー・ファン・レーウェンフックです。イギリスの科学者ロバート・フックは、この新しい道具を使ってヒトの組織が小さな小部屋の集まりであることを発見しました。彼はこの小部屋が修道僧の部屋の列に似ていることから、細胞 (cell) と名づけました。

　光学顕微鏡には通常、接眼レンズと対物レンズの2つがあり、レンズが1つの場合よりはるかに大きく拡大することができます。光学顕微鏡を使って撮影した写真を、光学顕微鏡写真 (LM) といいます。光学顕微鏡は、光の波長より小さい構造を見ることができないため、通常の明るさで1,250倍の倍率が限界ですが、細胞や細胞核など、光の波長より大きな内部構造を観察するには十分です。

　細胞核は、染料で染めるとより鮮明に観察することができます。この手法は、1872年にイタリアの若い医学者、カミロ・ゴルジが発見しました。彼は、脳の組織を偶然、硝酸銀液に落としてしまい、この薬品が神経細胞を他の組織からはっきりと色分けすることを発見したのです。

電子顕微鏡 [EM]

　1930年代、光学顕微鏡は理論上の限界に達しました。その後、電子顕微鏡が登場し、光学顕微鏡でかすかなシミにしかみえなかった細胞の構造を、科学者らが研究できるようになると、生物学に大きな影響が生まれ始めました。電子顕微鏡はレンズを使って光線を集めるのではなく、電磁石を使って真空中に電子線を集めます。

　電子の波長は光よりもはるかに小さいため、その倍率や解像力は大幅に高くなります。現在の電子顕微鏡は、最大100万倍も拡大することが可能で、解像度は人間の目よりも約25万倍も高くなります。

　電子顕微鏡の欠点は、生体組織が真空状態では生きられないため、生きている細胞の絶えず変化する動きを捉えることができないことです。

透過型電子顕微鏡 [TEM]

　TEMは、電子顕微鏡の最初に開発された型です。TEMはちょうど、スライドのプロジェクターのように、薄く切った標本に電子線を透過させます。標本は、いくつかの電子を透過しない物質で染めておきます。残りの電子線は標本を通り抜けます。そのパターンが画面に映し出されて、拡大画像を作り出すのです。TEMは、組織または細胞の二次元画像を観察するのに特に便利です。

走査型電子顕微鏡 [SEM]

　1960年代には、SEMが広く使用され始めました。SEMは、三次元の物体を研究するのに使用されます。電子は物体を透過せず、その表面で跳ね返ります。標本を動かすことにより、観察者は標本の表面の詳細な画像をとらえることができます。それは田園地帯の空中写真を撮るのに少し似ています。

X線

　1895年、ドイツのウィルヘルム・レントゲンは、波長が光より短い電子放射線が、生態組織を透過して、逆側の感光板に画像を映し出すことを発見しました。このX線写真は、一般的な写真のネガと似ており、骨などの密度の高い組織は白く映し出されます。

　通常のX線は組織の密度の違いを明らかにします。例えば、心臓は周囲からはっきりと区別して映し出されます。これは、肺が主に空気を含んでいるのに対して、心臓の大部分は柔らかい組織からできているからです。

　造影剤は、それを使用しなければX線で映せない構造を明らかにするために使用されます。X線を通さない硫酸バリウムは、消化器官をX線で調べる際に使用されます。この薬剤は経口投与されるバリウム剤として知られています。肝臓、腎臓、その他の臓器を調べる際は、それぞれ異なる造影剤が使用されます。

血管造影法

血管造影は、頭部、心臓、肺の血管の画像を作り出す特殊なX線です。造影剤が検査対象である循環器系の一部分に注入されます。冠動脈の血管造影を行う場合、細いチューブ（カテーテル）が鼠径部の太い動脈から、血管を通じて心臓まで通して造影剤が注入されます。血管を通っていく造影剤の様子は、X線でリアルタイムに映し出され、閉塞や狭窄などの疾患を明らかにしていきます。

コンピュータ断層撮影法 [CT]

1972年にコンピュータ断層撮影の装置が考案され、従来のX線撮影が大きく改善しました。X線を使用しますが、その画像はX線よりはるかに精密です。この分野における技術は急速に発展しており、近年ではX線チューブが身体の周りを高速で回転して、複数の画像を撮影することが可能です。さらにデジタル画像処理を施すことにより、どの平面画像あるいは3D画像でも作ることができます。

陽電子放射断層法 [PET]

CTスキャンは臓器の形状と構造を明らかにしますが、PETスキャンはその臓器がどのように機能しているかを明らかにします。PET画像は、体内に注入された放射性物質の動きを追跡することによって作られます。この放射性物質は陽電子を放射し、電子と衝突してエネルギーを放出します。これがガンマ線です。このガンマ線の光がプロットされ、その情報をコンピュータで画像化することにより、血流の画像と組織内で代謝される過程が映し出されます。

PETスキャンの装置は複雑でコストがかかりますが、脳の研究に特に有効で、脳の損傷の診断や脳の機能の検査に役立っています。

磁気共鳴映像法 [MRI]

MRIは、X線の発明以来、診断法の最大の進歩の1つです。身体を強い磁界に置くことにより、体内の原子を刺激して信号を放出させます。この信号をコンピュータが画像化し、調査対象である部位を描きだします。MRIは、もっとも用途が広く、また繊細な映像技術が実現できる手法として広く認められています。一般に利用され始めたのは1970年代で、X線がとらえられないほど小さなガンの発見には役に立たないことが分かっています。

電子線断層法 [EBT]

EBTのスキャナは、CTのスキャナよりはるかに早く作動するため、動いている組織や臓器の画像がより鮮明です。EBTスキャナは、患者の下に弓状に配列されたタングステンターゲットに電子線を照射します。タングステンターゲットはX線を放出し、患者の体を通り抜け、それによって得られたデータがコンピュータ処理され、3次元画像にもなる横断面の画像を作り出します。

サーモグラム

赤外線の熱放射に反応するカメラの画像をサーモグラムといい、体表の一部または全体を温度差によって色分けします。異常な熱のパターンは、専門家が体内の異常を発見するのに役立ちます。例えば、「非常に熱い部位」は、腫瘍の存在を示唆します。腫瘍の細胞は、通常より活動的だからです。また異常に冷たい部分は、血管の閉塞状態を示します。

超音波

超音波画像は、高周波音波を使用して体内を映し出します。高周波音波にはX線のような電離放射線が含まれないため、成長中の胎児に安全で、妊娠中の女性の検査に特に有効です。また心臓、胸部、肝臓、胆嚢など、柔らかい組織の疾患を診断するのにも使用されます。

また超音波は、虫歯を削ったり、腎臓結石を粉砕するなど、病気に冒された組織を破壊するのにも使用されます。それを可能としているのは反響で、対象物と同じ周波数を持つ音波が対象物に反響を起こします。反響の振幅をどんどん強めて対象物を振動させ、最後には粉砕するのです。

内視鏡

内視鏡は照明とカメラがついた細いチューブで、体腔や臓器の映像を撮影します。照明は通常、光ファイバーで体内に運ばれます。チューブは口や耳などの体の開口部か、皮膚に開けた開口部から通されます。内視鏡は検査する体の部位によって異なる名称を持ちます。例えば気管支鏡は、肺を検査するための内視鏡のことです。

ガンマカメラ

ガンマカメラは、体内に少量の放射性物質を注入して走査します。放射性物質は検査対象である臓器または組織に蓄積されて放射線を放出します、それをガンマカメラが記録し、複合的な画像を作り出します。ガンマ線の走査は従来のX線画像ほど精密ではありませんが、腫瘍や感染などの異常をより感知しやすい特徴があります。

レジンキャスト

粘性の低いレジン（樹脂）を臓器に注入し、周囲の組織を化学物質で溶かして、対象となる臓器の血管のネットワークの位置を明らかにします。この画像技術はもちろん、生きている人間の組織には使用されません。

眼底カメラ

眼底カメラとは低出力の顕微鏡で、目または眼底の内部の画像を撮るために特別に設計されたカメラに取り付けて使用します。

拡大写真

拡大写真とは通常、従来型のカメラにマクロレンズを取り付けて撮影した、近接画像のことです。

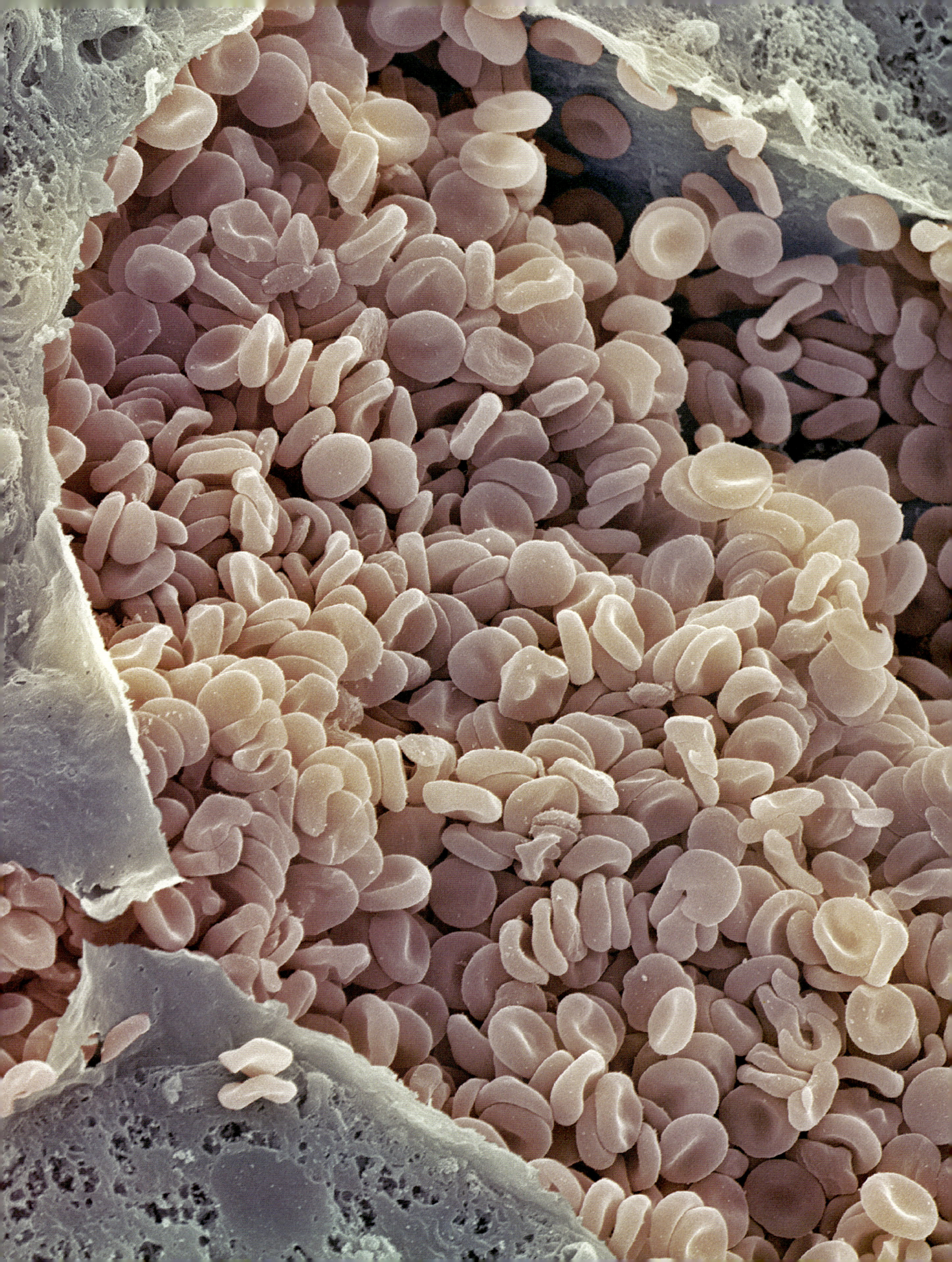

細胞

肝臓の血管には何百万個もの赤血球細胞がぎっしりとつまっています。骨髄で作られる赤血球の数は1日あたり約2,000億個。全身の組織をめぐって酸素と二酸化炭素を交換しています。通常の細胞と違って核が無いため増殖できません。赤血球の寿命は約4ヵ月です。

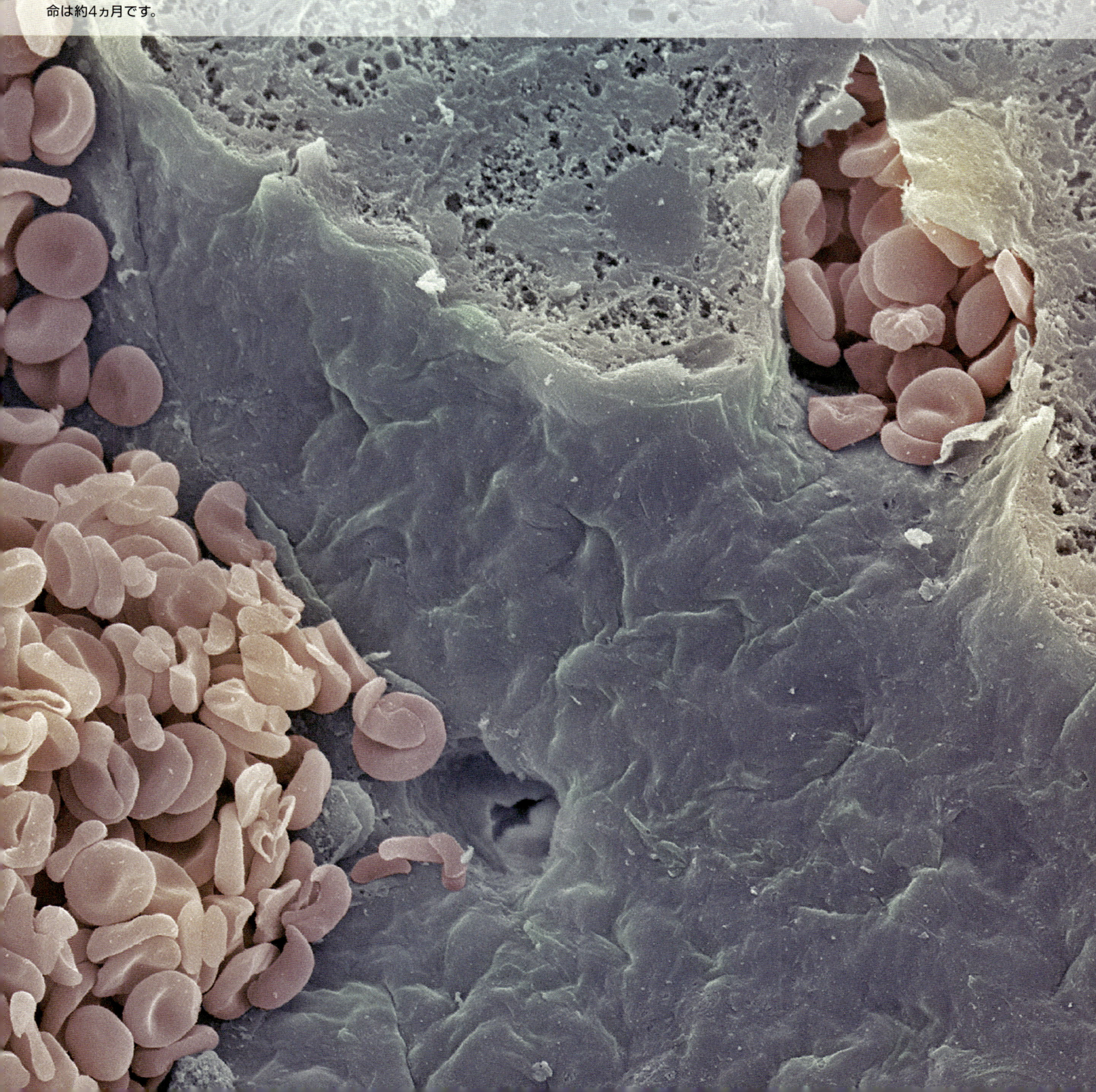

生命の基本単位である細胞は、あらゆる生物の構成要素です。最も単純な生物は、たった1つの細胞で生命を維持しますが、ヒトの体は何十億個の細胞が集まって、組織や臓器を形成しています。ヒトの細胞のほとんどは、顕微鏡でしか見ることができません。最も大きい卵子でも毛髪より細く、最も小さい細胞の1つである精子の横幅は、1メートルの300万分の1以下です。

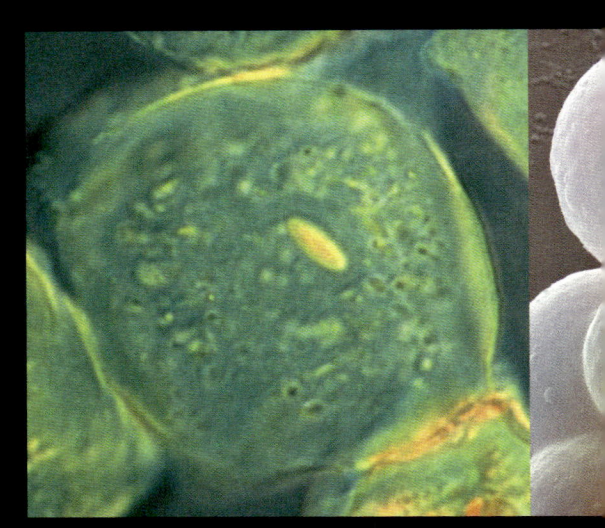

細胞レベルのヒトの体は、巨大都市に例えられます。しかし、SF小説でないかぎり、ヒトの体ほど広大で複雑で効率的に整備された都市は存在しません。そこでは1,000種類以上のさまざまな細胞が絶妙に調和して、生命の維持に不可欠なプロセスである食物の消化と栄養分の生成と保存、修復と輸送と廃棄物の処理、監視と防衛、コミュニケーションと管理を調整しています。

細胞は奇妙で不思議な形をしています。多くの場合、その形状は機能に由来します。例えば、組織に酸素を供給し、二酸化炭素を受け取っている赤血球は、表面に弾力性のある円盤型の小さい細胞で、最も狭い毛細血管でも通り抜けることができます。病気に対する防衛線の1つである白血球には「足」があり、感染部位に移動することができます。また神経細胞には長い延長コードがあり、他の神経細胞と接続して、全身にかすかな電子信号を運ぶことができます。

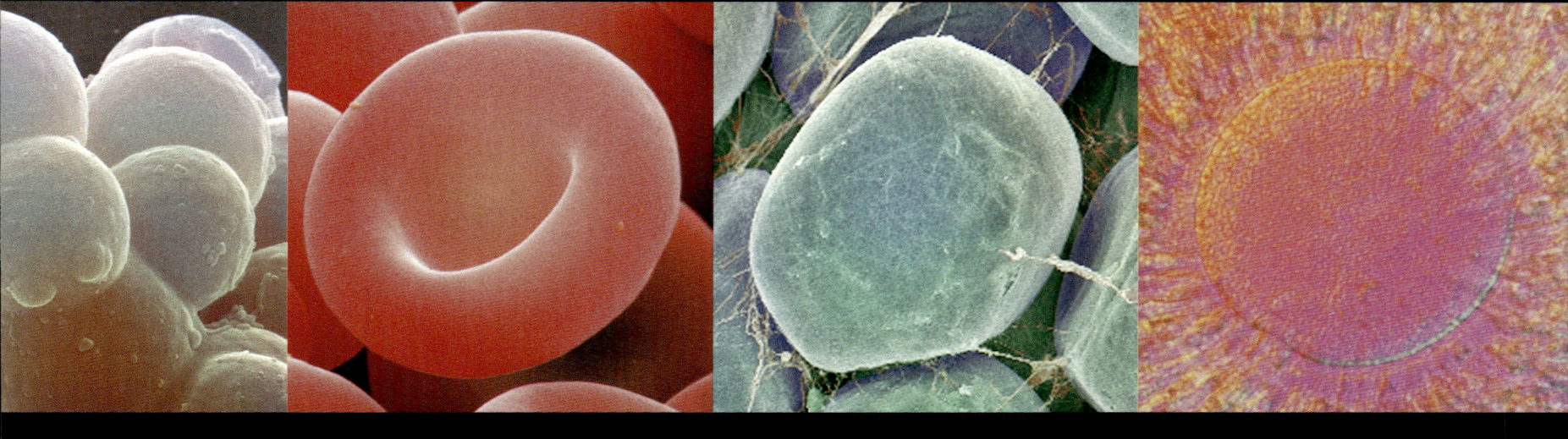

　1人のヒトのすべての細胞は、その信じられないほどの多様性にも関わらず、たった1つの受精卵から分裂したものです。したがって、それぞれ同じ遺伝物質を持っています。これは理論上、すべての細胞が他のどの細胞にでもなれる可能性があることを意味します。実際は、細胞が分化するとき、そこに含まれる遺伝子の大半のスイッチは消えており、活動している残りの遺伝子が、細胞分裂の際に自分とまったく同じ細胞を複製するのです。

　このルールの例外が、幹細胞の場合です。骨髄の幹細胞は、すべての種類の赤血球と白血球を生成します。また胚性幹細胞は、他のすべての組織、あるいはまったく新しい別のヒトを作り出す能力を持つ場合があります。幹細胞から子供を作り出す実験を行うことは、大半の国家で禁じられていますが、幹細胞を使って新しくて健康

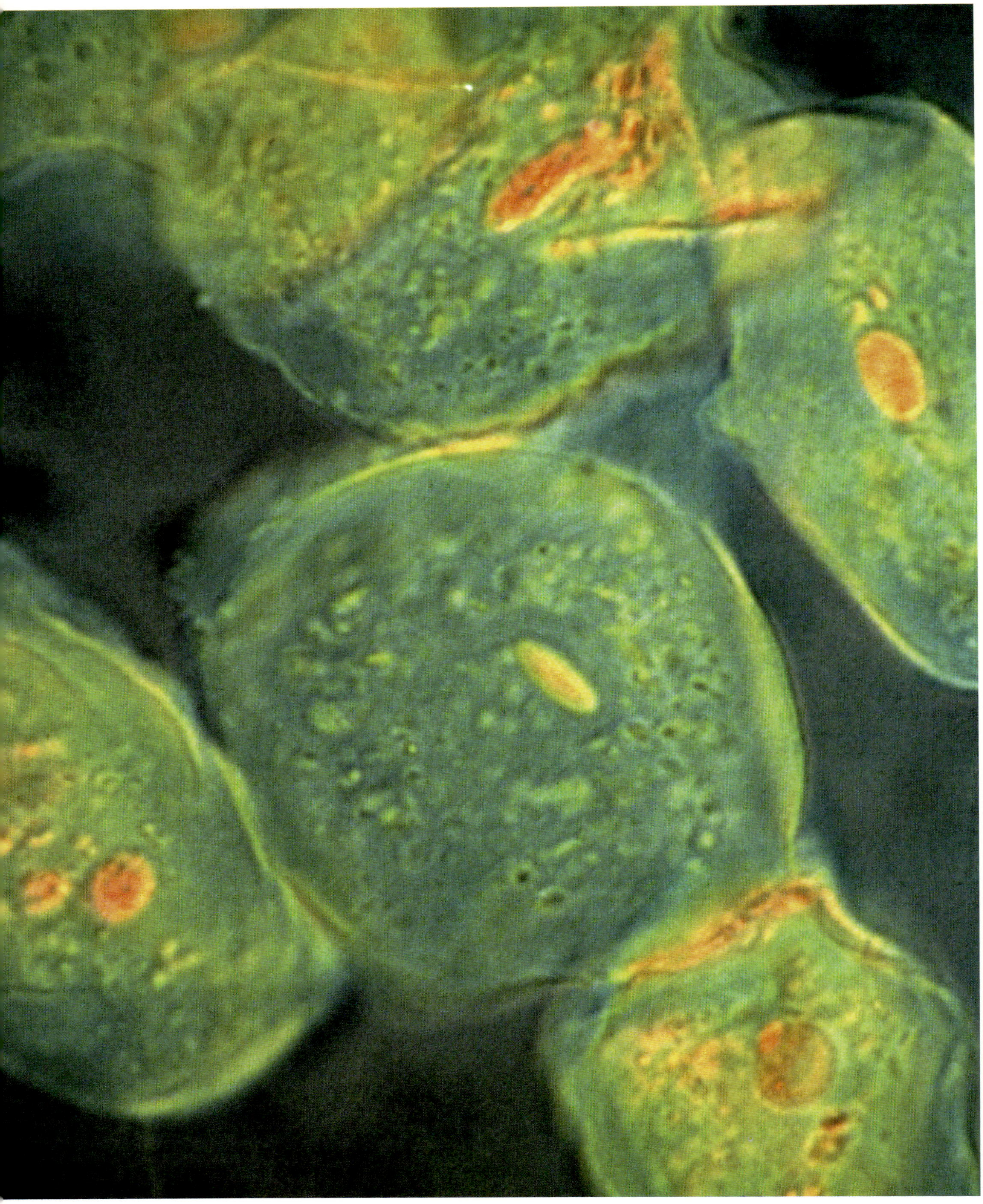

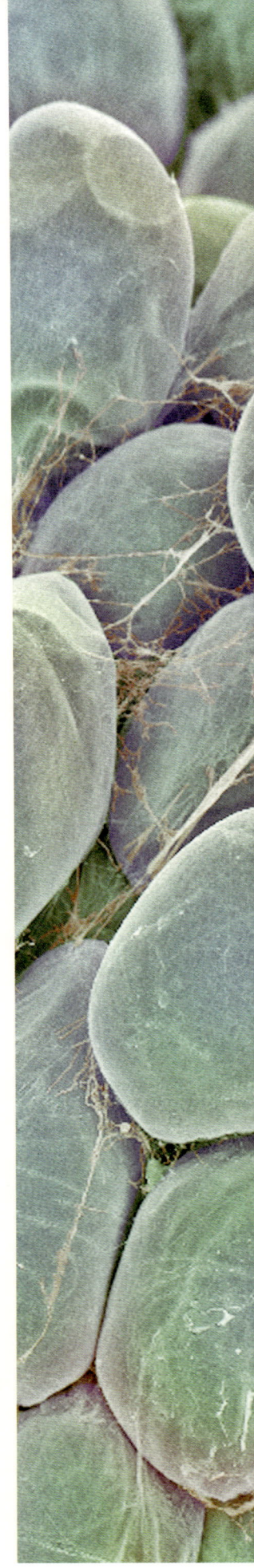

上皮細胞 [LM]

頬のうろこ状の上皮細胞。細胞含有物は緑、核は黄色に染められています。ヒトの体の内や外の組織の表面を守る内壁や覆いの役目を果たす「上皮」を形成します。頬の上皮細胞の配置は単純で、細胞1つ分の層を形成するにすぎません。そのため、栄養分その他の物質を素早く交換することができるのです。

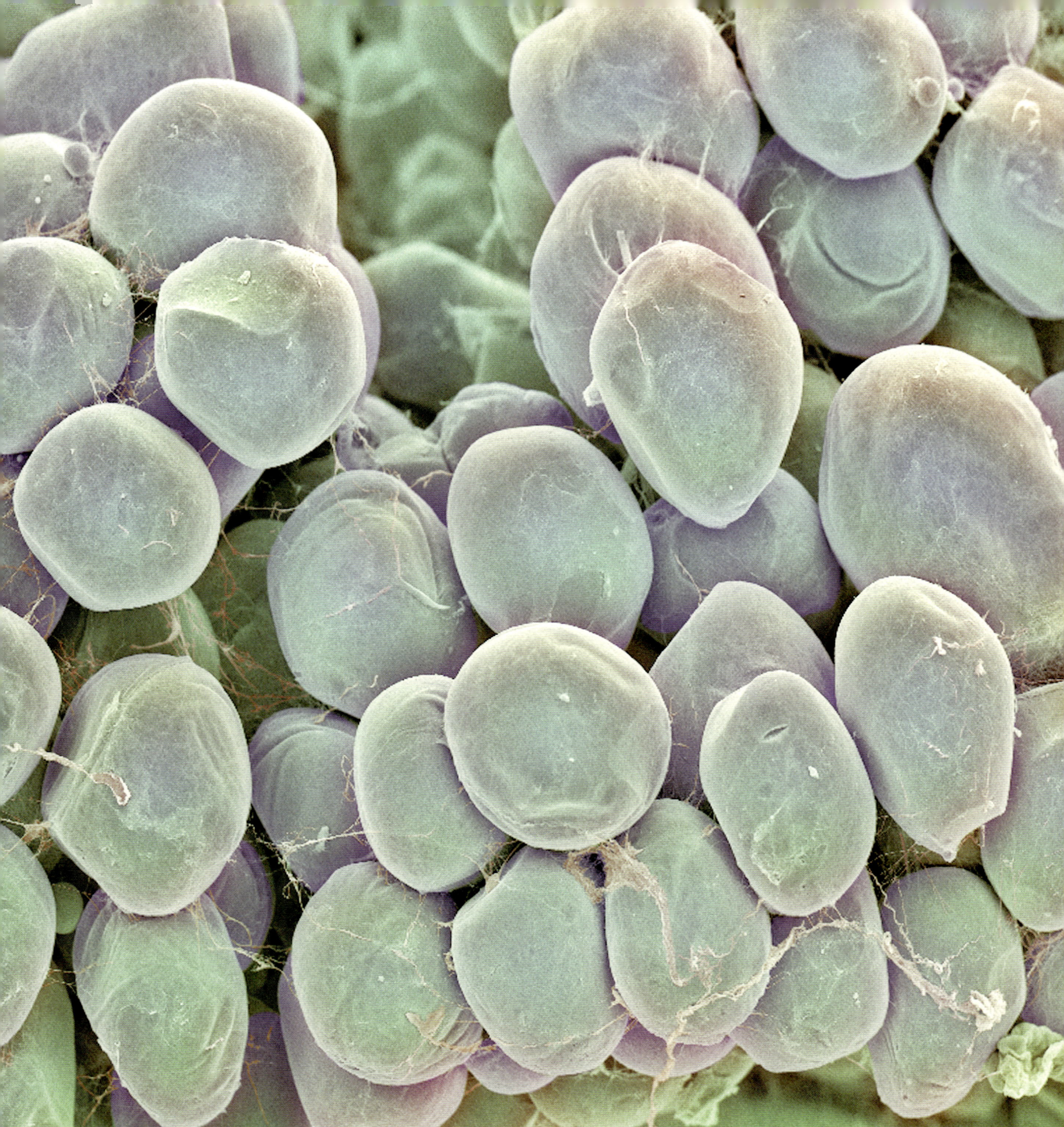

脂肪細胞と結合組織 [SEM]

脂肪は、脂肪を蓄積する丸い脂肪細胞とそれらを支えるヒモ状の結合組織からできています。ほぼすべての脂肪細胞には、脂肪滴（油滴）が含まれています。脂肪組織はエネルギー源となるほか、暑さや寒さから体を守ります。その約半数が皮下にあり、残りのほとんどが腹腔内か内臓器の周辺に存在します。

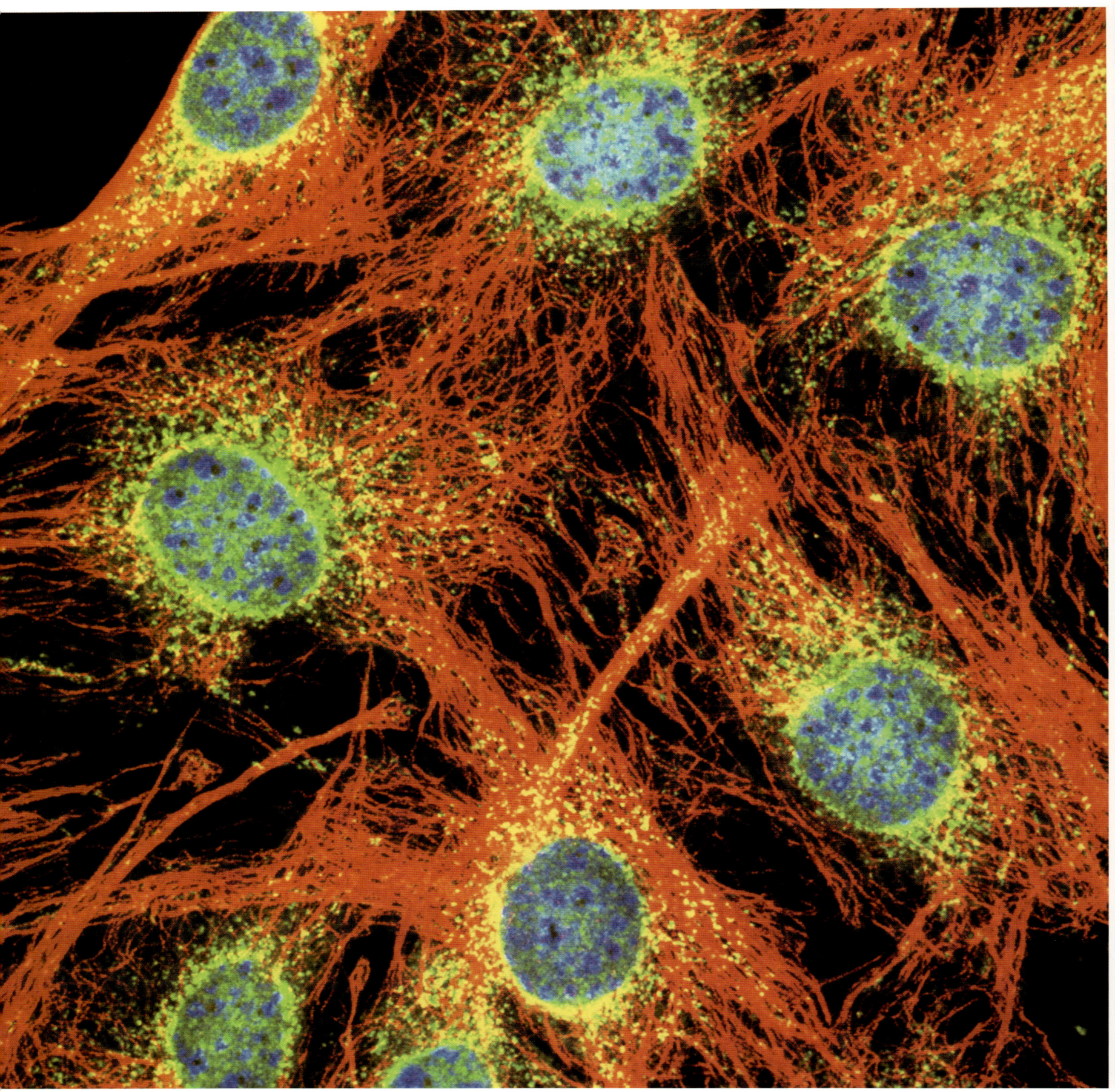

線維芽細胞 [LM]

核が青く染まっているのが線維芽細胞です。この細胞は、皮膚、骨、軟骨などの結合組織を強化します。オレンジ色のヒモ状のものは、各細胞を支える足場で細胞骨格といいます。線維芽細胞は、鉄と同じ抗張力を持つ長い線維を形成するたんぱく質の一種、コラーゲンを産生します。

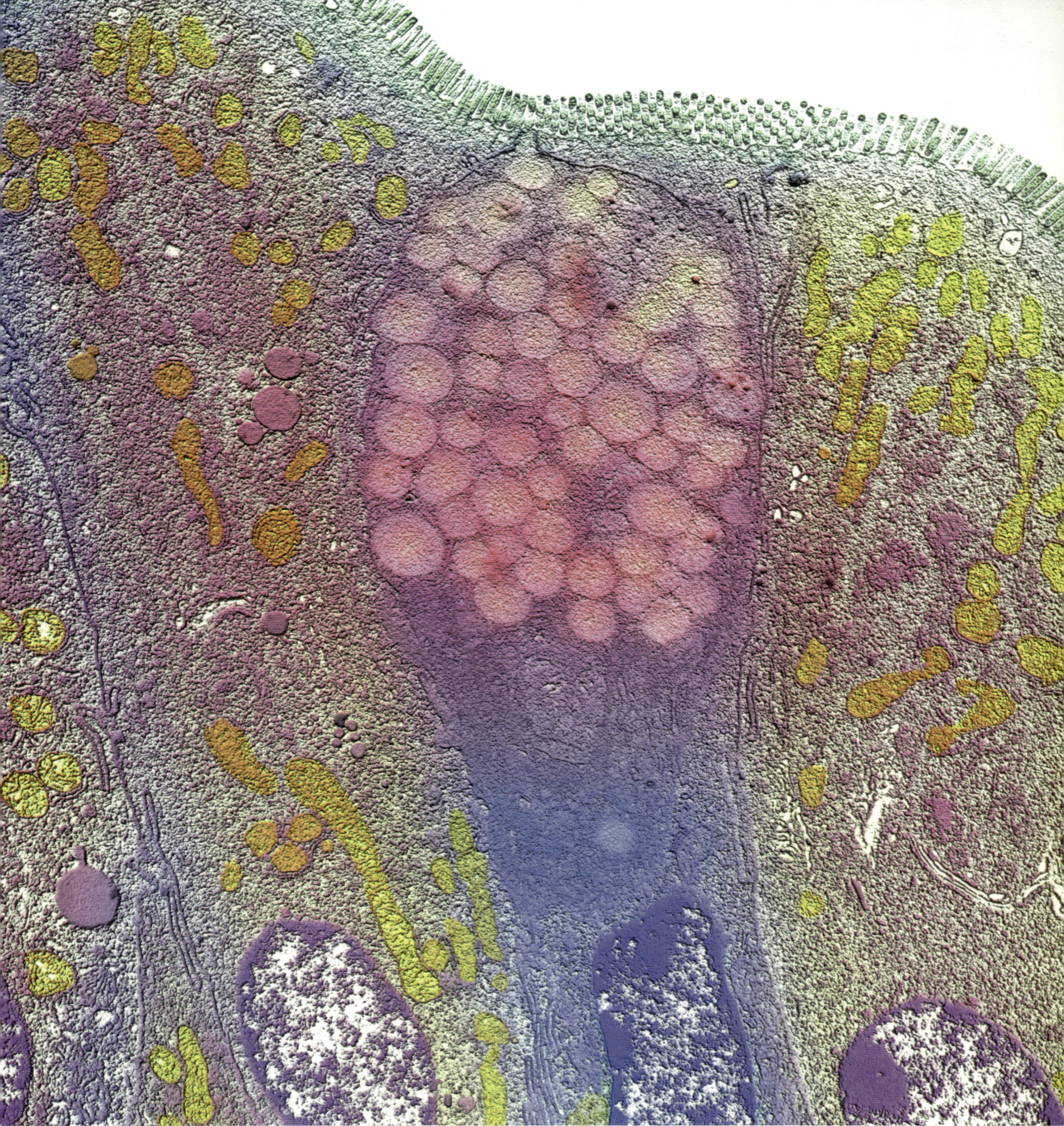

杯細胞 [TEM]

小腸の断面で、ピンクと青に染まったものが杯細胞です。両側を囲んでいるのは分泌細胞です。杯細胞は粘液を分泌して、食物の消化のあいだ、胃壁を酸、酵素、機械的な表皮剥離から守る働きをします。この粘液はムチン前駆体という小さな粒子（上部中央にある丸い物体）と水分から作られます。隣接する分泌細胞も消化プロセスを助けています。これらの分泌能力は、外層の緑色の毛髪状の構造体である微絨毛によって高められています。

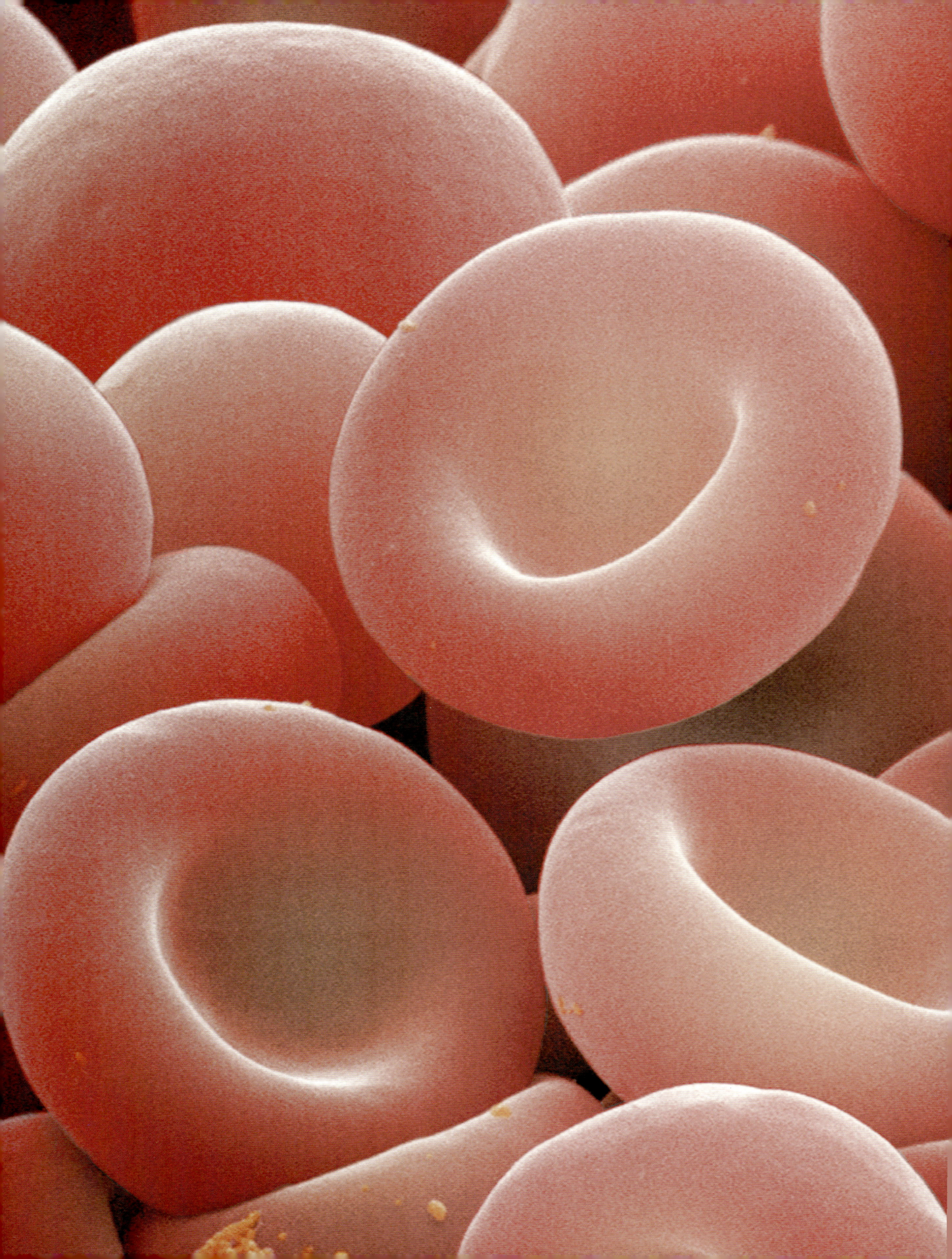

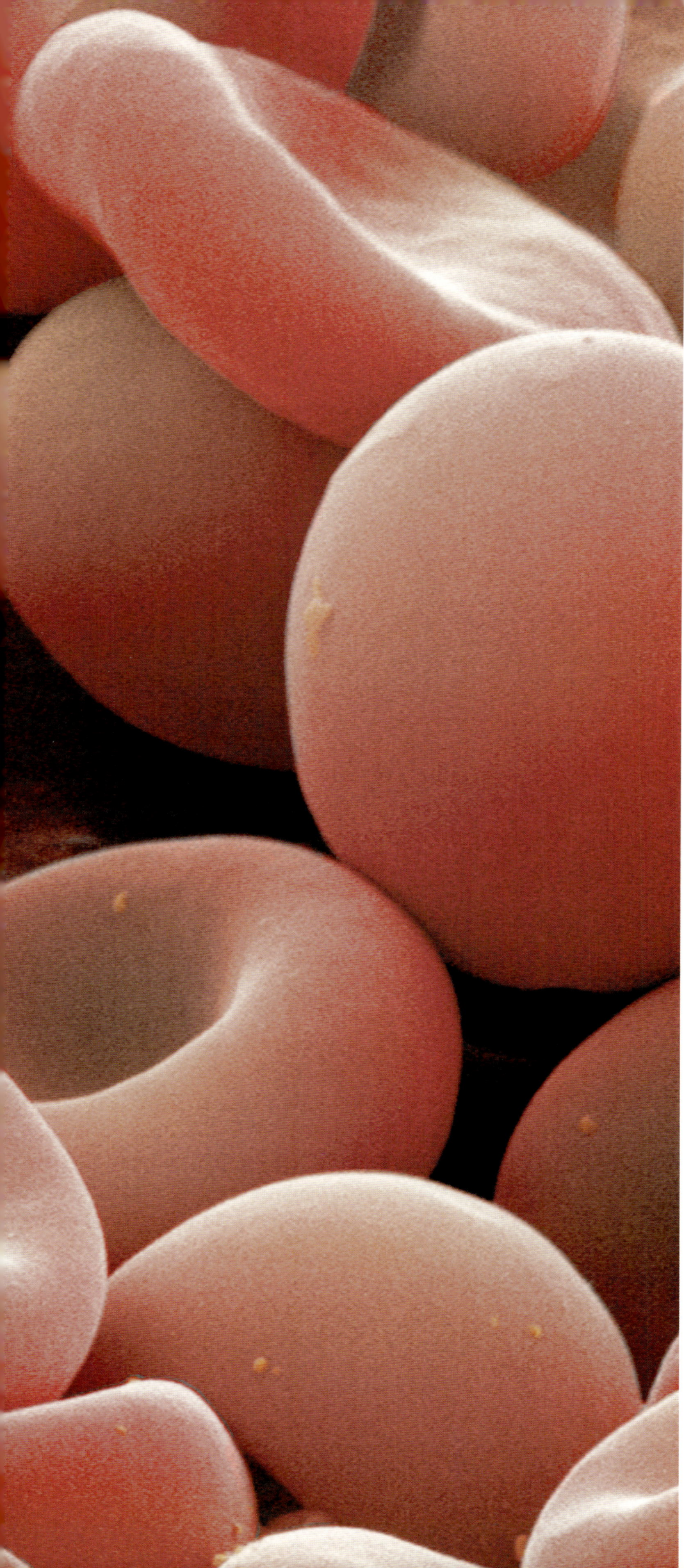

赤血球 [SEM]

脊椎動物の血液中にもっとも多い細胞である赤血球は、両凹の円盤型の細胞で、酸素を肺から全身の細胞に運びます。また細胞が呼吸によって産生した二酸化炭素を運び出し、肺に持ち帰って吐き出させます。この細胞が赤いのは、可逆的に酸素と結合するたんぱく質複合体「ヘモグロビン」を含んでいるからです。

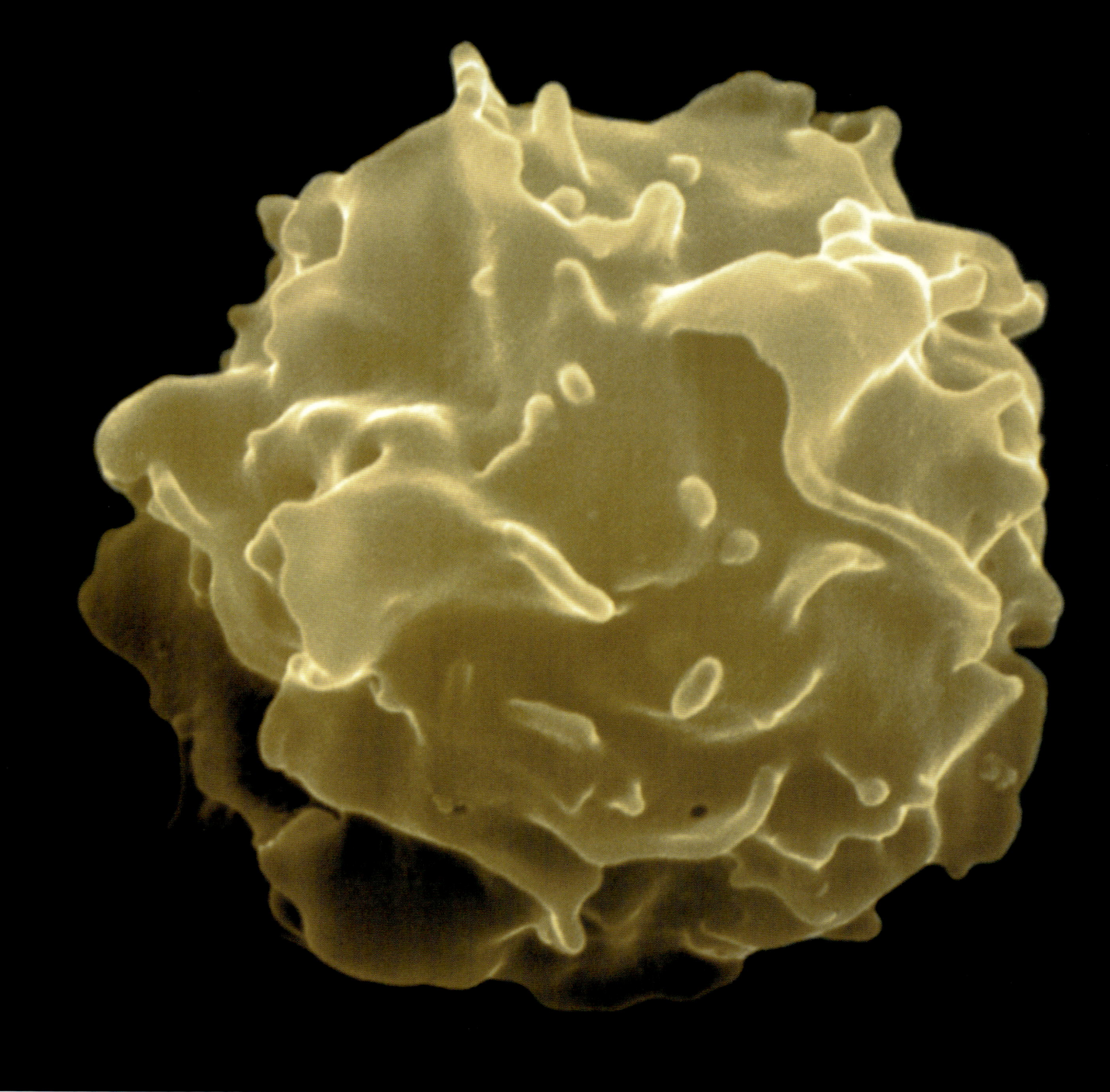

ナチュラルキラー細胞 [SEM]

免疫システムで重要な役割を果たすナチュラルキラー（NK）細胞は、白血球の1種で、ウイルスに感染した細胞や一部の腫瘍細胞を攻撃します。NK細胞が腫瘍細胞の表面に触れると、抗原と呼ばれるたんぱく質の一種を察知し、細胞を死滅させるメカニズムが作動します。NK細胞はその腫瘍細胞と結合し、有毒化学物質を放出して腫瘍細胞を破裂させます。

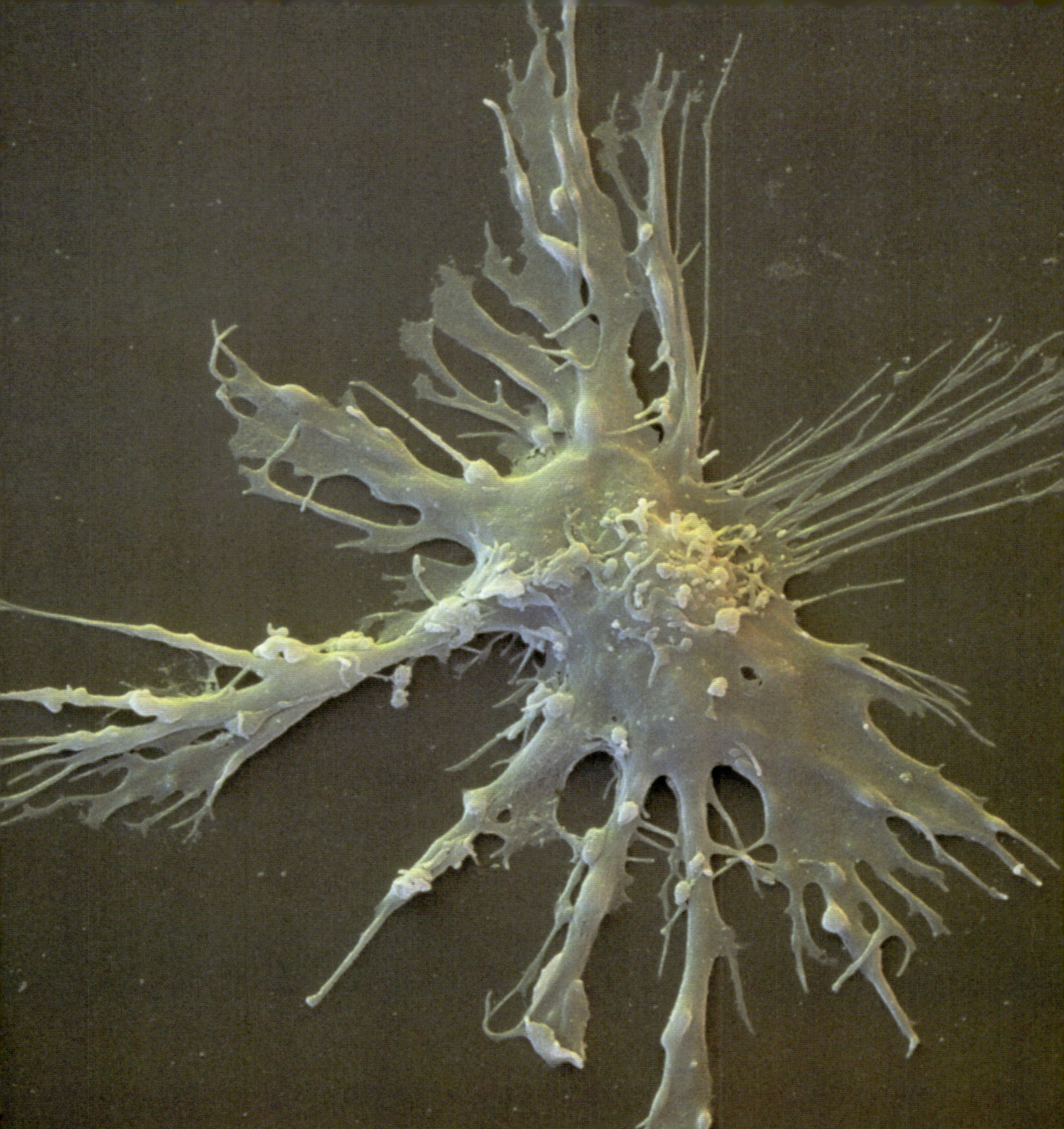

樹状免疫細胞 ［SEM］

この樹状細胞は、皮膚の上層から発見されました。皮膚の上層は、人体を感染から守っています。この細胞の表面から突き出た長い突起は、感染部位に移動するための「足」です。異種たんぱく質（抗原）に出会うと、それを取り込んで処理し、皮膚にもう一度戻します。処理された抗原は警告信号の役割を果たし、体内の他の免疫細胞に感染に対する注意を促します。

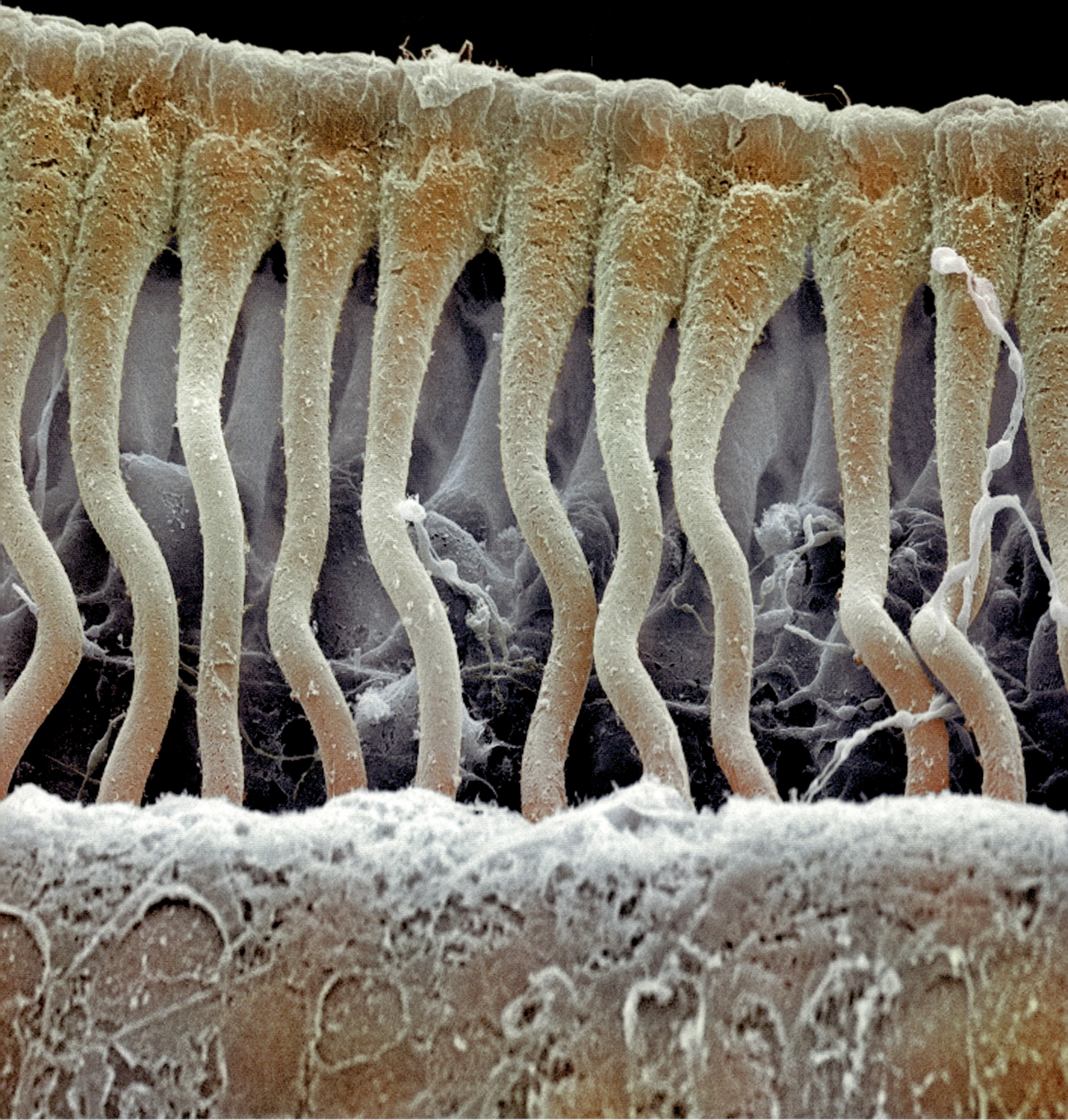

蝸牛細胞 [SEM]

ヒトの耳の中にある蝸牛の一部の断面です。音波を聴覚信号に変換する「コルチ器」の柱細胞の列が確認できます。この細胞は下に見える柔らかい細胞膜から出ています。音波は細胞膜を曲げて柱細胞を動かし、それが有毛細胞（この写真では見えません）を揺らして、聴覚神経信号を作り出します。

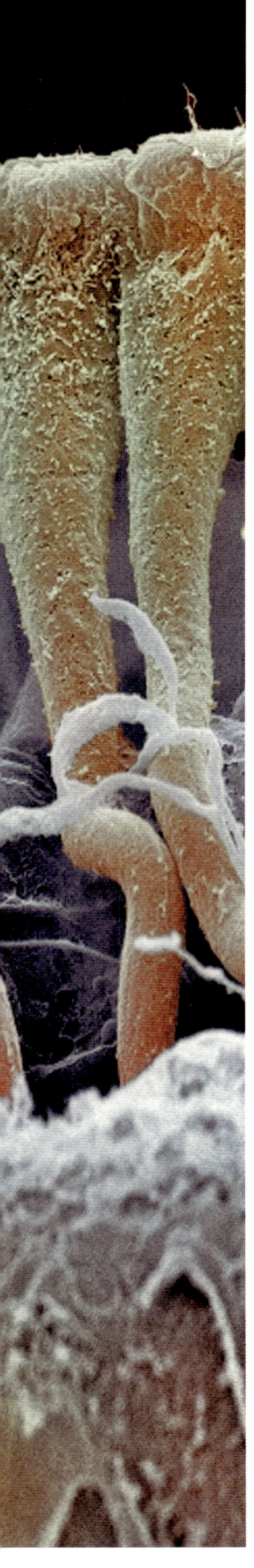

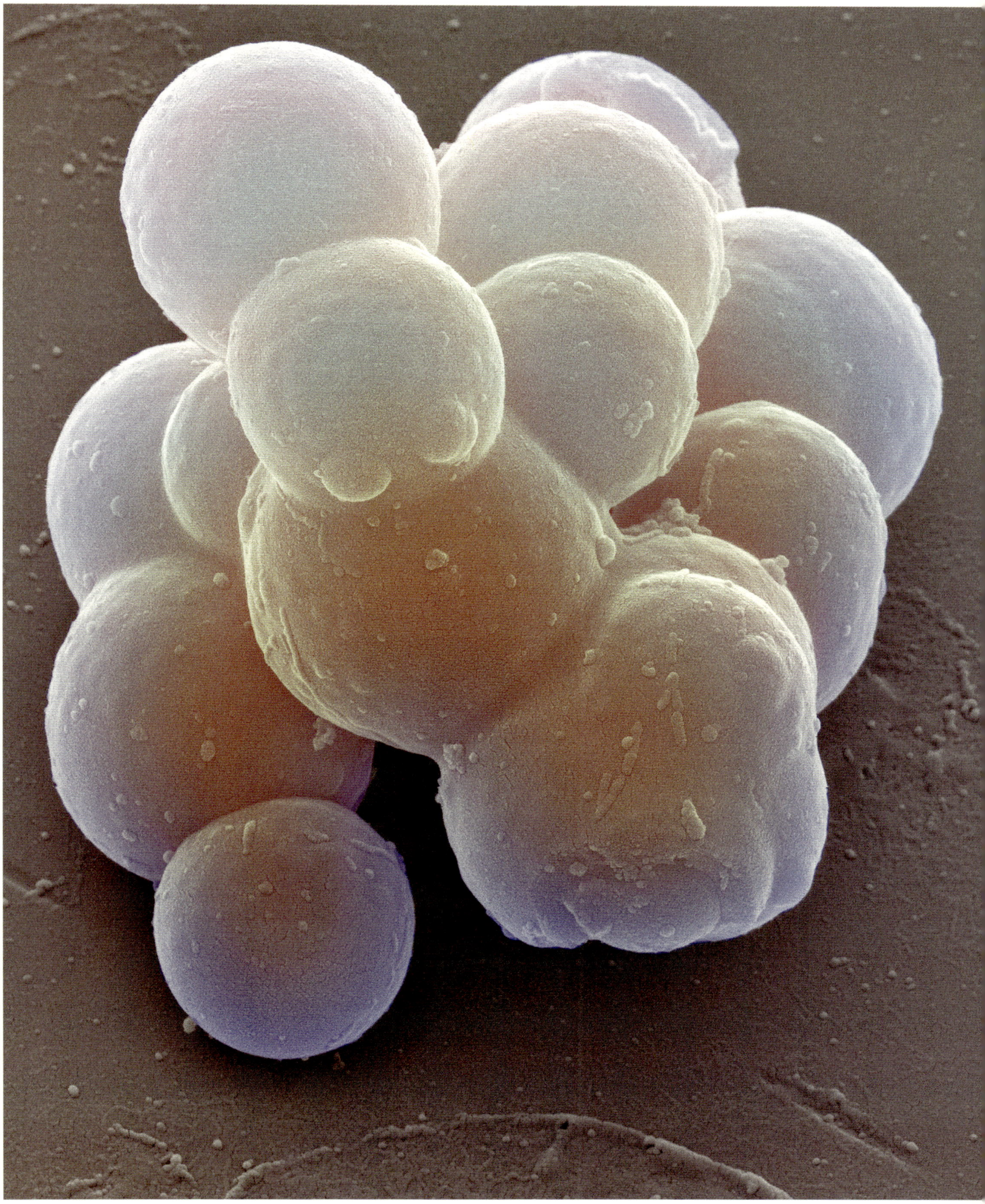

幹細胞 [SEM]

幹細胞は、さまざまな組織に成長することができます。この画像の幹細胞はヘソの緒から採取したもの（臍帯血）で、体内のあらゆる特殊な血液細胞を生じさせることができます。その過程で幹細胞は、赤血球にも、免疫システムを作るいくつかの白血球の1種にもなることができます。科学者らは、ヘソの緒から幹細胞を取り出すことにより、免疫システムの機能の研究や、AIDSや白血病などの病気の治療法の開発に役立てています。

神経細胞 [SEM]

これは小脳の外層から取り出した神経細胞です。小脳は、筋肉の活動や協調をコントロールします。球状の核から突き出ている突起は、神経信号を、隣接する神経細胞（この写真では見えません）と交換しています。神経系はこのように相互に結びつく何百万個もの神経細胞、ニューロンで構成されています。

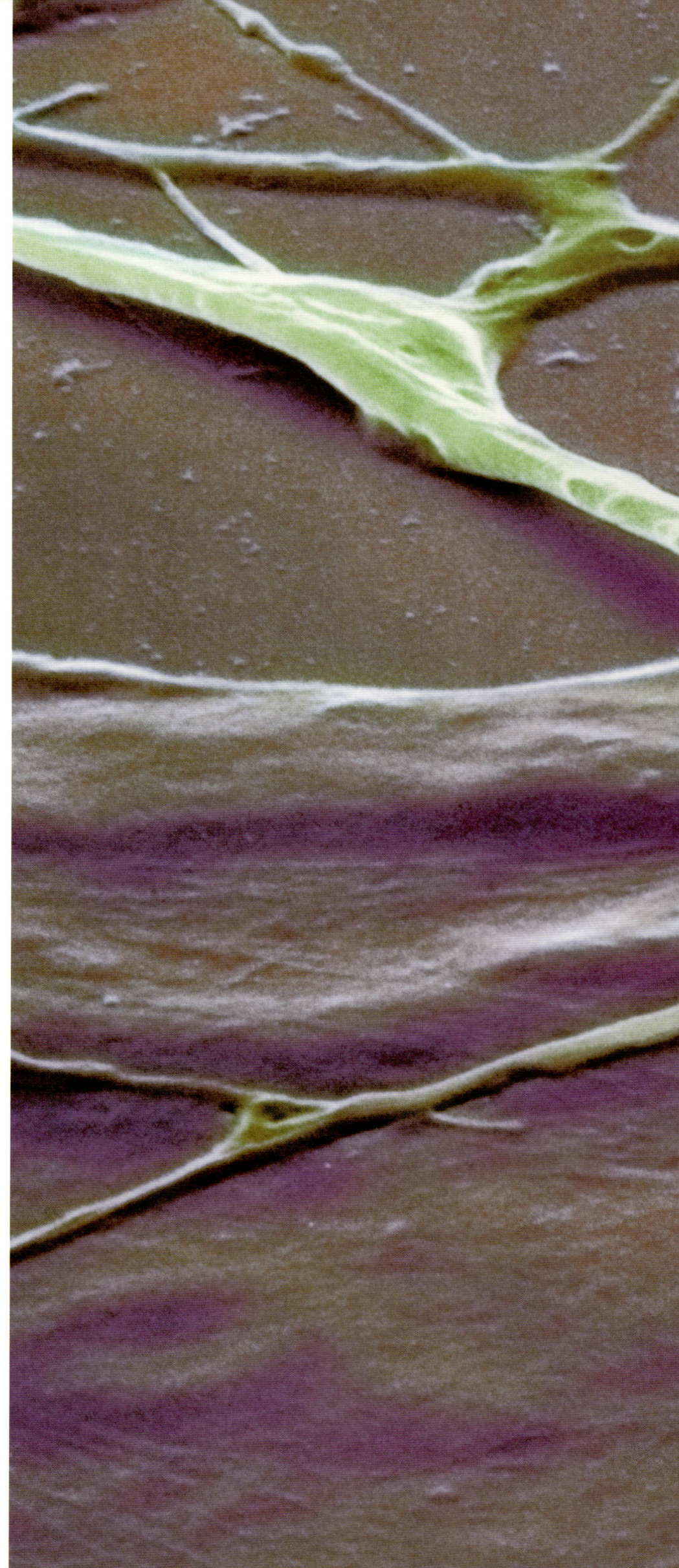

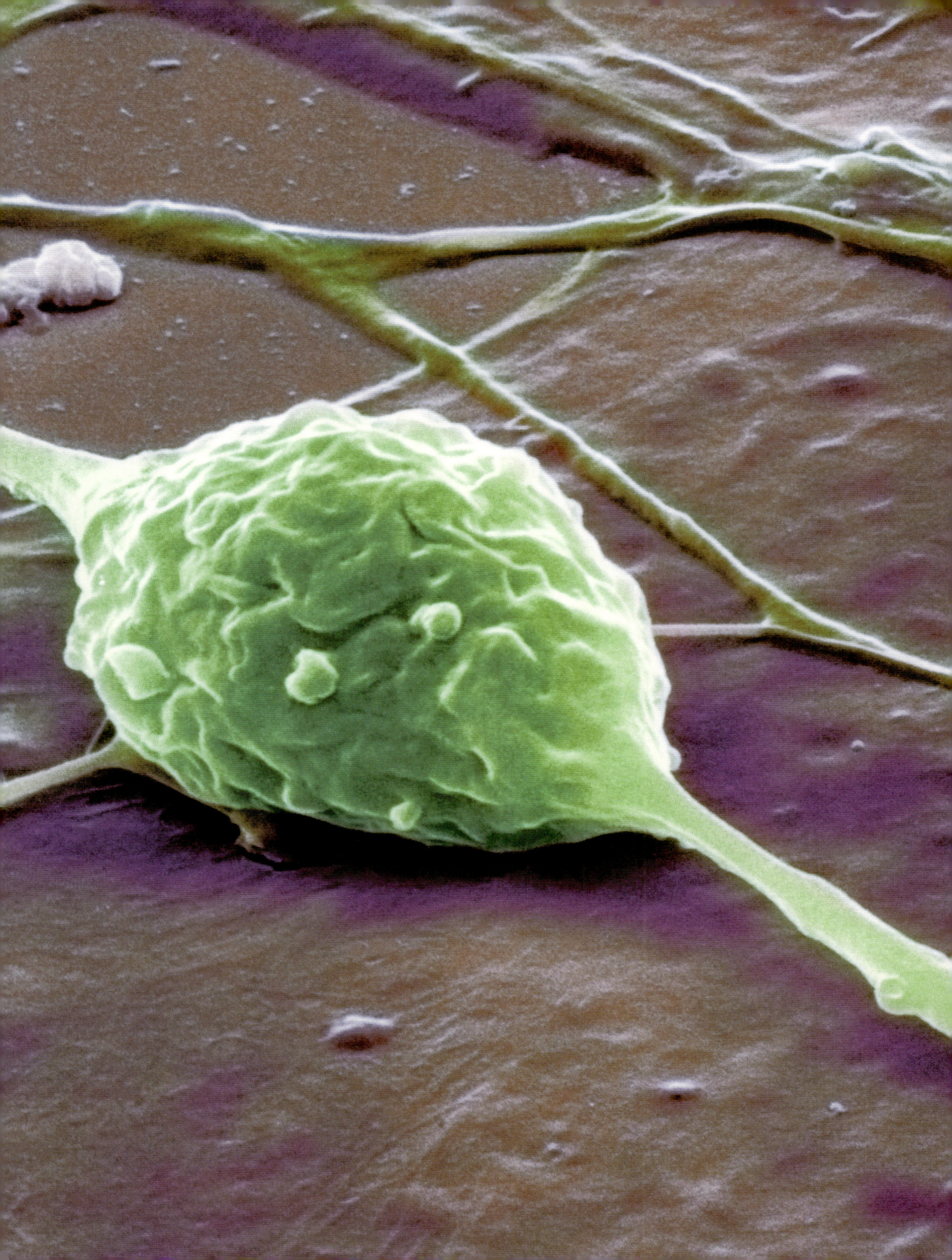

精子細胞 [SEM]

オタマジャクシのような形をした男性の生殖細胞「精子」は、精巣で作られます。精子は尾を使って女性の生殖系の中を泳いで、卵型の頭部に入った遺伝物質を生殖細胞（卵子）に運びます。男性の射精液の中には、平均約1億個の精子が含まれていますが、卵子に受精できるのは通常1個だけです。1つの生殖細胞には23個の染色体があり、受精すると、各パートナーからの同数の染色体が融合して、46個の染色体を持つ細胞を作ります。このように遺伝物質が混ざりあうことにより、ヒトの生命の多様性が生まれるのです。

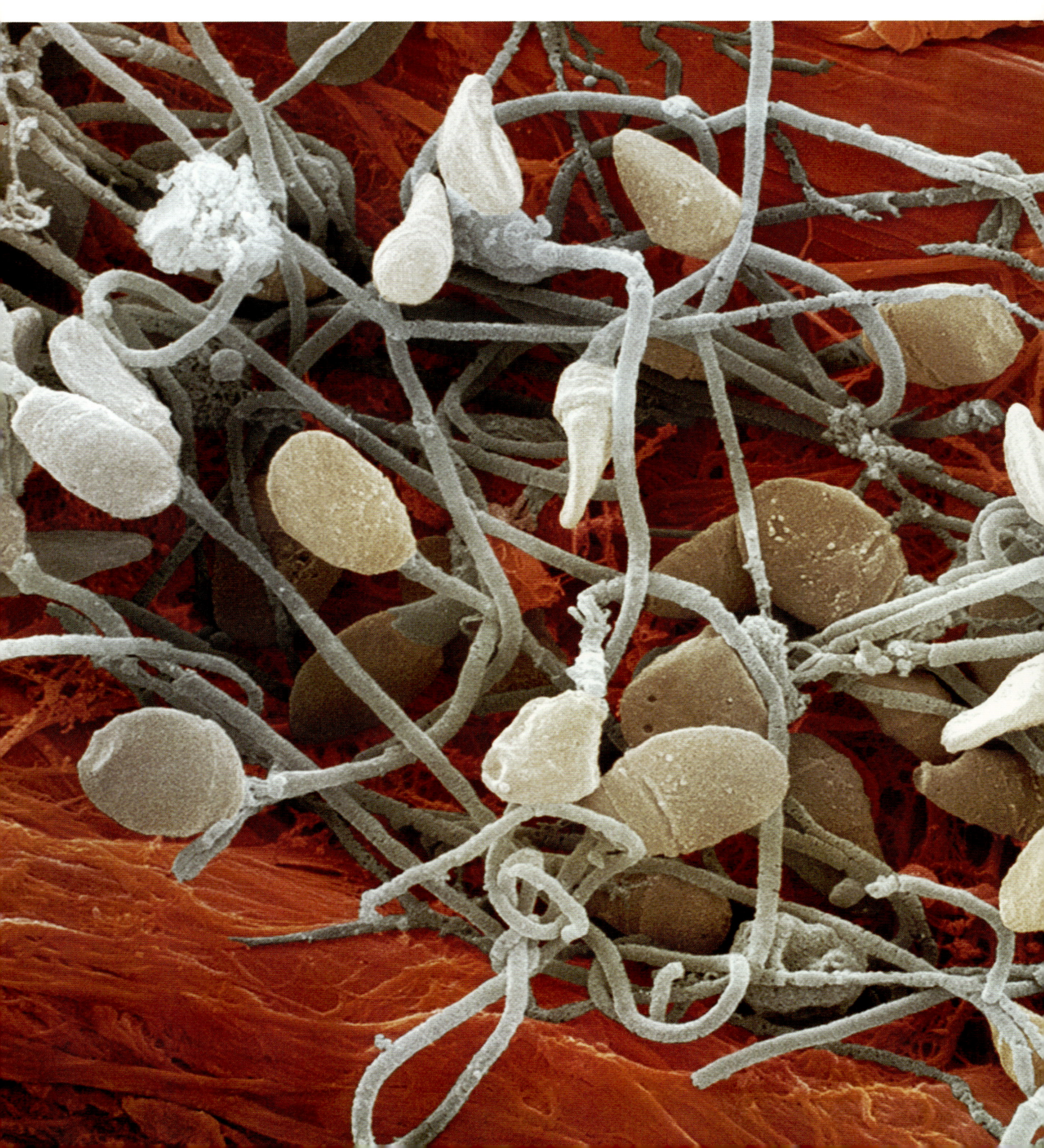

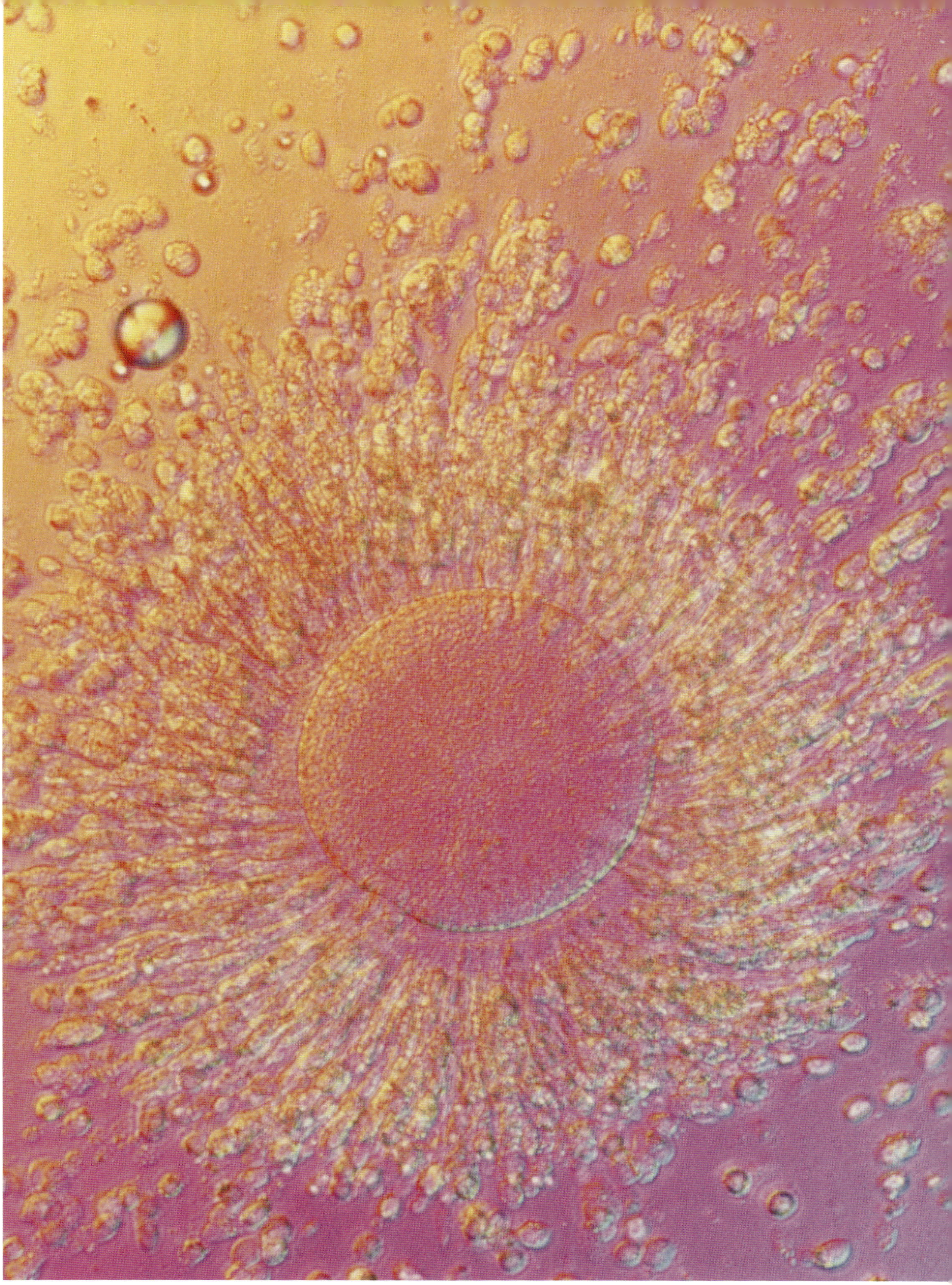

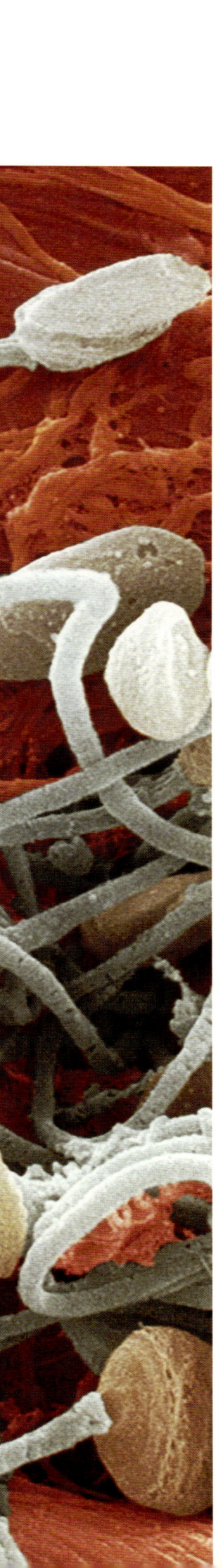

卵子 [LM]

体外受精（IVF）に使用される成熟したヒトの卵子は、卵子よりはるかに小さな細胞が多数集まった層に囲まれています。これらの小さな細胞は、成長する卵子を助け、栄養を与えます。女の子は生まれたときに100万個以上の卵子を持っていますが、その大半は幼少のうちに死滅してしまいます。残された卵子のうち、完全に成熟するのは約450個だけで、生殖期間中に毎月1個ずつ成熟します。IVFを行う場合、卵巣から取り出された卵子が、培養液の中で精子（ドナーから提供されたもの）と受精します。この受精卵は子宮に直接移植されます。

科学者が初めて電子顕微鏡で細胞を調べたとき、その内部の複雑さに仰天しました。そして同時に、ほとんどの細胞がそれぞれ特有の働きを持っているにも関わらず、共通の構造を数多く持っていることを発見しました。

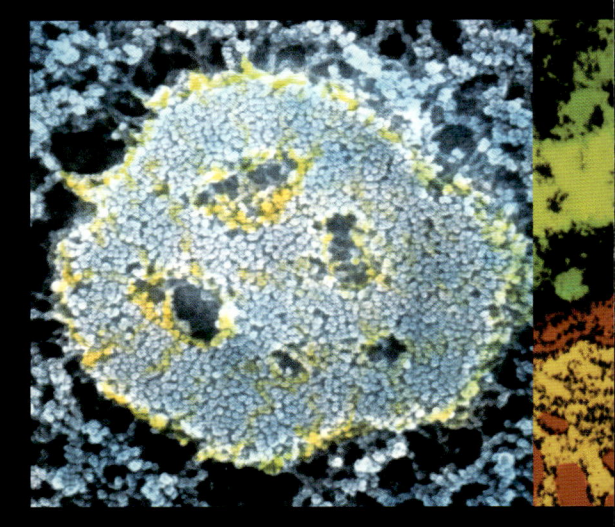

細胞の仕組みは、工場に例えて考えると分かりやすいでしょう。細胞は原材料を取り込み、加工し、出来あがった製品を自分で使うか、廃棄物と一緒に外に出します。細胞には壁や門の代わりに、外膜と孔があり、物質の出入りを選択的に阻止します。消化に関わる細胞をはじめ、多くの細胞は微絨毛と呼ばれるヒダのように折りたたまれた外膜を持ち、吸収や分泌を行う表面積を増やしています。

この工場に備えられた機械は細胞小器官といい、それぞれ専門の役割を果たしています。細胞質というジェル状の物質の中に浮かんでいますが、それぞれの膜に包まれているため、お互いに妨げにはなりません。

もっとも目立つ細胞小器官は、細胞の活動をコントロールする指示書を含む小部屋で、「核」と呼ばれ、細胞の増殖をつかさどっています。指示書は、遺伝子に保存されています。遺伝子はデオキシリボ核酸（DNA）という化学物質の集まりで、染色体という構造体の中に詰め込まれています。

核の中には通常、リボ核酸（RNA）という分子が集まった核小体が少なくとも1つあります。RNAはたんぱく質の合成に関与する化合物です。RNAは核から離れてリボソームという小さな細胞小器官に付着し、特定のたんぱく質を産生する遺伝暗号を指定します。

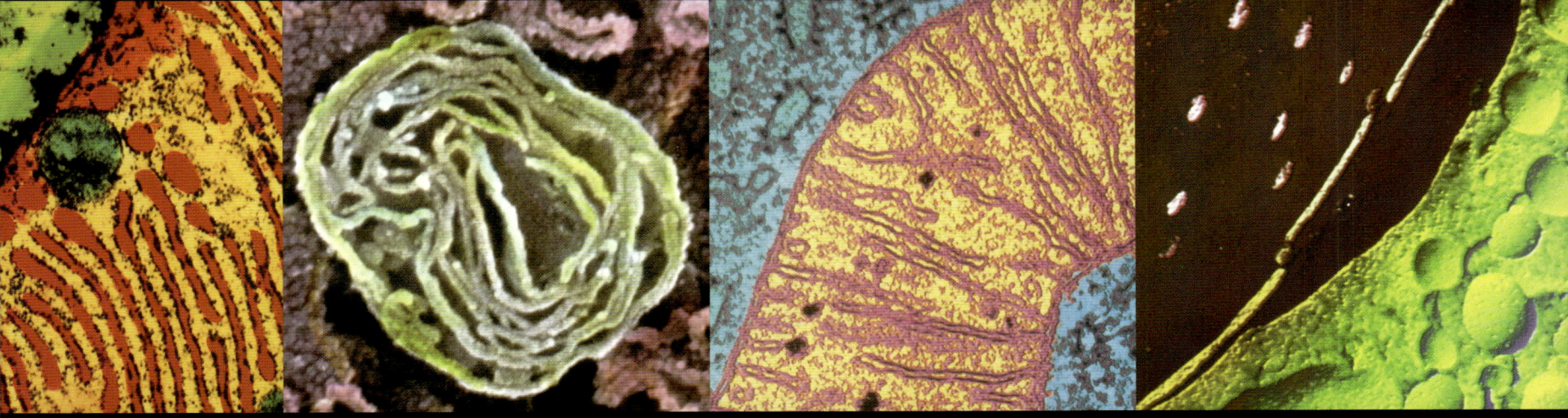

　リボソームは粗面小胞体（ER）を覆う顆粒です。ERはコンベヤーベルトのような働きをする膜系で、細胞のさまざまな場所にたんぱく質を運びます。運ばれたたんぱく質の一部は、細胞そのものに使用されますが、消化酵素やホルモンなど、その他のたんぱく質は外に出されます。

　工場の機械と同様に、疲弊したり使われなくなった細胞小器官は、リソソームと呼ばれる細胞小器官に破壊されます。リソソームは強力な酵素で、細菌などの異物を食べることもできます。

　細胞の工場を運転する原動力はミトコンドリアから供給されます。ソーセージ型あるいは球形をしたこの細胞小器官は、グルコースなど食物に含まれる分子をエネルギーに変換します。活動的な細胞ほどリボソームを必要とするため、筋肉細胞や精子などの非常に活動的な細胞に大量に含まれています。ミトコンドリアは自由生活する細菌を起源とし、その進化の初期の段階でより大きな細胞に侵入して、お互いに利益を与える生存方法を見出したと考えられています。

細胞の構造［イラスト］

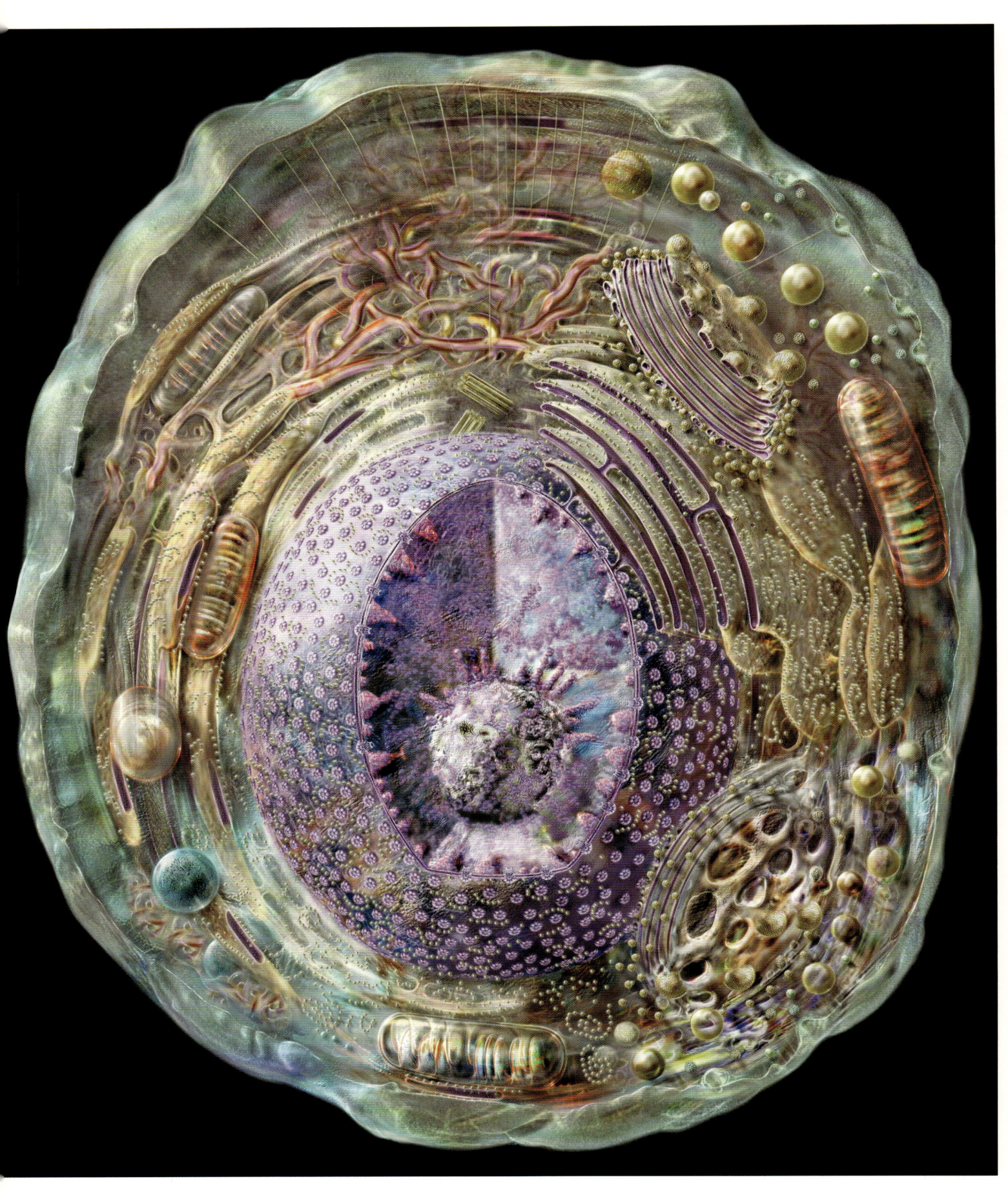

ほとんどの細胞は、形状や機能が違っていても、よく似た内部構造を持っています。核（紫色の大きな楕円形）は細胞の遺伝物質を内包し、1つ以上の核小体（中央下の球形）を持っています。核小体（鎖状に連なる黄色い球体）は小胞体（細胞核の上部から右側にあるひだ状の構造体）におけるリボソームのたんぱく質合成をコントロールします。たんぱく質はゴルジ体（小胞体の上部から右側）の平らな膜に蓄えられます。細胞が活動するためのエネルギーは、ミトコンドリア（筒状のもの。底の方にも1つあります）が生みだしています。

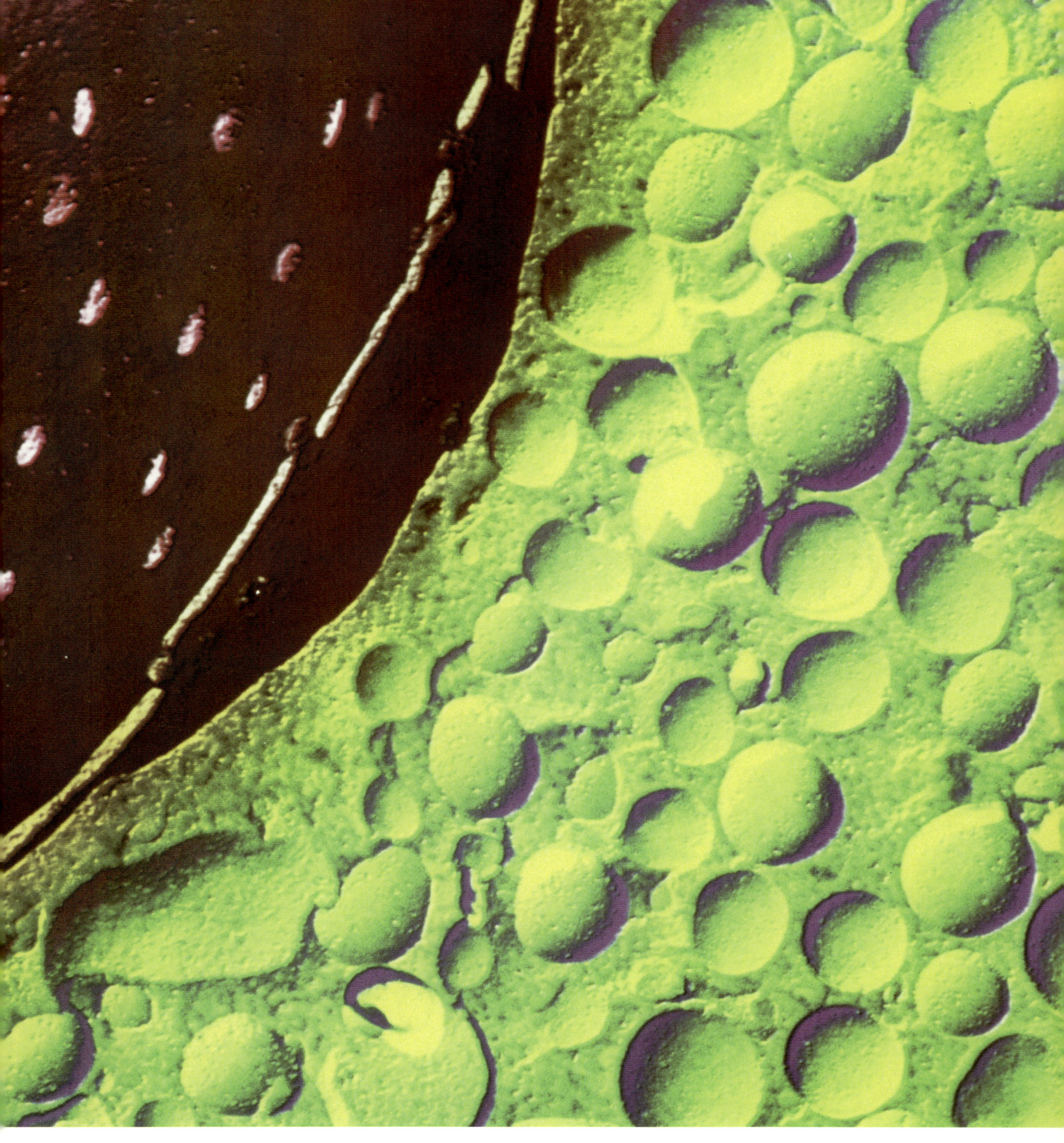

核膜 [SEM]

核膜は、核(左)とそれ以外の細胞含有物を含む細胞質(右)を分けています。核膜には穴(ピンク)があり、大きな分子でも核から外に出られます。核には生物の完全な遺伝子セットが1つあり、それを解読して染色体のDNA分子の配列を決めます。

細胞

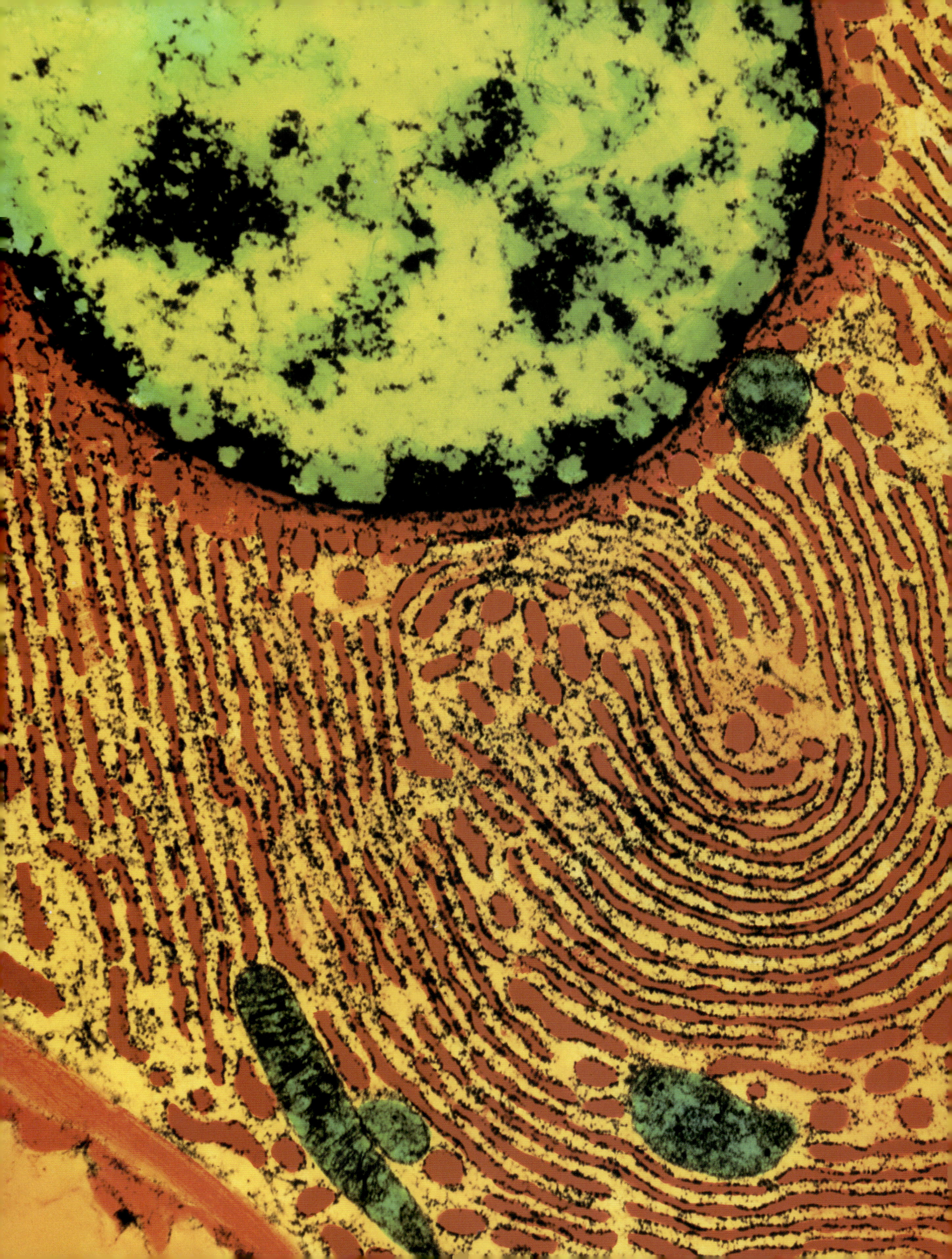

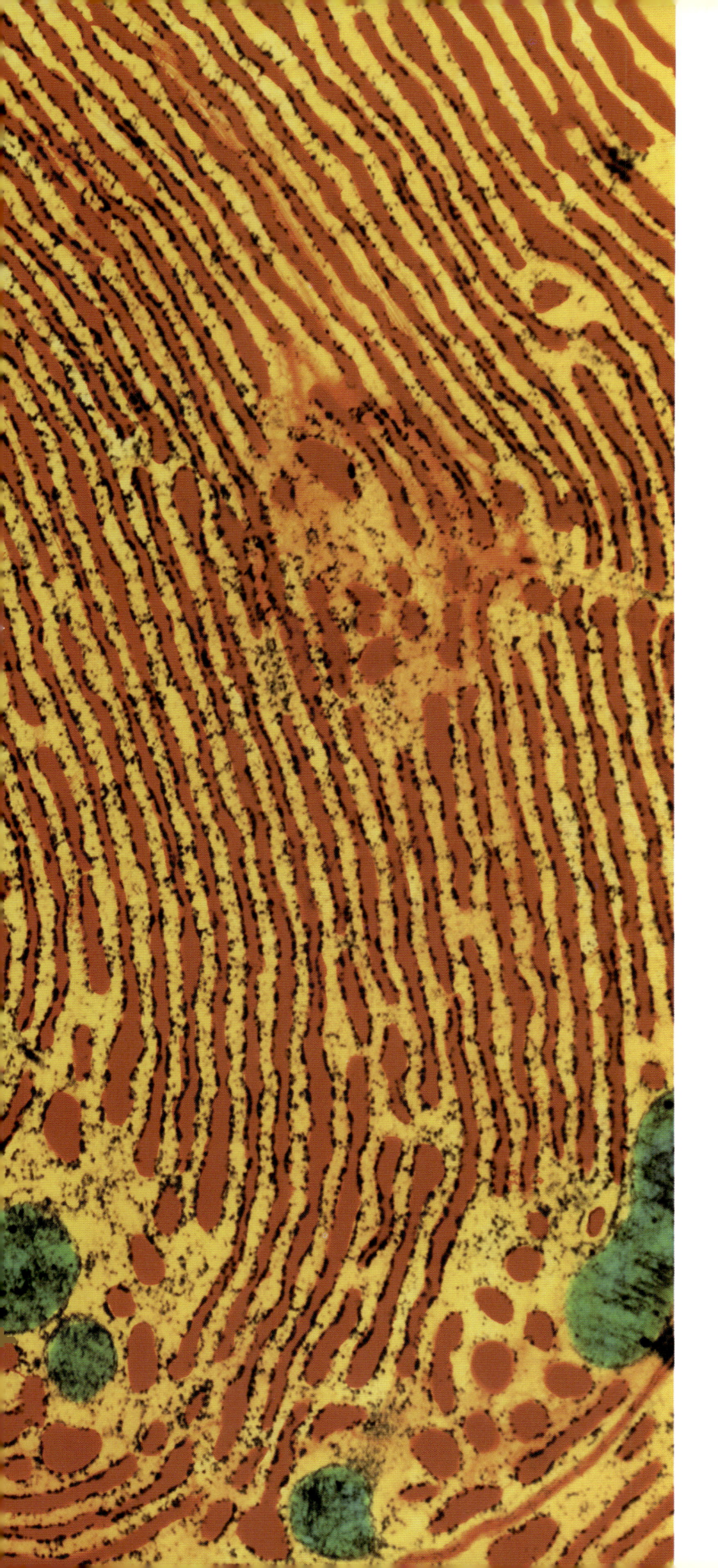

小胞体と核 [TEM]

左上にある核を取り囲む核膜が、赤く染められた粗面小胞体（ER）と結合しています。小胞体とは、細胞質をいくつもの腔洞に分ける複雑な膜系です。粗面小胞体の表面は、酵素などのたんぱく質を産生するリボソーム（黒い点）で覆われています。たんぱく質は「槽(そう)」と呼ばれる腔洞を通って運ばれ、細胞の外に分泌されます。

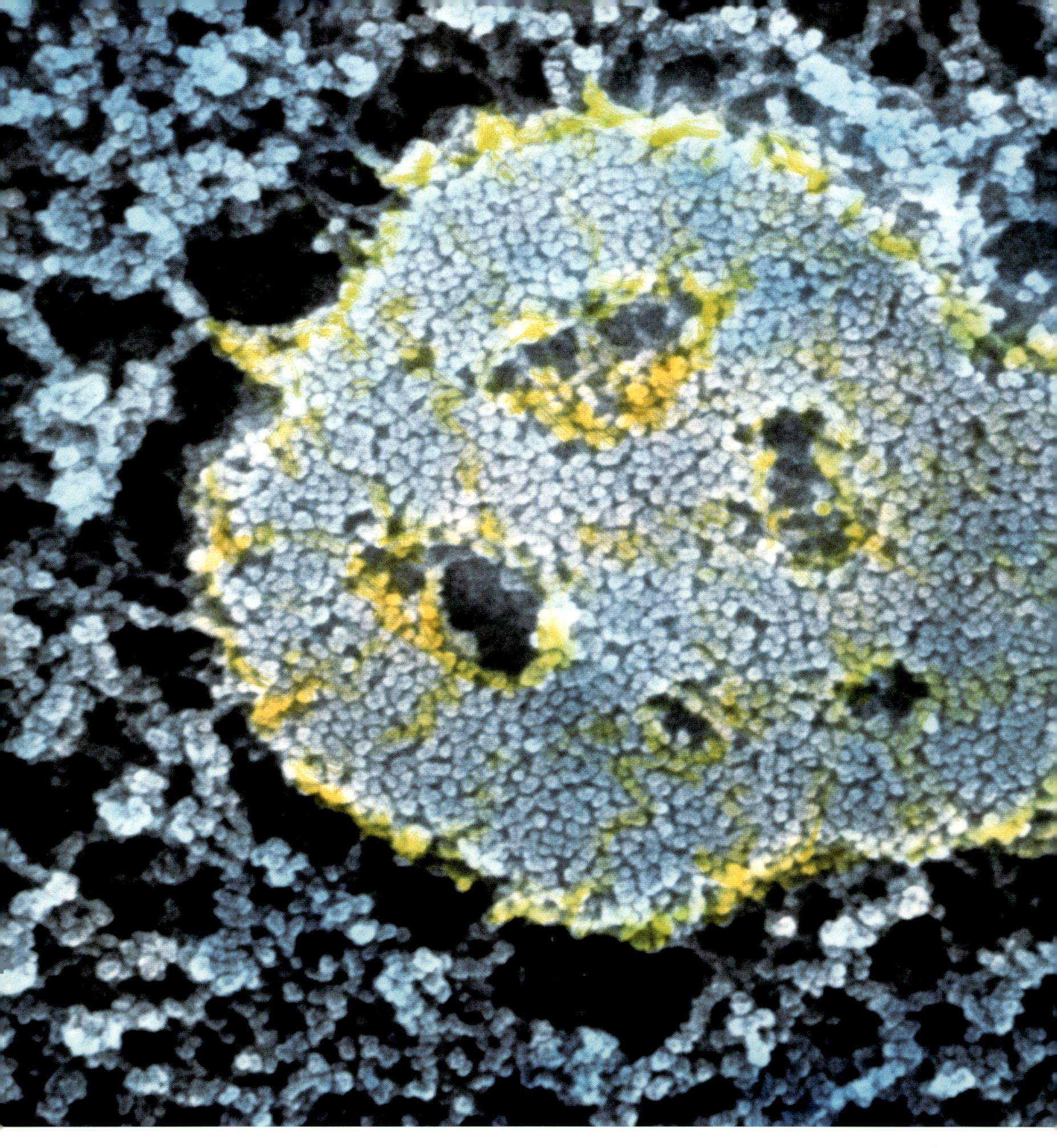

核小体 [SEM]

核小体（中央）は、核の特別な部分で、核の外でたんぱく質を合成する化合物、リボ核酸（RNA）を含む分子が集まっています。核小体を取り囲んでいるのはクロマチン線維で、細胞分裂を含むすべての細胞プロセスを統制する遺伝物質DNAを含んでいます。細胞が分裂する時、DNAは染色体と呼ばれる棒状の構造物になって姿を現します。

リソーム [TEM]

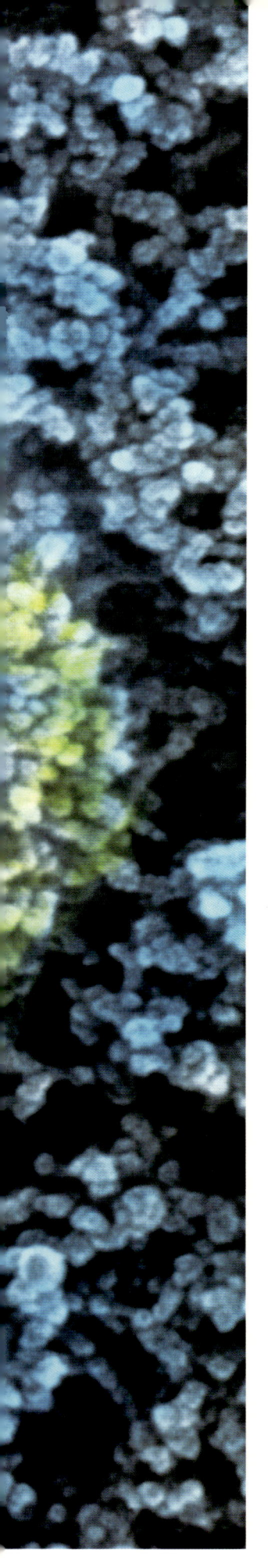

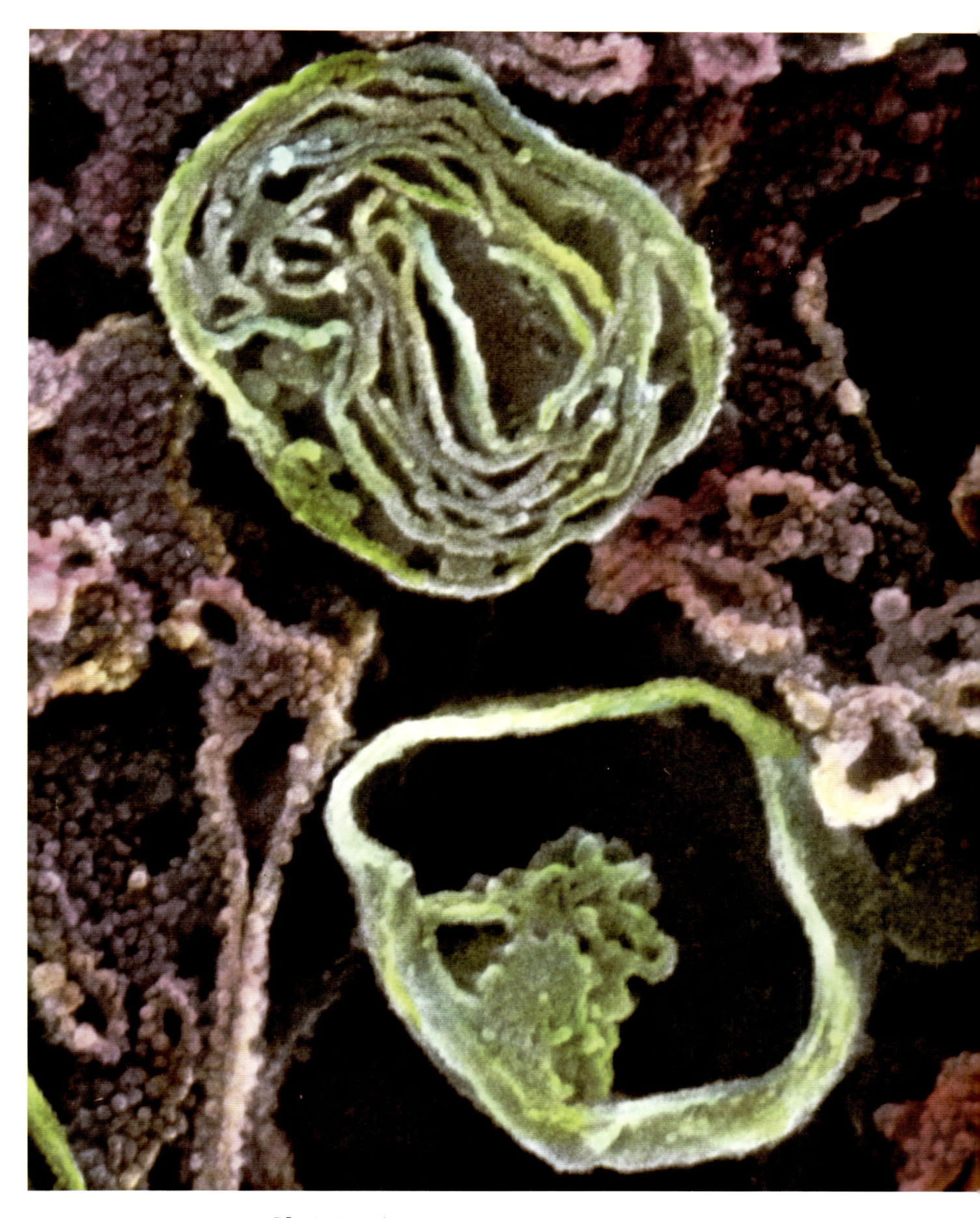

リソーム（緑色）が2つ確認できます。1枚の膜で、消化酵素を包み込むだけの簡単な構造ですが、いくつかの役割を果たしています。内包する酵素は、余分な細胞小器官や、離乳後の母乳を産生する組織など、不要になった細胞や組織を破壊します（消化した物質は細胞が吸収します）。

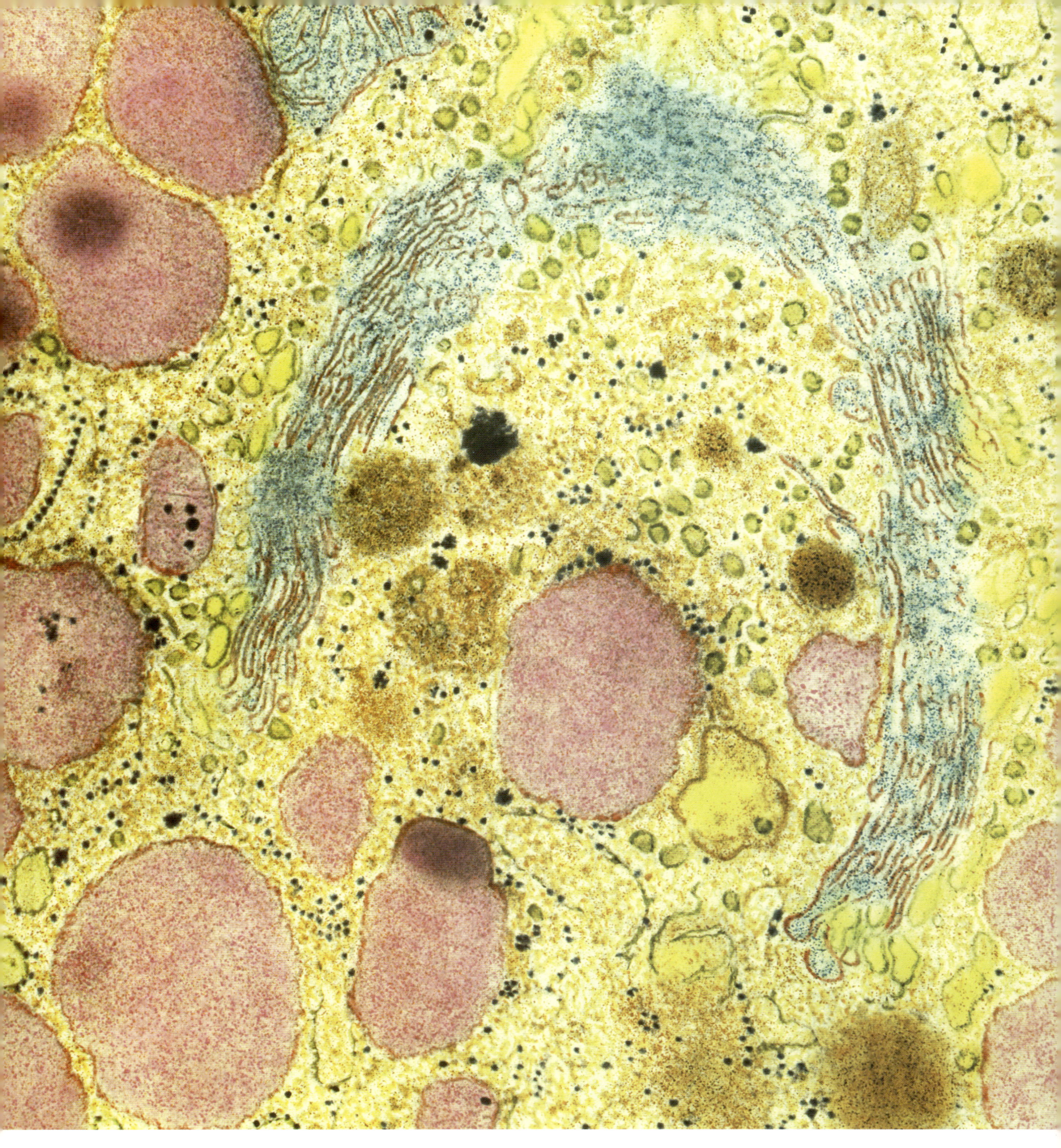

ゴルジ装置 [TEM]

青色の蹄鉄型の構造体が、腸細胞の細胞質（内）のゴルジ装置です。ゴルジ装置は常に形を変化させていますが、通常は核の付近に存在します。皿を重ねたような、扁平な腔洞を持っており、たんぱく質を蓄え、変化させて細胞の外に分泌する働きがあります。

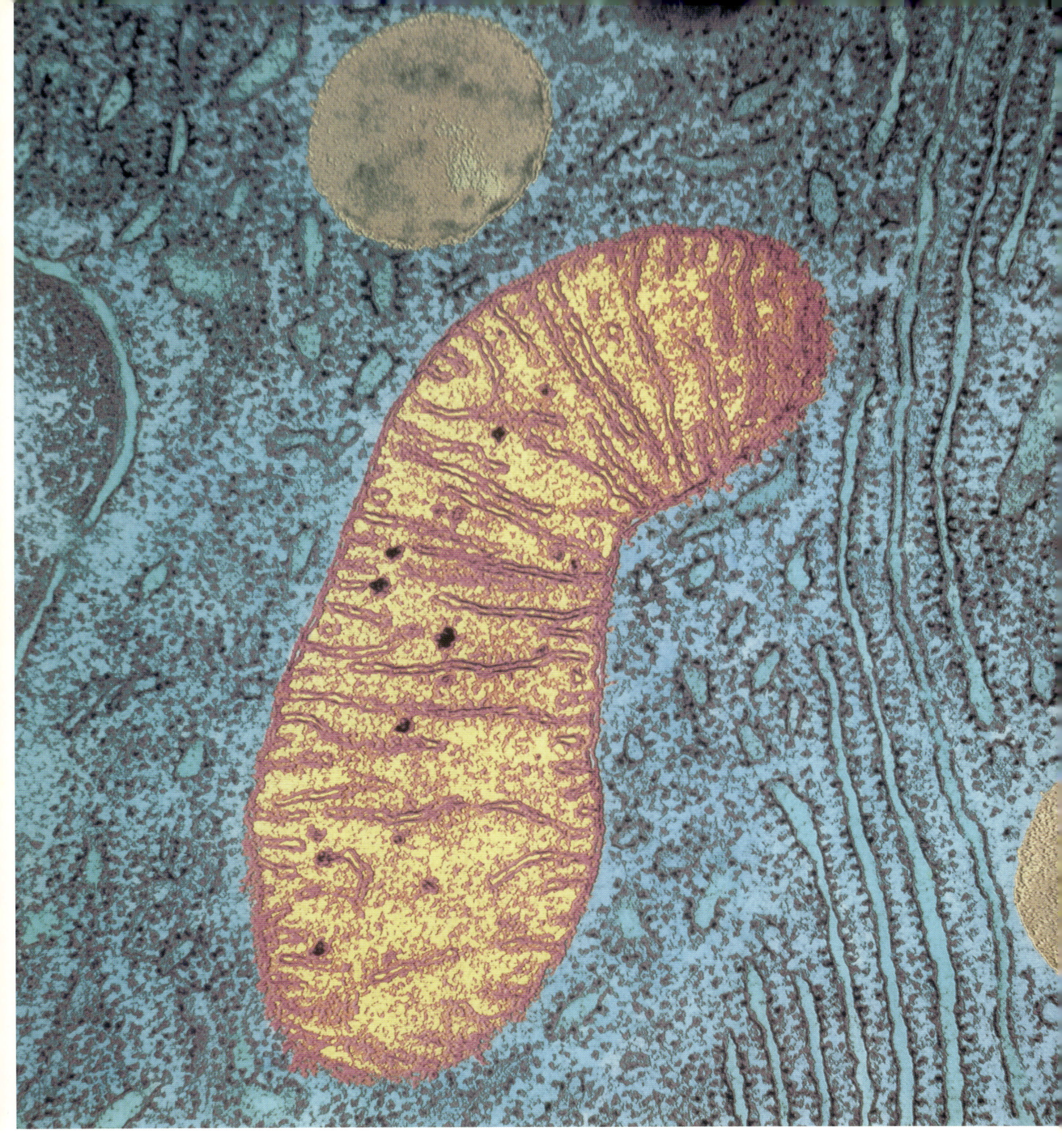

ミトコンドリア [TEM]

ミトコンドリアは細胞の発電所で、食物からエネルギーを産生する働きを担っています。心臓の筋肉など、非常に活動的な組織に特に数多く存在します。ソーセージ型の構造体で、クリスタという内側に向かって折りたたまれた2重の膜で、化学反応を起こしています。代謝が活発な細胞ほどクリスタの数が多くなります。ミトコンドリアの外にある青緑色の細長い管は、小胞体（ER）の一部で、リボソーム（黒い点）が産生したたんぱく質を蓄えたり運んだりしてます。

細胞

細胞は増殖するか死滅するまで、生きて機能します。毎日、何百万個もの新しい細胞が生まれ、何百万個もの細胞が死んでいます。子供が成長するのは、死ぬ細胞より生まれる細胞の数が多いからです。例えば子宮の中では、胎児の新しい神経細胞が毎分約25万個の割合で生まれています。

　大人になると細胞の数は比較的安定します。成熟した細胞のなかには、複製能力を失うものもあります。その一例が脳の細胞で、破壊されても新しい細胞と入れ替わりません。幸い、脳細胞は数十年間も生きることができます。一方、肝臓の細胞はめったに分裂しませんが、脳細胞と違って、損傷を受けても再生できます。その他、頻繁に分裂する細胞は多数存在します。古い細胞と新しい細胞の素早い入れ替わりを得意とする細胞もあります。例えば、皮膚の細胞は1年に約4キログラムが死んではがれ落ち、新しい細胞と入れ替わっています。また腸の内壁は、数日ごとに入れ替わっています。男性の精巣は、1人で世界の人口に匹敵する数の精子を1年で作り出します。

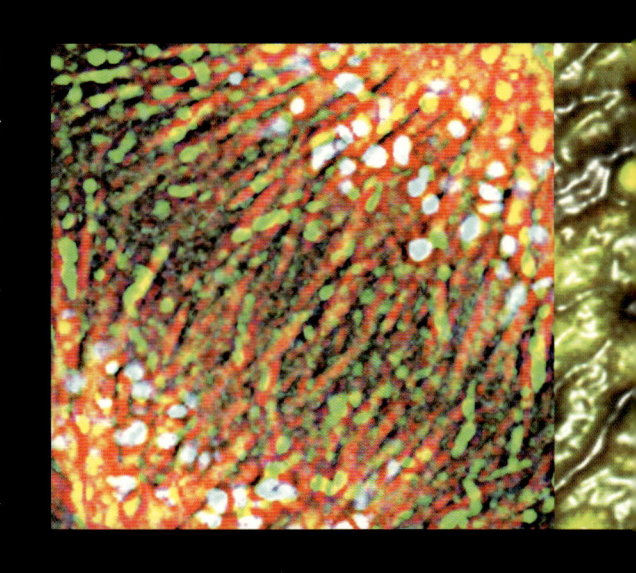

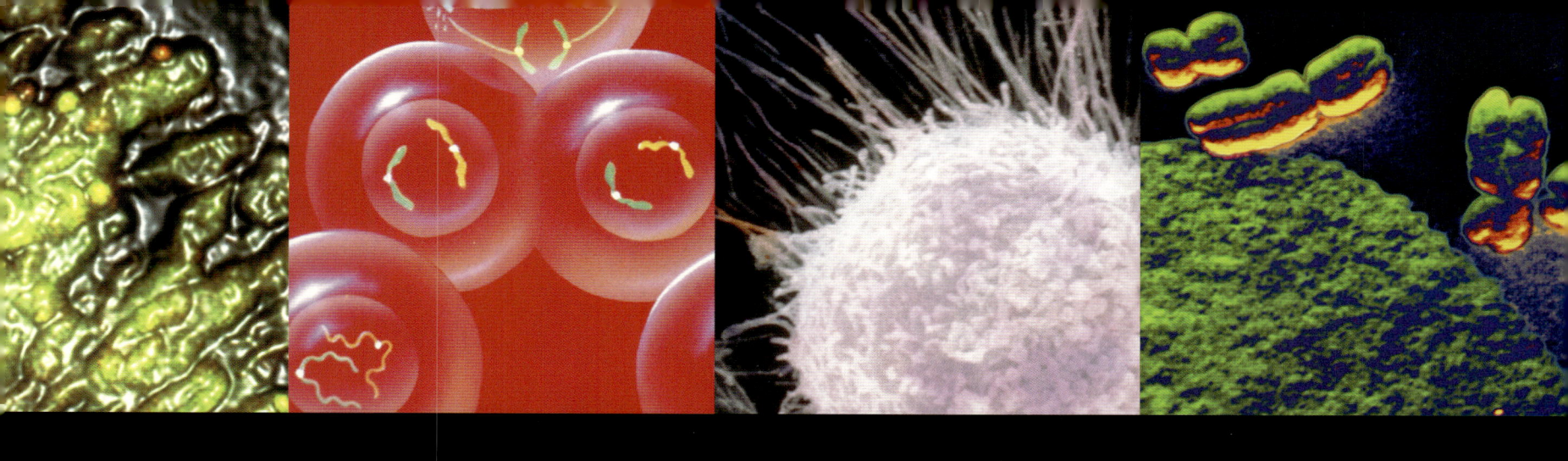

一部の特異な細胞をのぞいて、ほとんどの細胞が有糸分裂と呼ばれるプロセスを経て、自らを複製します。有糸分裂では、細胞核の中の46本の染色体のすべてを複製します。細胞核は2分割し、46本の染色体を持つ核が2つ生まれます。そのため1つの細胞から、遺伝子的に同一の細胞が2つ生まれることになります。もう1つの分裂方法は減数分裂といい、卵子を作り出す卵巣や精子を作り出す精巣の中にある生殖細胞がそれを行います。減数分裂では46本の染色体を持つ細胞を生み出すのではなく、遺伝物質を半分に分けて、23本の染色体を持つ卵子や精子を作り出します。精子が卵子に受精すると、それぞれの親から半分ずつ染色体をもらって46本になった細胞が1つ生まれます。半分に分かれる過程で遺伝子がばらばらに組み換えられるため、それぞれの卵子または精子は、遺伝子上異なります。そのため、同じ親から生まれた子供でも同一

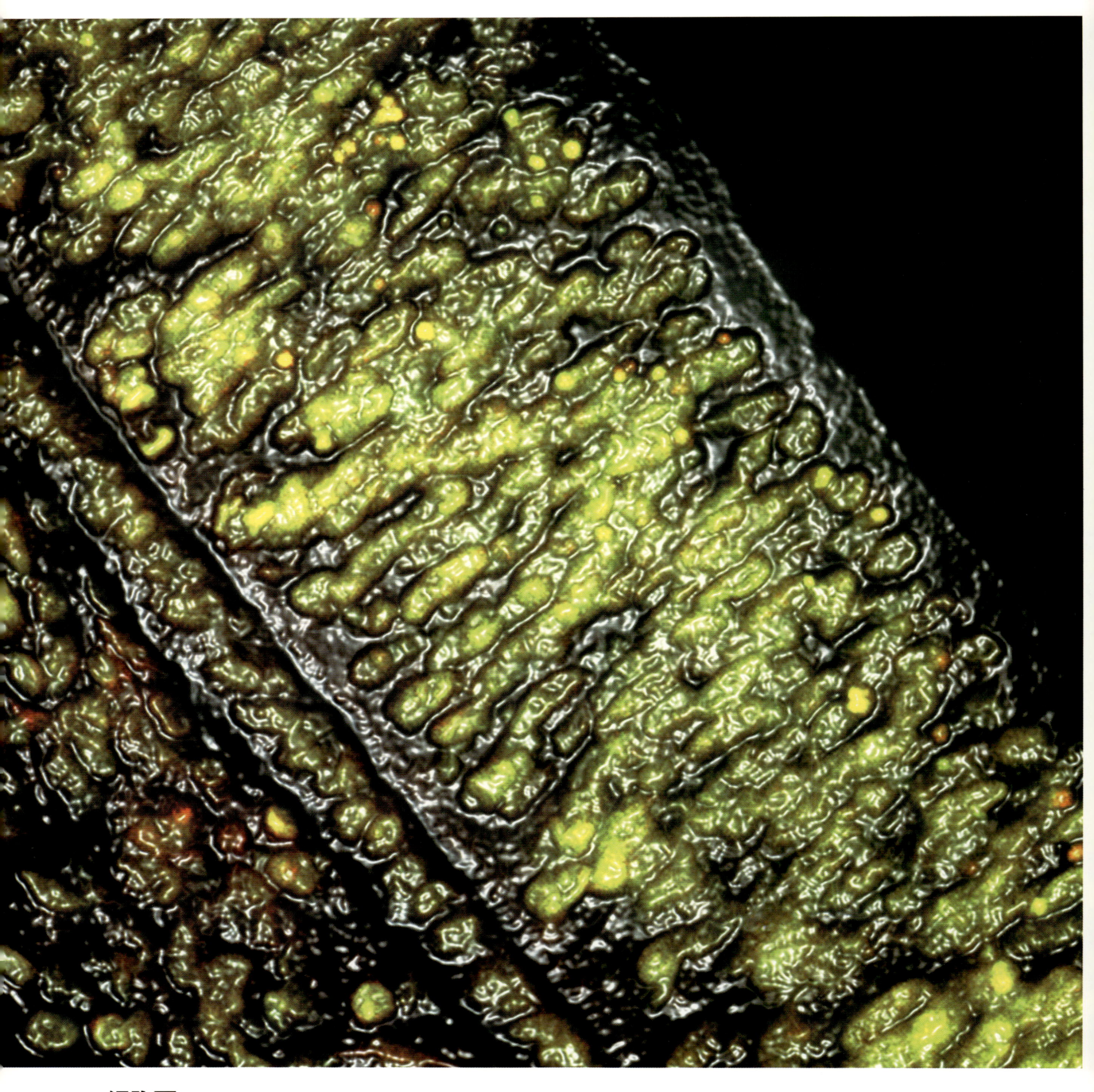

細胞死 [LM]

明るい黄色の点は眼の網膜の細胞核で、あらかじめプログラムされた細胞死が進行してます。これはアポトーシスと呼ばれる細胞の自殺で、組織の成長の正常な過程の1つです。必要以上の細胞が作られると、過剰な細胞は化学作用を持つメッセンジャーから自殺を指示されます。貴重な細胞質を持つ細胞は、自殺後もその場に残り、他の細胞に消化されます。

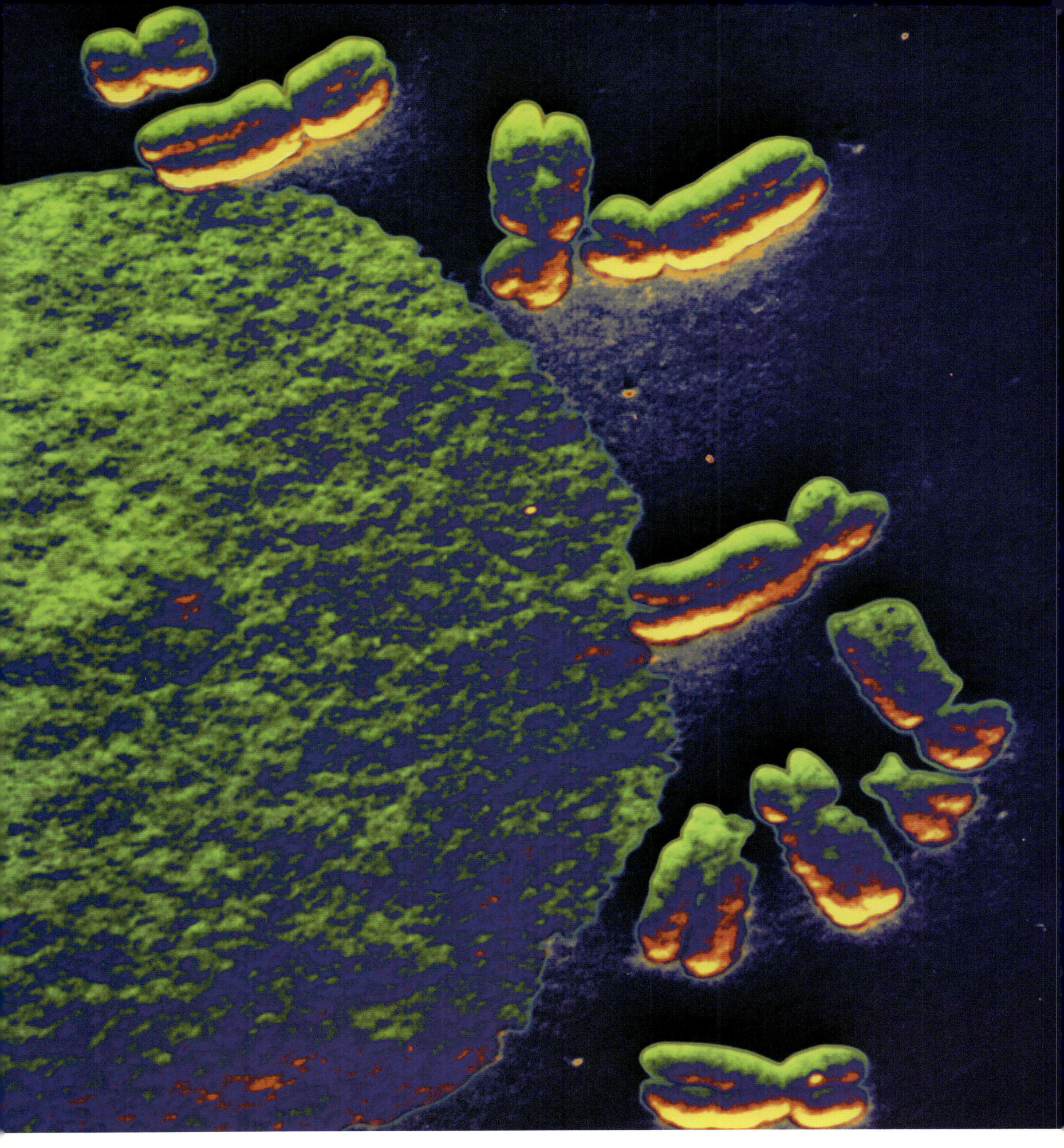

染色体 [SEM]

細胞核の隣に23組のヒトの染色体の一部が見えます。染色体は、髪が黒色か金色か、背が高いか低いかなど、生体がどのように成長するかを決定する遺伝情報を持っています。染色体が姿を現すのは、この画像のように細胞が分裂する時だけです。それ以外は核の中に遺伝物質が分散しています。

細胞分裂 [LM]

この連続画像は、1つの細胞が自分を複製して2つの同一の新しい細胞を作る、有糸分裂の各段階を示しています。遺伝物質（青色）が分離を始め、紡錘糸（赤色）に沿って引き寄せられます。このプロセスをダイニン（緑色）というたんぱく質が助けています。2つの動きは反対極に向かうため、中央に裂け目が黒い線となって現れています。筋肉細胞など一部の細胞はあまり頻繁に分裂しませんが、他の細胞は非常に早く新しい細胞に入れ替わります。例えば腸の内壁は、2、3日おきに入れ替わります。

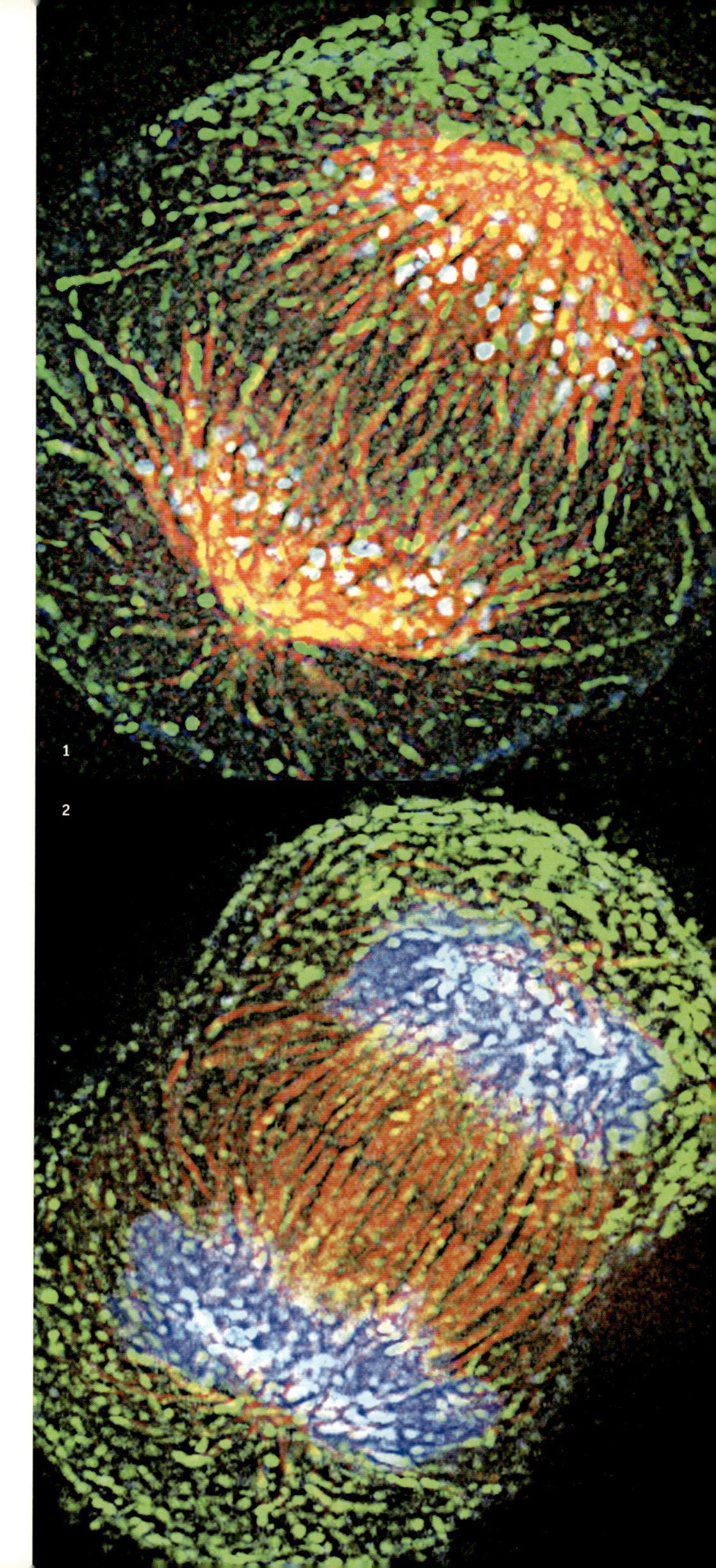

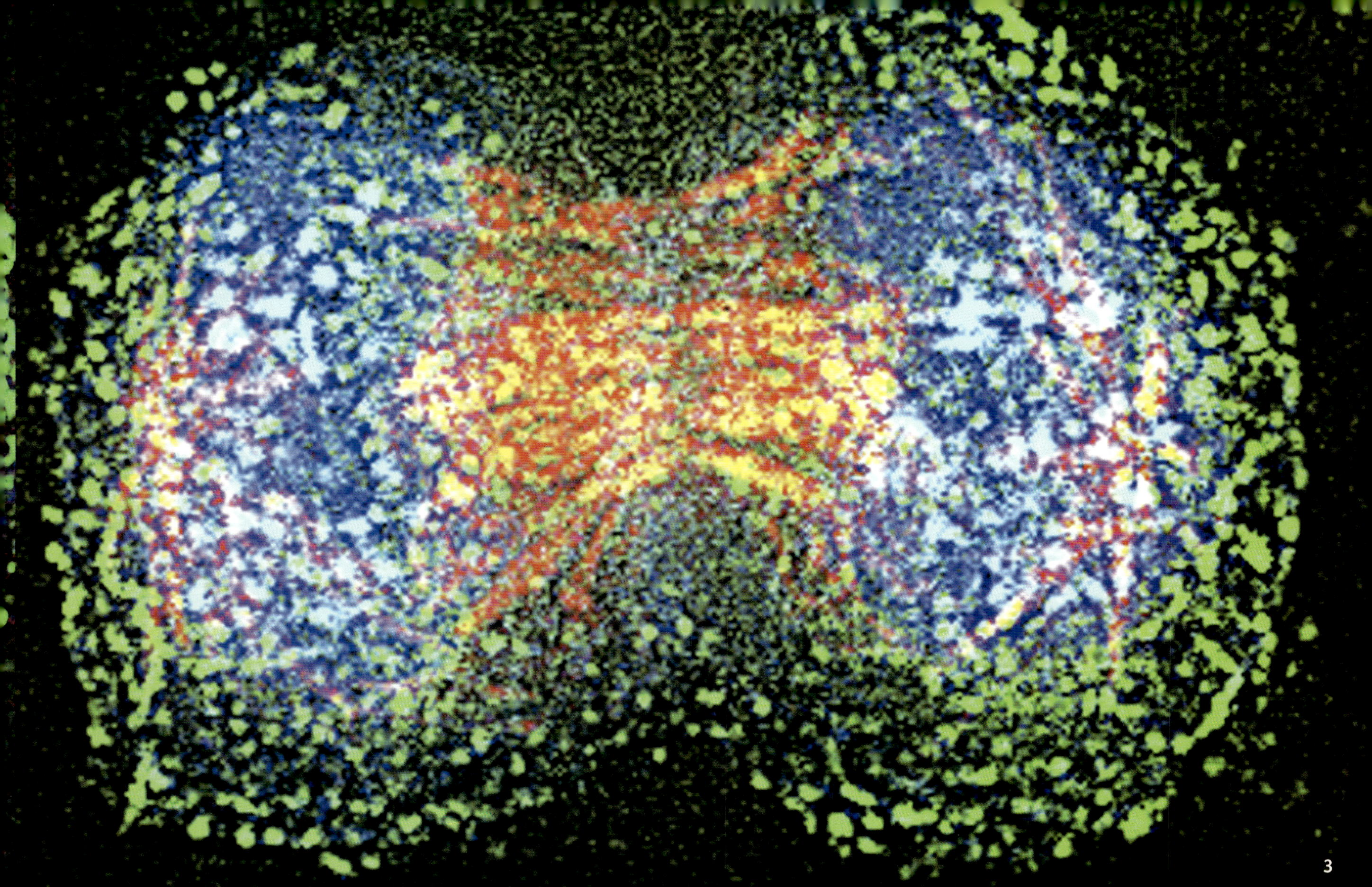

3

4

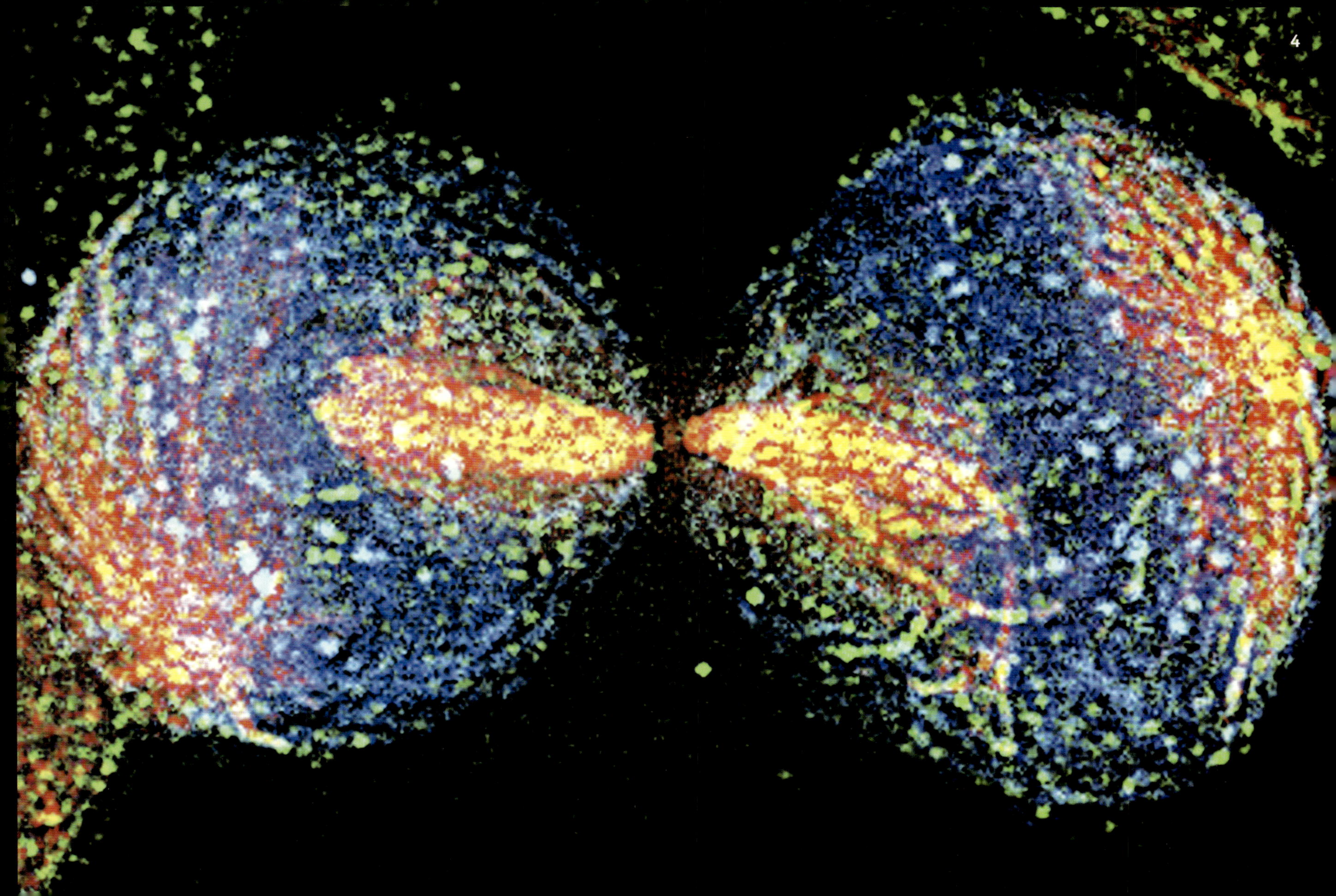

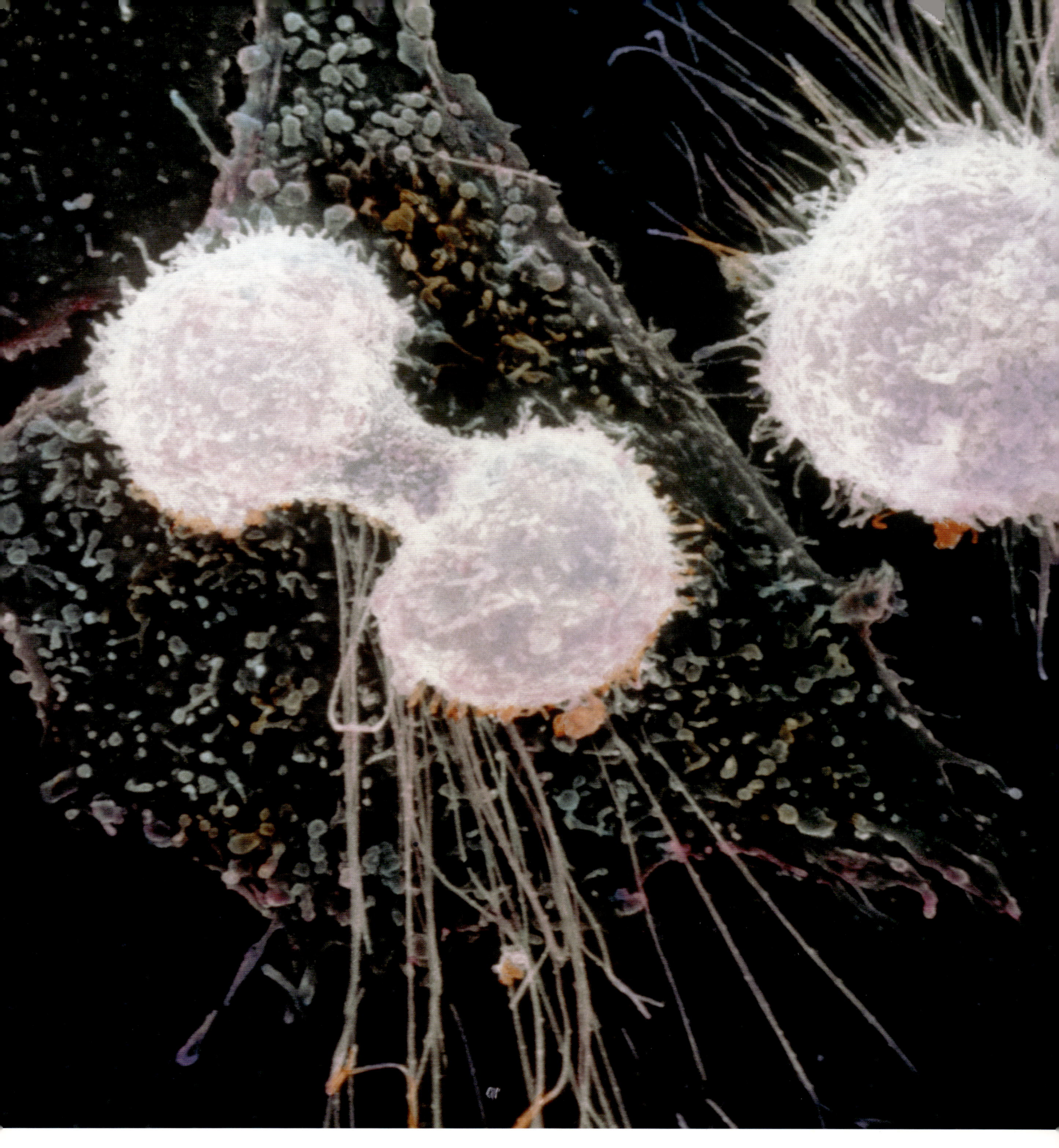

有糸細胞分裂 [SEM]

有糸分裂の最終段階では、同一の染色体を持つ2つの娘細胞が、幅の狭い細胞質架橋でつながっています。この架橋はまもなく分かれます。細胞の表面から突き出ている長い線維は、細胞を機械的に支えるとともに、細胞周辺から取り入れた栄養分を供給しています。

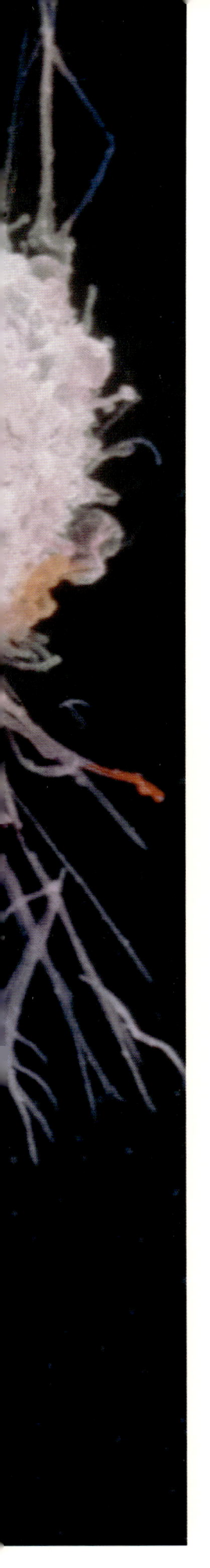

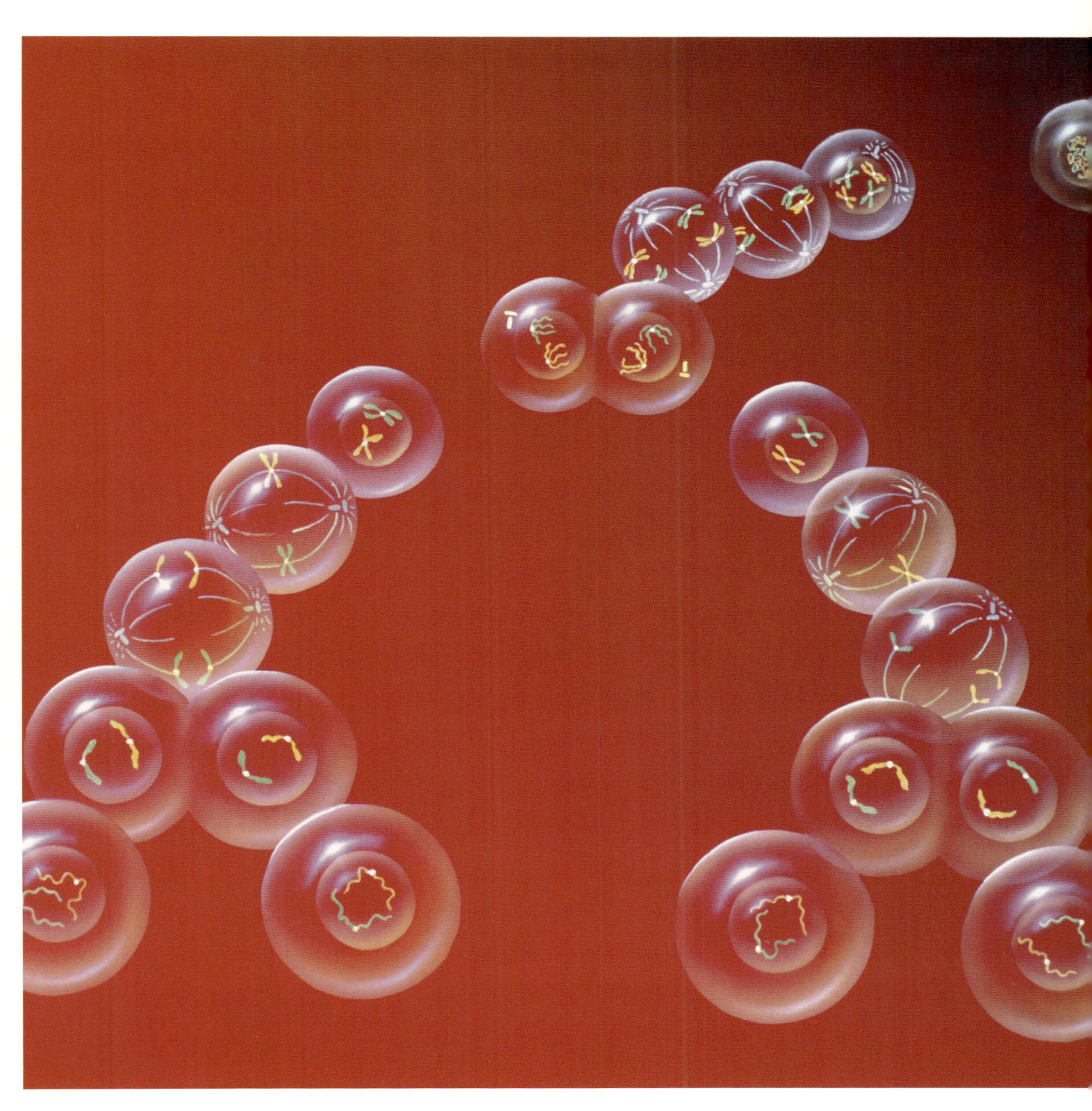

減数分裂［イラスト］

精巣または卵巣の細胞は減数分裂を行い、46本の染色体を23本ずつに2分して、精子細胞または卵細胞になります。分裂は2回行われます。最初の分裂（上中央）では23本の染色体を持つ娘細胞が2つできます。2回目（下の右と左）は有糸分裂のように、同一の精子細胞または卵細胞が4つできます。最初の分裂で2組の染色体が相互に遺伝物質を交換するため、最後に形成された精子細胞または卵細胞は、それぞれ親細胞の遺伝子が独特に配合されています。

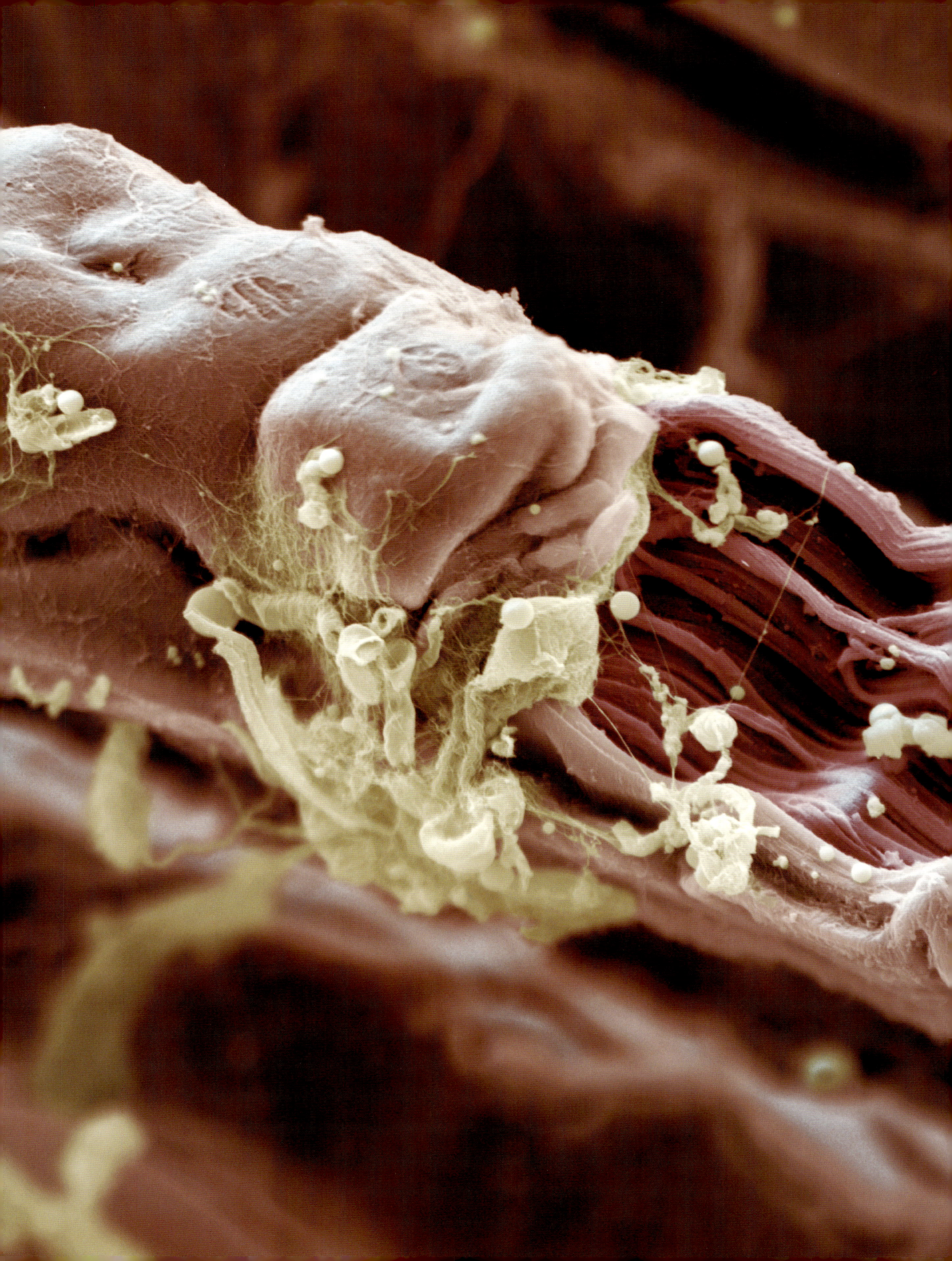

組織

骨格筋線維が破れて、筋肉を収縮させる細いヒモ状の筋原線維が露出しています。筋原線維は、アクチンとミオシンという交互に並ぶたんぱく質の線維からできています。筋肉が刺激を受けると、ミオシン線維の「頭」がアクチン線維の「フック」に接続して引っぱり、滑り込ませることにより、筋線維を収縮させます。

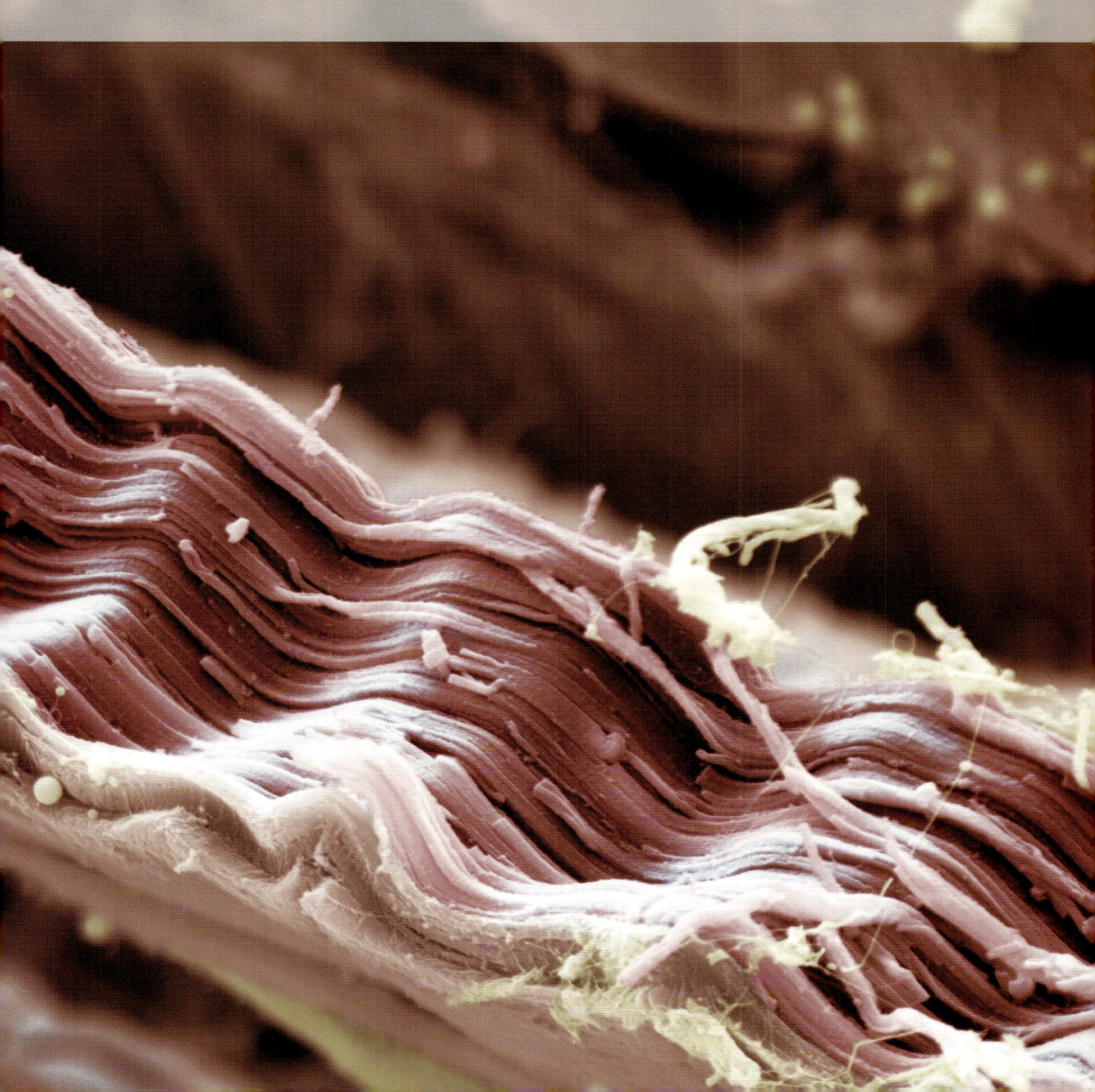

私たちの体は毎日、気温の変化、病原菌、有害な光線にさらされています。上皮細胞は体の内外において絶えず表層を形成して内部を保護し、外部に対するバリア機能を果たしています。

　皮膚は外部からの侵入に対する最初の防衛線です。人体最大の器官である皮膚は、皮下の組織を機械的損傷、紫外線、細菌、乾燥から守っています。皮膚は物理的な防御を行うだけでなく、防衛のための化学物質を分泌します。例えば汗と涙には、乳酸とリゾチームという酵素が含まれ、細菌の増殖を鈍化させます。また皮膚細胞は原始的な生来の武器である歯と、指と足の爪を作り出します。

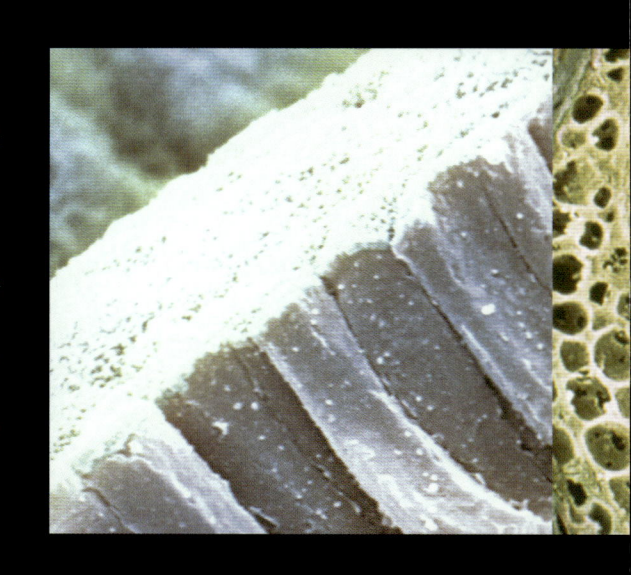

　また皮膚は保護的な覆いであるだけにとどまりません。外的環境に直接触れる体の一部である皮膚には、いくつもの感覚器官があり、周辺環境の変化に気づかせてくれます。体温の調節では中心的な役割を果たしています。体から発する熱の大半は、発汗によって皮膚の毛穴から失われます。このプロセスは、汗腺と皮膚の真下にある毛細血管に送られる神経信号が制御します。人間は現在、体毛を使って体温を維持しておらず、毛穴から分泌される皮脂が、体に防水性を持たせています。

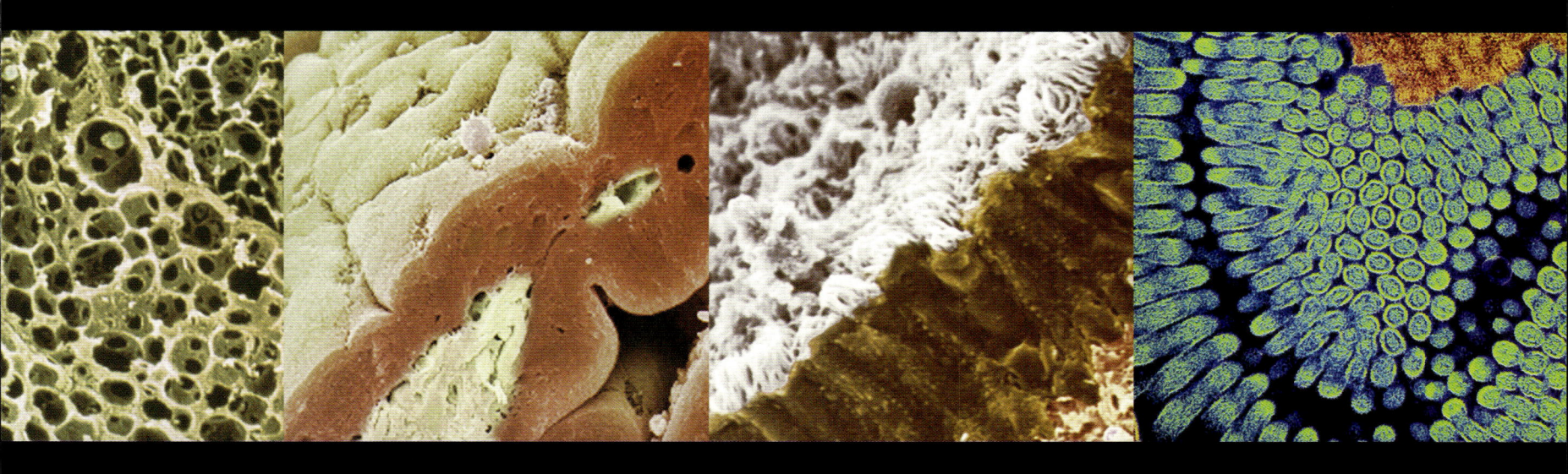

口、鼻その他の開口部では、細胞数個分の厚さを持つ丈夫な皮膚が、薄い上皮組織と融合しています。消化器や呼吸器の管の上皮層は構造的にあまり頑強ではありませんが、自己防衛能力を持っています。例えば気管に入った微生物は痰に閉じ込められ、繊毛という毛髪状の細い突起の素早い一撃で追い出されます。咳やくしゃみも同じ効果をもたらしますが、繊毛より激しく、最大時速160キロメートルでほこりや痰を吹き飛ばします。また胃に到達した細菌はすべて、たんぱく質を分解する酵素や、亜鉛を溶かすほど強力な塩酸溶液によって通常は死滅してしまいます。

上皮組織

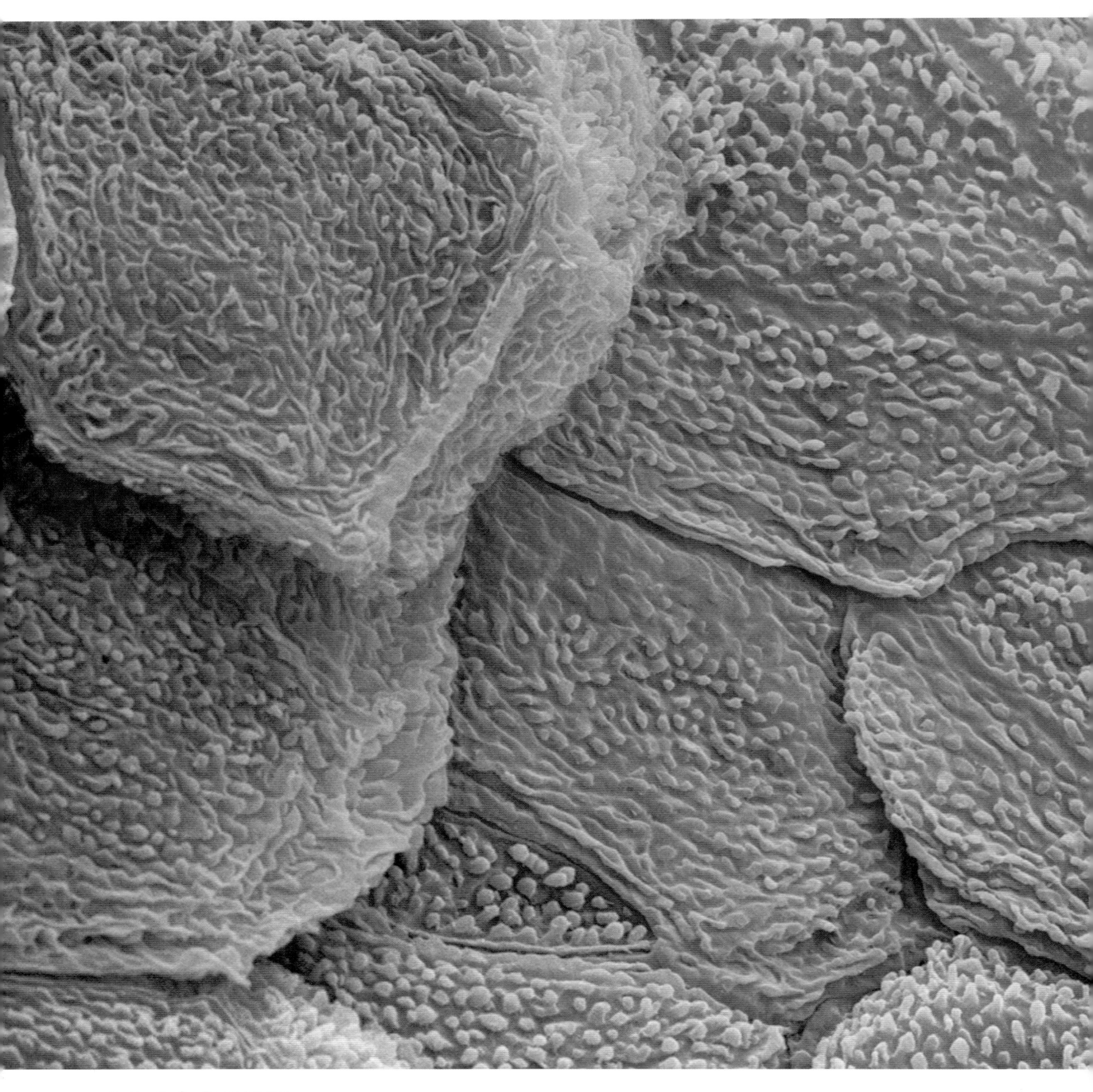

ヒトの皮膚の外層 [SEM]

ヒトの皮膚の外層は、死んで平らになった細胞が幾重にも重なる丈夫な保護膜で、絶えずはがれて、その下にある生きた細胞層と入れ替わっています。細胞は皮膚の表面に向かって移動する間に、ケラチンという線維性たんぱく質に満たされます。これは髪や爪を形成する成分でもあります。

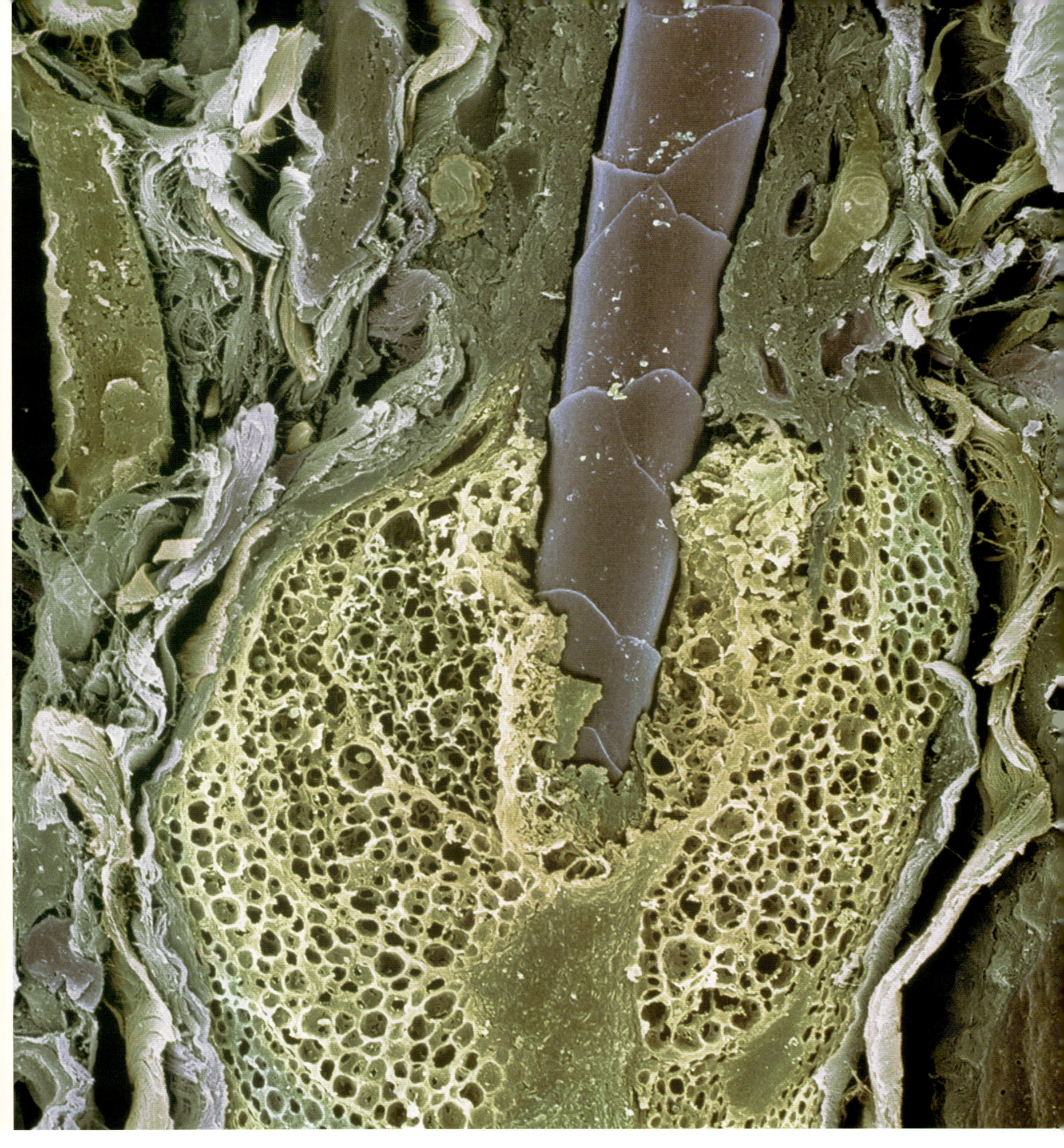

毛穴 [SEM]

毛幹(紫色)が毛穴(この画像でははっきりと見えません)から出ています。毛穴の周囲にある薄茶色の蜂の巣のような構造体は「皮脂腺」で、毛髪や皮膚をなめらかにする皮脂を作っています。左上の緑と茶色の構造体は、鳥肌がたつときに働く筋肉で、寒さや恐怖を感じると体毛を立たせます。

歯のエナメル質 [SEM]

歯の断面です。特殊な上皮細胞層（緑色）からエナメル質（下の黄色）が形成されています。エナメル質は哺乳動物が作り出すもっとも硬い物質で、歯を覆って保護しています。

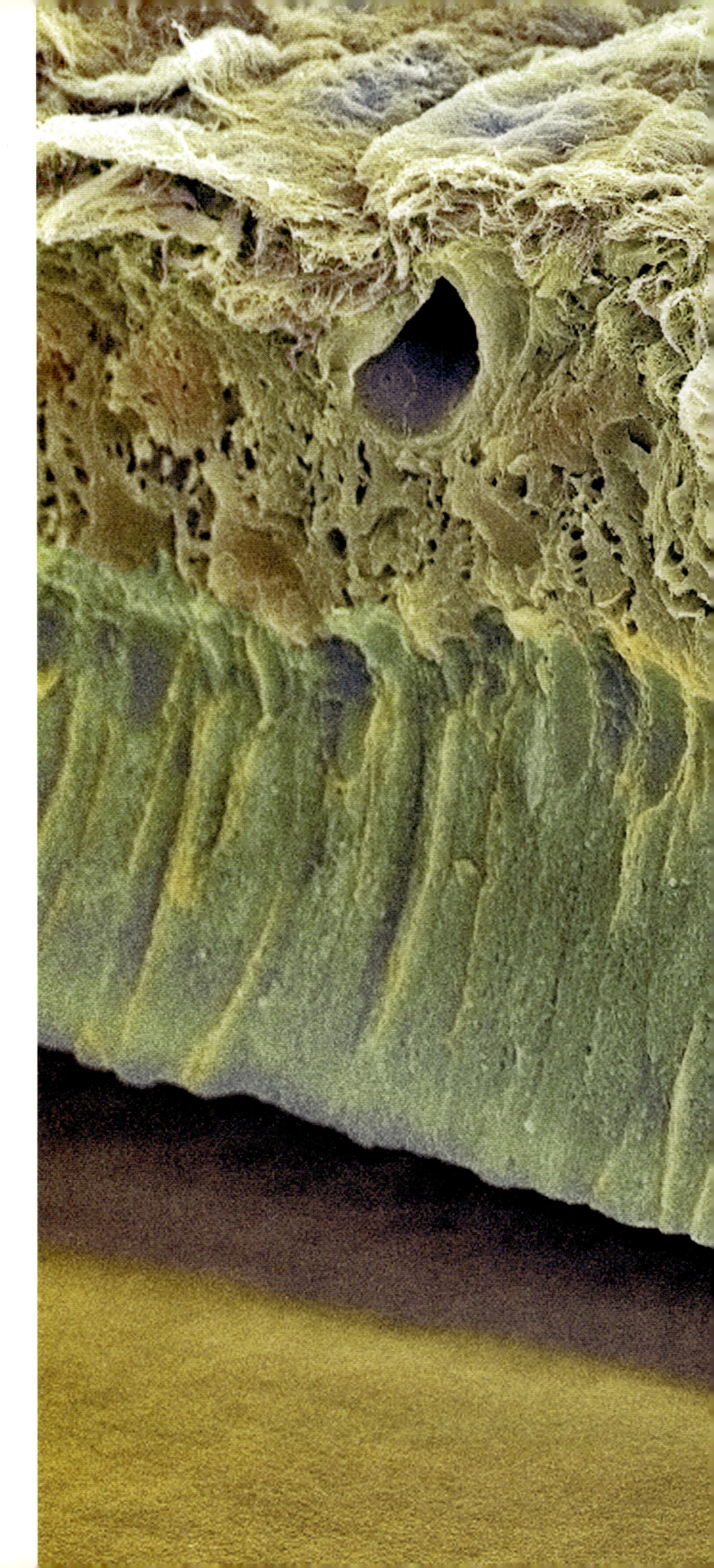

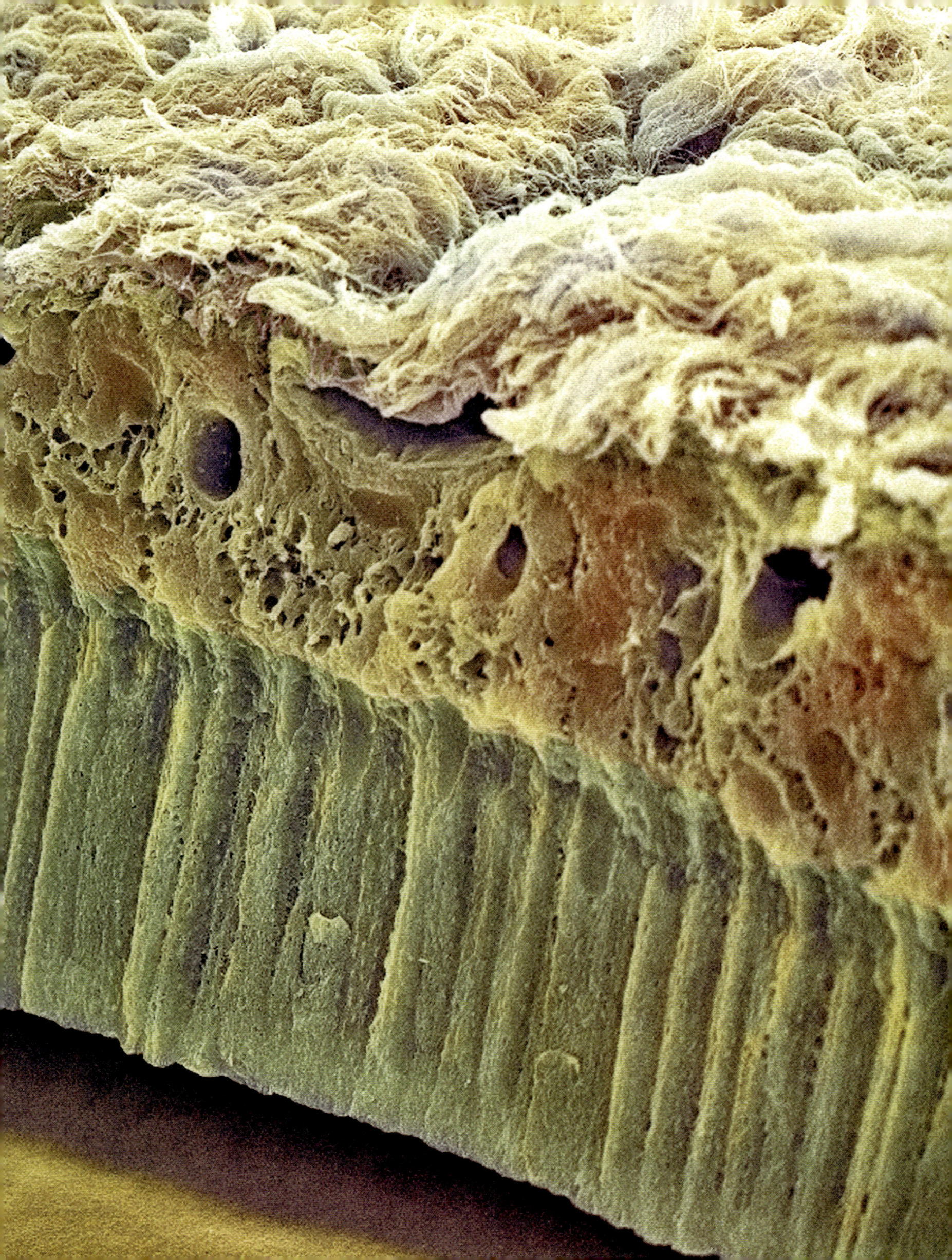

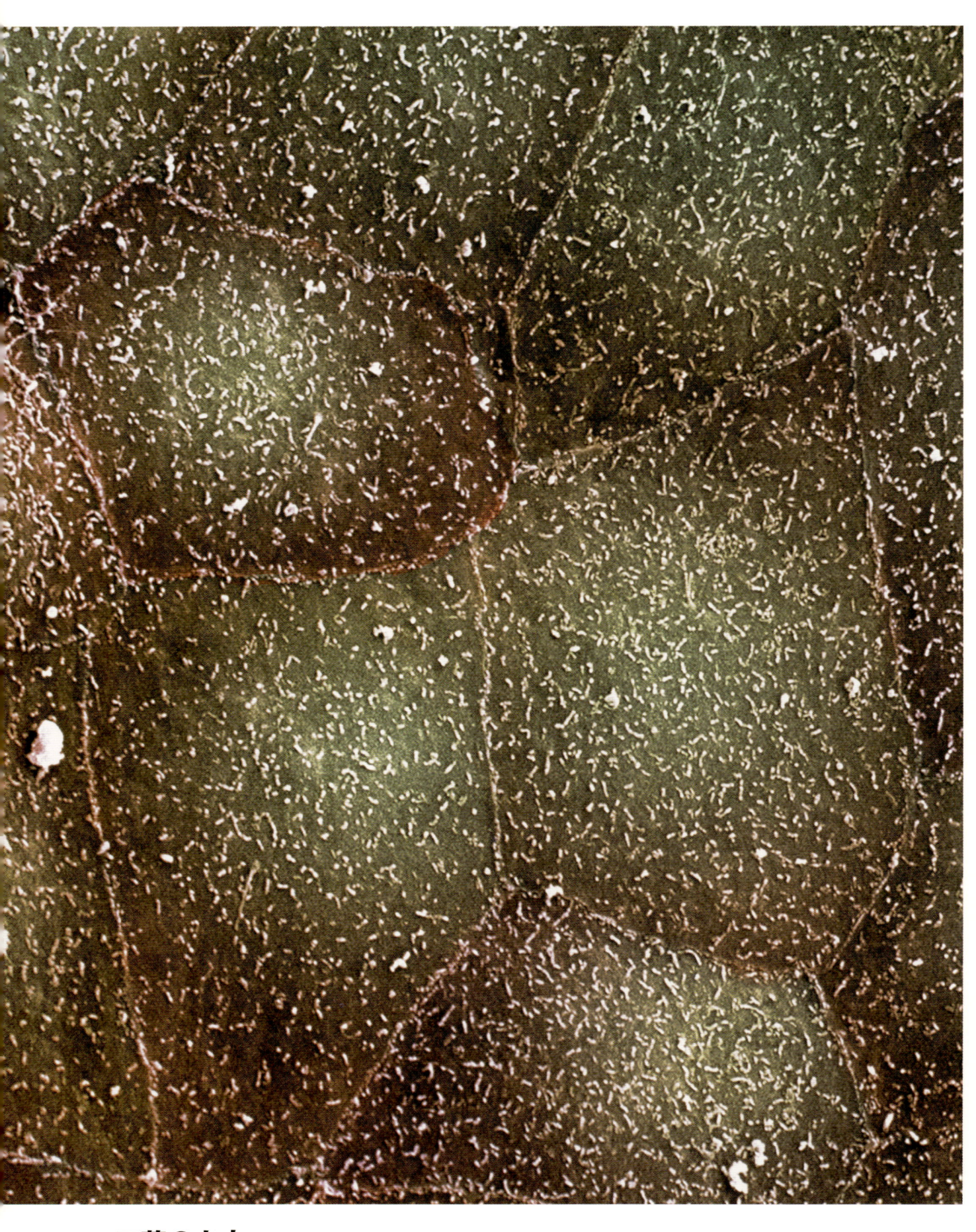

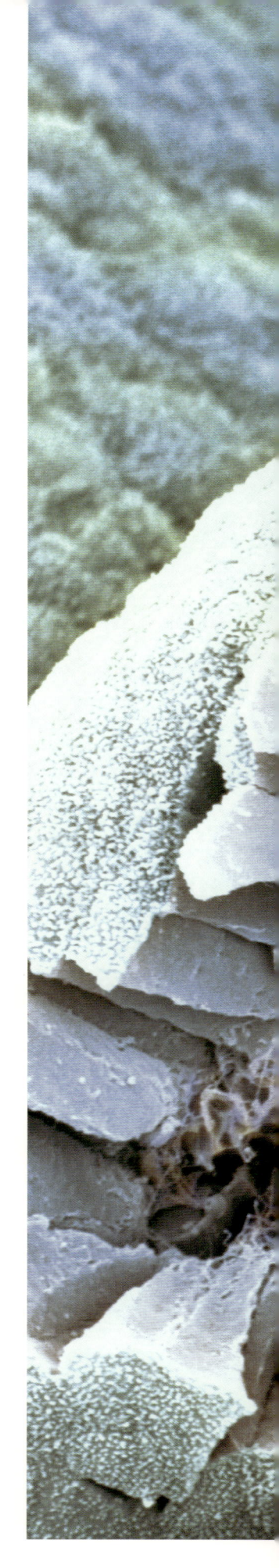

口蓋の上皮 [SEM]

口蓋の内側は石畳に似た細胞層で覆われています。表面を覆う白い毛髪状の構造体は、細胞の表面積を増やし、物質の交換を助けています。体腔の内部構造のほとんどは、このように単純な構造を持つ上皮細胞に覆われています。体の外表は、細胞数個分の厚さを持つ層状の扁平上皮細胞が覆っています。

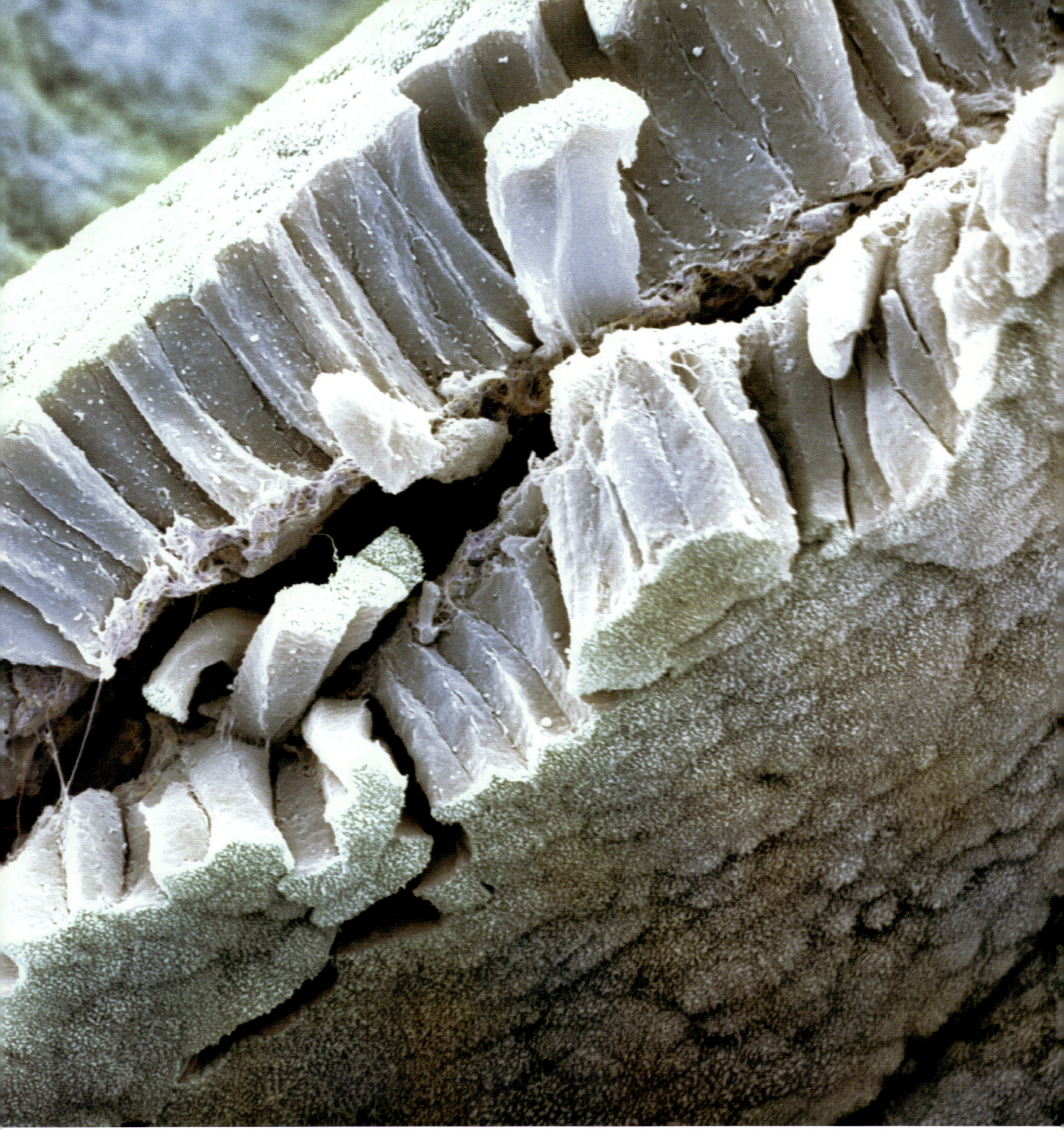

膀胱の上皮 [SEM]

ヒトの膀胱の内側は、表面に小さなプラーク（緑色と青の点）を持つ細胞が形成する、深いヒダのある上皮で覆われています。膀胱は、斑点とプラークのおかげで、満杯になったり空になったりする度に起こる、表面積の大きな変化に対応することができるのです。

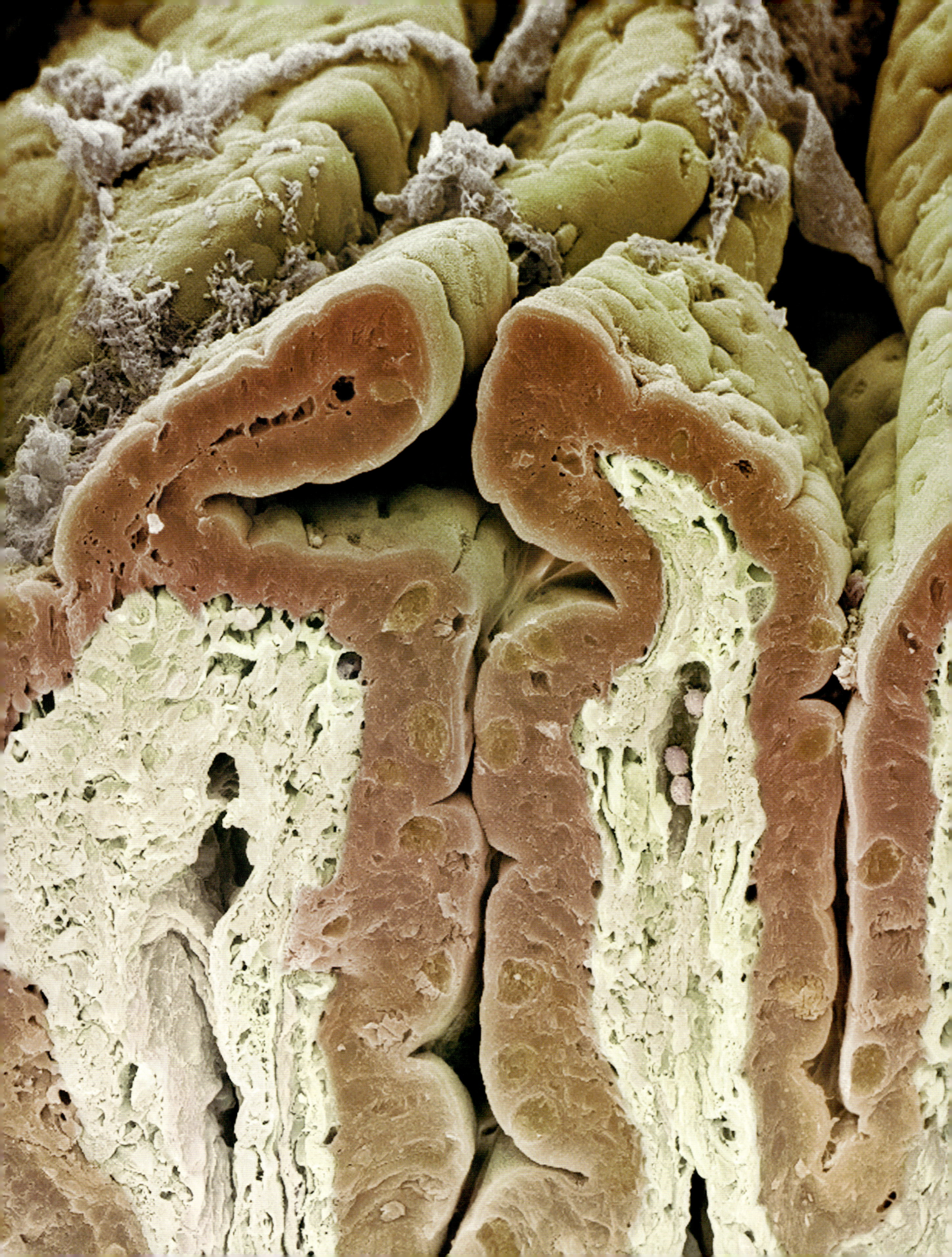

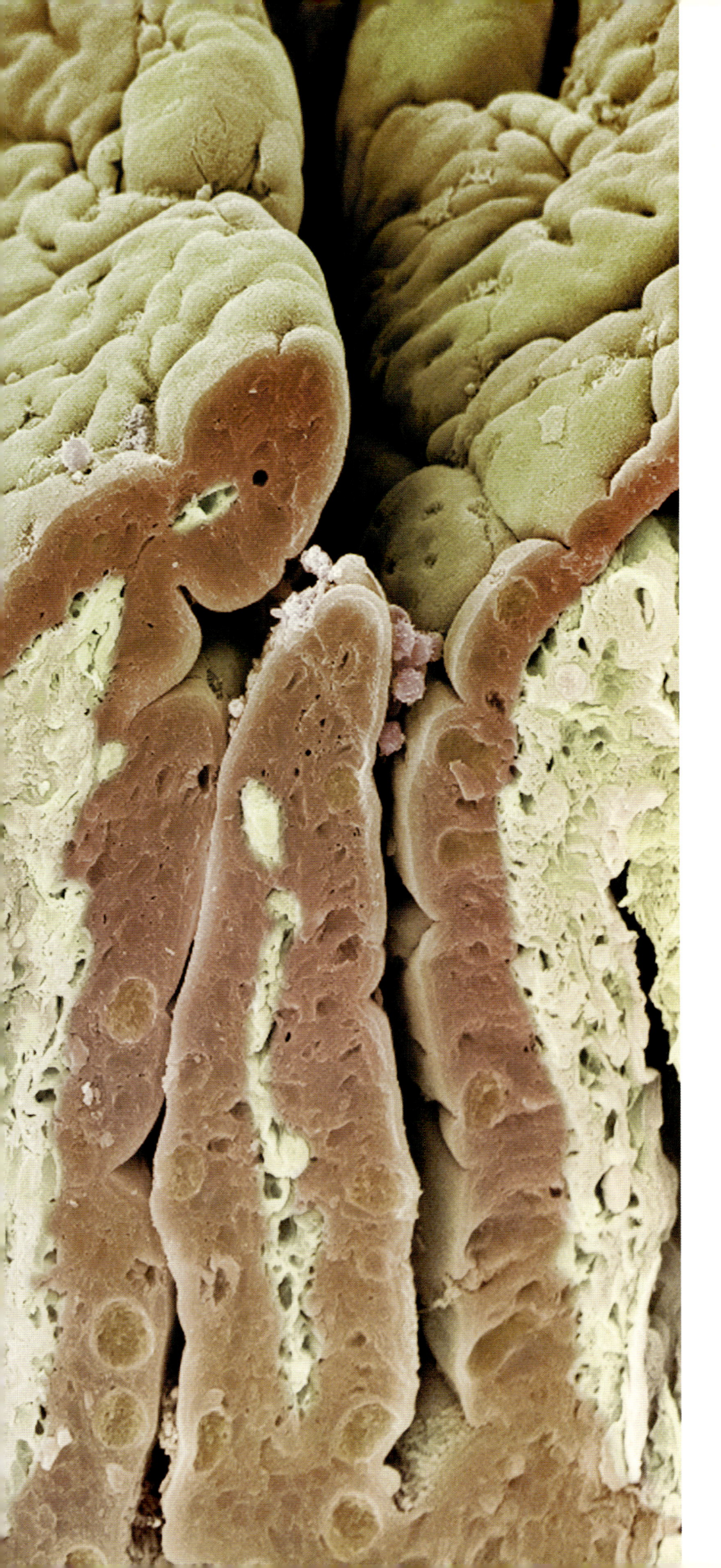

小腸の内壁 [SEM]

小腸の表面の断面です。絨毛という深いヒダが、食物の栄養を吸収する面積を大きくしています。断面の上皮細胞（赤色）を支える結合組織（薄い茶色）がヒダの芯となっています。小腸の絨毛の高さは0.3〜0.8ミリメートルまで、さまざまです。

組織

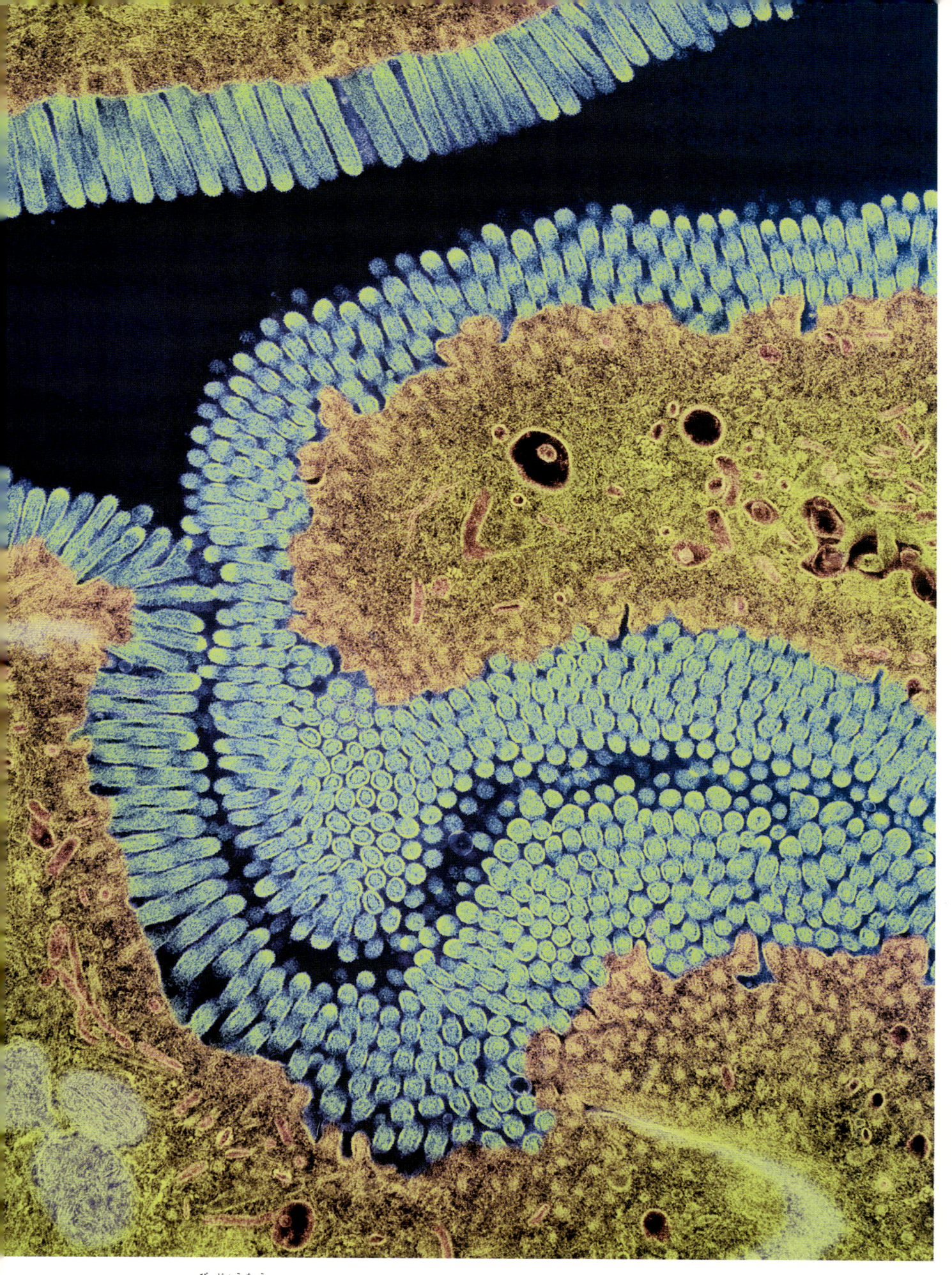

大腸の微絨毛 [TEM]

大腸の断面です。青い部分が微絨毛です。この小さい毛髪状の構造が、水分や残りの栄養分をすべて吸収するように表面積を増やしています。消化プロセスで使用した水分は、主に小腸で再吸収されますが、大腸にも1日1リットル程度の水分が到達し、その約90％が再吸収されています。

卵管 [SEM]

卵管は、筋肉でできた1対の管で、卵巣で形成された卵子は卵管を通って子宮に到達します。それぞれの管の内側は深いヒダのある粘膜（薄い紫色）が覆っています。粘膜が分泌する粘液は、卵子の輸送を助けます。また筋肉でできた卵管の内壁の収縮や、表面にある小さな毛髪状の構造体の規則正しい動きも、卵子の輸送に役立っています。

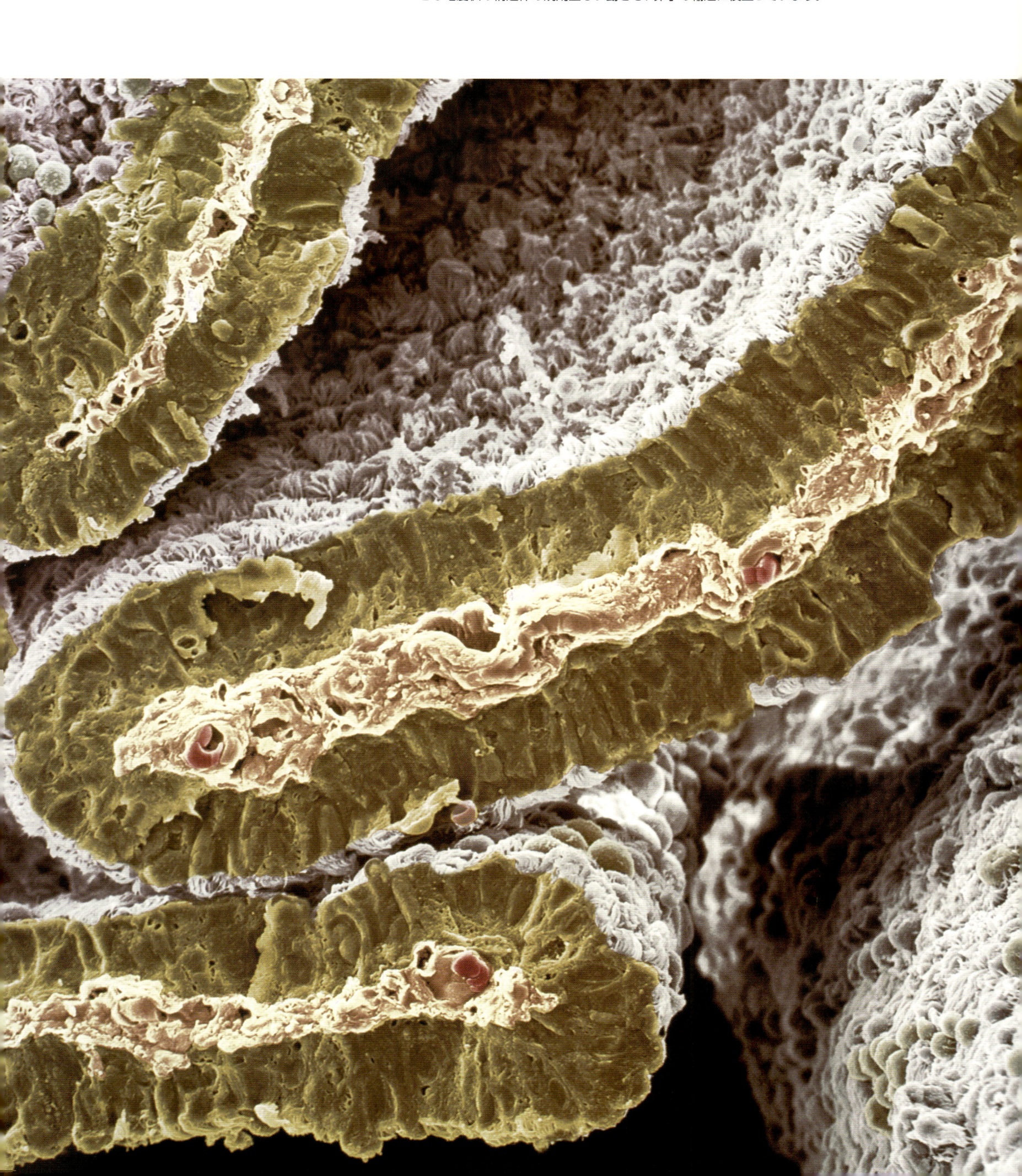

私たちの臓器を支え、定位置に固定しているのが結合組織です。結合組織は、細胞が密に並んだ上皮組織とは異なり、散在する細胞群とそれが分泌する線維状たんぱく質の基質でできています。この線維が結合組織の強度を生み出しています。

　コラーゲンはもっとも広範囲に分布する線維状たんぱく質です。また体の中にもっとも豊富に含まれるたんぱく質の1種でもあり、体全体のたんぱく質の25％を占めます。その構造は、三つ編みに編まれたロープに似ており、抗張力が高く、柔軟性は比較的低くなっています。臓器と臓器の間の空間を埋める疎性結合組織は、コラーゲンの密度も低くなっています。筋肉と骨を接続する腱、骨をたばねる靱帯は主にコラーゲンから形成されています。骨もコラーゲンから形成され、リン酸カルシウムというミネラルが硬さを与えています。軟骨には、柔軟性があり圧縮可能な基質の中に、コラーゲン線維が埋め込まれています。

　もう1つの構造たんぱく質がエラスチンです。その名前が示すように（訳注：elasticは弾性があるという意味）、エラスチンは柔軟性のある線維で、高い弾性を持っています。引っ張ると静止した状態の長さの数倍

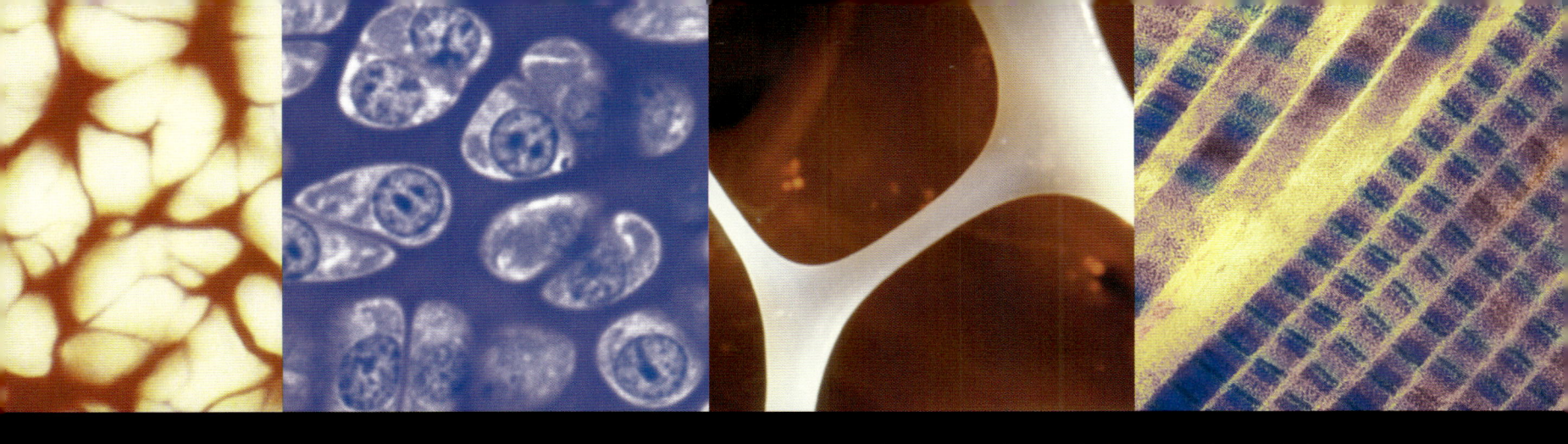

まで伸び、緩んだ途端にもとの長さに戻ります。エラスチンは肺や大動脈の壁にありますが、もっとも知られているのは皮膚のエラスチンの性質です。皮膚にシワが現れるのは、加齢にともなってエラスチン線維が失われるからです。

　脂肪は、組織を支えるというより、クッションや断熱材の役割を果たしますが、結合組織に分類されます。脂肪細胞はエネルギー源となると同時に、食べるのを止めさせる脳中枢に働きかける、レプチンというホルモンを産生します。レプチンの欠乏により肥満になった人にこれを注射すると、食欲を抑制するのに役立ちます。しかし、大半の肥満の人のレプチン値は正常です。これは、このホルモンに対する脳の受容体の感受性が低下したか、単に食べるのを止めるよう指示する脳の信号を無視して、食べ過ぎているかのいずれかが考えられます。

支持組織と結合組織

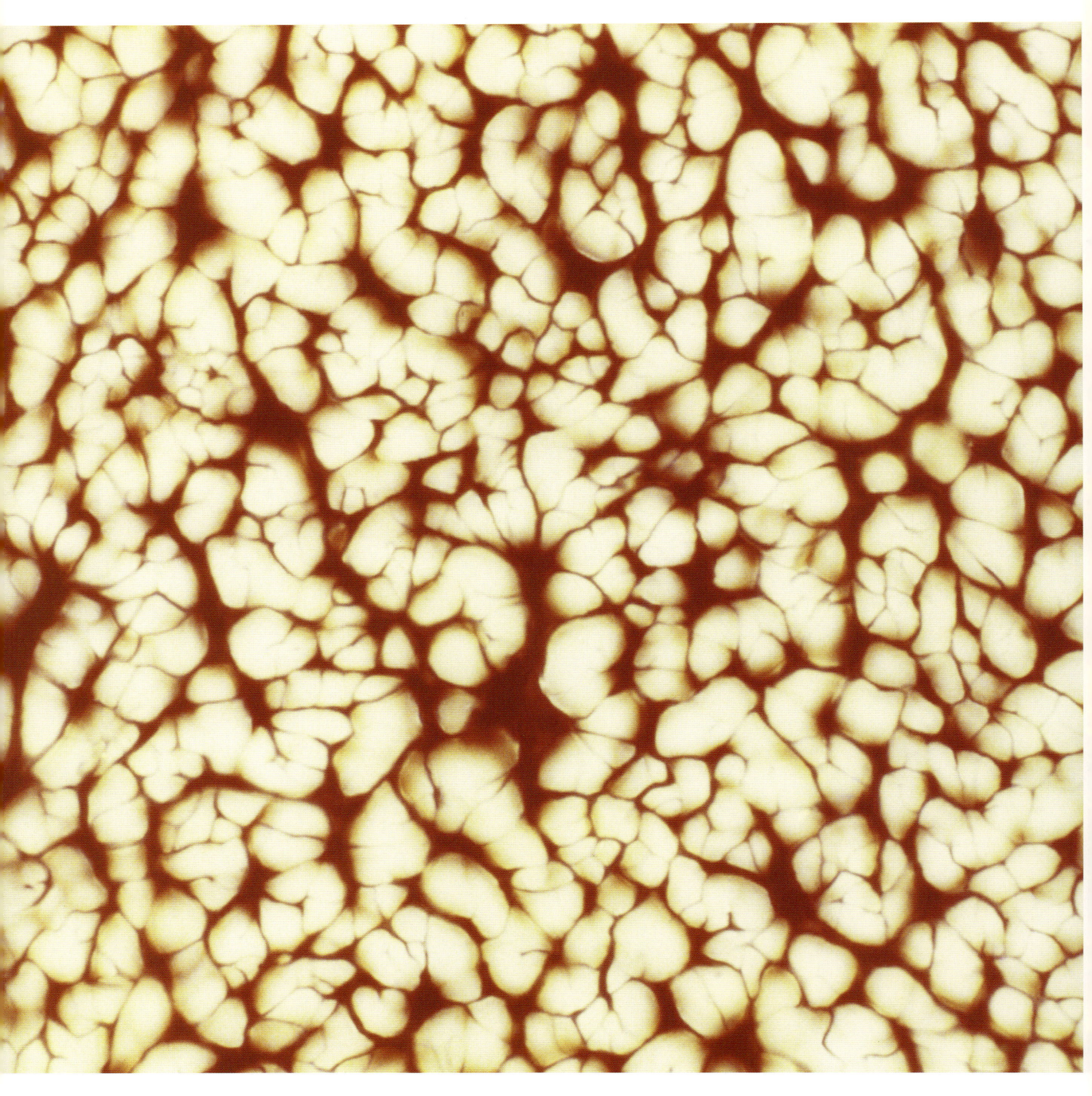

腱の断面 [LM]

腱は筋肉と骨をつなぐ、弾性のない組織です。断面を見ると分かるように、腱は密に束ねられたコラーゲン線維（白色）でできており、それが腱の強度を大きくしています。線維と線維の間のオレンジ色の空間は、半流動体の物質でゆるやかに満たされています。これは疎性結合組織といい、組織と組織の間をうめて臓器をつなぐ結合組織の1種です。

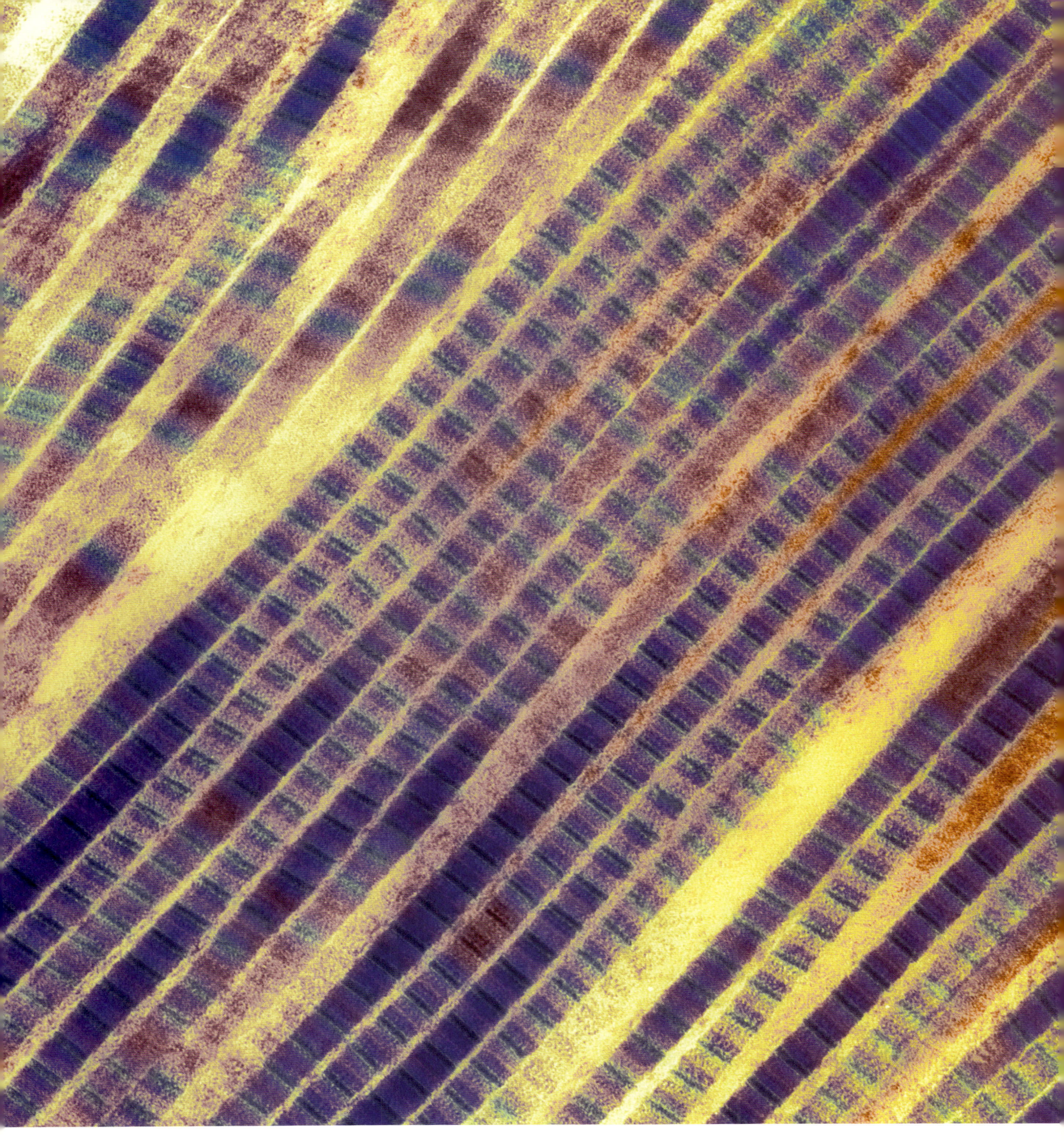

コラーゲン線維［TEM］

この断面画像に見えるコラーゲン線維は、鉄筋がコンクリートの強度を強化するのとまったく同じように、組織を強化します。コラーゲンは、主要な構造たんぱく質として、皮膚、腱、靱帯、骨、動脈を強化しています。コラーゲン産生に関わる遺伝子に異常があると、骨形成不全症を発症することがあります。

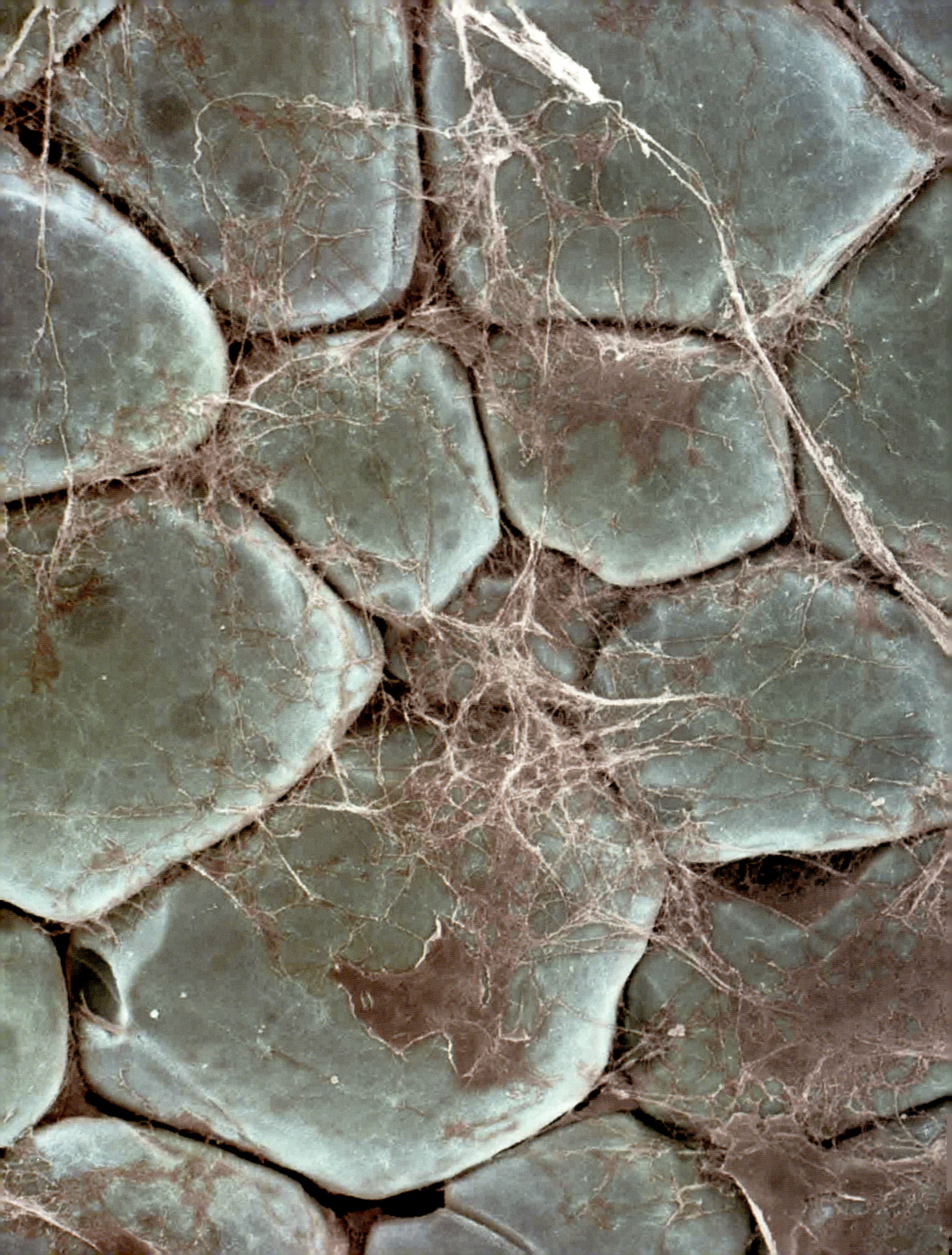

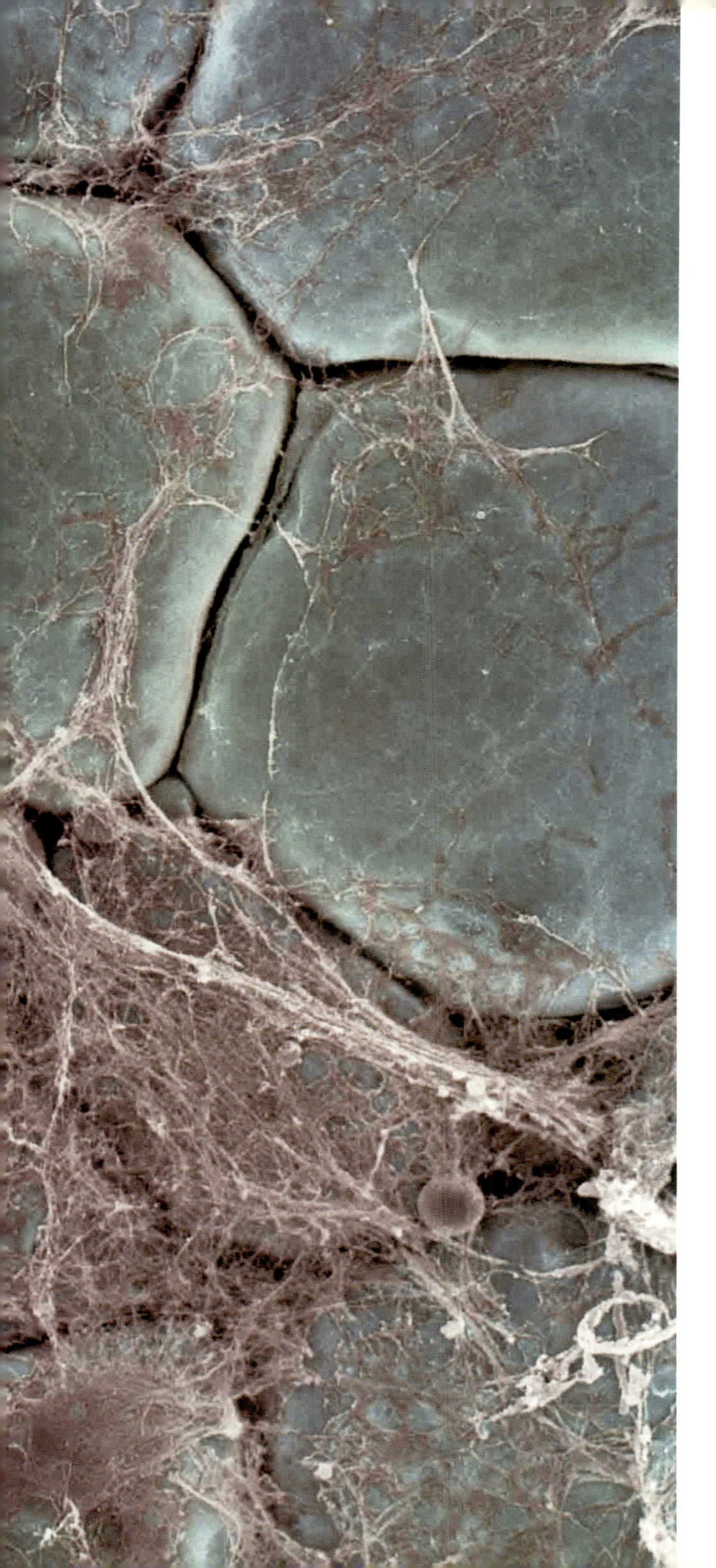

脂肪組織 [SEM]

脂肪組織は、脂肪滴（油滴）で満たされた大きな細胞からなり、構造的な強度はほとんどありません。皮下と腎臓などの内臓周辺にあり、断熱材の役割を果たすほか、重要な濃縮されたエネルギー源となります。

腱索 [拡大写真]
けんさく

心臓の腱索です。このヒモ状の結合組織は繊細ですが丈夫で、心臓の内壁の筋肉と心臓の弁膜をつないでいます。弁膜は、心室から心室へと流れる血流の制御に役立ちます。

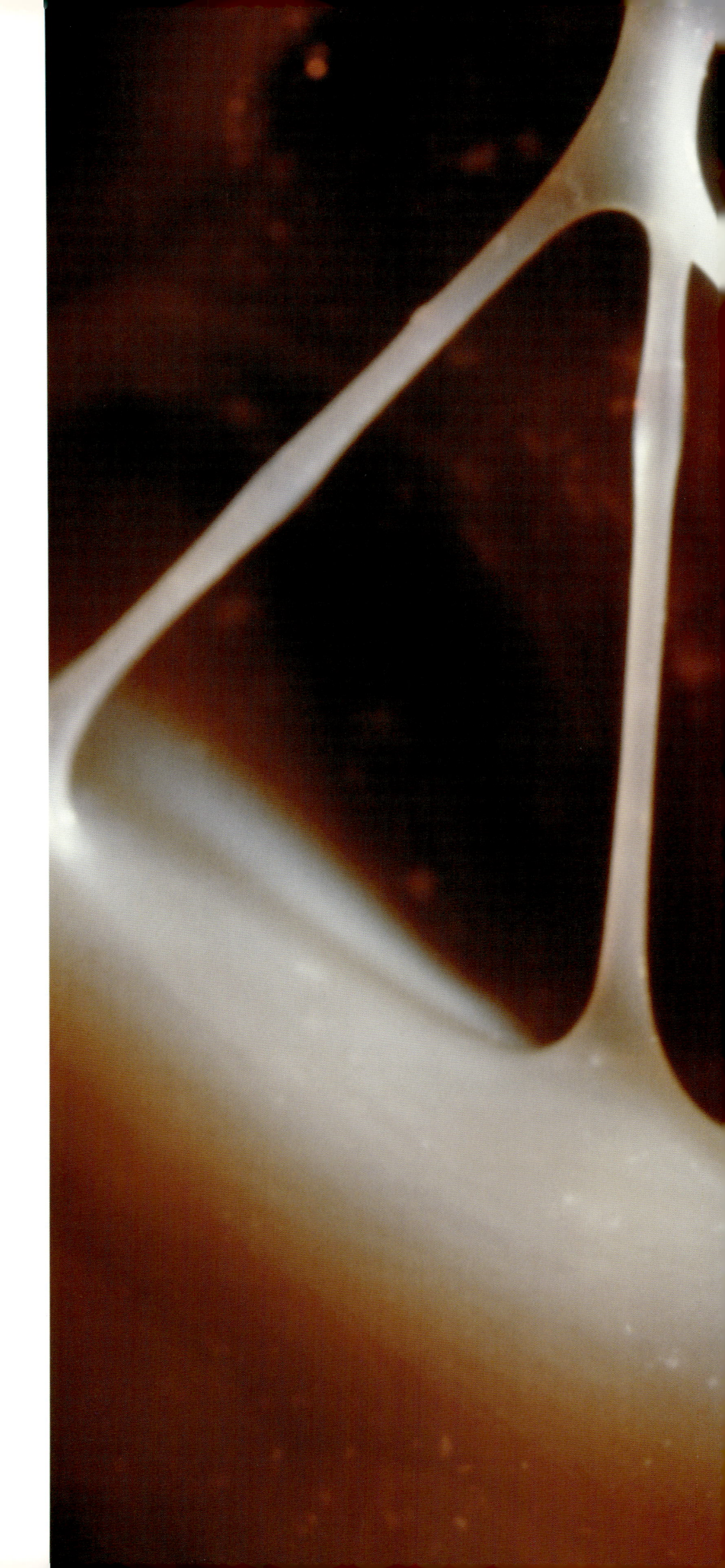

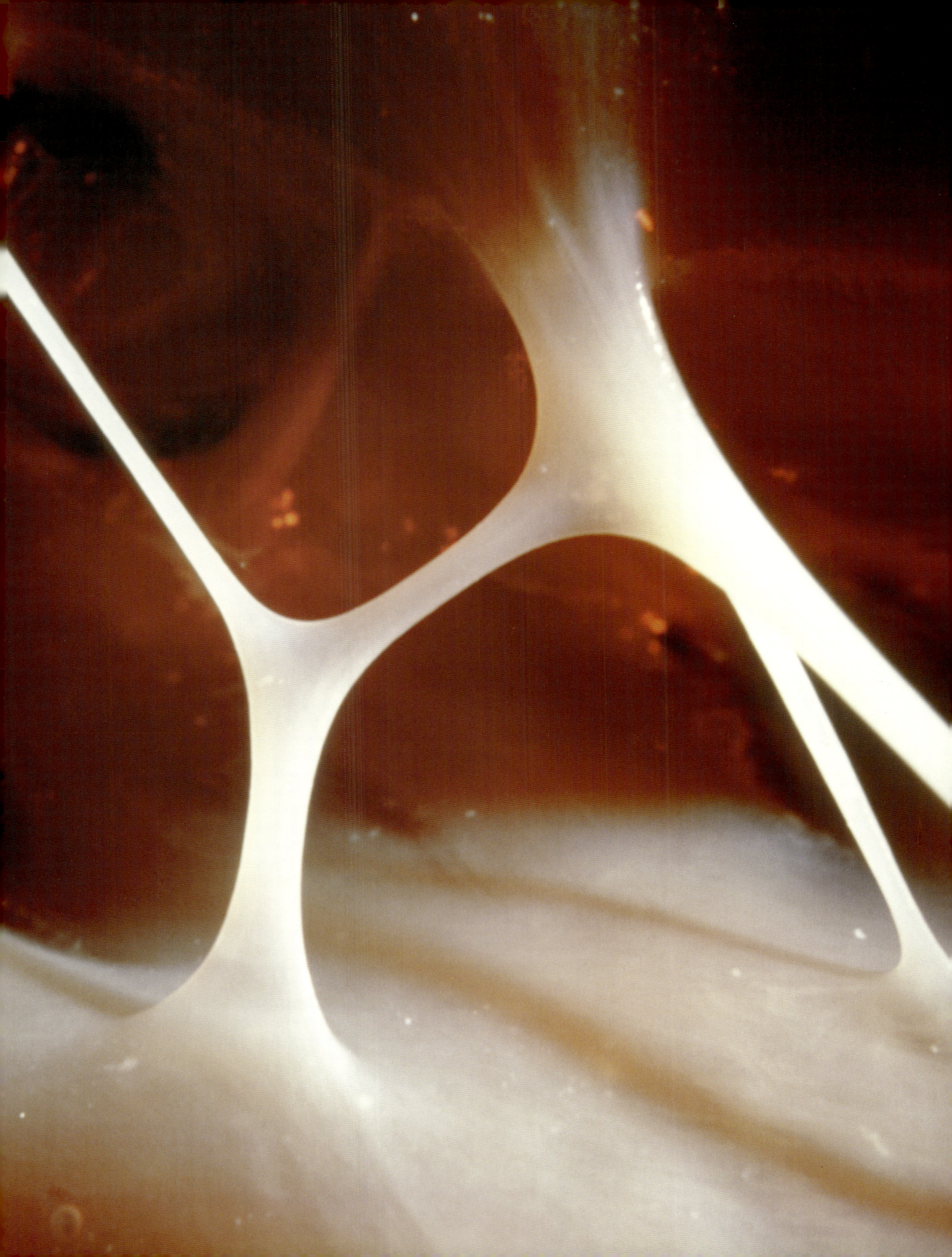

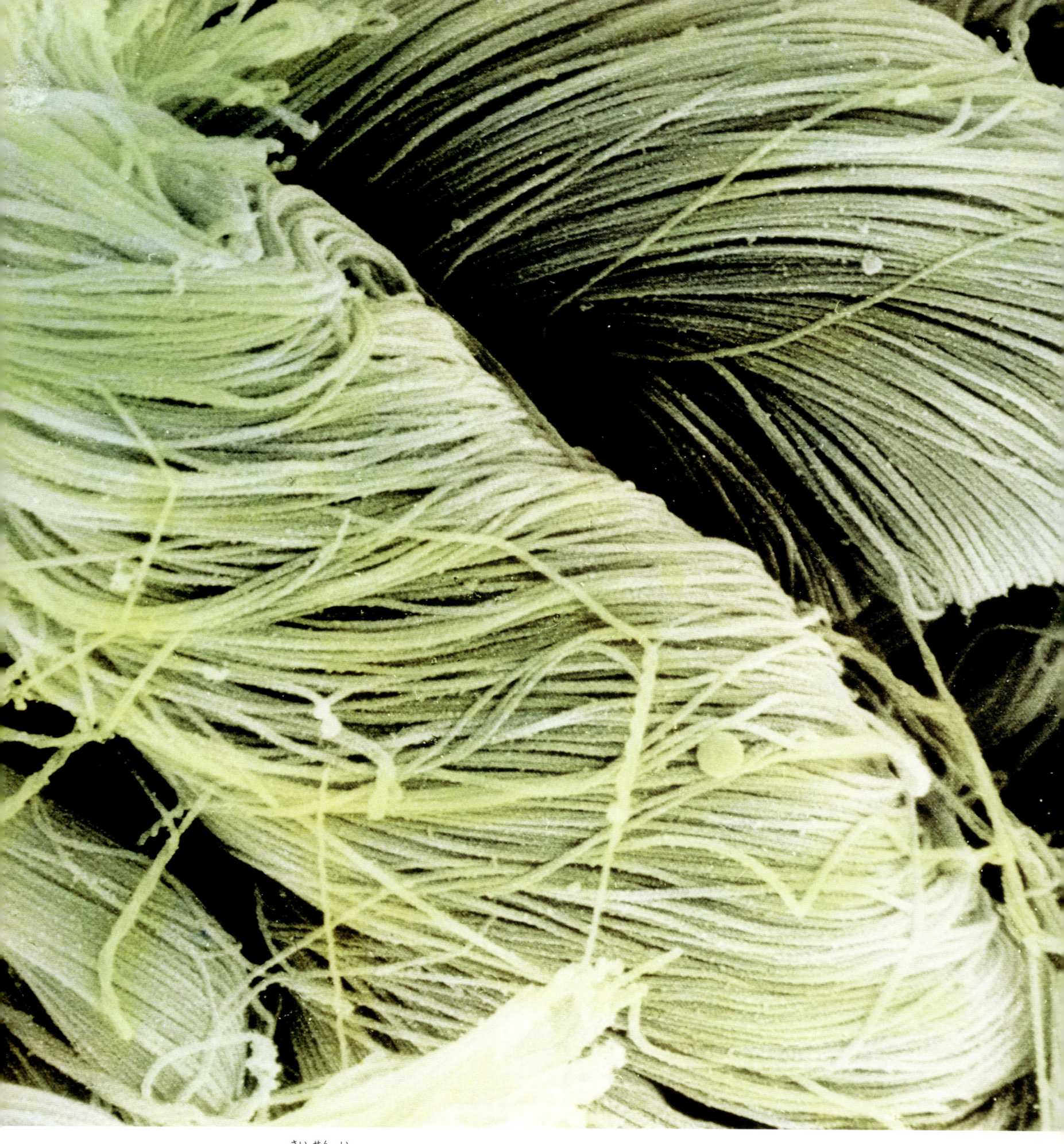

膀胱のコラーゲン細線維 [SEM]

空になった膀胱の壁です。びっしりと並んだコラーゲン細線維が、らせん状にねじれて束になっています。膀胱が満たされると、この束がほどけて完全に伸びた状態になります。コラーゲンは強度はありますが弾性が比較的低く、膀胱が伸びすぎるのを防ぎます。

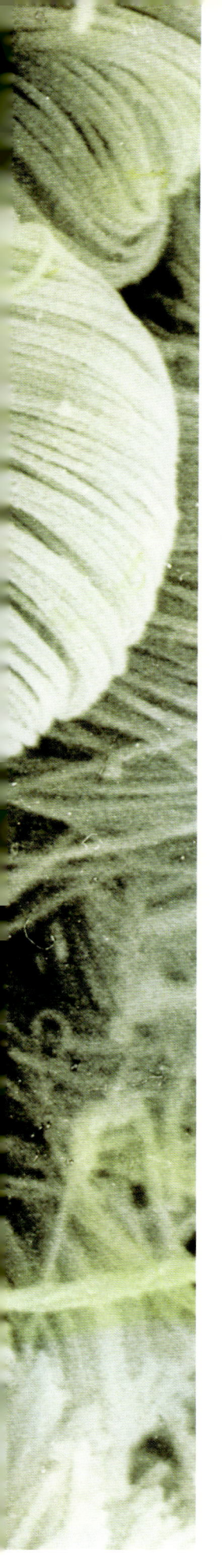

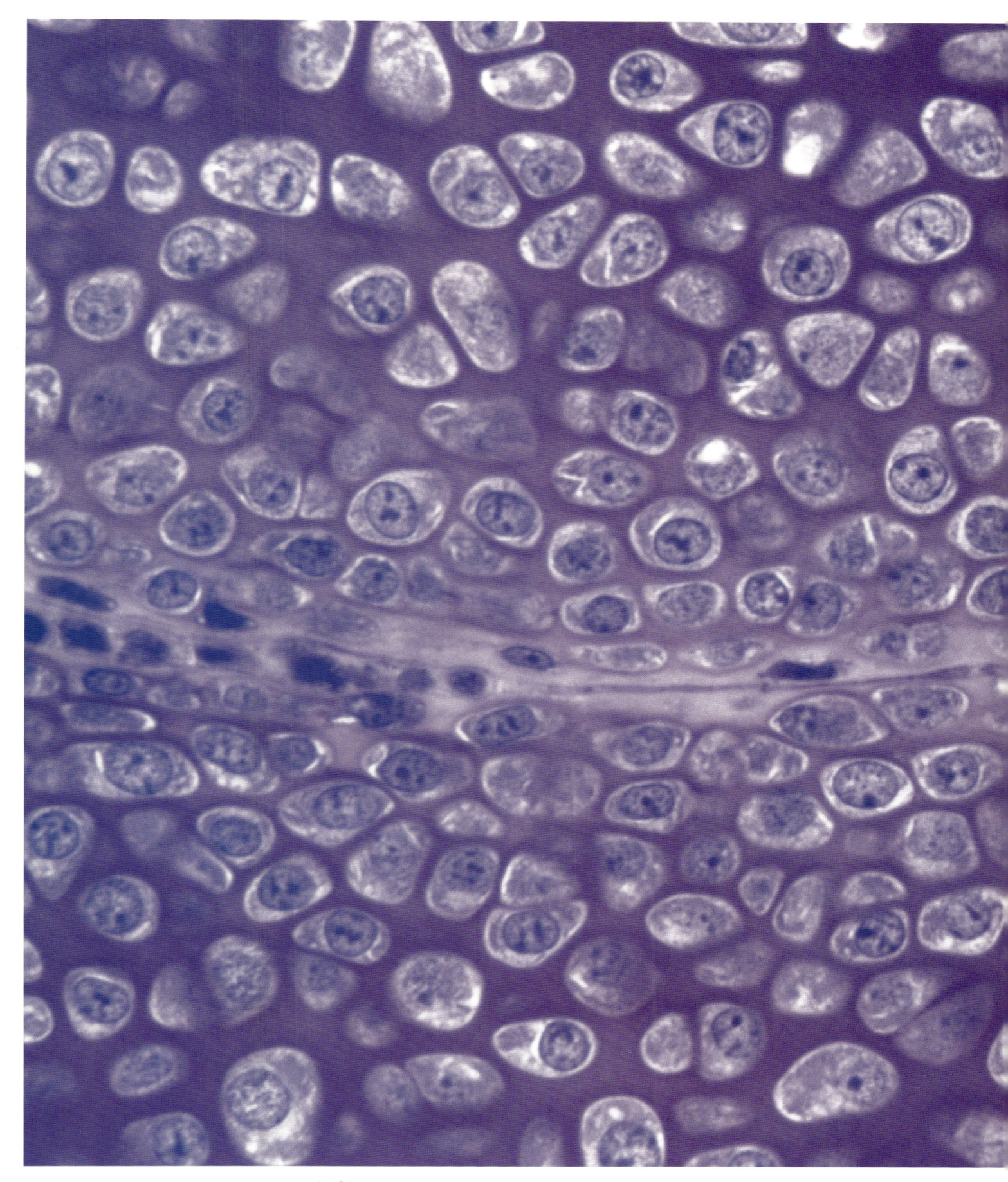

硝子軟骨 [LM]
しょうし

半剛体の結合組織、硝子(しょうし)軟骨です。表面は滑らかで、関節で骨の端に生じる摩擦を減らします。硝子軟骨は鼻にも存在します。この断面画像は、胎児の膝の関節です。薄い紫色の細胞は軟骨芽細胞で、コラーゲンの細胞外基質（濃い紫色）や水分の中にある他のたんぱく質を合成しています。軟骨は、コラーゲンによって強化され、豊富に含む水分によって圧縮性が高められ、衝撃から守られています。

耳の弾性軟骨

外耳の断面です。緑色の弾性軟骨は耳の形を形成するとともに、柔軟性を生み出しています。またエラスチンというたんぱく質が含まれています。弾性軟骨は、外耳のほかに喉と食物を飲み込むときに気道を覆うフタである咽頭蓋にも見受けられます。

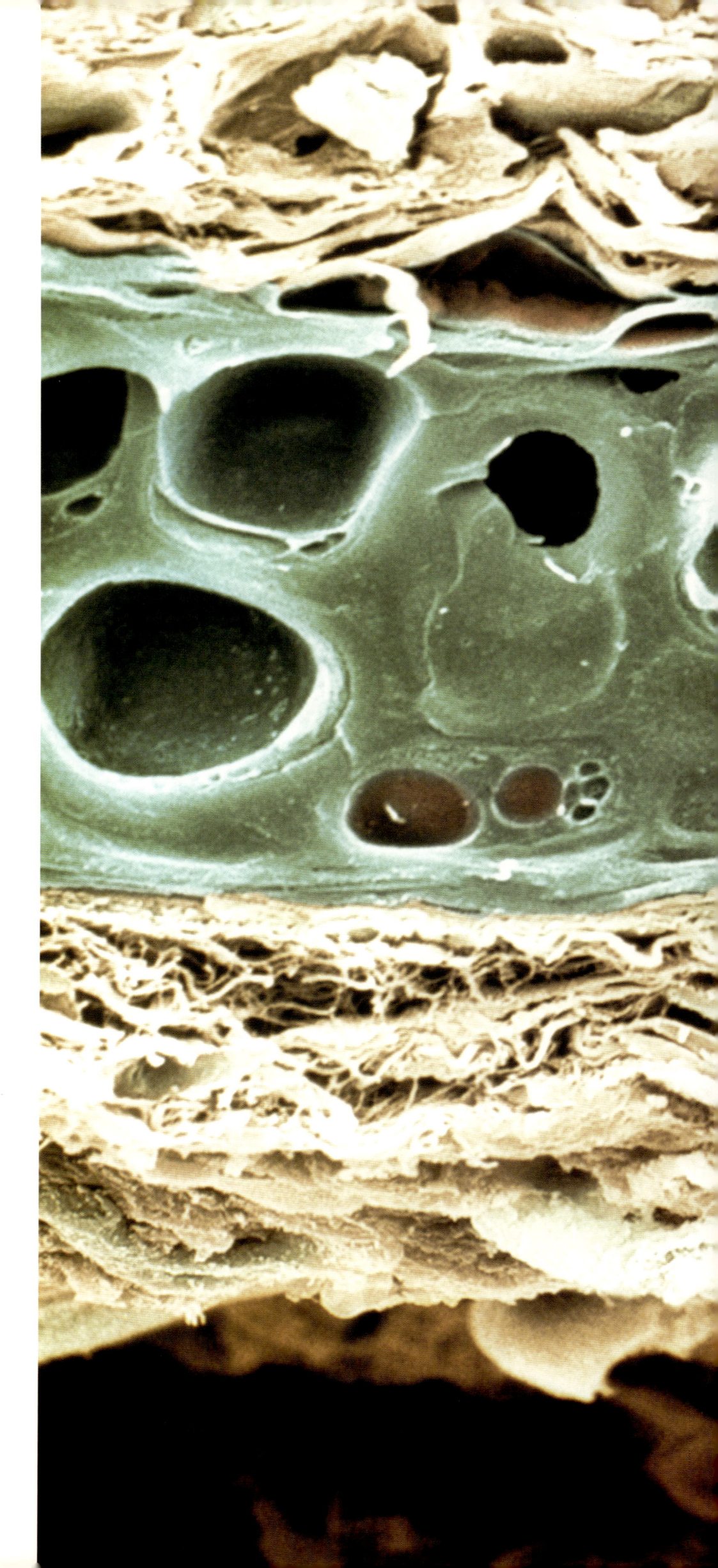

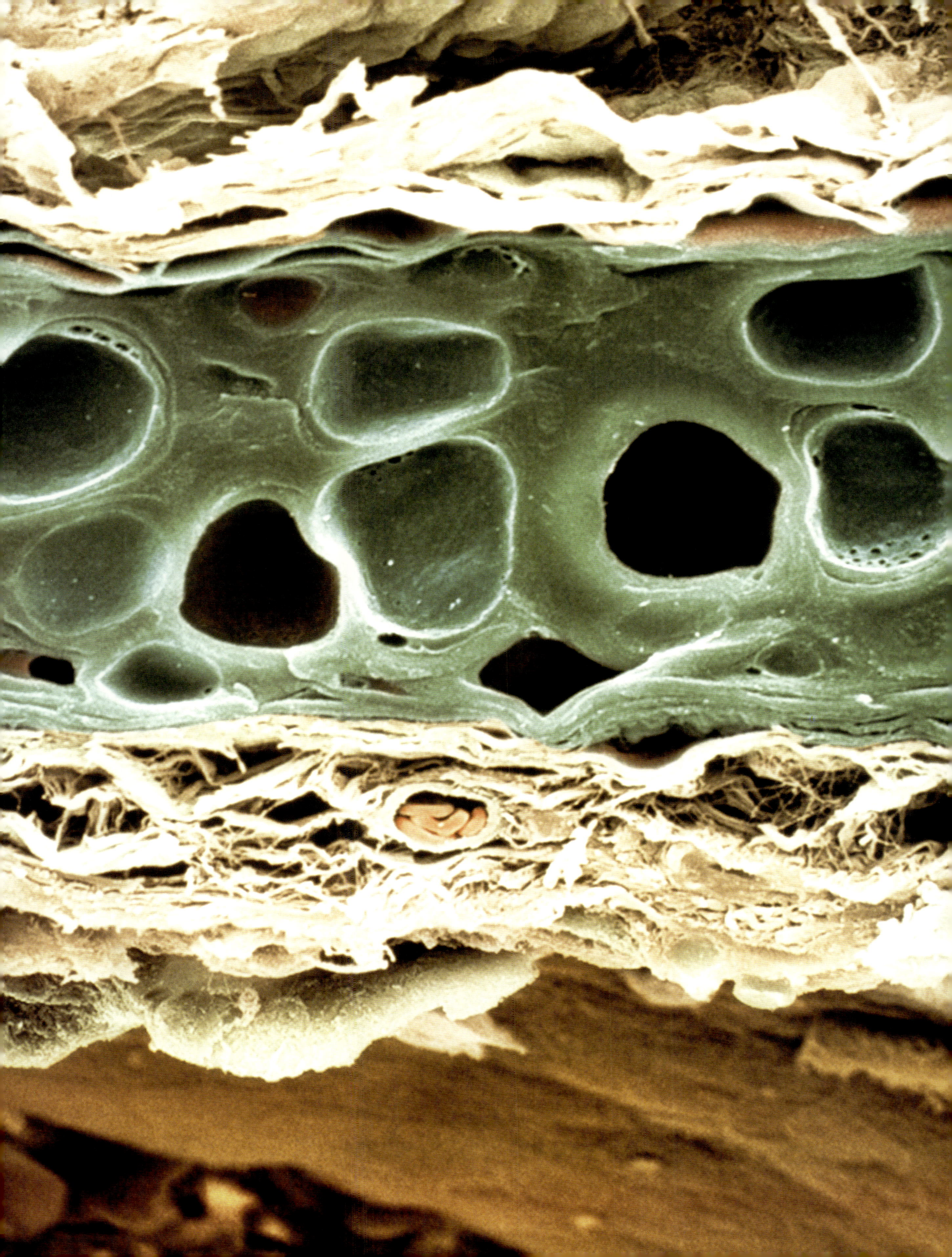

私たちの体重の約5分の2は筋肉です。一部の筋肉は、骨と付着して体を動かします。その他の筋肉は内臓の壁にあり、液体その他の物質を輸送するのに役立っています。

　すべての筋肉は、収縮によって動きます。また通常の静止長より長くなりません。そのため骨を前後に動かすには、拮抗筋と呼ばれる2本の筋肉が必要です。拮抗筋の好例は上腕の二頭筋と三頭筋です。軽く腕を握り、腕を曲げると二頭筋が収縮し、腕をまっすぐに戻すと二頭筋が緩み、三頭筋が硬くなるのがわかります。

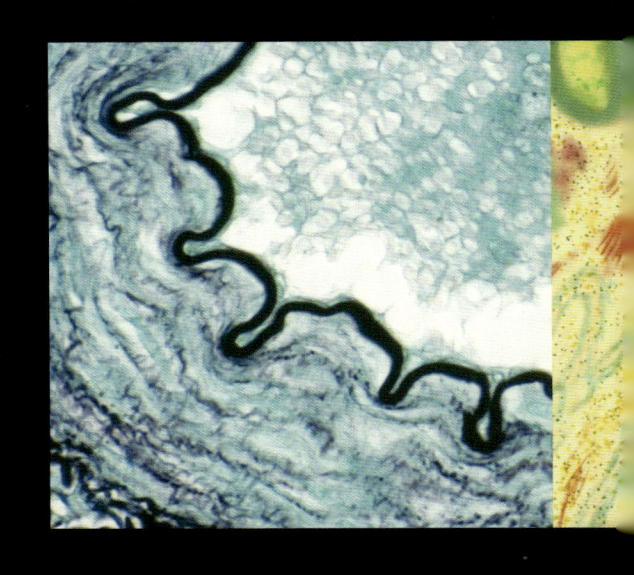

　骨を動かす（そして表情を作る）これらの筋肉と、その他638種類の筋肉を、骨格筋といいます。また意志によって収縮できるため、随意筋とも呼ばれます。骨格筋、または横紋筋は、長い線維の束です。その中にはファスナーのように重なる化学作用を持つ、対になったたんぱく質の微細線維が多数含まれています。この微細線維は、神経信号によって刺激を受けると接続して、さらにお互いに滑り込んで重なるため、筋肉は静止長の3分の1まで短くなります。

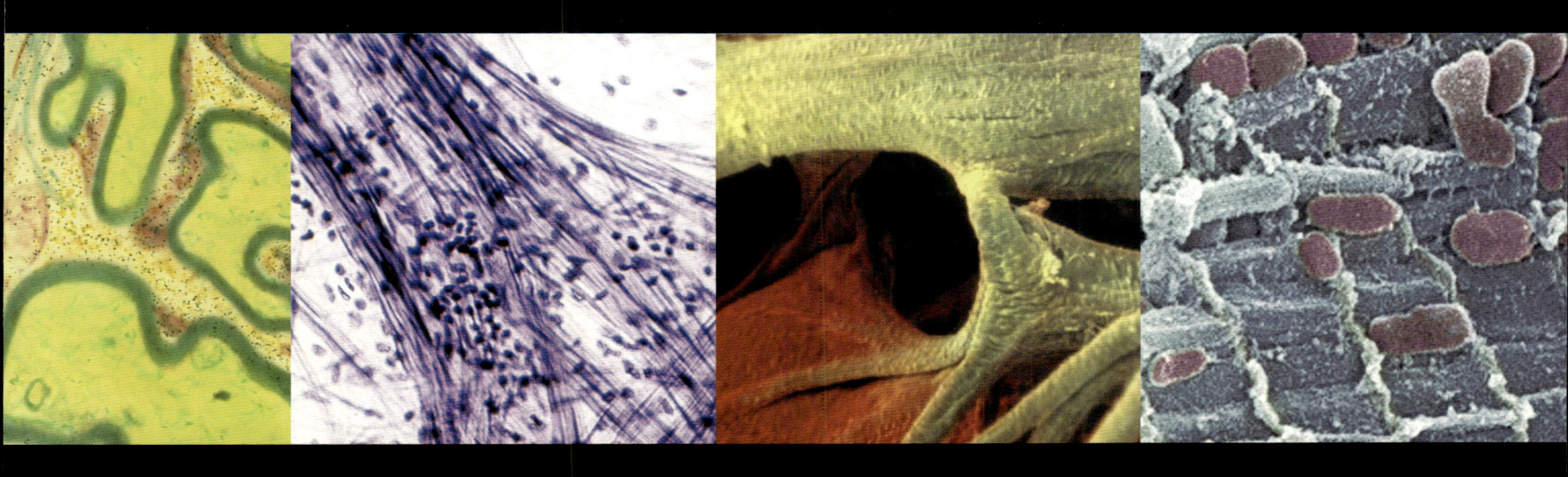

骨格筋線維には遅筋線維と速筋線維の2種類があります。この2つの線維の性質は、短距離選手が世界レベルのマラソン選手になることがめったにない理由を説明しています。遅筋線維はゆっくり収縮し、あまりエネルギーを使わないため、疲労にかなり耐えることができます。長距離ランナーの骨格筋の大半は遅筋線維からできています。一方、短距離選手やウェイトリフティングの選手は、強力な瞬発力はあるが疲れやすい速筋線維の比率が高くなっています。速筋線維の耐疲労性は有酸素運動で改善できますが、どちらの運動が得意かを決めるもっとも重要な要素は、遺伝です。

　筋肉組織には、その他に心筋と平滑筋の2種類があります。2つともいわゆる「不随意」筋で、自分の意志では収縮できません。心筋は横紋筋の一種ですが枝分かれするタイプで、自動的に、力強く、何十年も続けて疲れることなく収縮します。平滑筋は通常、長い紡錘形の線維で、ゆっくり規則正しく収縮し、消化器の中で食物を動かしたり、血管の血流をコントロールしたり、膀胱から尿を排出したりします。

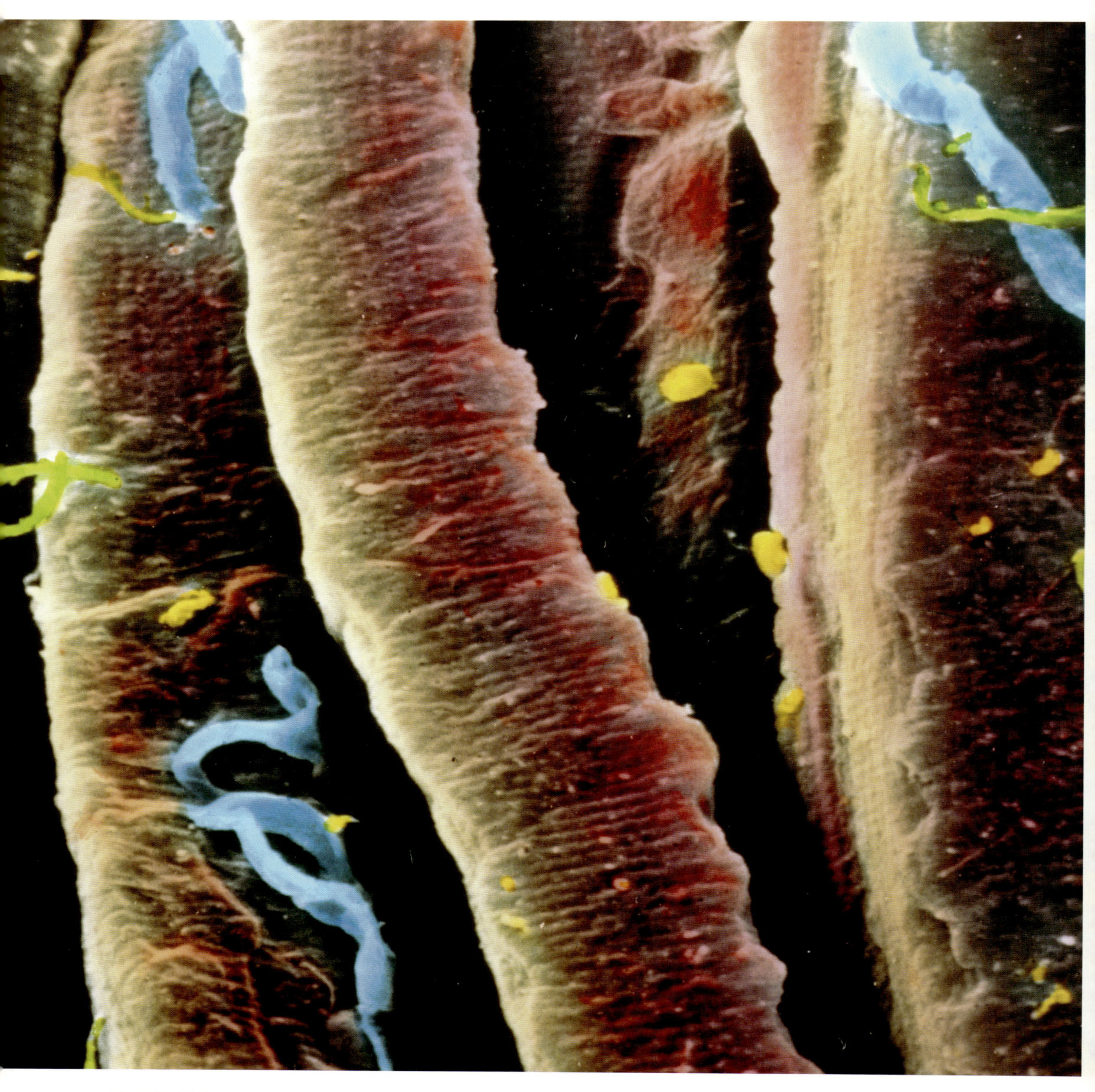

骨格筋線維 [SEM]

骨格筋線維の束（赤色）といくつかの毛細血管（青色）が見えます。骨格筋は意識的にコントロールされて、骨格と舌や眼などの器官を動かします。線維はそれぞれ結合組織の薄い層に包まれ、「束(そく)」というグループにまとめられています。筋肉の大半は、この筋束が多数集まって形成されています。

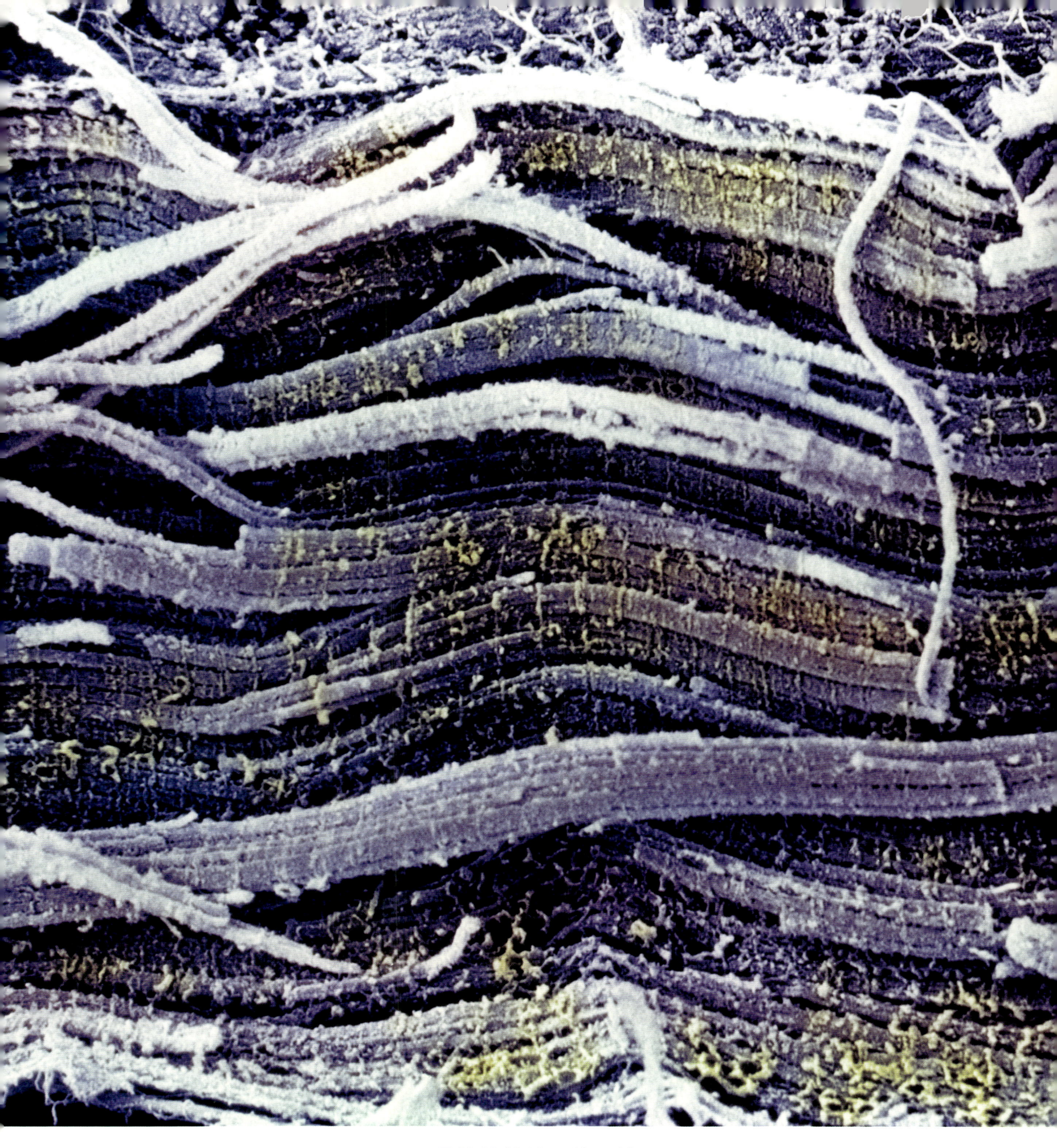

骨格筋線維の筋原線維 [SEM]

骨格筋線維は、最長30センチメートルの、細長い筒状の細胞です。骨格筋線維の端から端まで筋原線維という細いヒモ状の線維が通っています。筋原線維は、交互にならぶ2種類の線維からできています。その1つがミオシンというたんぱく質で、もう1つがアクチンというたんぱく質でできています。筋肉が神経信号で刺激を受けると、アクチン線維がミオシン線維の間に滑り込んで重なり、筋肉を収縮させます。筋肉は自発的に収縮しますが、自発的に伸びることはありません。

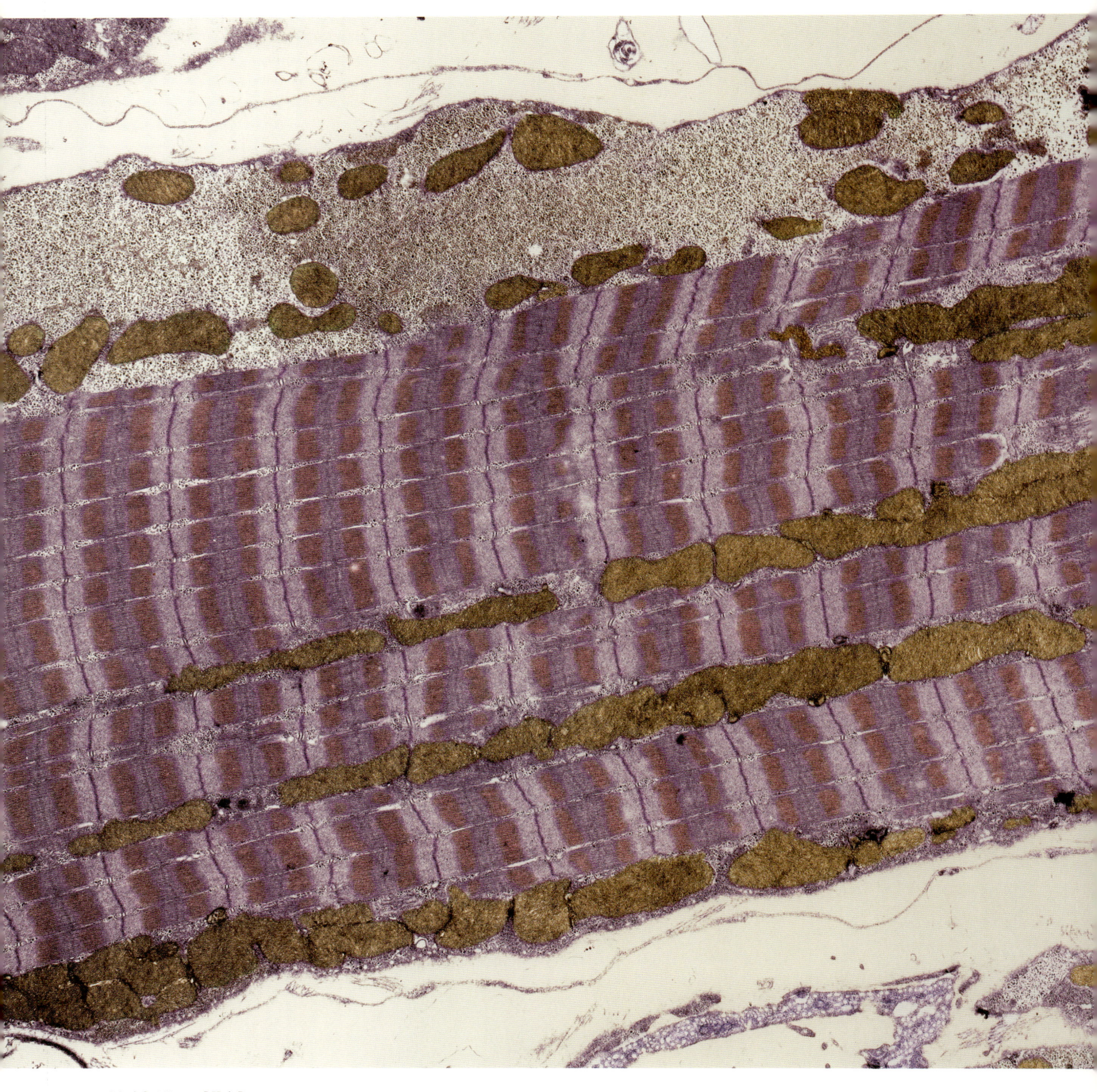

筋線維の横紋 [TEM]

筋肉の収縮を可能にする2種類の線維が規則正しく並んで、骨格筋線維の縞模様を作り出しています。それぞれミオシンとアクチンというたんぱく質からできた線維は、少しファスナーに似た働きをします。筋肉が刺激を受けると、ミオシン線維の「頭」がアクチン線維の「フック」に接続して引きあげ、滑り込ませます。この収縮に使われるエネルギーは、ミトコンドリア（小さな黒い点）が供給しています。

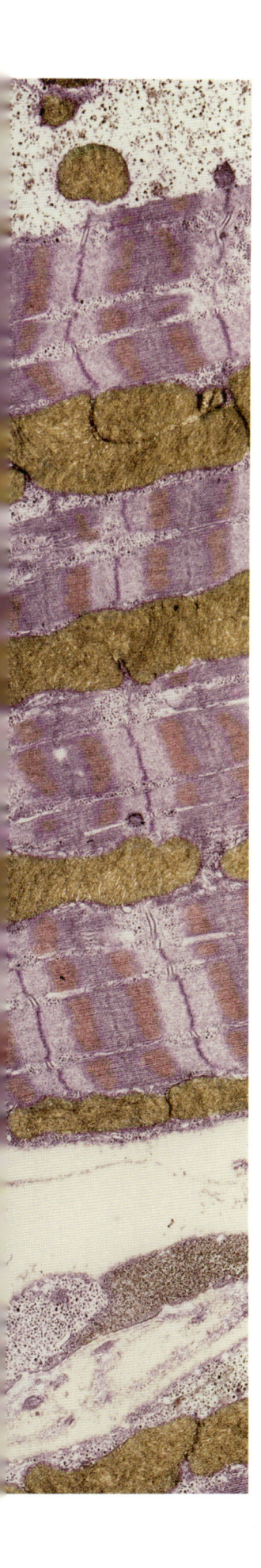

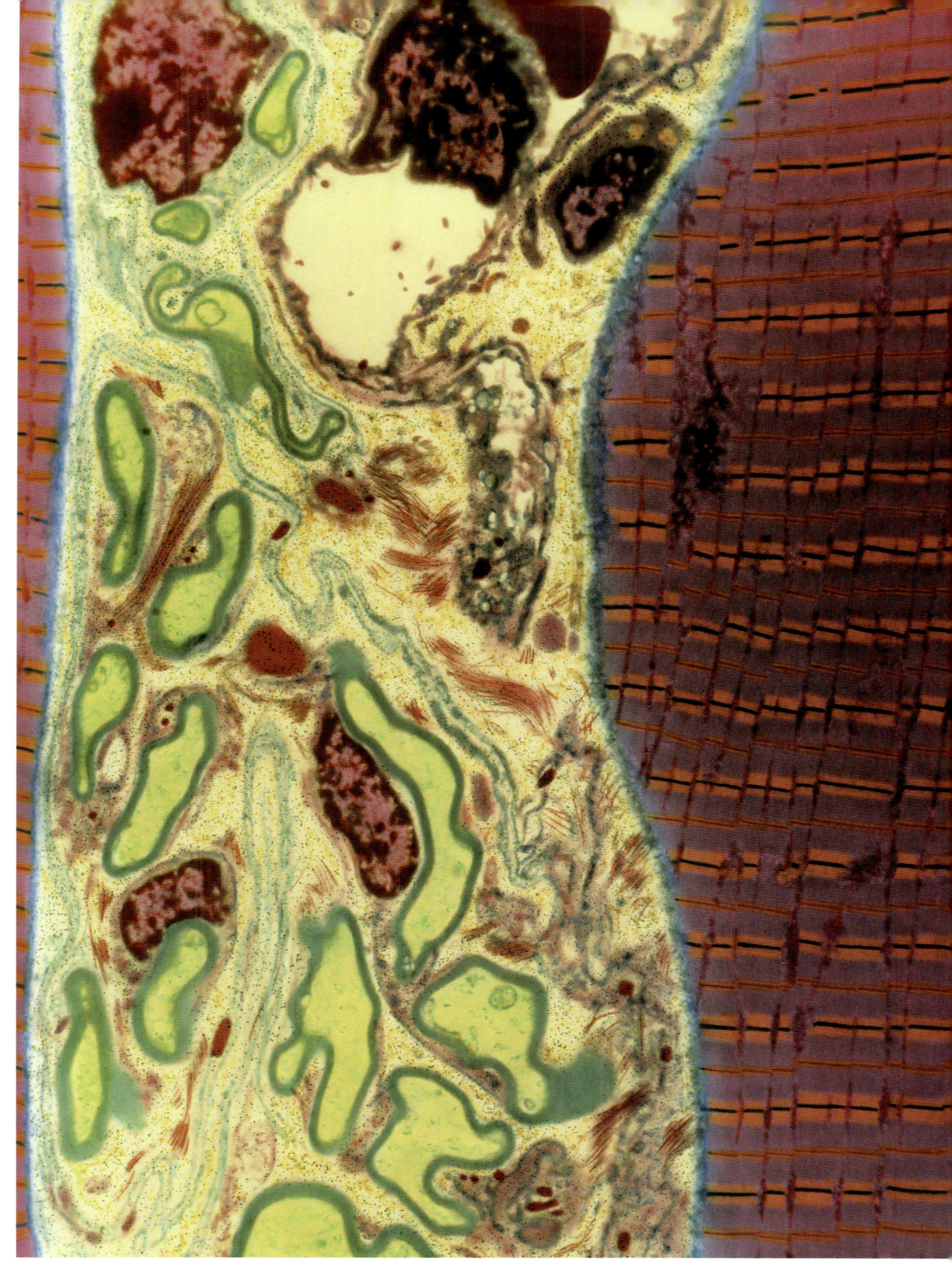

骨格筋と神経線維 [TEM]

骨格筋（えんじ色）は、神経線維（濃い緑色の保護さやの中にある、薄い緑色）が運ぶ信号に刺激されて収縮します。この画像では、筋線維が上から下に走っており、水平の線（黒）によって筋節と呼ばれる収縮単位に分割されています。筋線維のすべての筋節が収縮すると、最大35％も短くなります。

組織

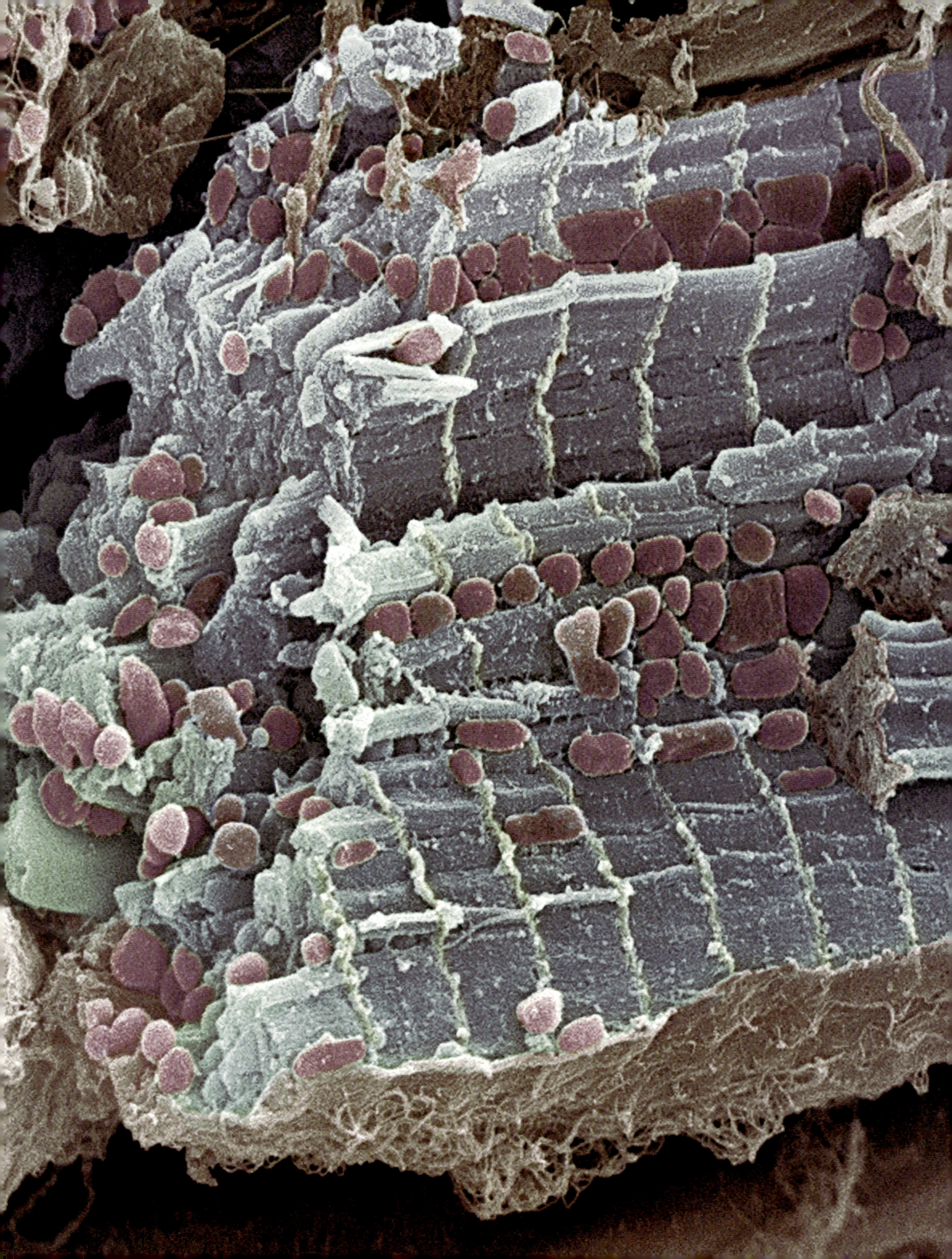

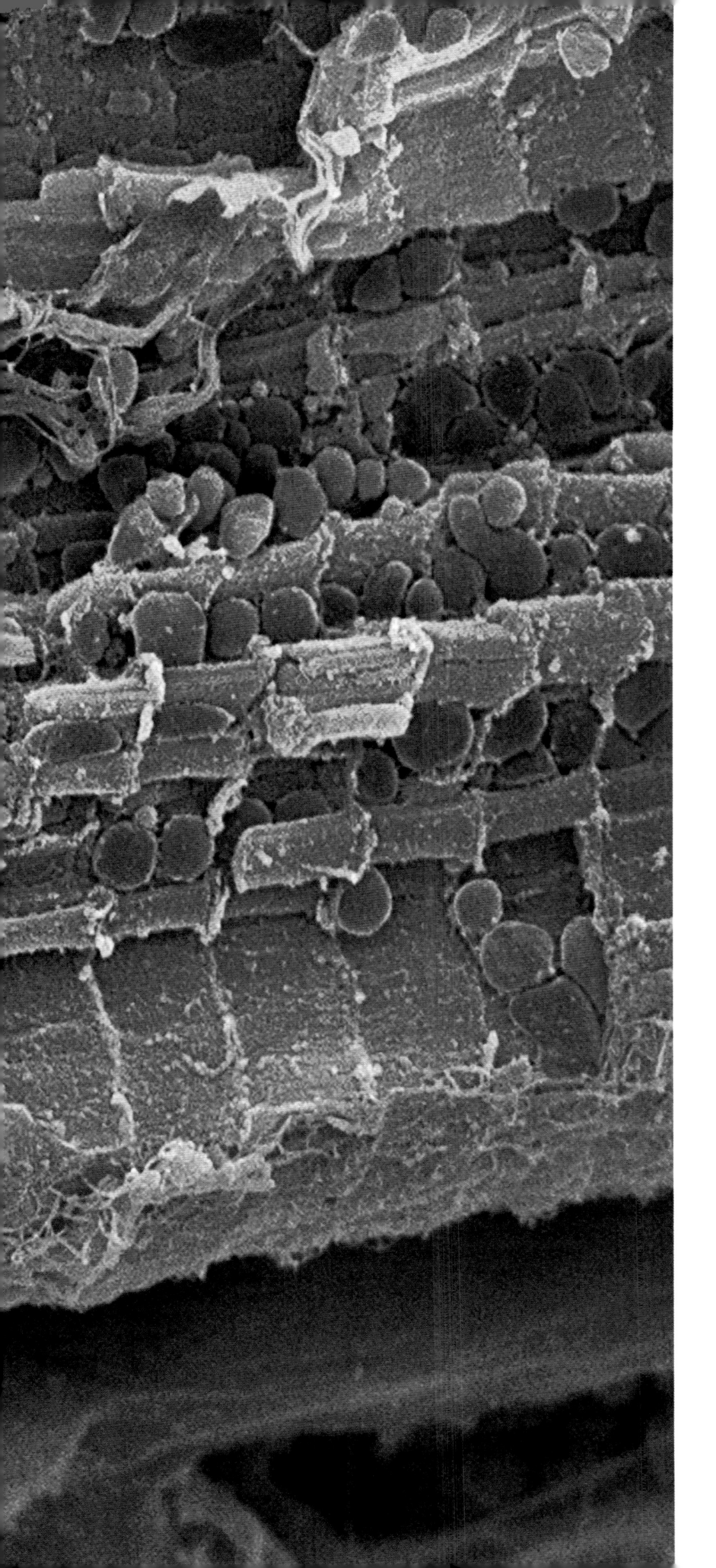

心筋 [SEM]

心臓にのみ存在する心筋は、不随意にコントロールされて、疲れることなく全身に血液を送っています。また心臓は、鼓動を打つために、規則正しく電気的刺激を生み出して、筋線維（青色）に収縮を促します。膨大な数のミトコンドリア（赤色）が、心臓が必要とする大量のエネルギーを供給しています。

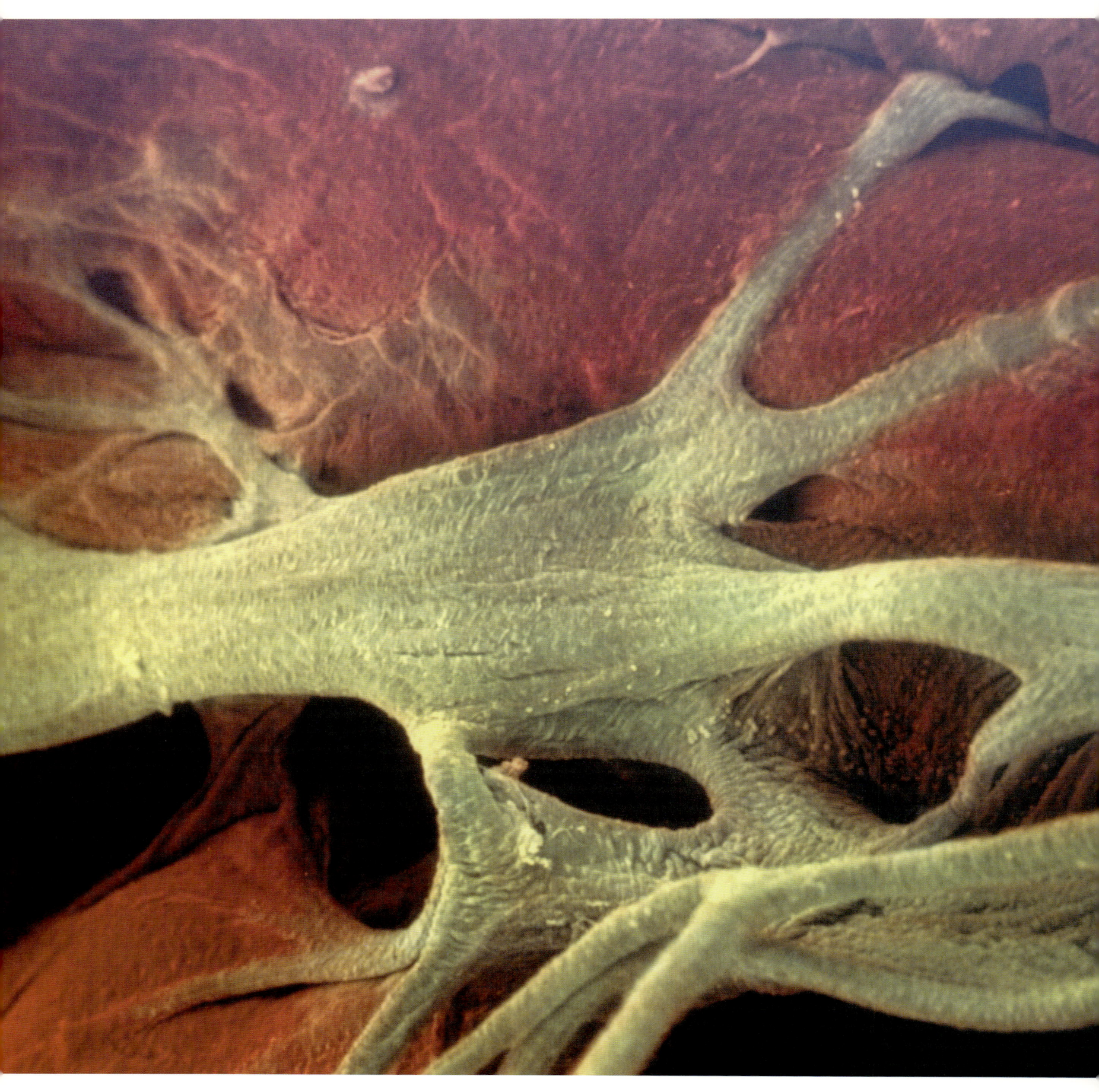

プルキンエ線維と心筋 [SEM]

心臓の一部は鼓動をコントロールするペースメーカーの役割を果たしています。この画像の緑色の構造体は、心筋が変性してできたプルキンエ線維といい、2つの心室に電気的刺激を送って、ほぼ同時に収縮させます。この刺激は、最大秒速4メートルで心室に伝えられます。

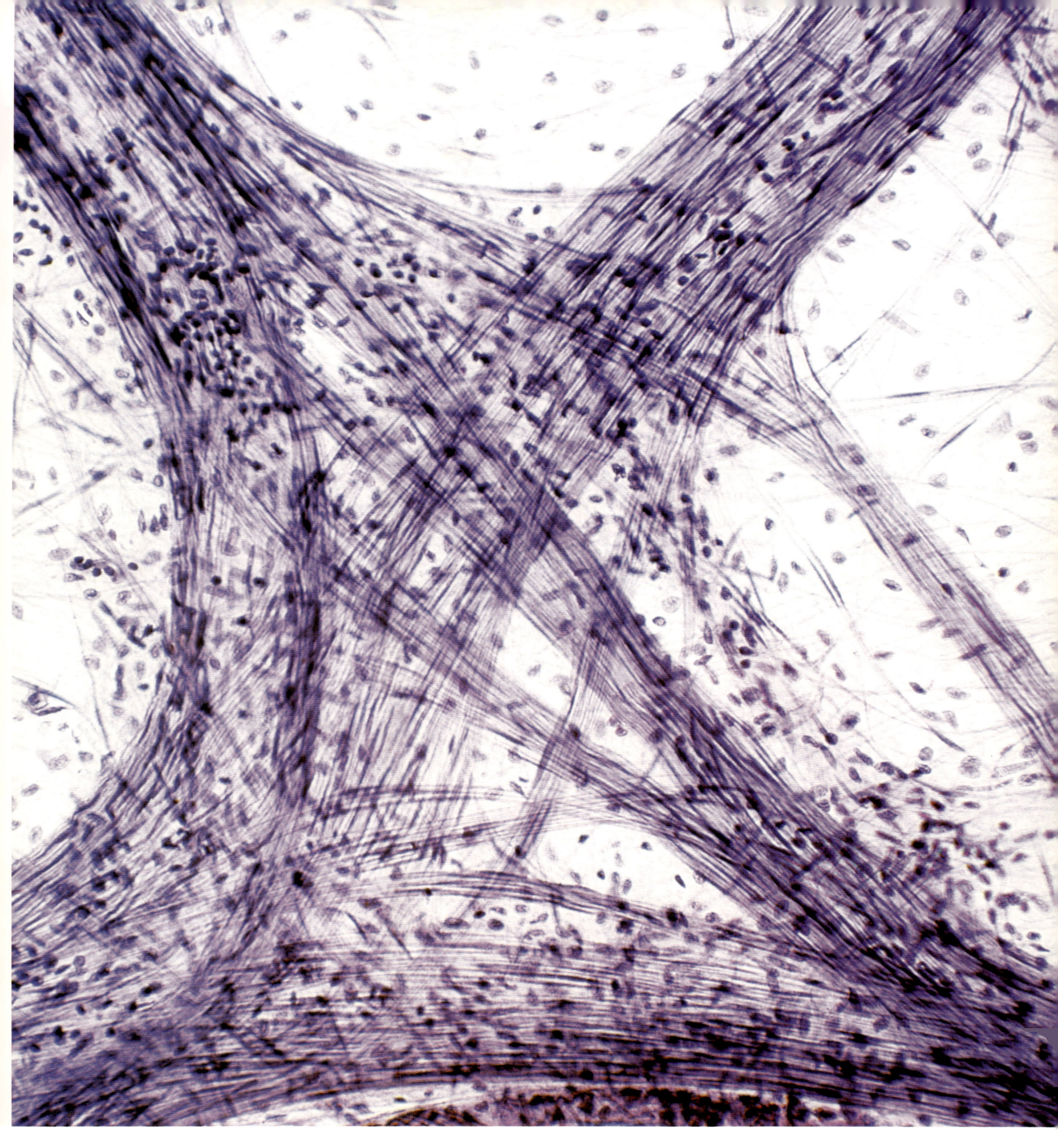

膀胱の平滑筋 [LM]

細長い細胞が、膀胱の平滑筋線維で、それぞれ中心に核を1つ持っています（紫色の点）。膀胱では、3層構造の平滑筋線維が交錯し、骨格筋のようにはっきりと分けられません。平滑筋は、生体の意識的なコントロールとは関係なく収縮するため、不随意筋とも呼ばれています。

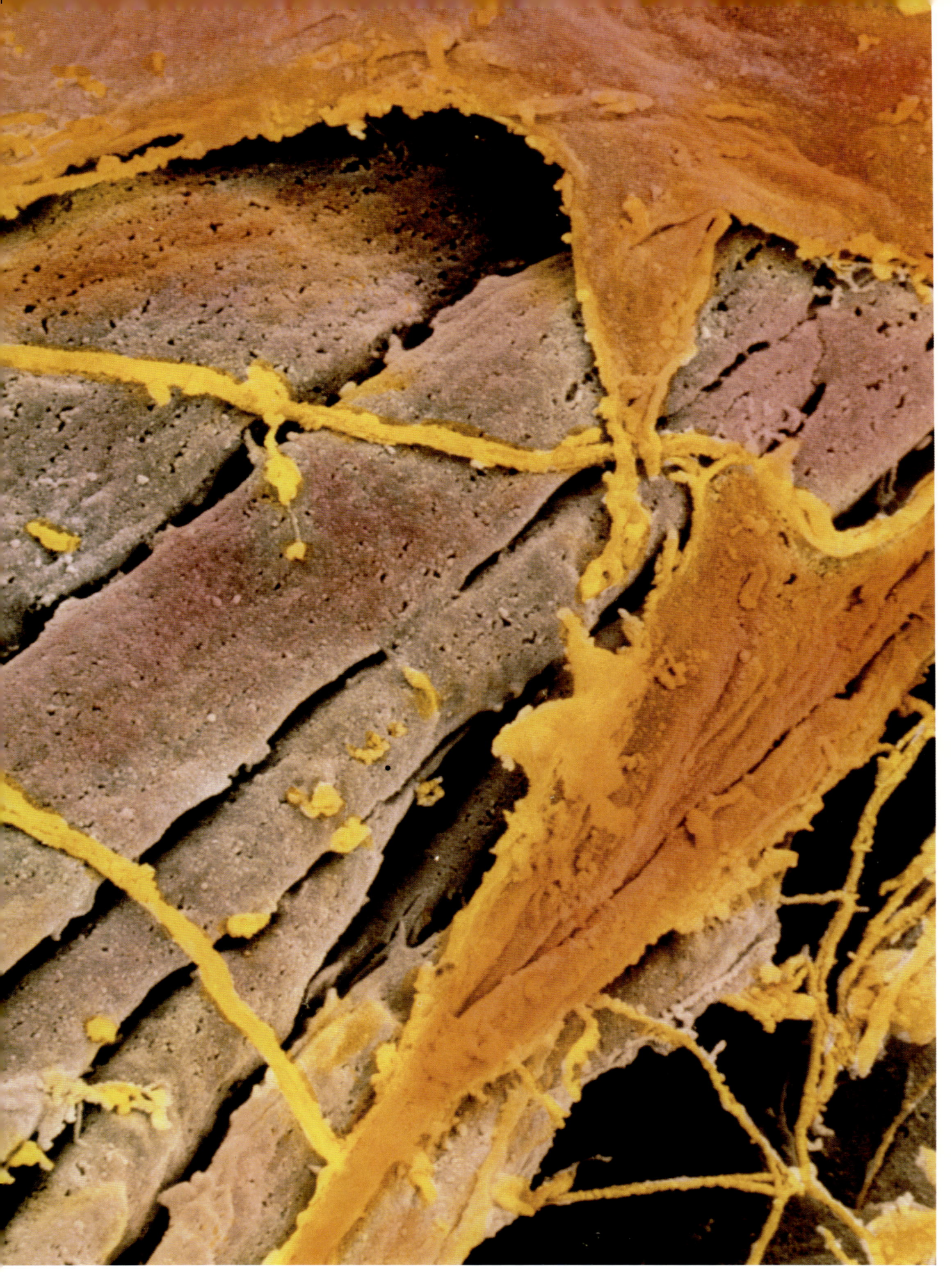

卵管の平滑筋 [SEM]

卵管の壁の中に平滑筋束(へいかつきんそく)(ピンク)が見えます。卵管は卵子を卵巣から子宮に運ぶ管です。子宮では受精卵が胎芽に成長します。写真の筋束は、波打つように収縮して、卵子が卵管を下るのを助けます。

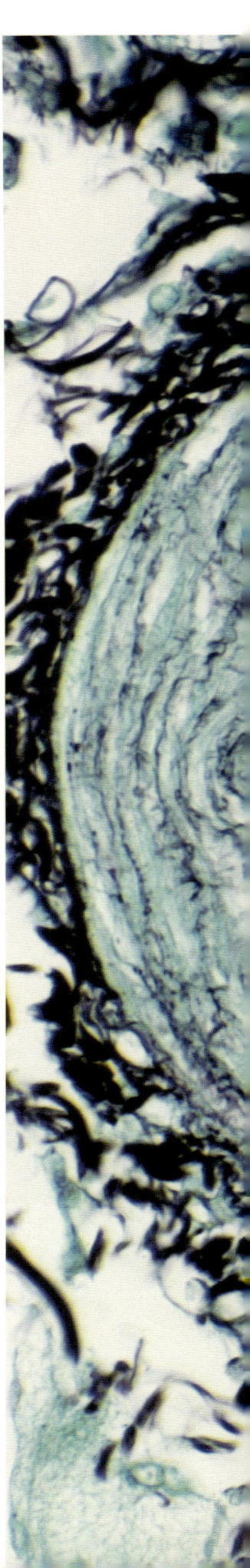

腎臓の筋性動脈 [LM]

動脈は、筋肉でできた分厚い壁を使って、心臓から血液を高い圧力で送ります。この画像は、腎臓に血液を送る1対の動脈の片方の断面です。内弾性板という弾性のある渦巻き型の分厚い内壁の周りを、筋肉の層（青色）が取り囲んでいます。

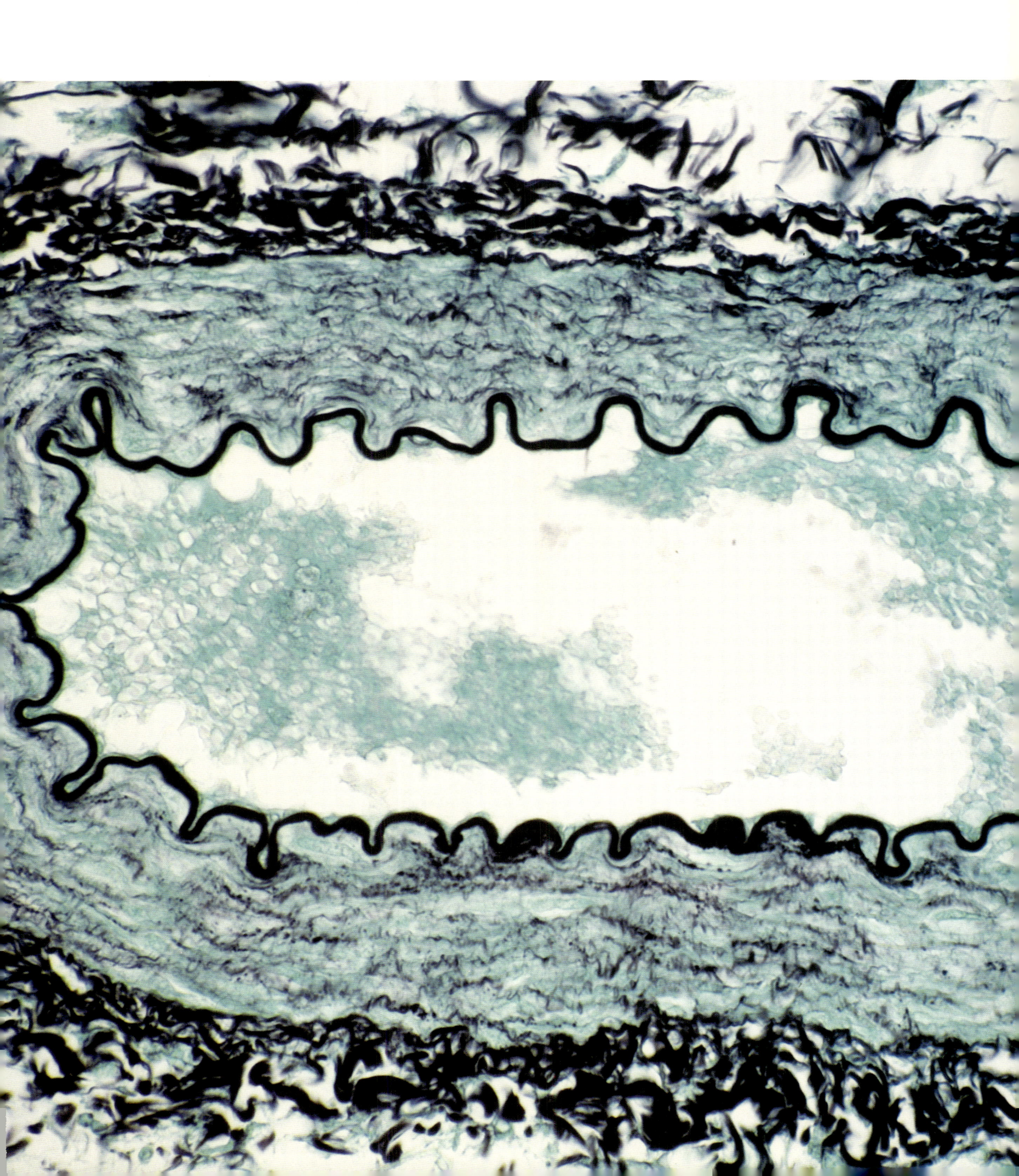

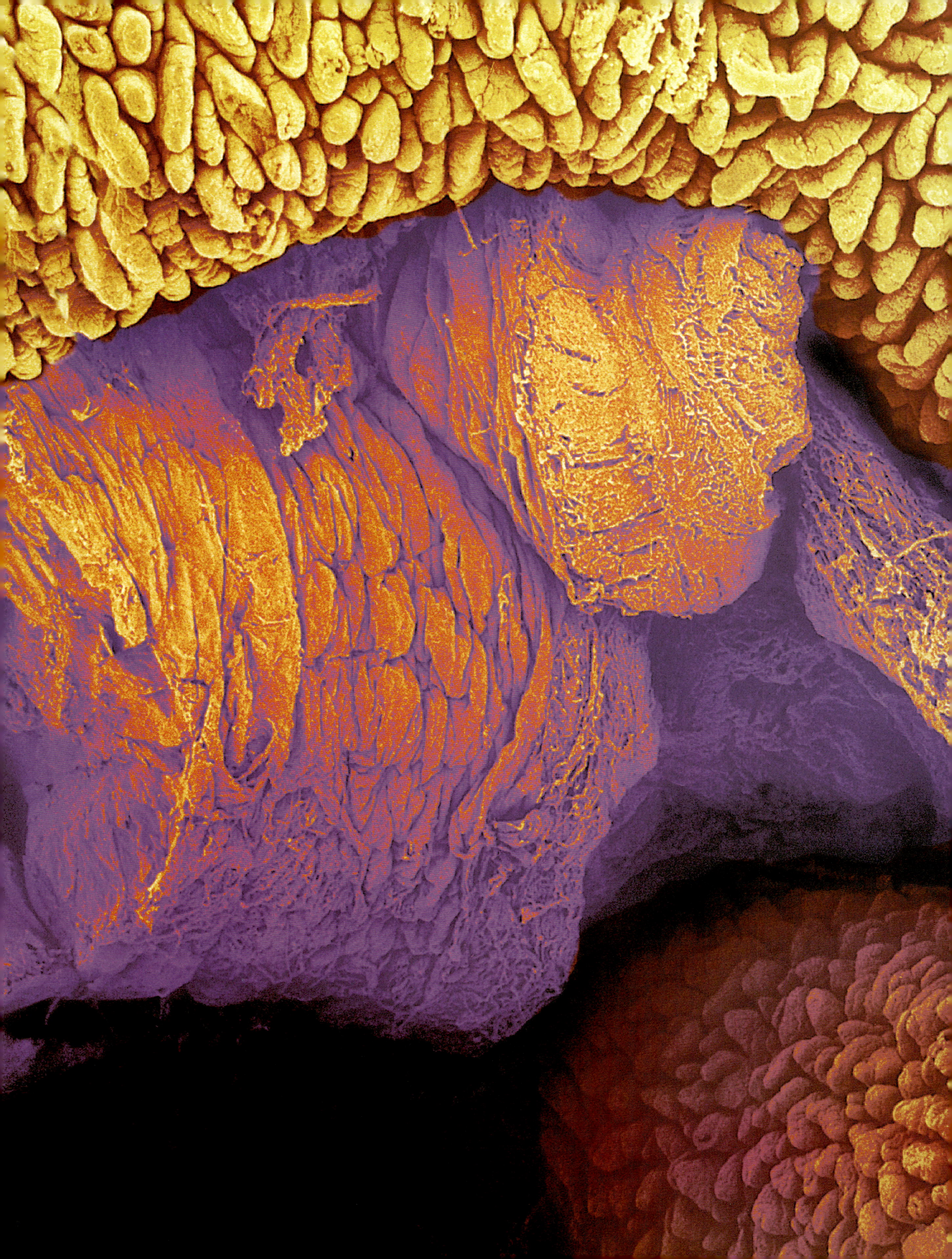

器官系

小腸の先端にある十二指腸の内側。絨毛と呼ばれる無数の細かいヒダが、表面積を大きくして栄養分を血流に吸収させています。小腸のヒダの総面積は、テニスコートの広さに匹敵します。

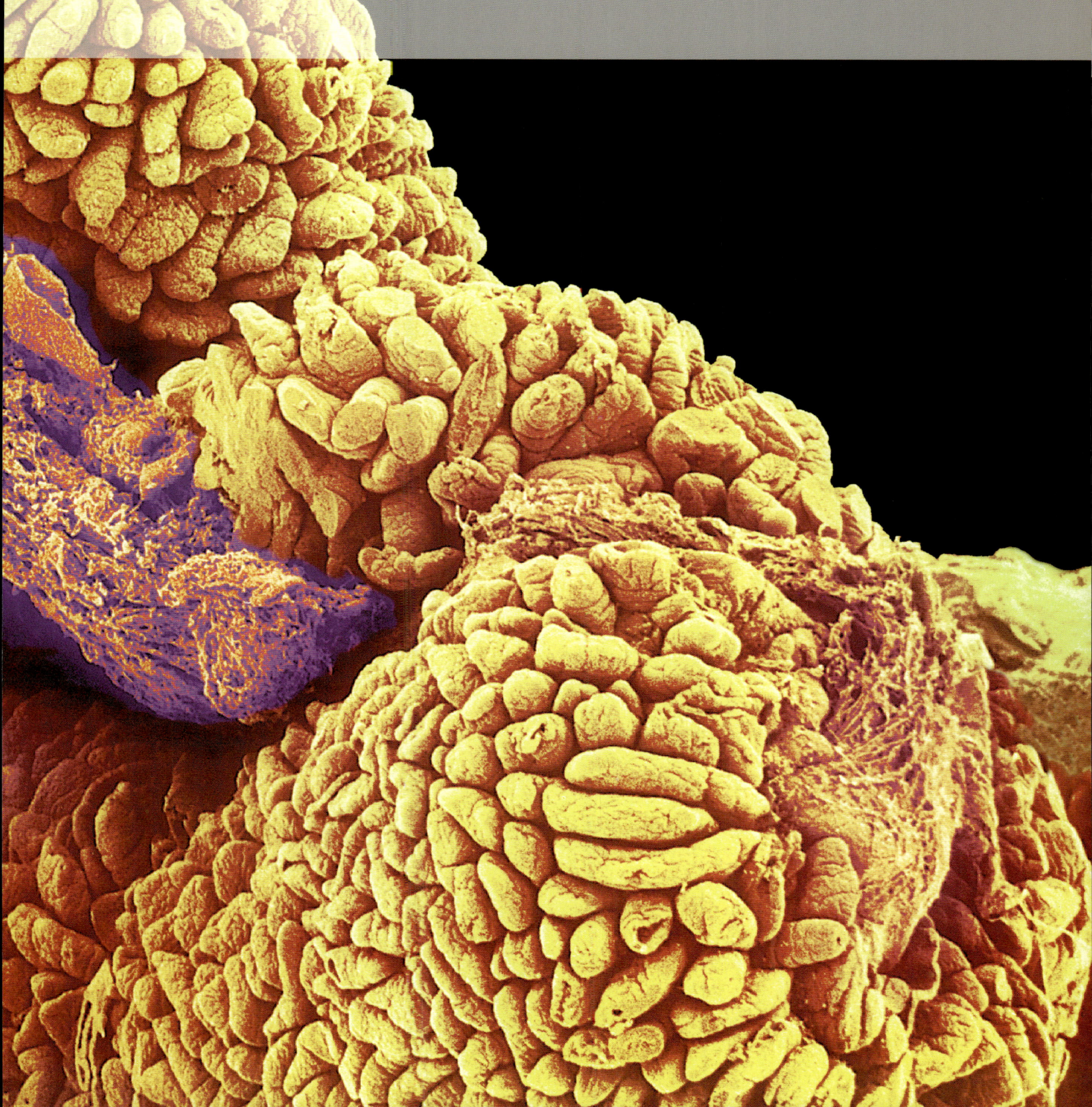

ヒトの骨格 ［X線写真を元に作成したコンピュータ画像］

成人の206個の骨は、人体を保護して、構造的に支える役割を果たし、骨と骨の間をつなぐ関節によって歩行を可能としています。関節には数種類あり、それぞれ異なる動きをします。例えば、肩と尻の球窩状関節は、ほぼすべての方向に動くことができますが、膝の蝶番関節は単純な作りで、1次元の動きしかできません。

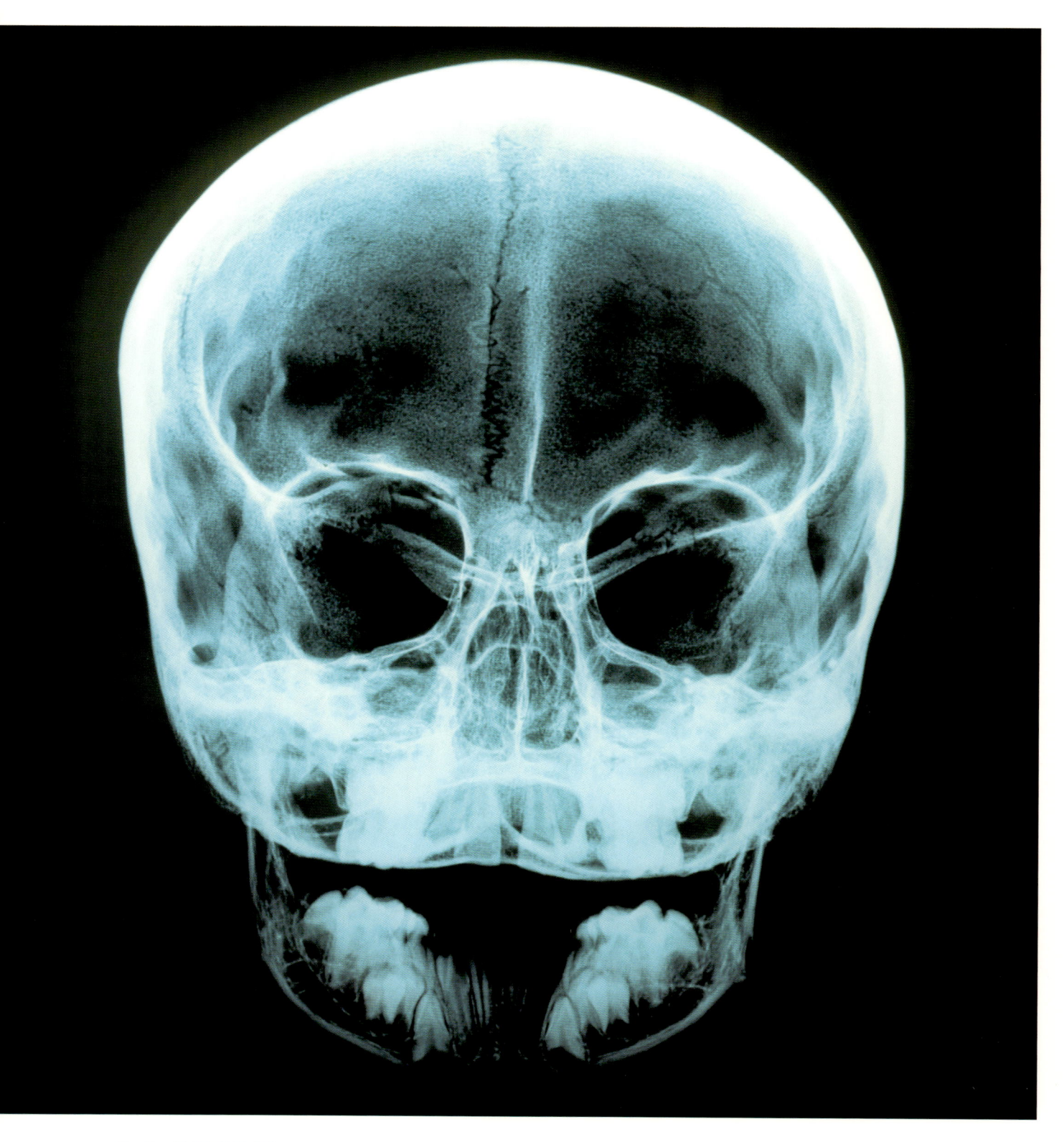

ヒトの頭骸骨 ［X線］

頭骸骨は22個の骨からできており、縫合（この写真では眼窩の間から出ている白い筋）という継ぎ目で固定されています。ただし下顎は例外で、固定部分にある蝶番で動きます。これらの骨は全体として脳を守り、視覚、嗅覚、聴覚をつかさどる臓器を支えています。その多くに空洞があり、頭骸骨の重量を軽くしています。

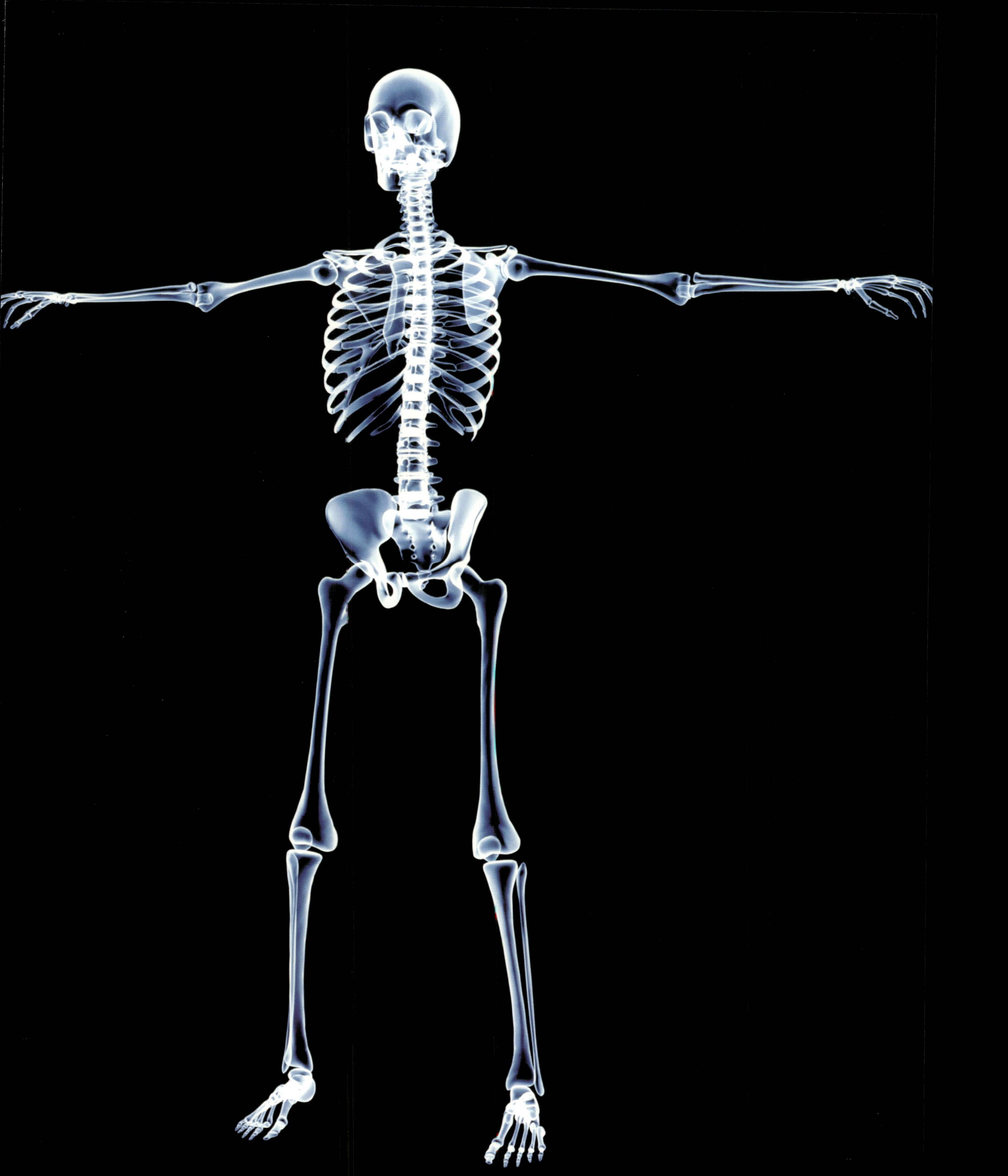

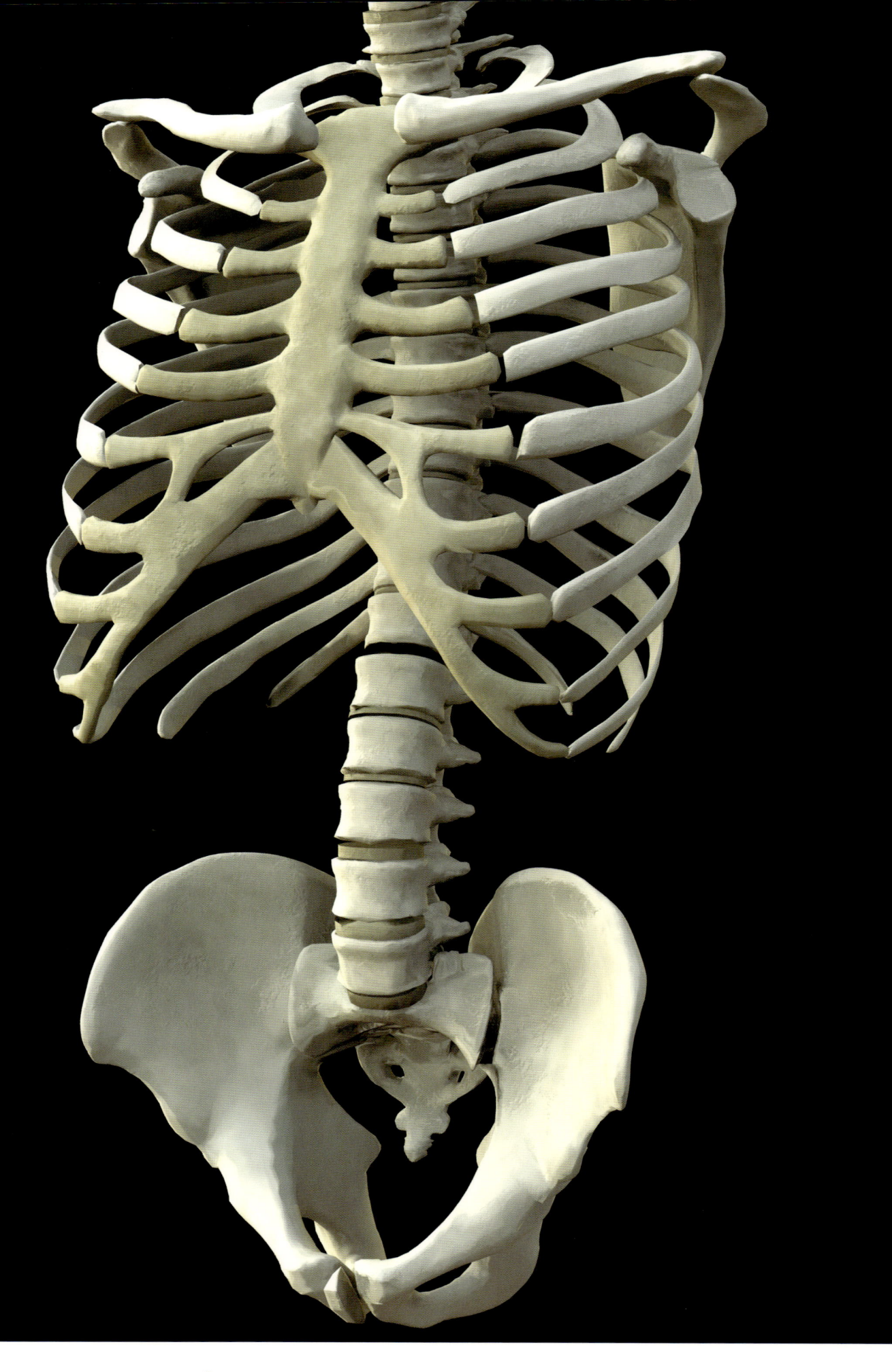

ヒトの胴の骨格 ［コンピュータグラフィックス］

中央を垂直に走る脊柱は、胴の重さを支えると同時に、繊細な脊髄を取り囲んで守っています。脊柱は骨盤（中央下）につながり、骨盤は脚の骨（この写真には写っていません）につながっています。また骨盤は下腹部の臓器を守っています。12組の肋骨は、脊柱と胸骨（前面中央）につながって、心臓と肺を鳥かごのように取り囲んでいます（胸郭）。肩甲骨は腕骨と関節でつながり、鎖骨は胸郭の最上部とつながっています。

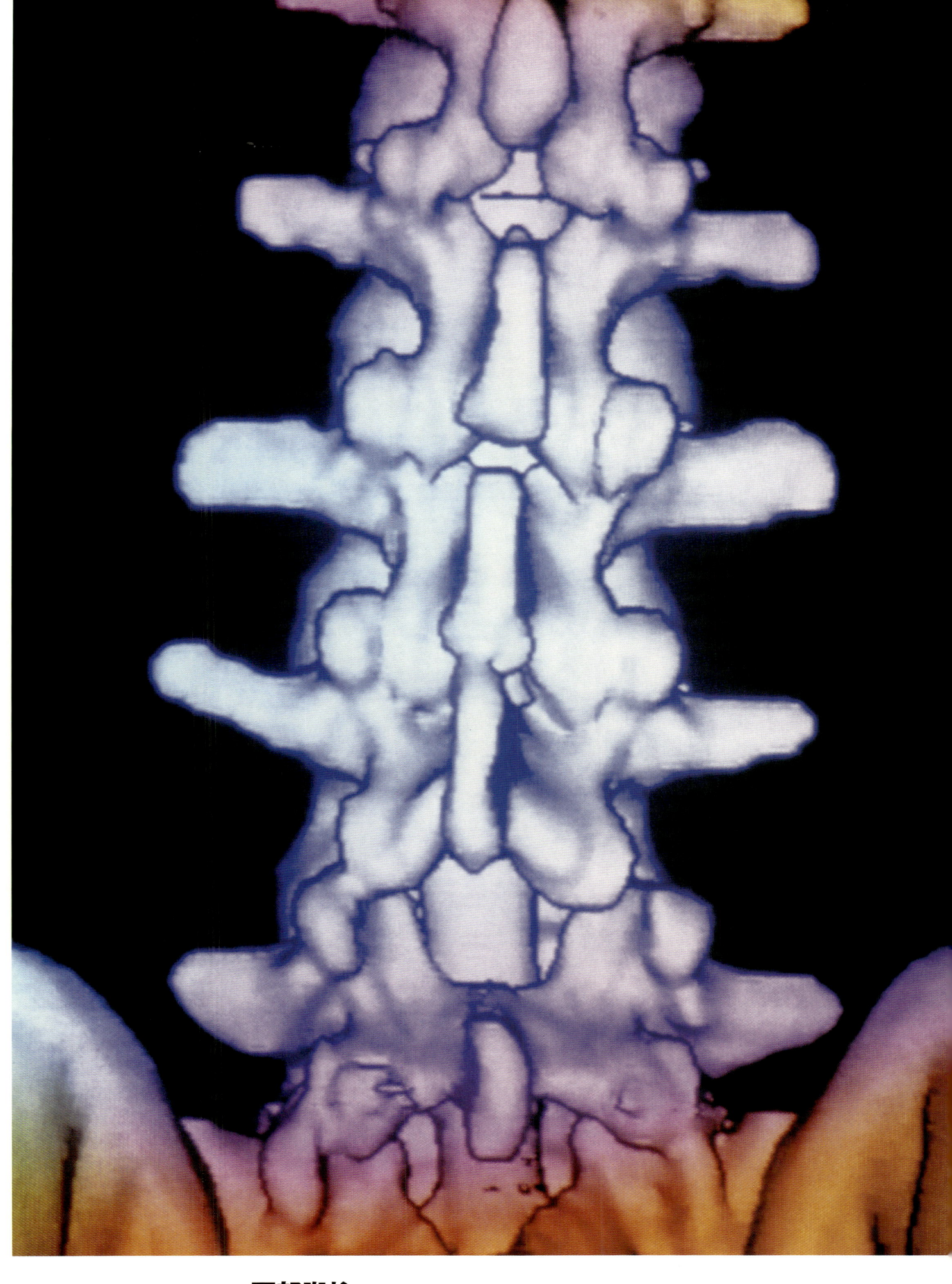

下部脊柱 [CT]

脊柱は、脊椎という29の円筒状の骨からできています。体の後ろから見たこの画像には、下部脊柱の脊椎が5つ確認できます。脊椎と脊椎のあいだの柔軟性のある関節のおかげで、脊柱は安定し、動くことができます。脊椎の円筒状の部分の後部にのびている骨の突起は、脊椎全体を支える筋肉や靱帯が付着する部分です。骨盤は画像の下の左右に確認できます。

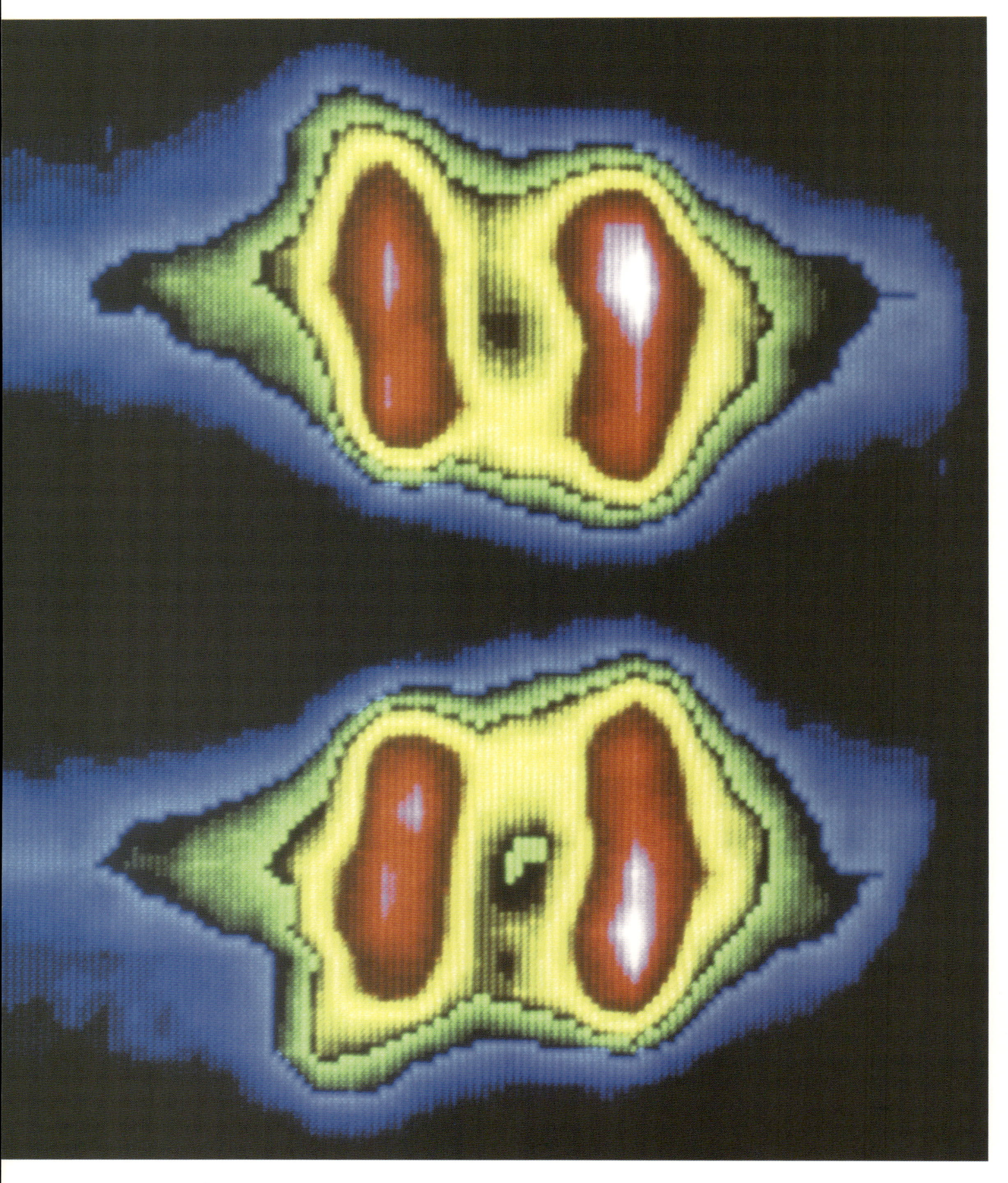

ヒトの膝 ［ガンマカメラ］

正常なヒトの膝をガンマ線で走査した画像です。赤と白の部分は関節軟骨です。ガンマ走査は、生体の静脈にテクネチウム99m（Tc-99m）を注射し、そこから放出される放射能の分布を画像にしたものです。Tc-99mはすぐに骨や軟骨に吸収されます。ガンマ走査は骨癌の診断に利用することができます。癌に冒された骨はより強力にアイソトープ（放射性同位元素）を吸収し、走査画面上に「ホットスポット」として現れます。

手の骨 [X線]

ヒトの手が器用なのは、手骨（黄色、オレンジ、ピンク）が複雑に配置されているからです。指にはそれぞれ3つの指骨があります。親指には2つしかありません。手のひらには5つの中手骨があり、手首にある8つの小さな手根骨に関節でつながっています。下方の2つの腕の骨は、大きい方が橈骨で、小さい方が尺骨です。

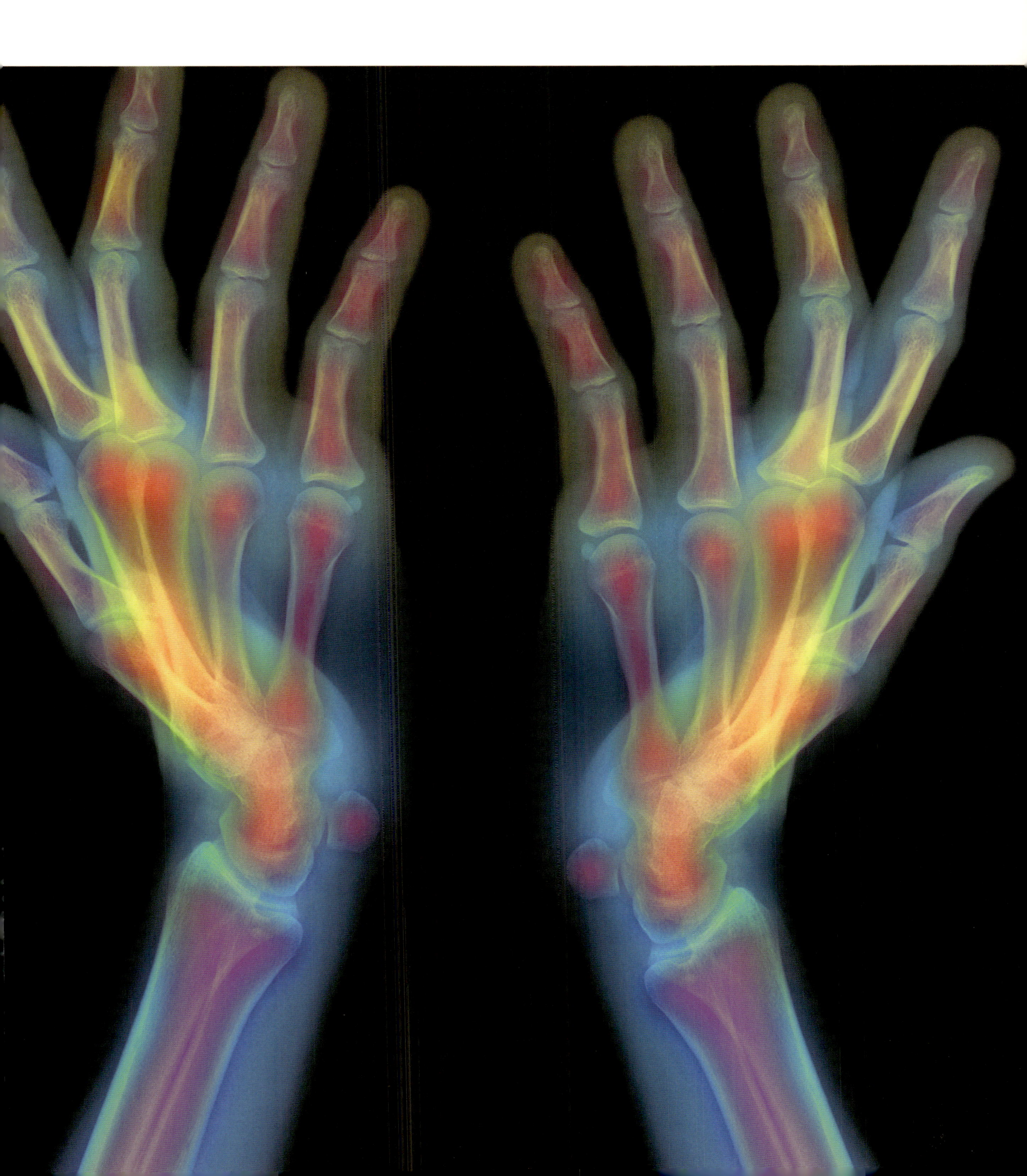

足の骨 [X線]

つま先立った足を横から見た画像です。薄緑色の骨が体重を支え、動作の中で「てこ」のような働きをします。足でもっとも大きい骨である踵骨は、足首と足の裏側を形成する7つの足根骨の1つです。踵骨のすぐ上にあるのが距骨で、さらに上の脛骨とつながっています。脛骨の左にある細い脚の骨は腓骨です。伸ばされた中足骨は足根骨と共に、つま先（指骨）とつながっています。

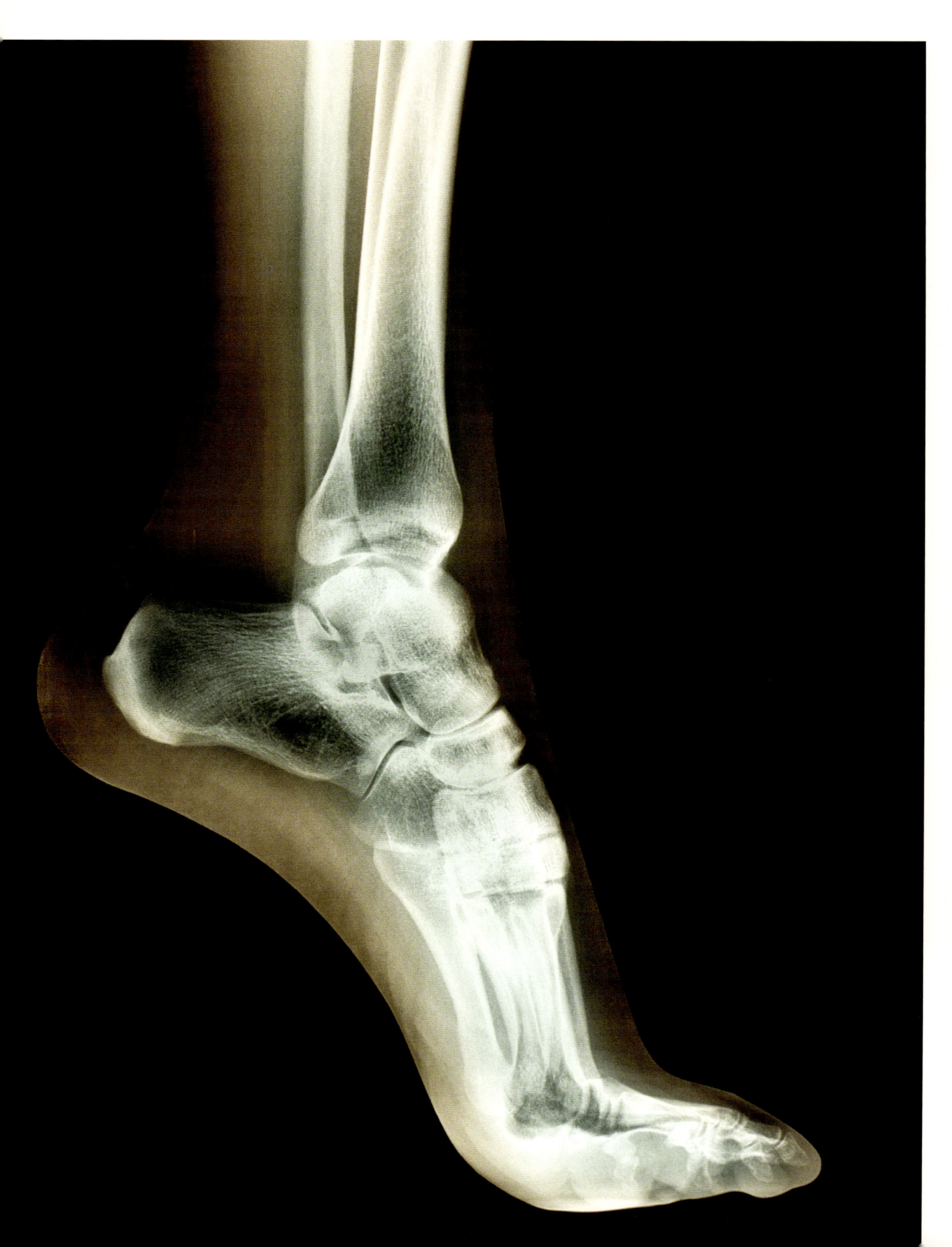

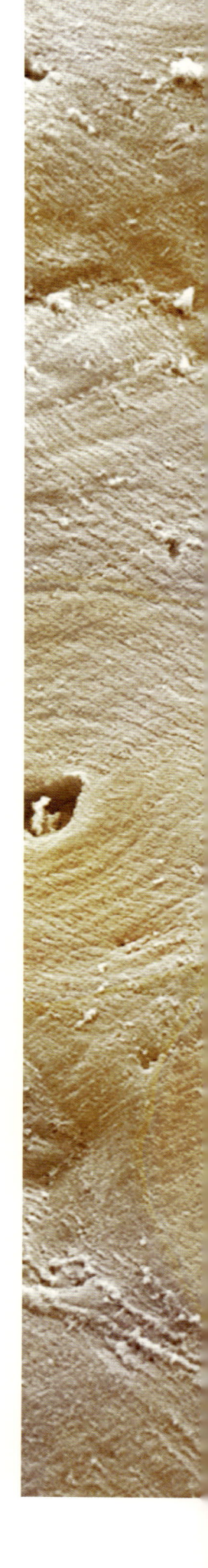

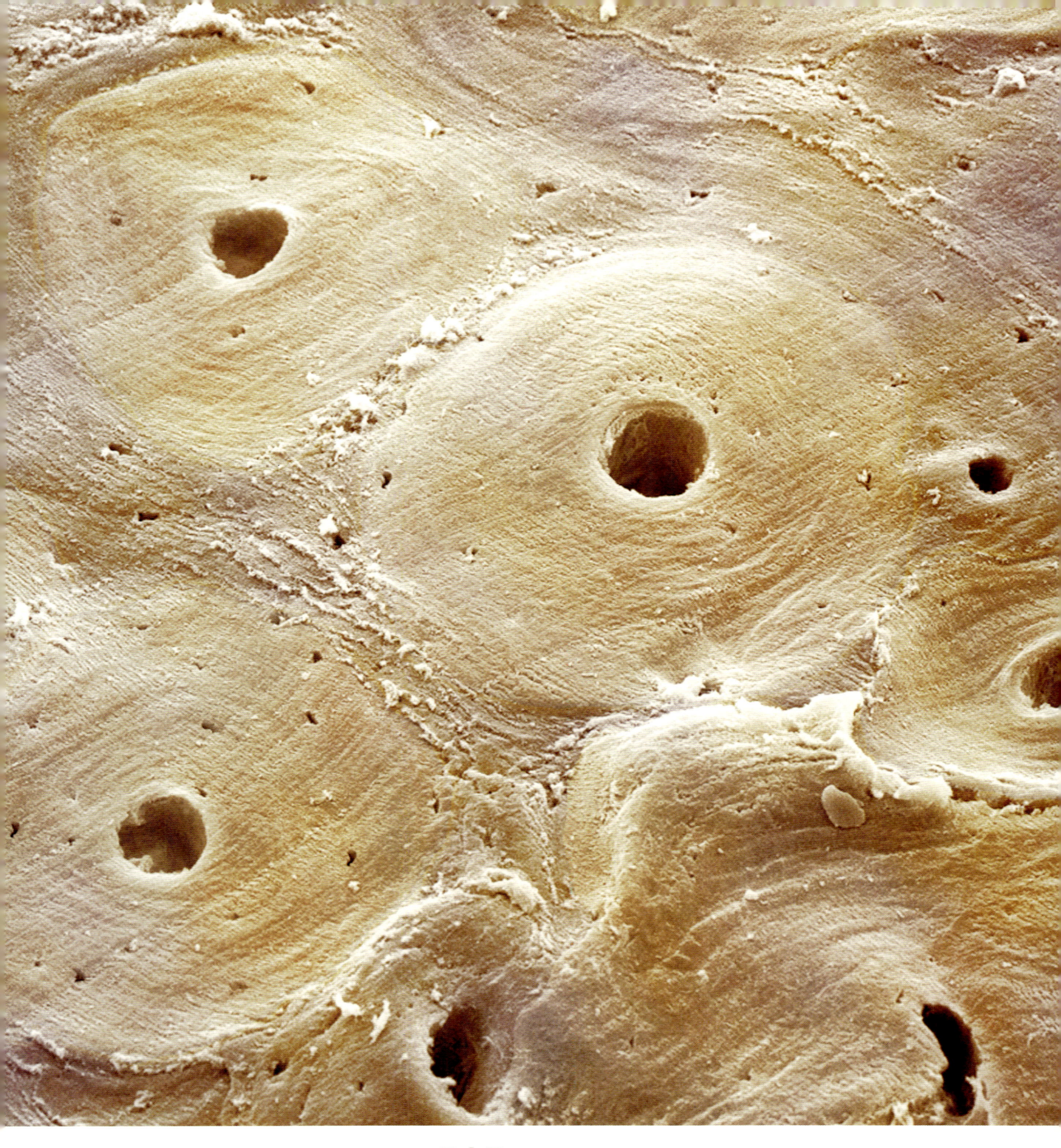

緻密骨 [SEM]

緻密骨の断面です。かつて血管や神経が通っていたハバース管を、骨層板が同心円状に取り囲む典型的な構造が確認できます。骨質にある楕円形の小さな穴は、骨を形成する骨芽細胞の位置を示しています。成人の骨は硬くて変化しないように思われますが、機械的ストレスに応じて絶えず再吸収や改造ができる可塑性物質でできています。

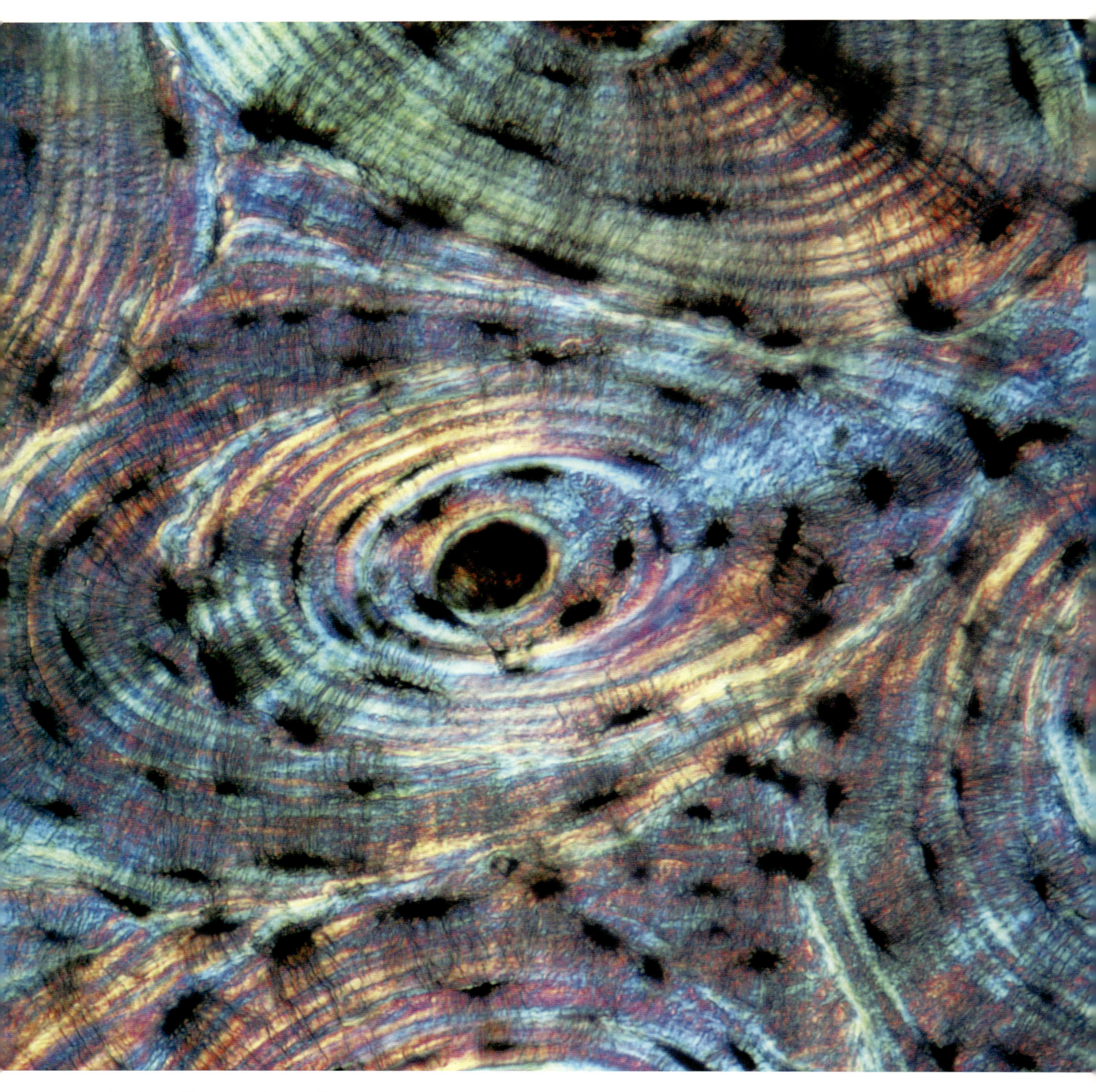

ヒトの骨のハバース管 [LM]

緻密骨のハバース管をラメラ（骨層板）が取り囲んでいます。ハバース管には、血管、リンパ管、神経が通っています。骨は多数の管とそれを取り囲むラメラから成り、それらをまとめてハバース系と呼びます。骨の分解は、ハバース管の端から同心円状に発生します。

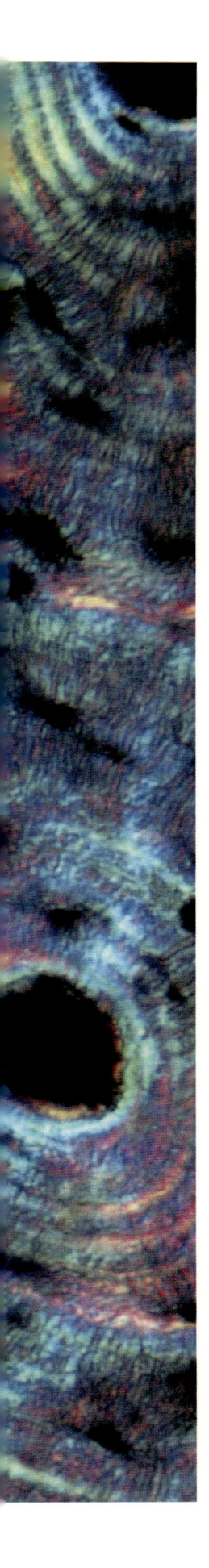

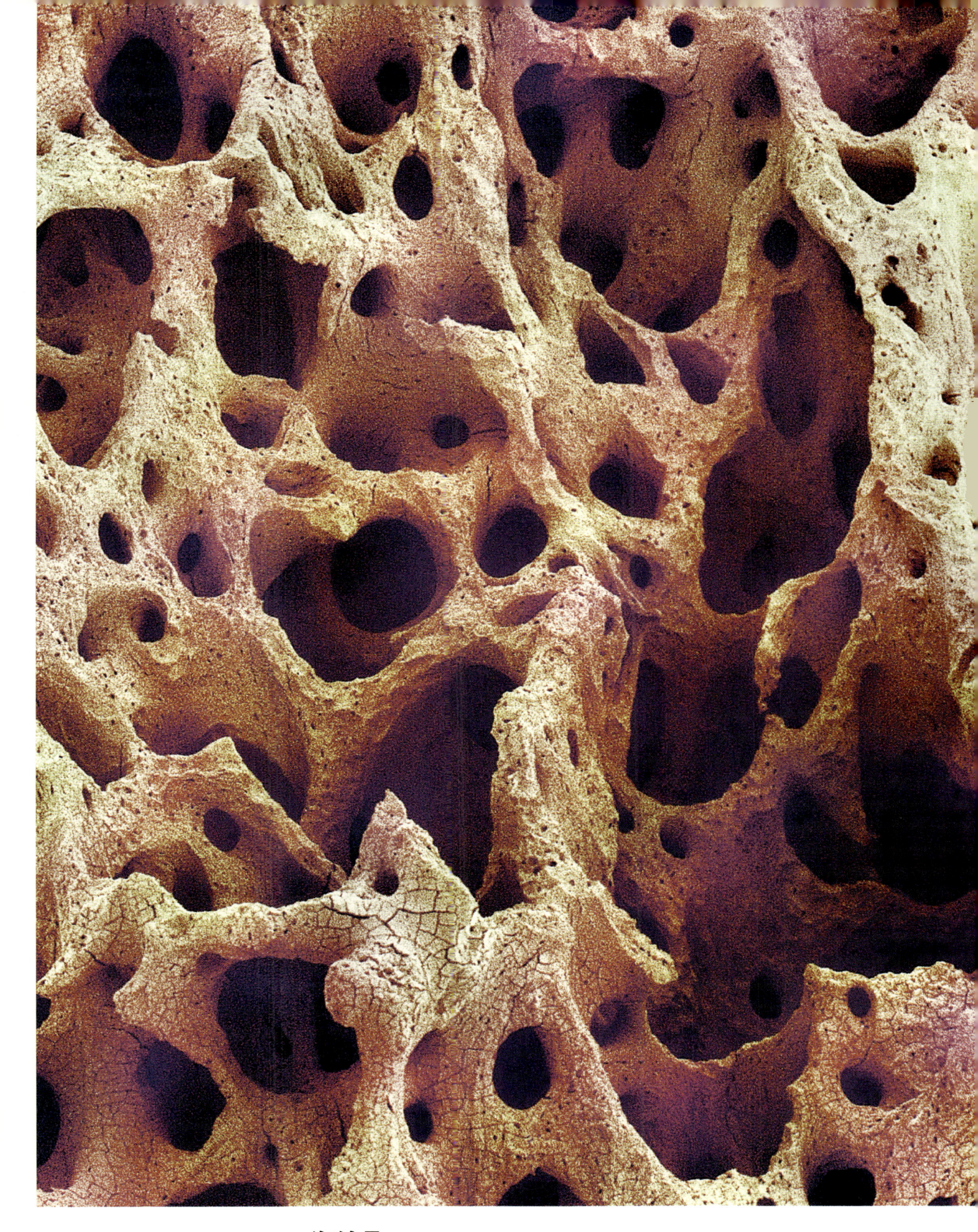

海綿骨 [SEM]

骨が圧力を吸収する能力は、主に海綿骨の働きによるものです。海綿骨は、緻密骨層の下や骨の端にある、蜂の巣状の骨です。海綿骨のすきまには通常、血液細胞を作り出す骨髄が満たされています。

緻密骨のラメラ（骨層板）[SEM]

骨には、強度のある緻密骨と弾性のある海綿骨の2種類があります。この画像は、大腿骨の緻密骨で、骨の軸に沿って走る緻密なコラーゲンとミネラルからできたラメラ（骨層板）が強度を与えています。海綿骨のラメラは蜂の巣状で、強度はあまりありませんが、緩衝性に優れています。

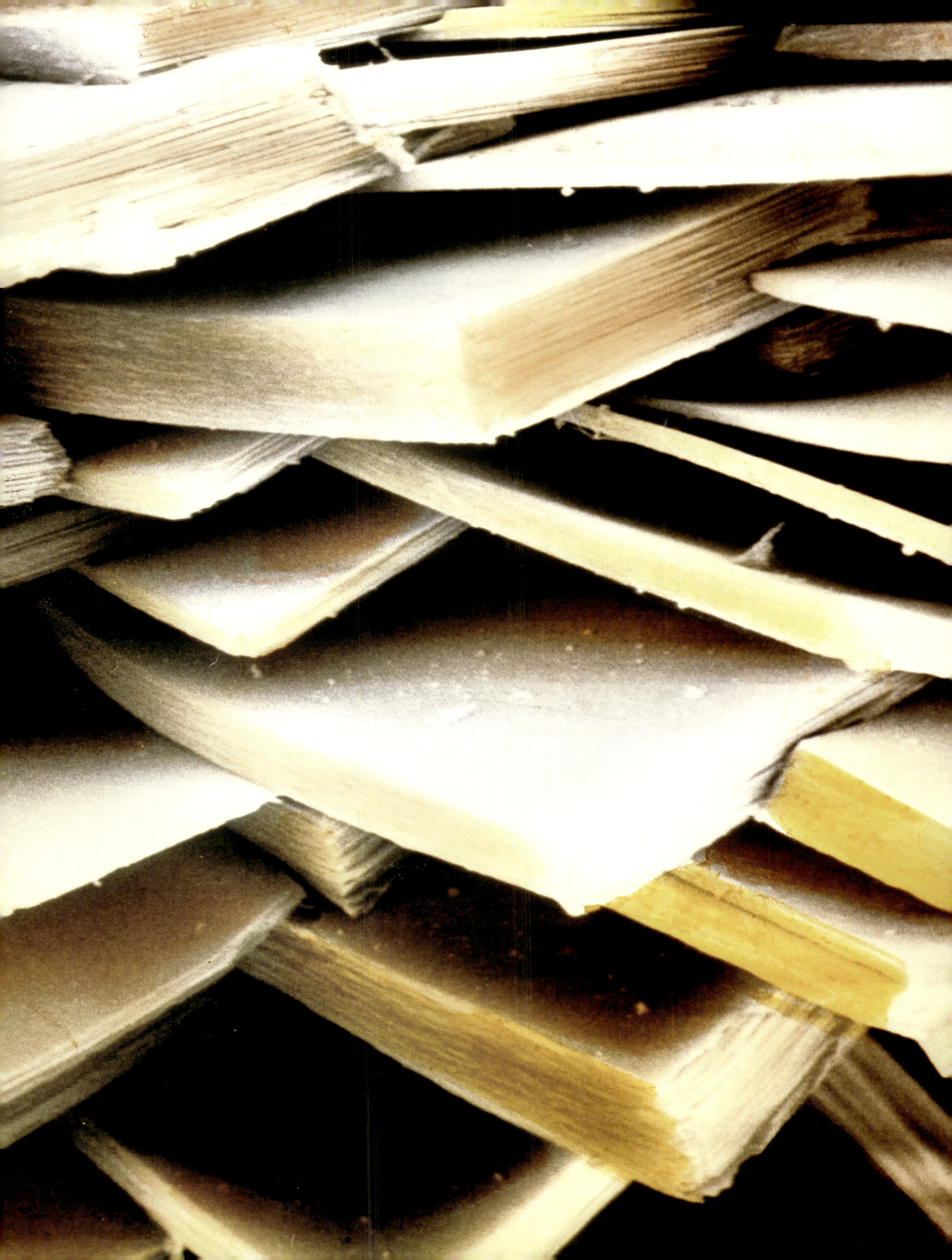

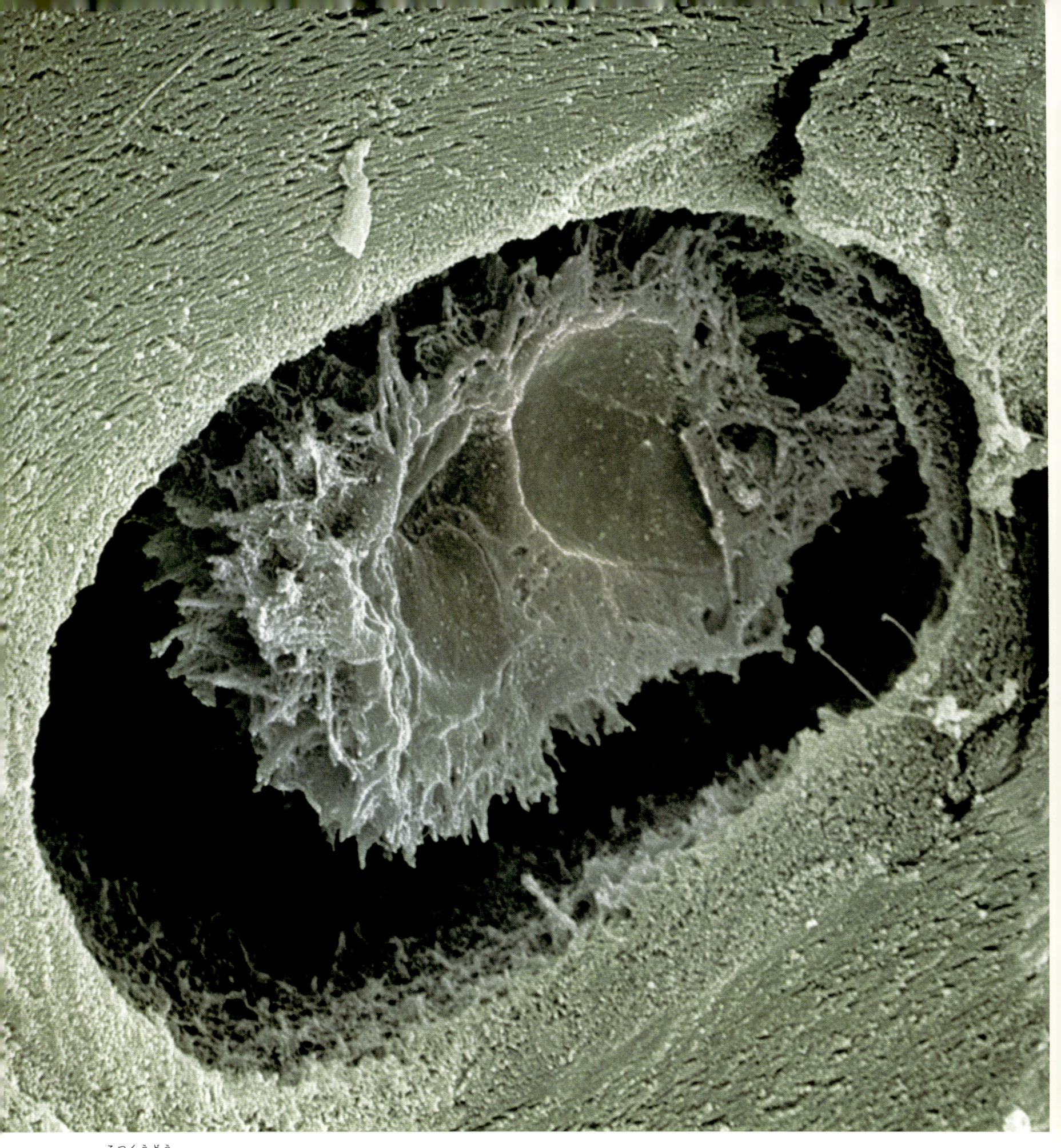

骨腔洞の骨細胞 [SEM]

骨は骨芽細胞という細胞が合成するたんぱく質に鉱質を沈着させること(鉱化作用)によって形成されます。この過程で、骨芽細胞は少しずつ骨基質に取り囲まれ、骨細胞となります。上の画像は、骨腔洞に閉じ込められた骨芽細胞です。骨芽細胞の中にある暗くて大きな凹面は、かつて核があった場所です。

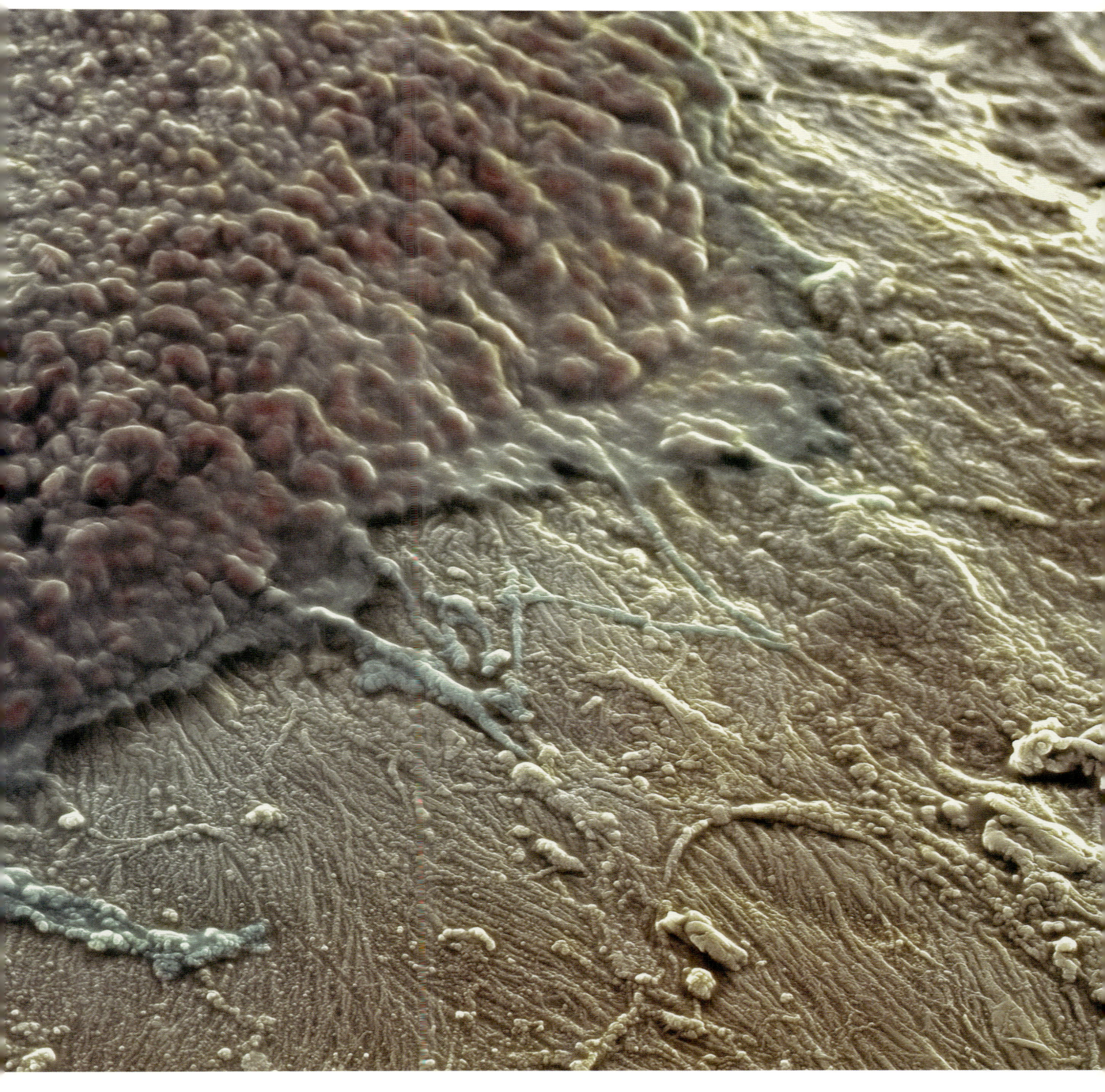

破骨細胞の骨吸収 [SEM]

多核巨細胞の破骨細胞（上部左）が骨基質を再吸収しています。破骨細胞は骨細胞の1種で、骨の修復、再生、成長の過程で、骨基質の破壊と形成に関与します。破骨細胞が骨の中にもぐりこむと、骨芽細胞がそこにできた空洞に入り、新しい骨を沈着させます。

消化器系の仕事は、食物を体内に吸収するために分解することです。食物は生命を維持する栄養分であると同時に薬でもあります。消化器系は、摂取した資源からエネルギー、ビタミン、ミネラル、水を放出します。食物のあらゆる栄養分の利用を可能にしているのが消化器系なのです。また身体に必要なたんぱく質、エネルギー、水を、すべて摂取した食物から抽出します。

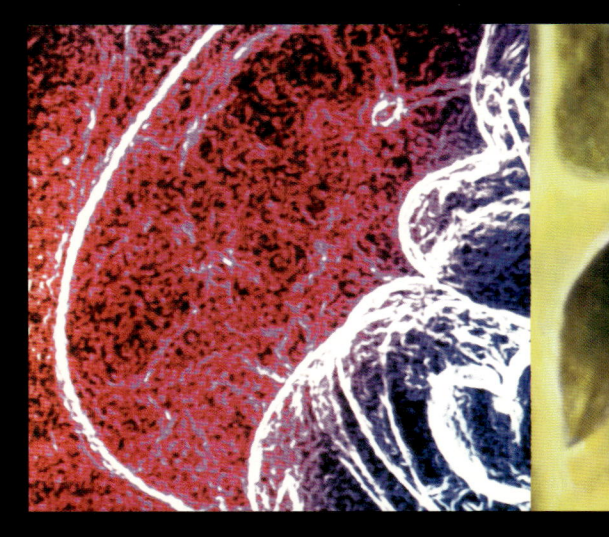

　そのプロセスは、摂食、分解、消化、吸収、排出の5つの段階にはっきりと分かれています。このシステムは口から始まり、数時間後、8メートルから9メートル余りを経て肛門で終わります。その途中の通路には、化学物質を分泌する特別な細胞が並び、食物を吸収可能なまでどんどん小さく分解します。この通路は、筋肉の随意運動と不随意運動が組み合わさって食物を送り出しています。

　食物が口に入ると、唾液の中の酵素がでんぷんをマルトースという糖分に分解し始めます。酵素は驚くべきたんぱく質で、自らは変化することなく化学変化を促進します。でんぷんを煮沸で糖分に変化させるには数時間を要しますが、酵素はこの仕事をあっというまに終えます。

　次に胃の中に入ると、食物は激しくかき回され、酵素が追加されてさらに分解されます。この作業は、塩酸の高濃度溶液によって促進されます。食物は胃で吸収されませんが、アルコールは胃壁を通りぬけられるので、作用がすぐ現れます。

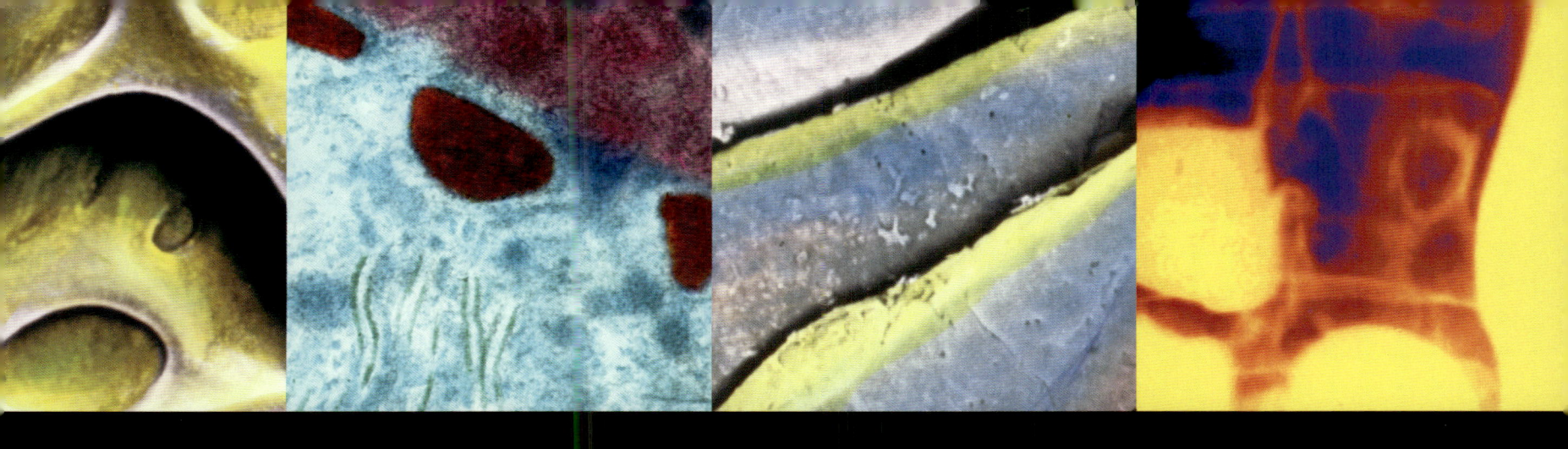

食物の栄養のほとんどは、小腸で吸収されます。小腸はその名称にも関わらず、5メートル以上の長さと、550平方メートルもの表面積を持ちます。大腸はリサイクル工場のような働きをするところで、小腸で吸収されなかった残りの栄養分と、消化の過程で使用された8リットル余りの水分を吸収します。大腸の最後の部分である結腸は、膨大な数の細菌が住むところで、豆などに含まれるヒトが消化できない特定の炭水化物を分解します。その副産物がメタンや硫化水素などのガスです。

　人体のほとんどの器官が忠実なしもべとして、不平も言わず静かに働いていますが、消化プロセスについては、それが行われていることを、私たちは時に当惑しつつ、認識します。口から胃に流し込み、小腸の曲がりくねったトンネルを抜け、不要な物を排出するまで、消化器系は私たちに何が行われているかを常に知らせているのです。

消化器系

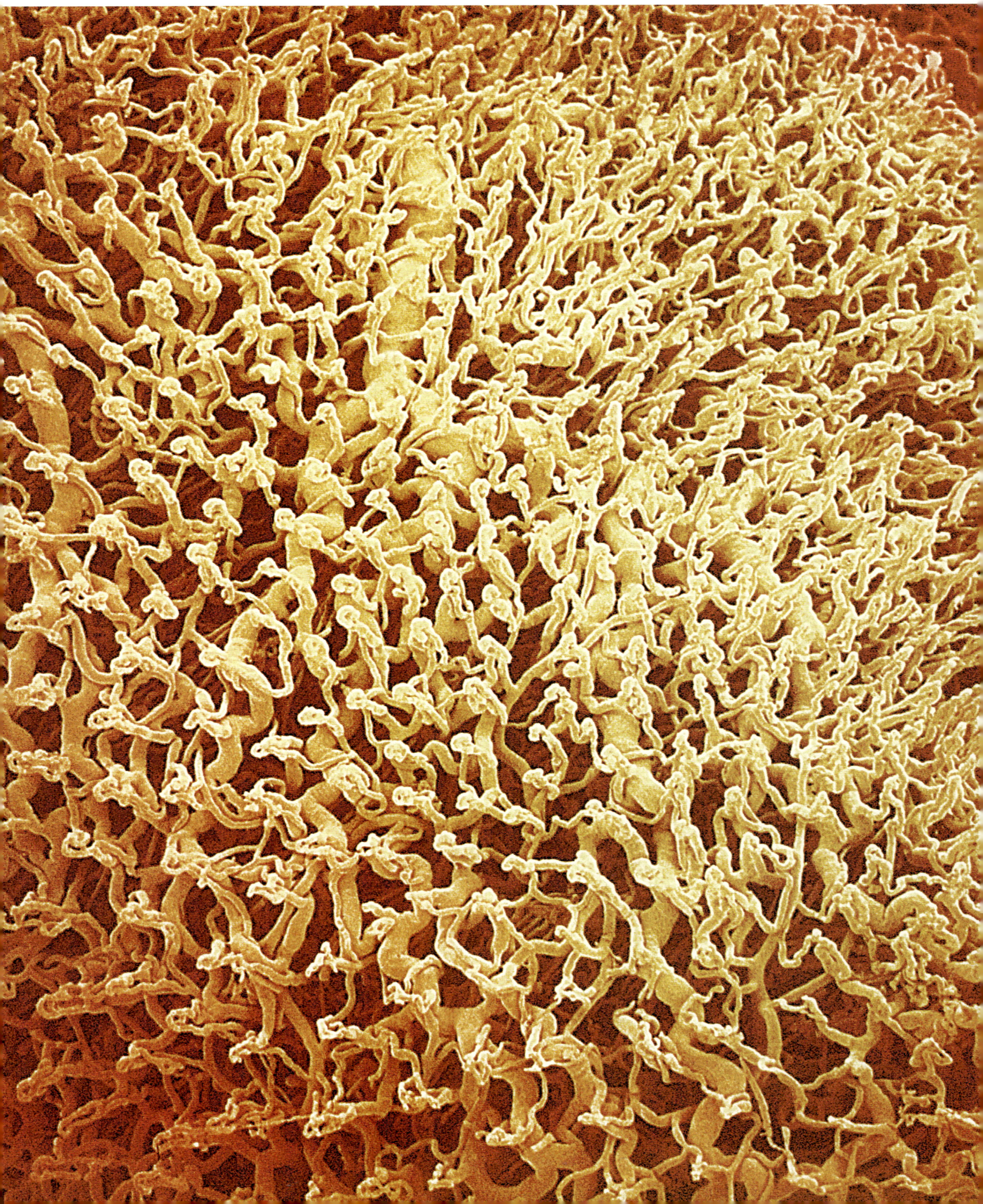

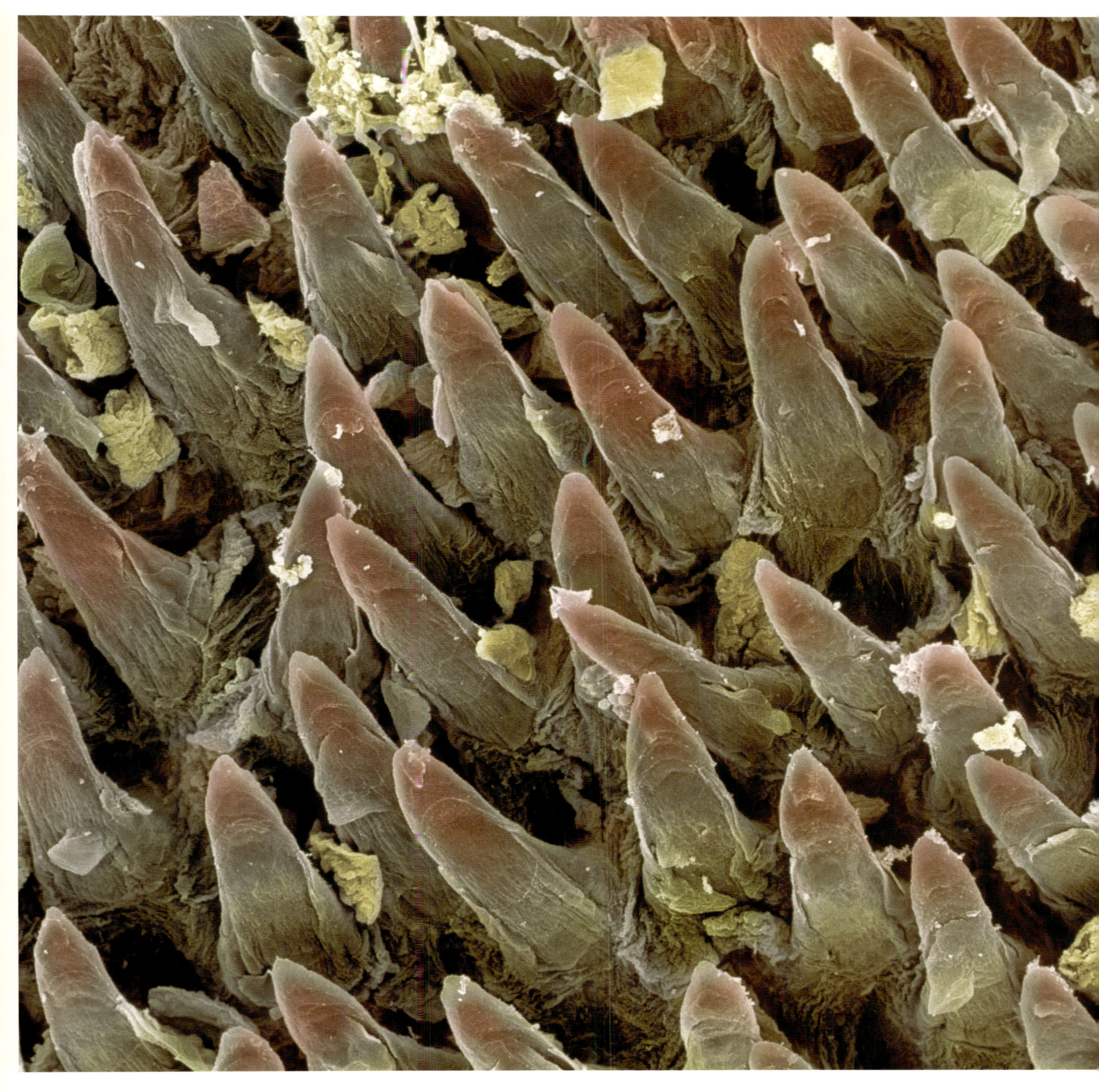

舌乳頭 [SEM]

舌の表面がざらざらした感触を持っているのは、糸状乳頭という小さな突起があるからです。糸状突起は食物の機械的処理を助けるほか、触感の情報を脳に伝えます。

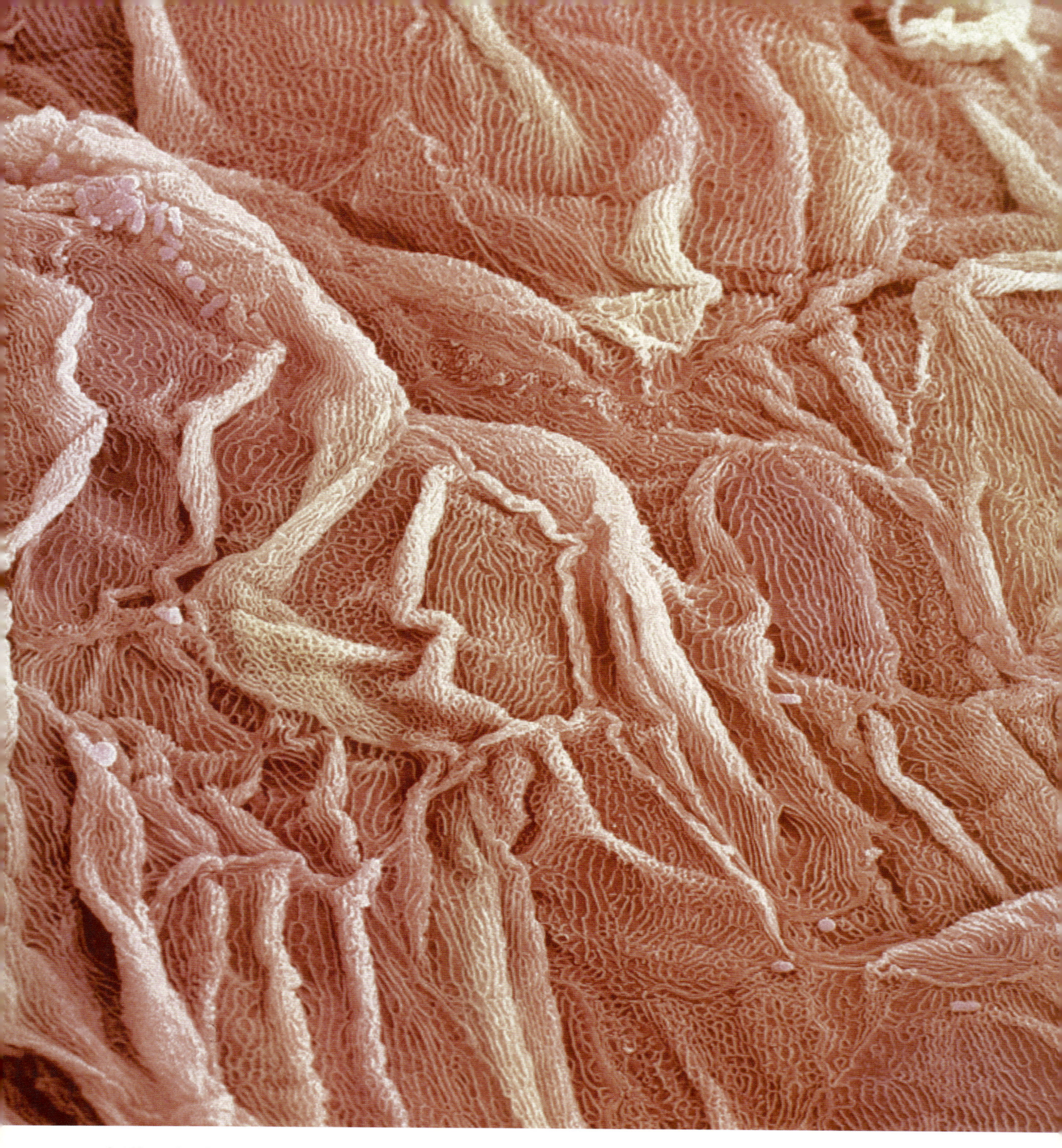

食道の内壁 [SEM]

食道は筋肉性の管で、成人の場合は長さが約25センチあります。食道は、食物を咽喉の裏側から胃へ運びます。食物は、蠕動という反射性筋収縮によって押し出されて、食道を下っていきます。液体なら2秒、固形物なら4秒から8秒で胃に到達します。

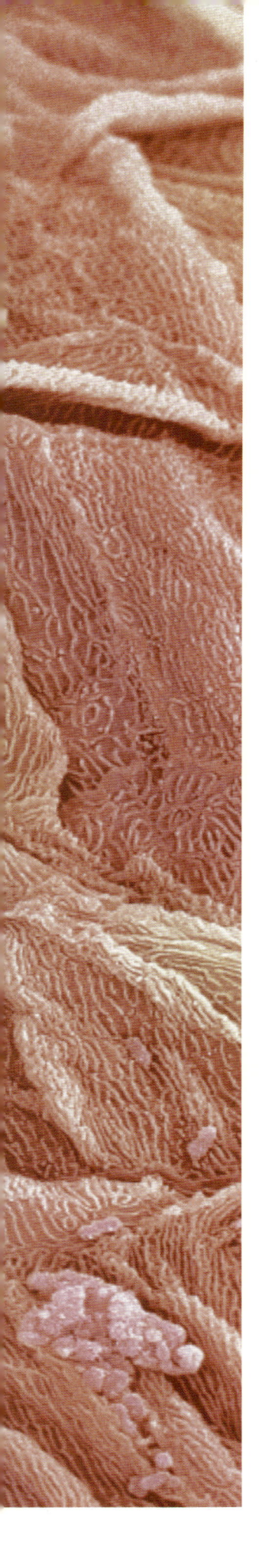

胃 [X線]

この写真の中に写っている黄色い塊が胃です。筋肉でできた袋状のこの臓器は、上部右に移っている食道から食物を受け取ります。そして主に塩酸と酵素からできた胃液の作用で、食物の消化の下準備を行います。一部消化された食物は、液体、炭水化物、脂質の順番で、少しずつ胃を離れていきます。食事の種類によっては、このプロセスに最大4時間かかることがあります。

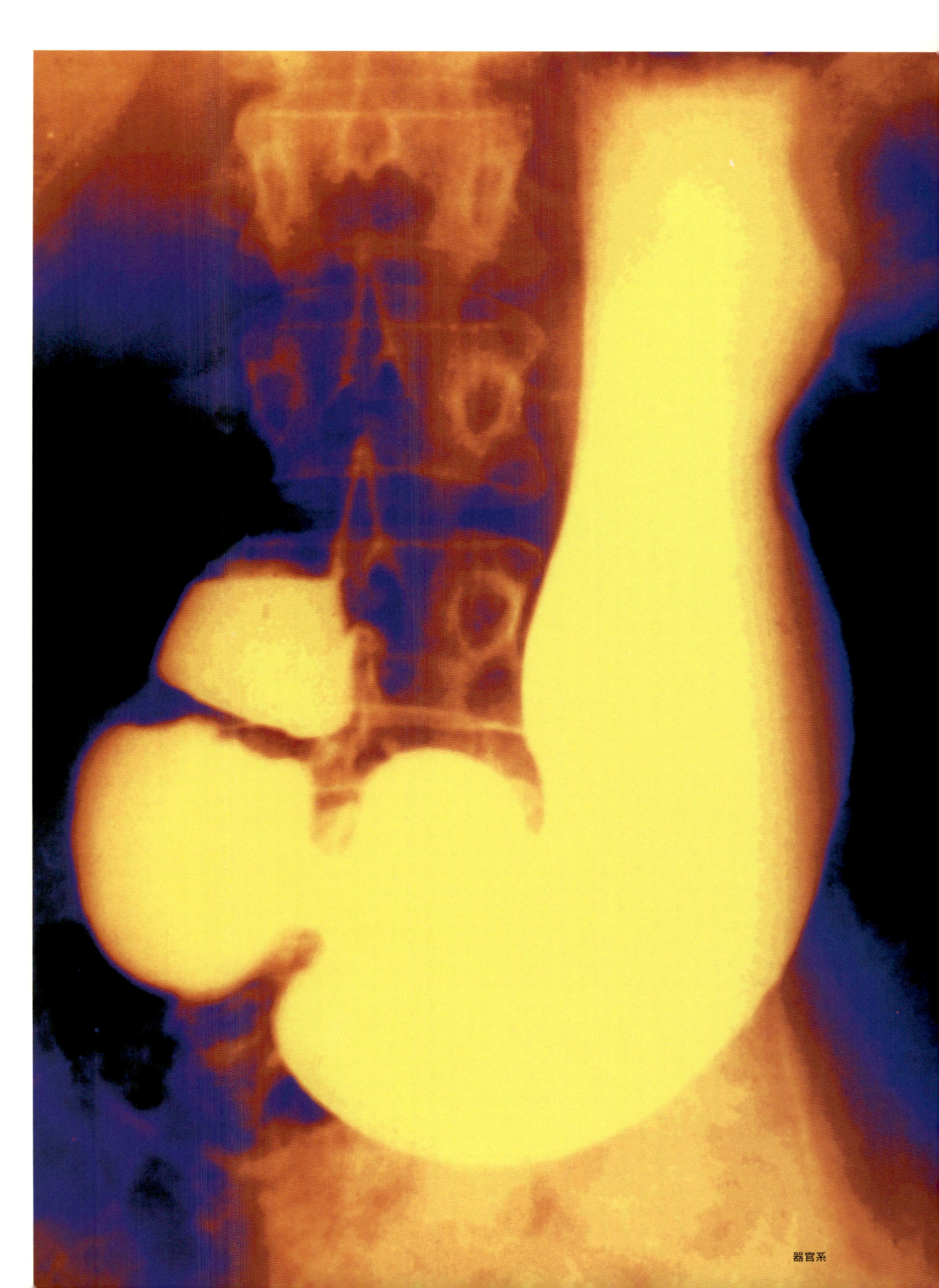

器官系

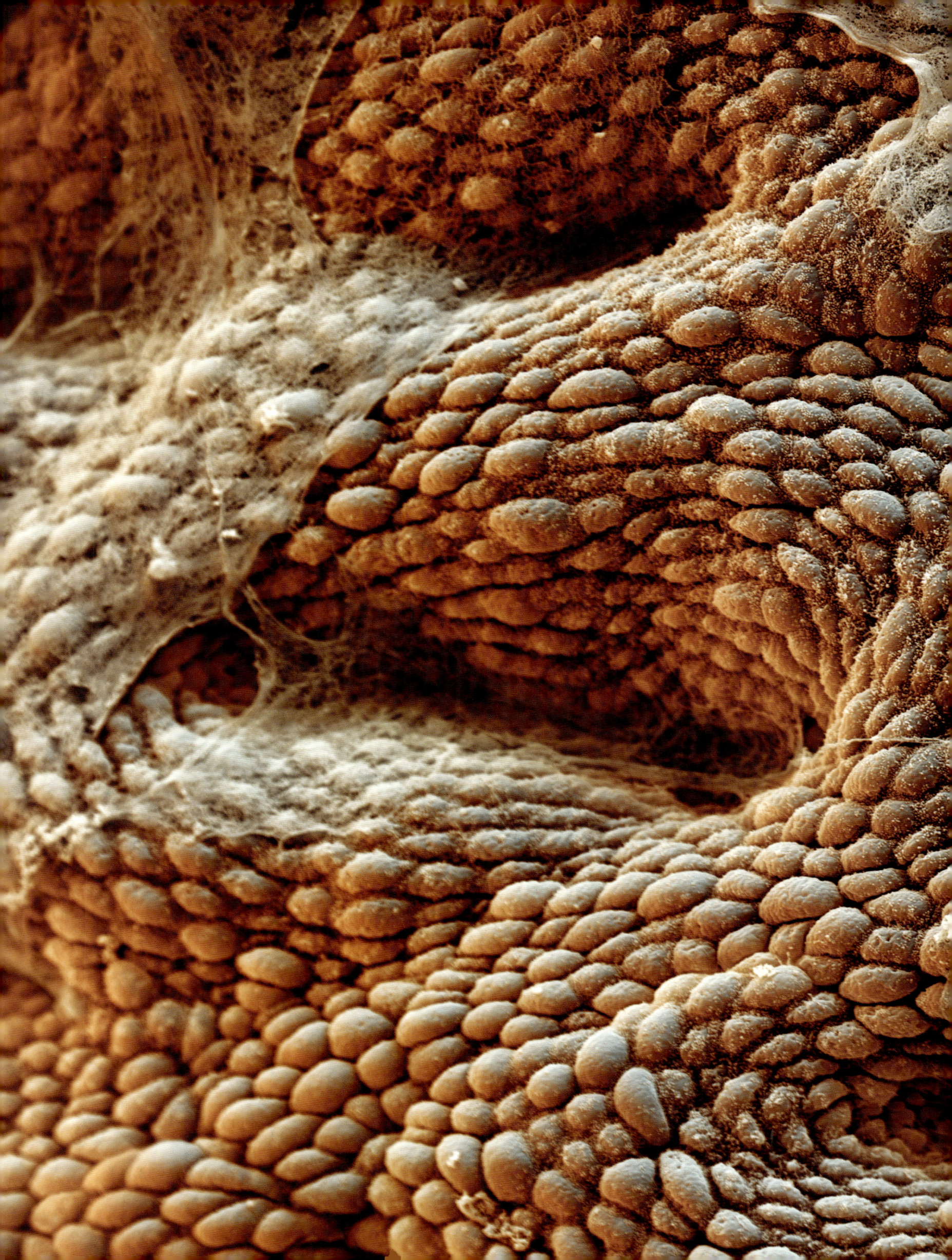

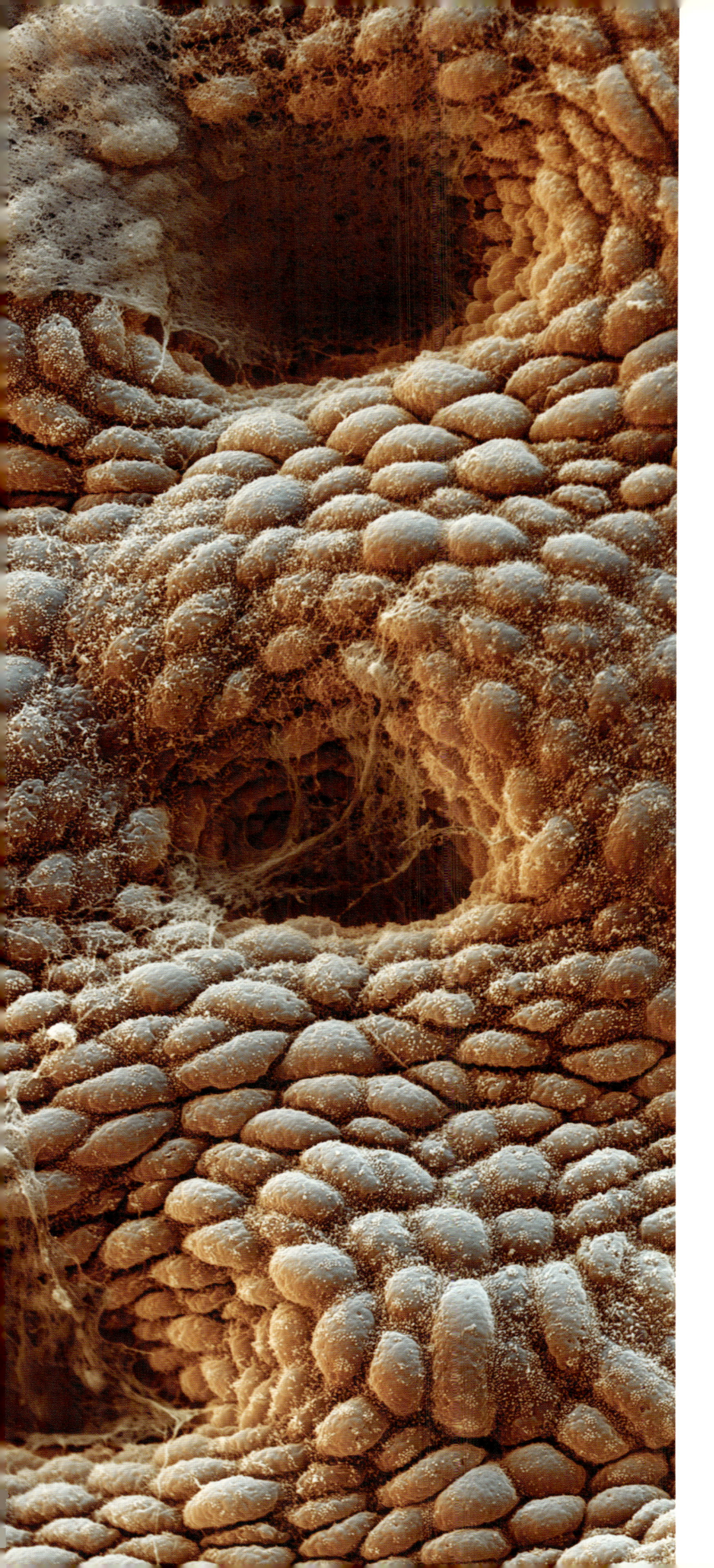

胃の内壁 [SEM]

胃の内側を、単純な構造の円柱細胞が覆って粘液を分泌しています。この粘液は、胃酸から胃を守っています。胃酸は、酵素の働きを高め、肉類の硬い組織の分解を助け、食物を通じて体内に入り込んだ有害な細菌の一部を死滅させます。

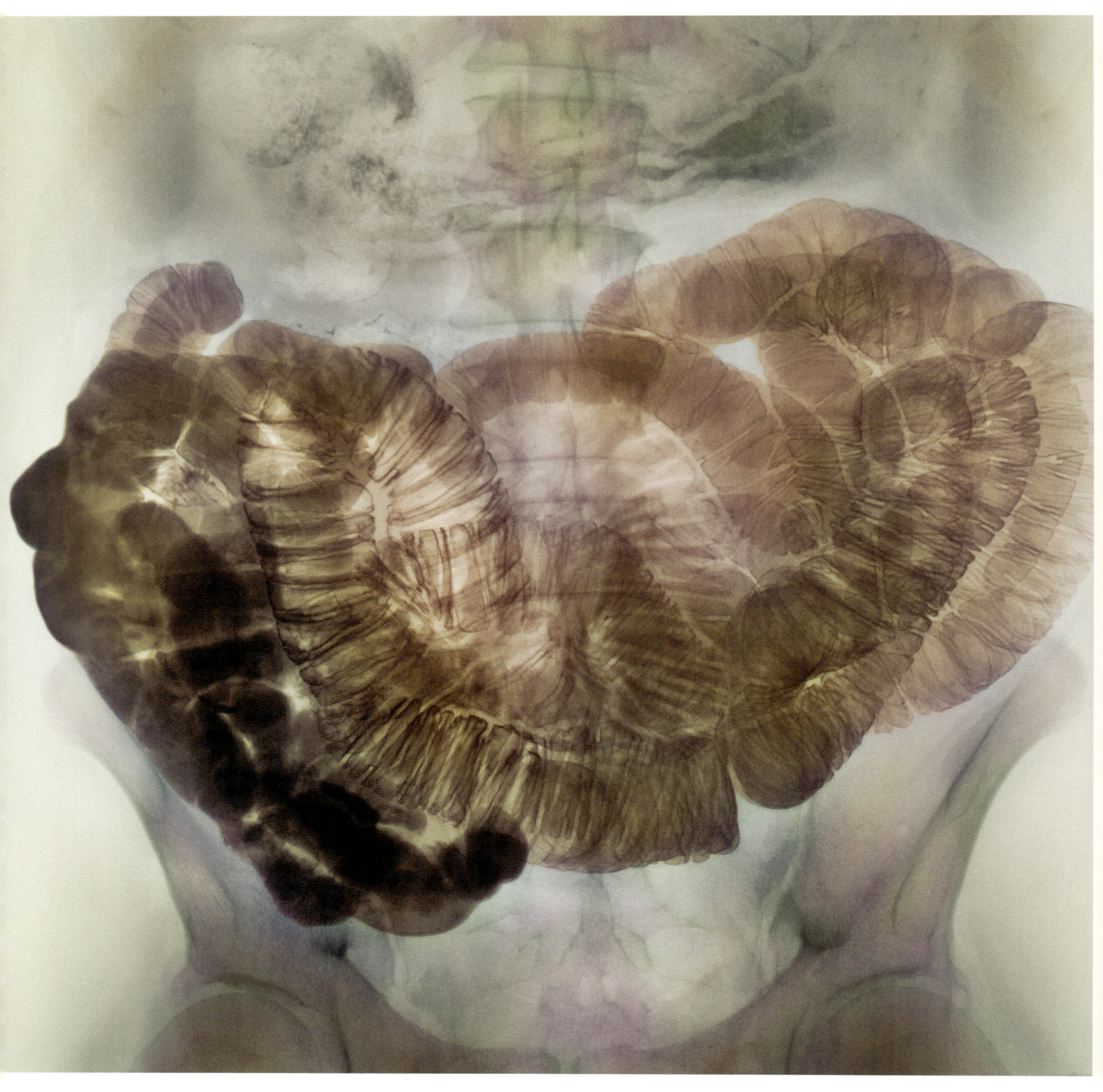

十二指腸の壁 [SEM]

十二指腸は、小腸の最初の部分の全長約25センチメートルの管で、消化の大半を行います。十二指腸の内壁を覆う絨毛(青色)と呼ばれるヒダは、栄養分を吸収したり粘液を分泌する表面積を他のどの腸の部分よりも大幅に増やしています。食物は、絨毛ひとつひとつにある毛細血管を通じて、血液の中に吸収されます。この断面に見える茶色の三日月形のものは筋肉壁で、十二指腸の形状を維持しています。

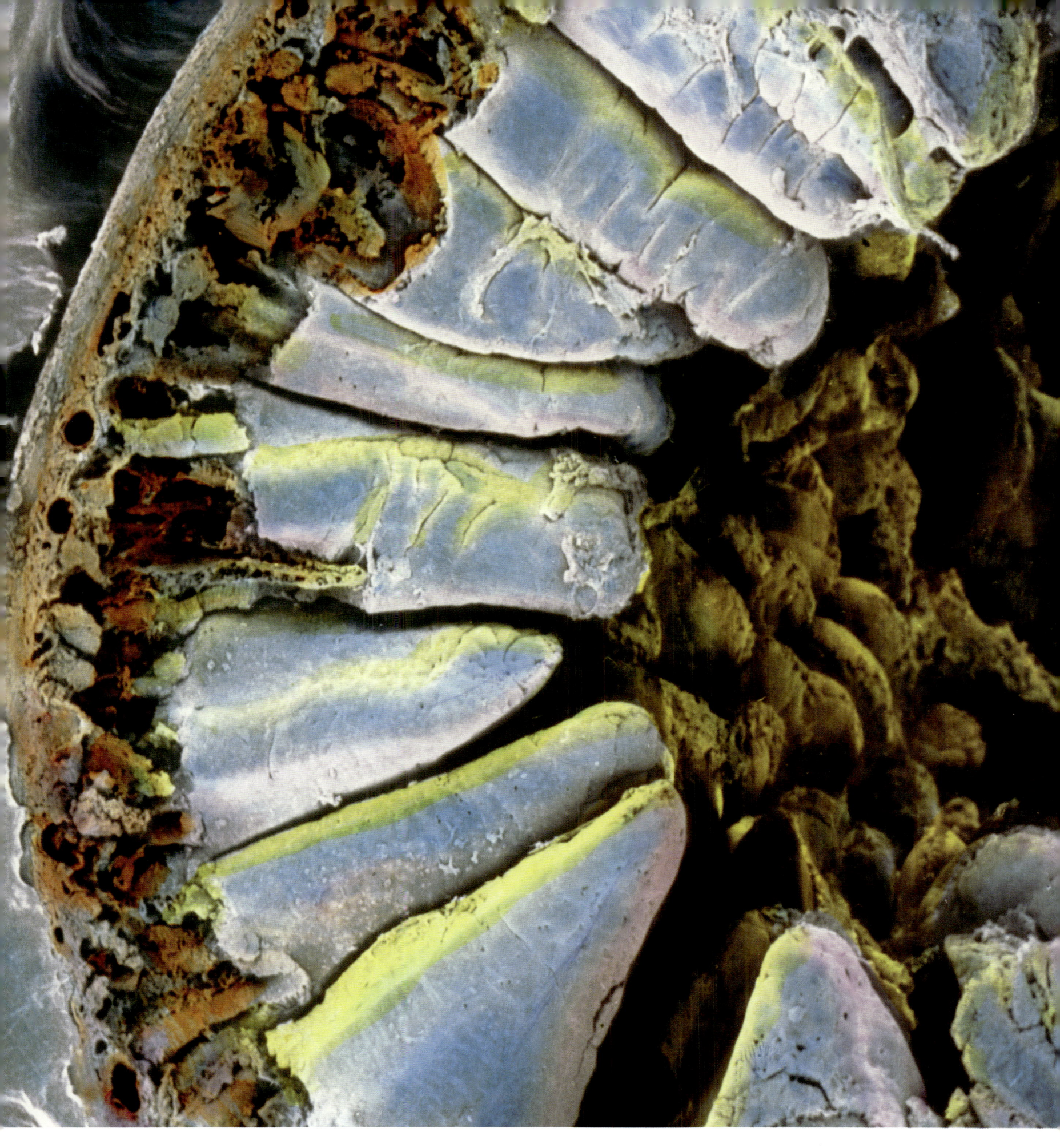

十二指腸の壁 [SEM]

十二指腸は、小腸の最初の部分の全長約25センチメートルの管で、消化の大半を行います。十二指腸の内壁を覆う絨毛（青色）と呼ばれるヒダは、栄養分を吸収したり粘液を分泌する表面積を他のどの腸の部分よりも大幅に増やしています。食物は、絨毛ひとつひとつにある毛細血管を通じて、血液の中に吸収されます。この断面に見える茶色の三日月形のものは筋肉壁で、十二指腸の形状を維持しています。

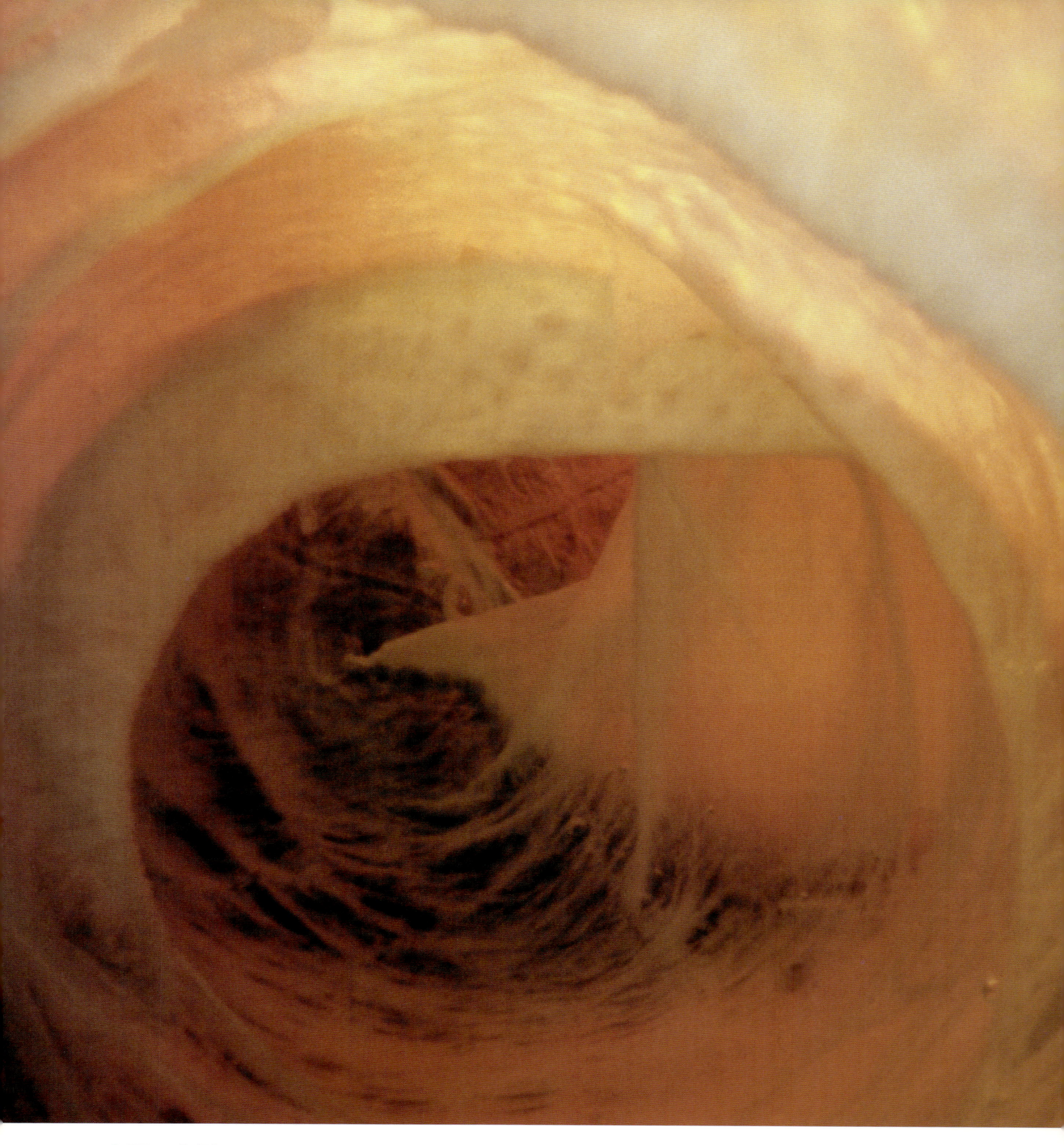

小腸の内側 ［内視鏡］

小腸では食物の塊が、小腸内壁、肝臓、すい臓からの分泌液に助けられて消化されます。膵液は胃酸を中和するのに役立つほか、消化酵素を含みます。肝臓から分泌される胆汁も胃酸を中和し、脂肪の消化を助けます。腸液は、消化された食物の栄養分を吸収を助ける水分となります。

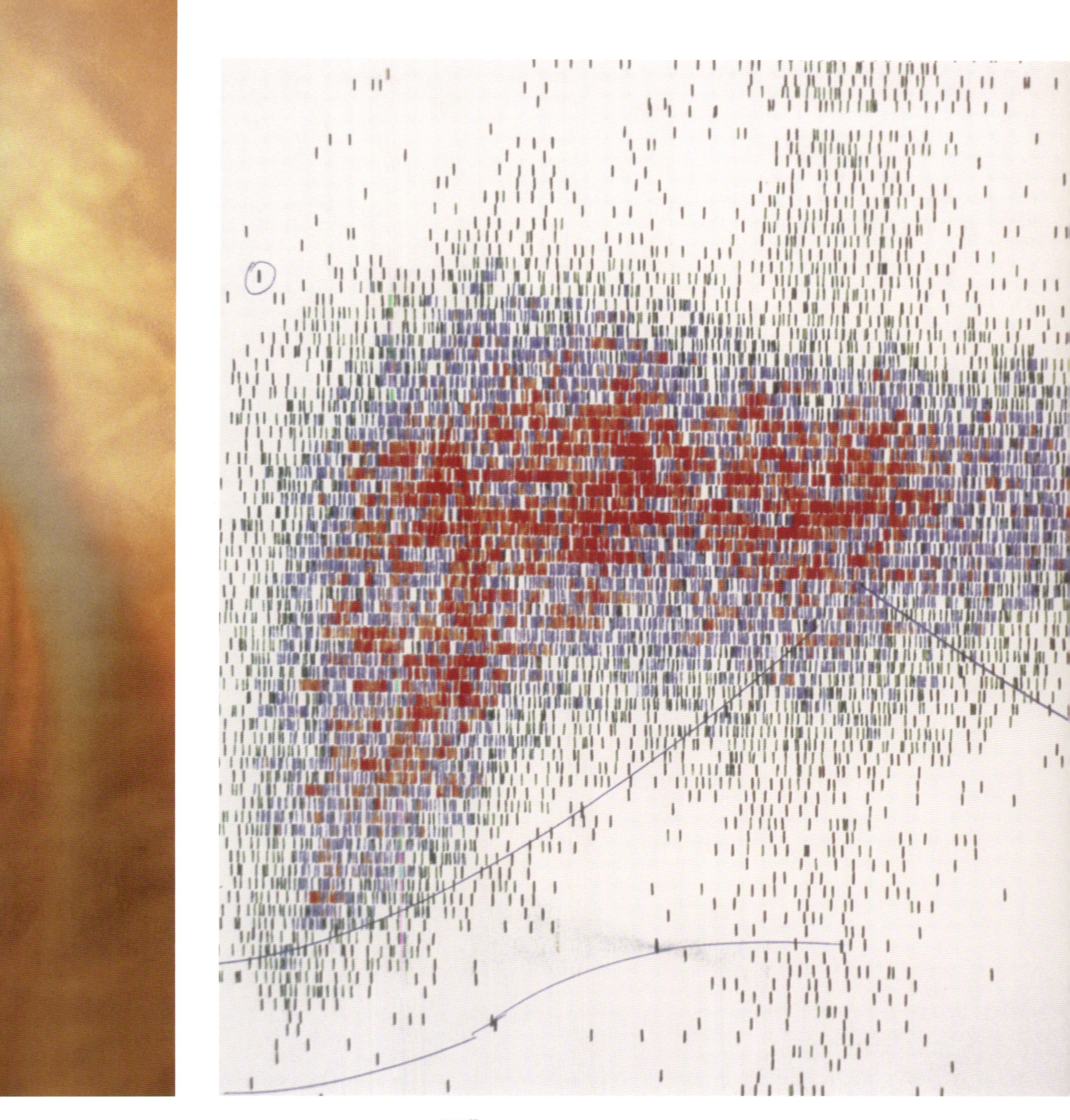

肝臓 ［ガンマカメラ］

肝臓は毎日最大1リットルの胆汁を産生して脂肪を乳化し、消化酵素の働きを助けています。肝臓は、胆汁を産生して小腸の食物消化を助けるだけでなく、吸収した食物を加工して、グリコーゲンなどの貯蔵用生成物に変換しています。この画像は、体内に注入した放射性物質を検知する、ガンマカメラの走査画像です。ガンマ走査は、詳細な解剖学的画像は作り出しませんが、他のどの画像技術よりもはっきりと、臓器の機能を描き出します。

小腸の微絨毛 [TEM]

この小腸の細胞は消化された食物から栄養分を吸収しています。それぞれの細胞を覆う何千もの微絨毛（ピンク）は、栄養分を吸収する表面積を増大します。長細い、指のような突起の中心には、収縮可能なたんぱく質を含む微細線維（濃いピンク）があり、微絨毛に基本的な運動性を与えています。

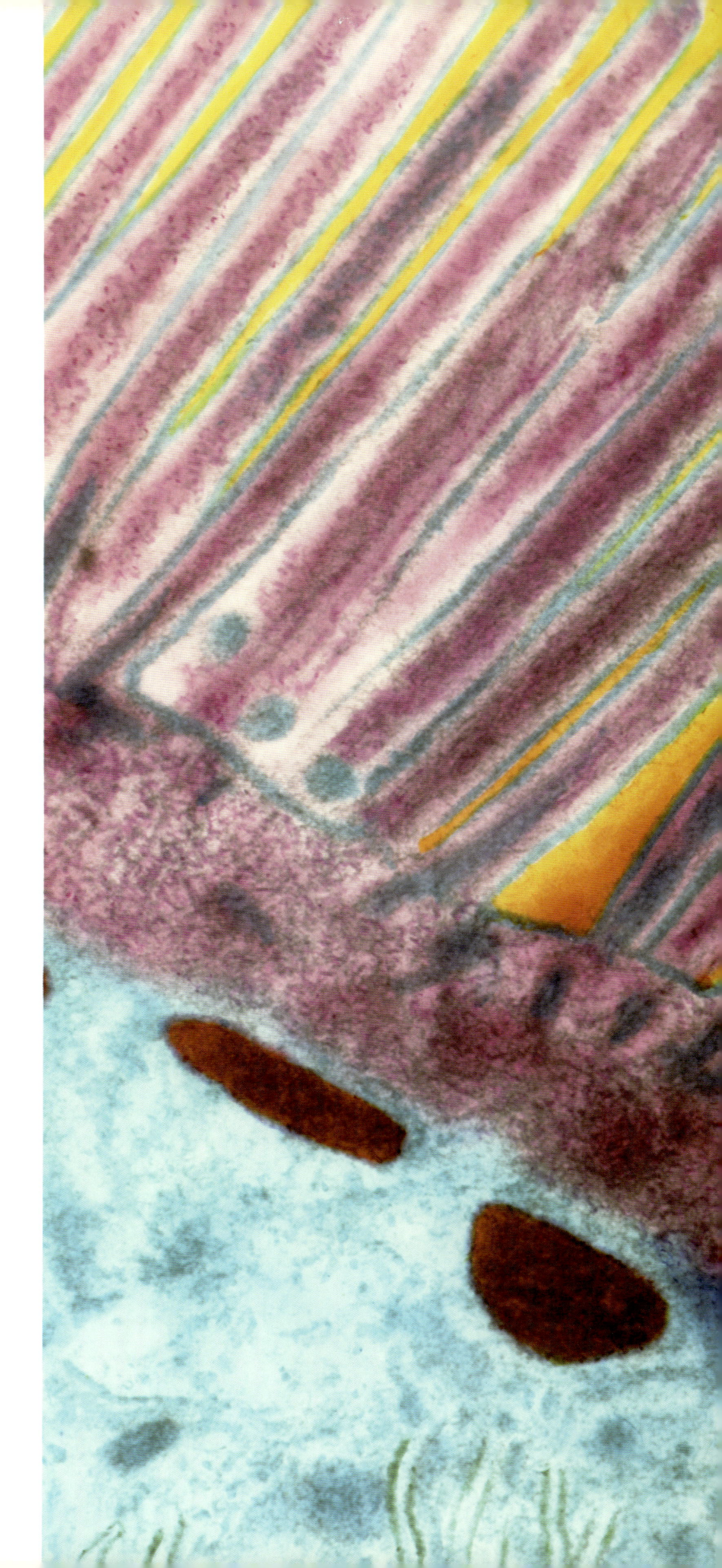

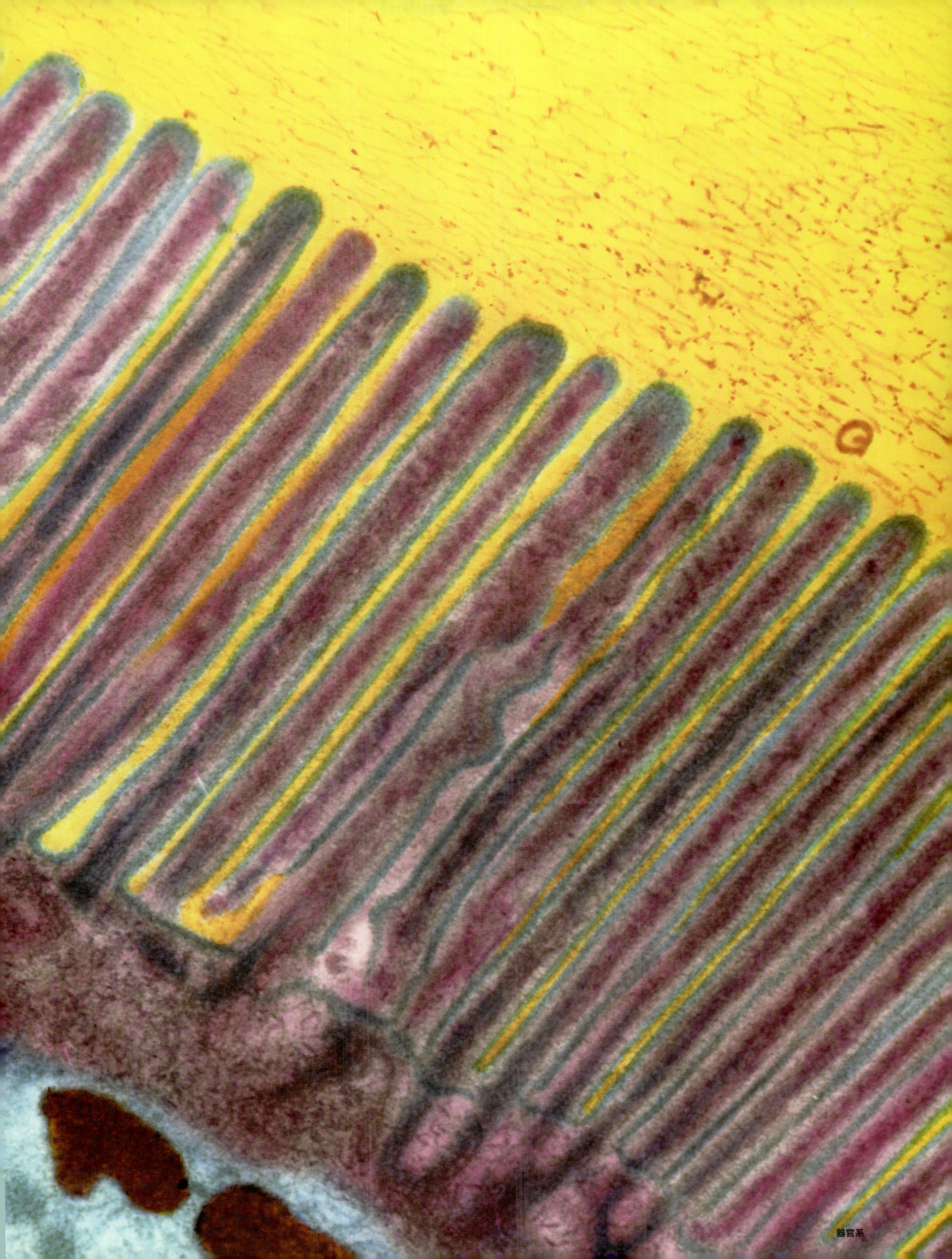

器官系

胆嚢壁 [SEM]

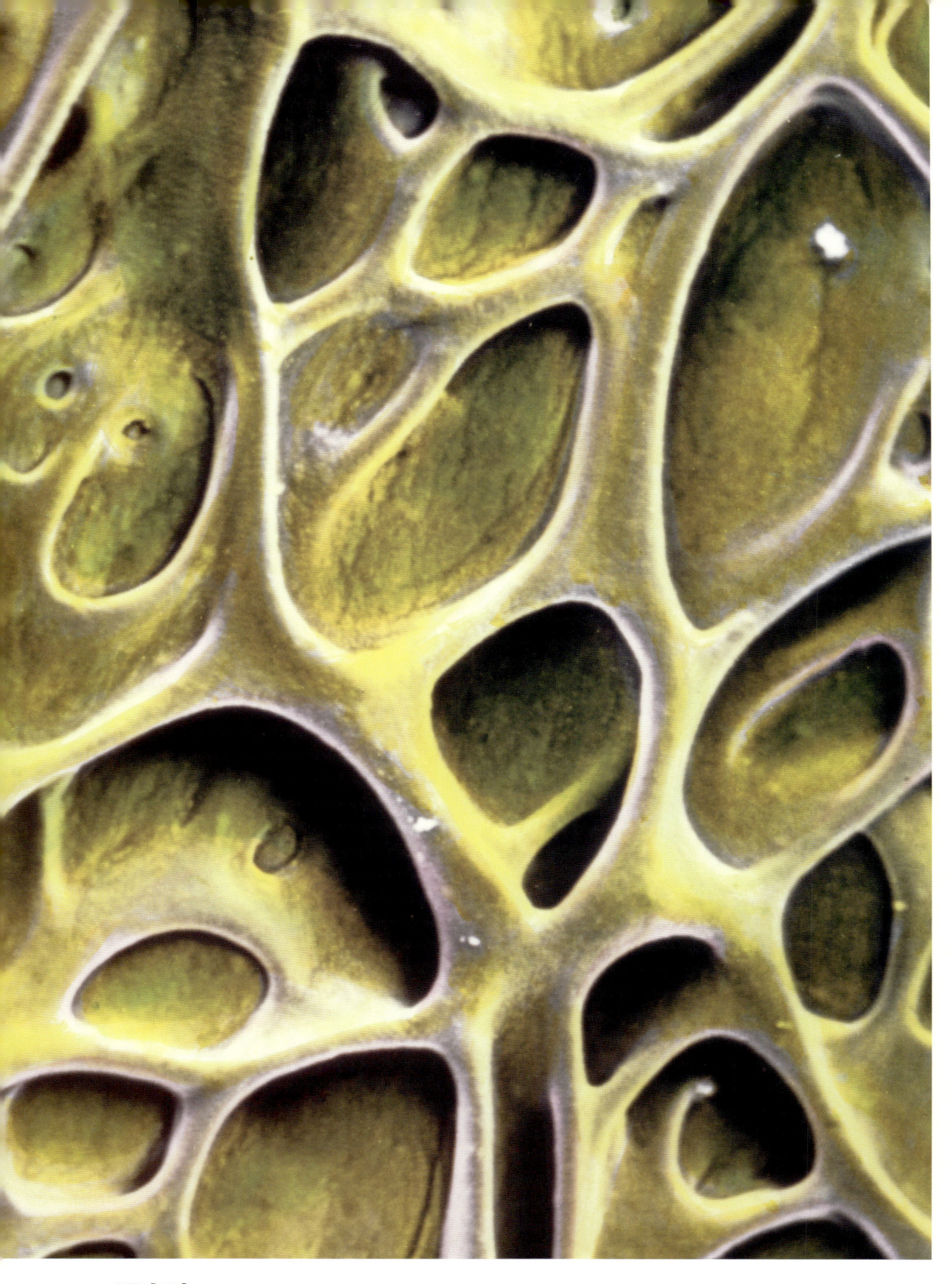

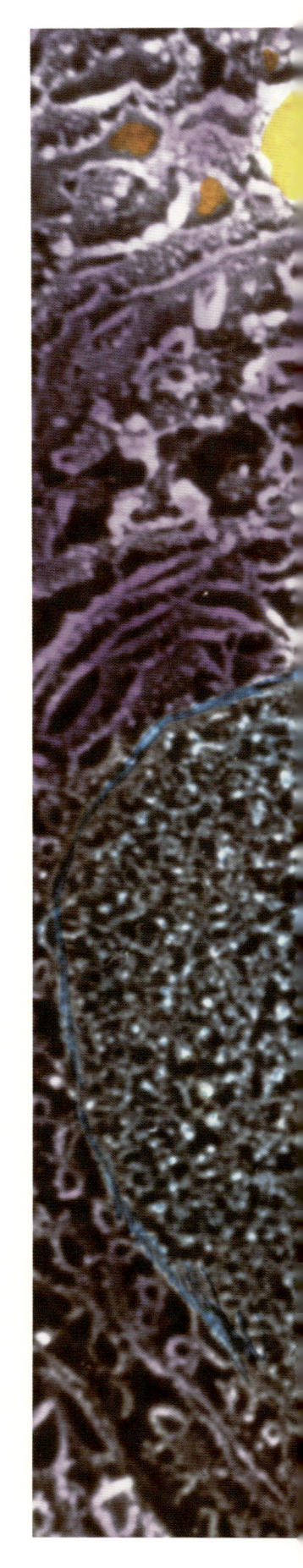

胆嚢は、肝臓が産生するアルカリ性の消化液である「胆汁」を蓄える小さな貯蔵嚢です。胆嚢は、胃から続く小腸の最初の部分である十二指腸の中に胆汁を放出します。胆汁は必要に応じて分泌されますが、特に脂肪の消化を助けます。この画像に見えるヒダは皺といい、胆嚢壁に機械的強度を与えています。

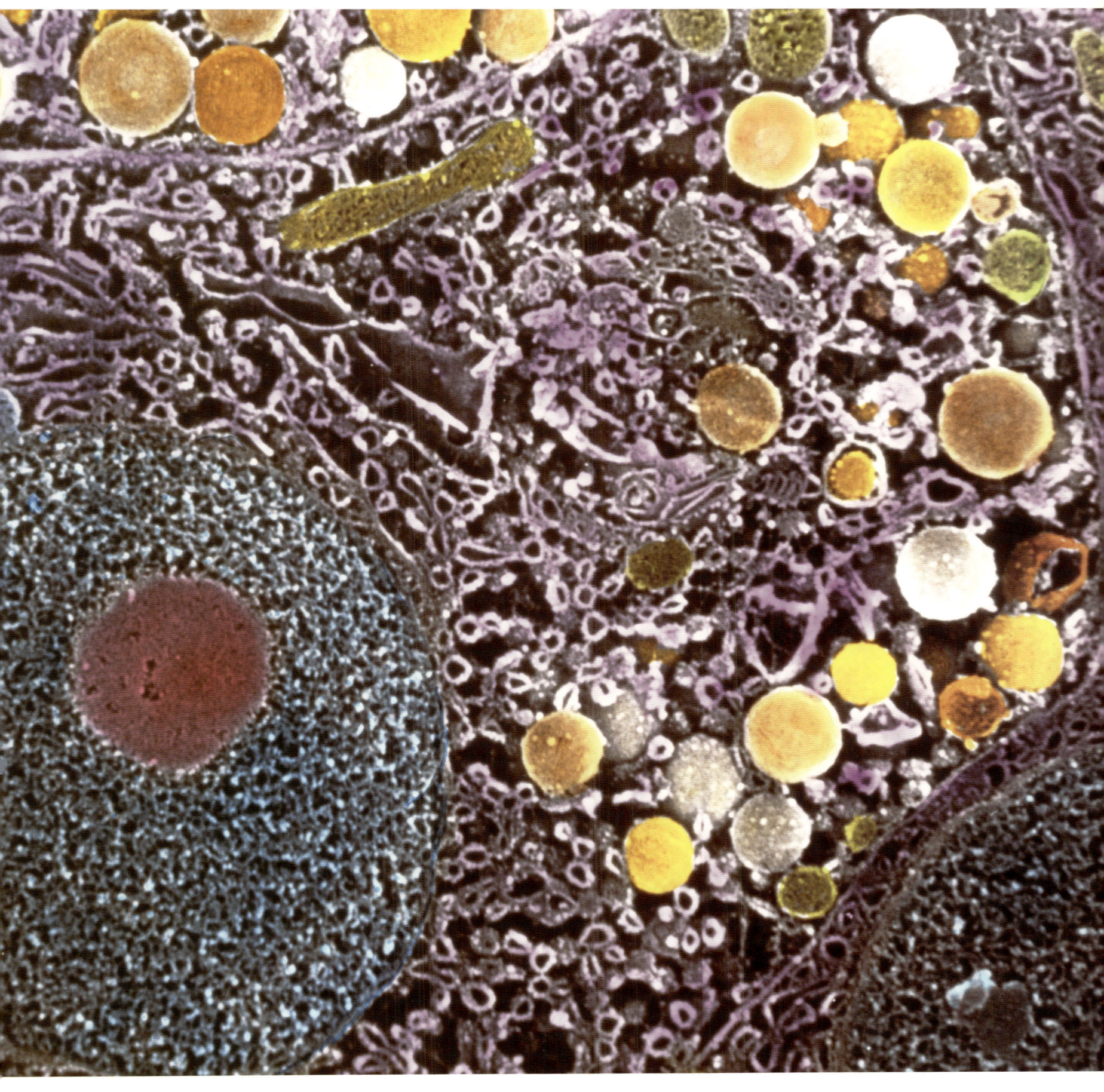

膵臓で酵素を産生する細胞 [SEM]

小腸で食物を分解する消化酵素の多くは、胃の真下にある大きな腺である「膵臓」の細胞で産生されます。この画像で青色の核と赤色の核小体を持つ膵臓細胞は、酵素の顆粒（茶色、白色、オレンジの円）を不活性の状態で持っています。これらの酵素は、分泌されると膵管を通って消化管に到達し、小腸内壁の細胞が産生する化学物質によって活性化されます。

大腸 [X線]

X線が大腸（紫色）は3つに分かれていることを示しています。左が盲腸と上行結腸で、可動性が比較的少ない部分です。大腸の最初の部分はこの盲腸と虫垂です。中央が可動性のある横行結腸で、この画像ではU字型をしています。横行結腸は下行結腸（右）に続き、さらに直腸につながります。大腸の主な機能は、消化した食物から水分とミネラルを吸収することです。

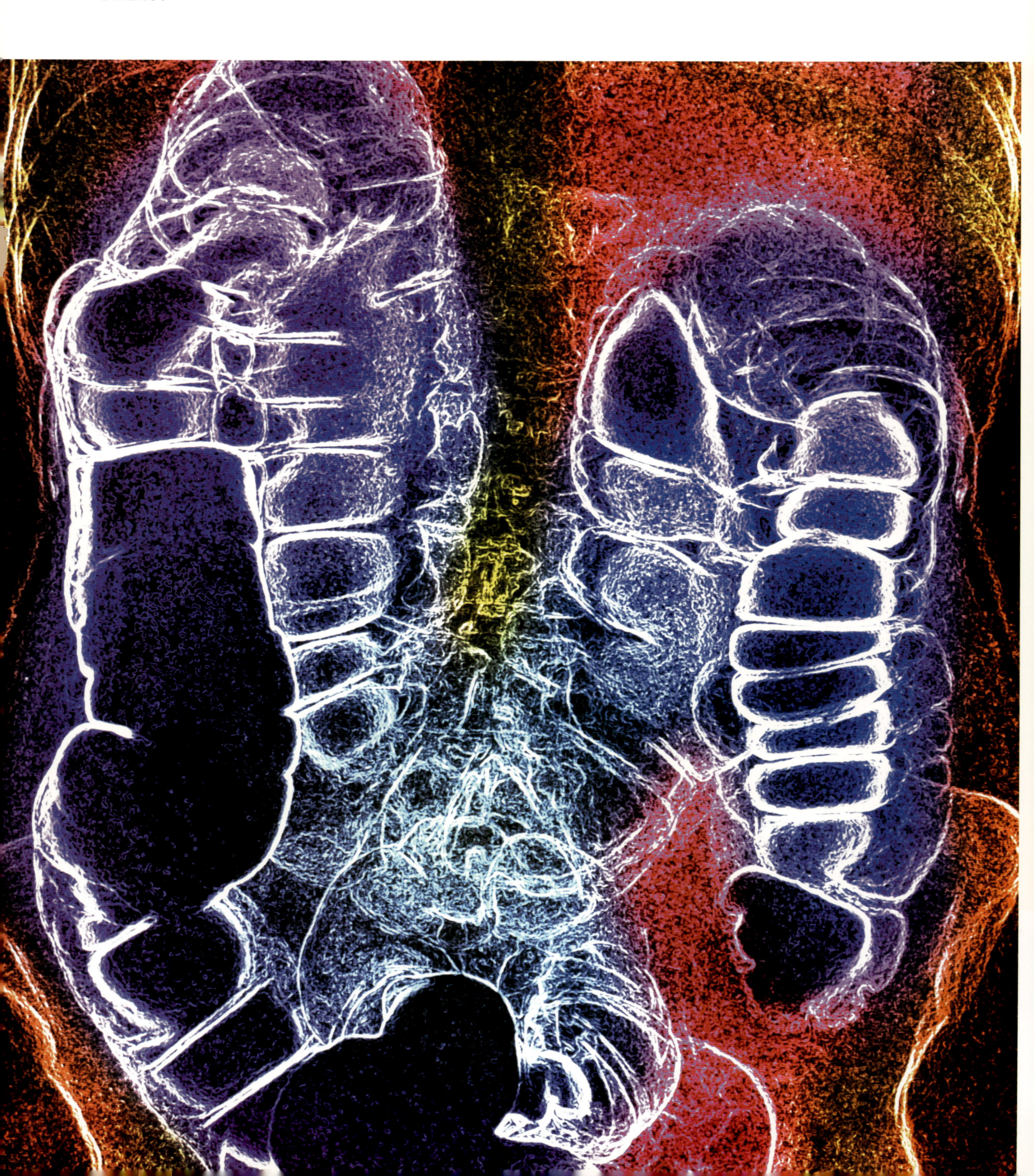

虫垂 [X線]

虫垂（中左端）は、イモ虫のような形の出口のない管で、成人で全長が約9センチメートルあります。虫垂は、大腸の最初の部分である盲腸から出ています。草食動物の場合はセルロースの消化に関係していますが、ヒトの場合は特に機能が確認されていません。虫垂炎は一般的ですが、深刻な症状にもなりえる病気です。

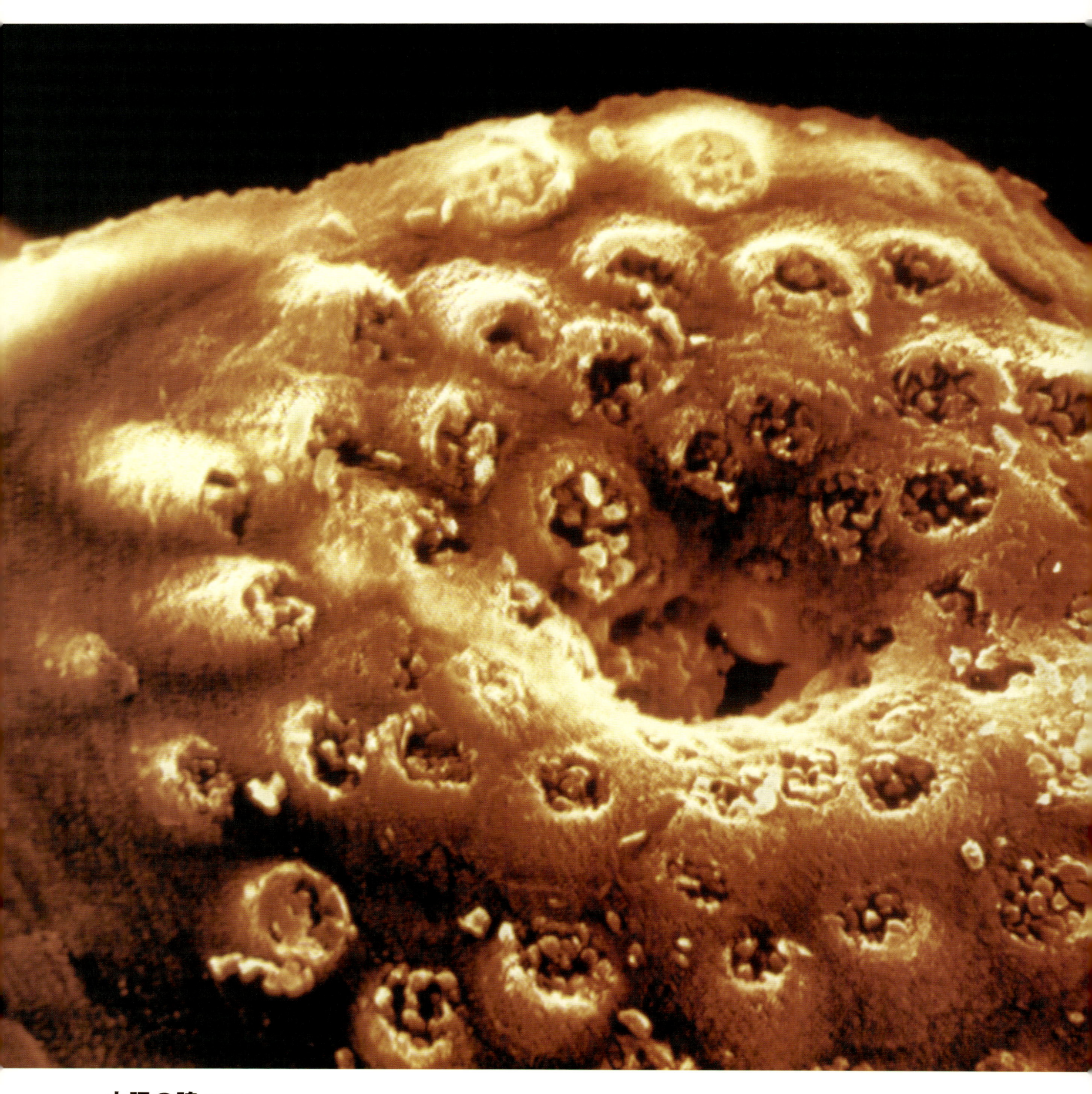

大腸の腺 [SEM]

大腸に多数ある、粘液を分泌する管状の腺の1つです。粘膜層の下には、平滑筋の層があり、収縮と弛緩を繰り返して大腸の内容物を直腸に送り出しています。大腸では、水分、ナトリウム、ビタミンその他のミネラルが吸収され、水分の多かった残留物が、半固体の便に変わります。

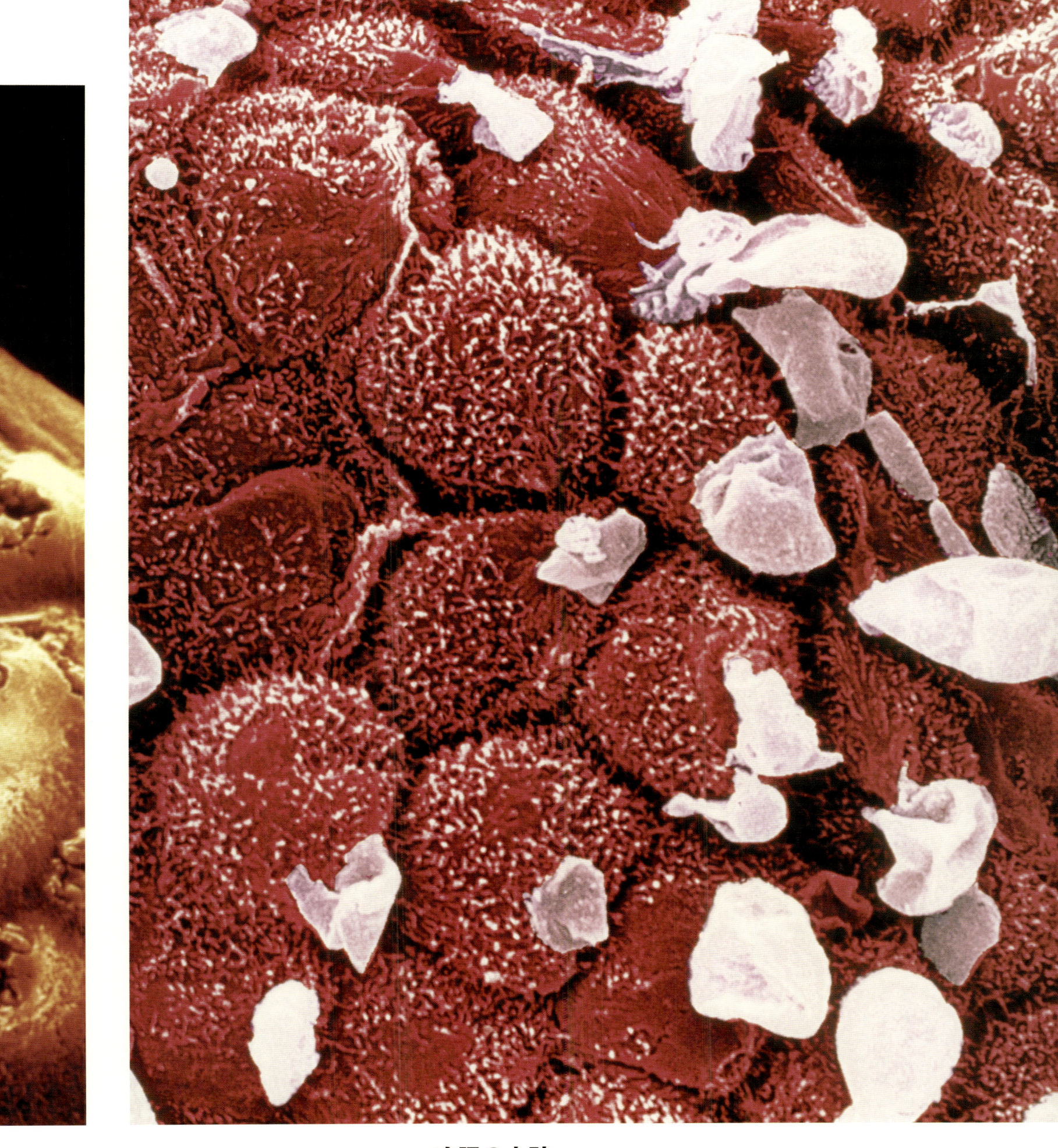

直腸の内壁 [SEM]

大腸の最後の部分である直腸には、多角形の細胞（赤色）からできた筋肉性の内壁があります。その表面には毛髪状の微絨毛が覆い、直腸が栄養分を吸収する面積を大幅に拡大しています。粘膜層の上層部は常にはがれて入れ替わっています。この画像でもその破片（ピンク）が確認できます。

ヒトの体重の65%は水分です。生命体に必要な化学反応はすべて水のある環境下で発生します。腎臓と膀胱とそれに付属する管からなる泌尿器系の役割の1つは、体液の量と組成を、ほぼ一定に維持することにあります。これはホメオスタシス（訳注：生体を安定した恒常的状態に保とうとする仕組み）のプロセスの一部です。

　腎臓のもう1つの役割は、肝臓がたんぱく質を分解して生成する化合物「尿素」をはじめとする不要物を排出することにあります。腎不全（腎臓が働かない）の人は、1日の水分摂取量は0.5リットルまで、たんぱく質の摂取量は40グラムまでに制限されています。このことからも、腎臓の重要性がよく分かるでしょう。

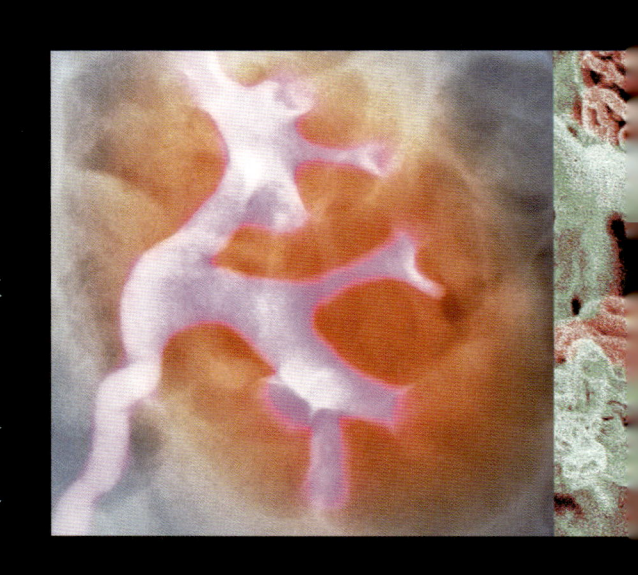

　腎臓は2つあり、腰のすぐ下の高さで、腹部後方の両側に1つずつ配置されています。腎臓の中には全長約160キロメートルの血管があり、1日最大2,000リットルの血液が流れています。腎臓それぞれに100万個もの小さなフィルターがあり、血液から不要物を除いて送り出します。ろ過される血液の量は、1時間約7.5リットルです。もしそのすべてが尿として排出されると、人体はあっというまに干からびてしまいます。実際は、ろ過された血液の99パーセントが腎尿細管で再吸収されています。

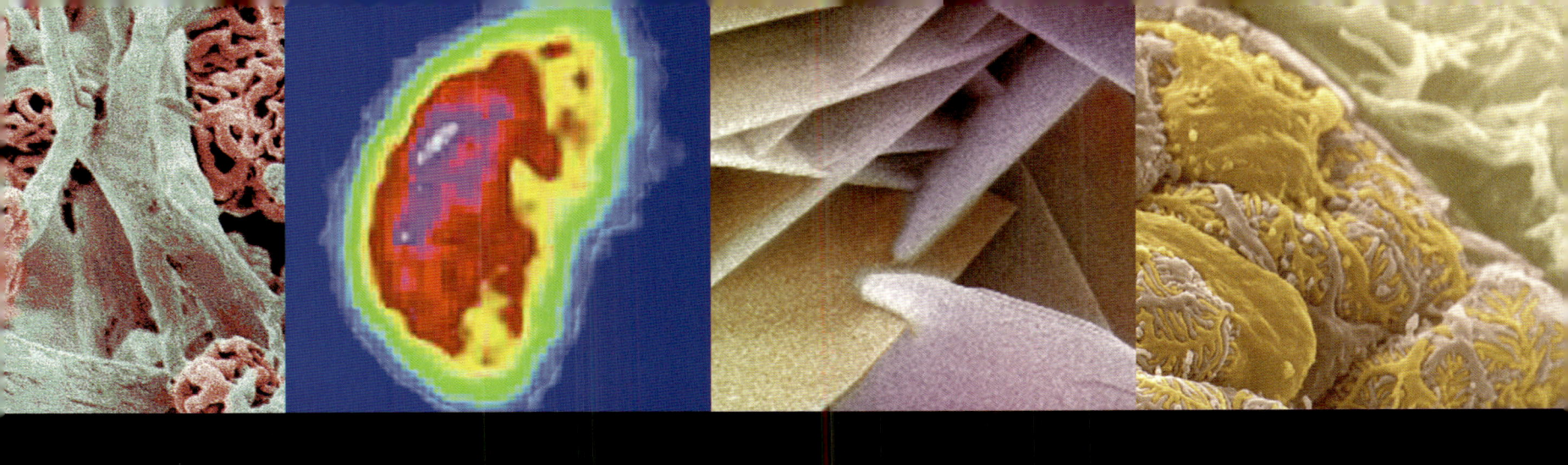

排出される尿の量は、水分摂取量、運動、外気温によって異なりますが、平均値は1日あたり約1.5リットルです。腎臓はそれぞれ、膀胱に続く尿管に尿を放出します。尿は排出されるまで膀胱に蓄えられます。膀胱には伸縮性があり、0.5リットル以上蓄えることができます。尿は2本の括約筋が開くと放出されます。括約筋の1つは不随意的に、もう1本は随意的にコントロールされます。幼い子供は、随意筋のコントロール能力が発達するまで、膀胱が満杯になるといつでも排尿します。ただし、尿意を催すのは膀胱が半分まで満たされたときで、満杯になると排尿を止めるのにかなりの自制心が必要です。

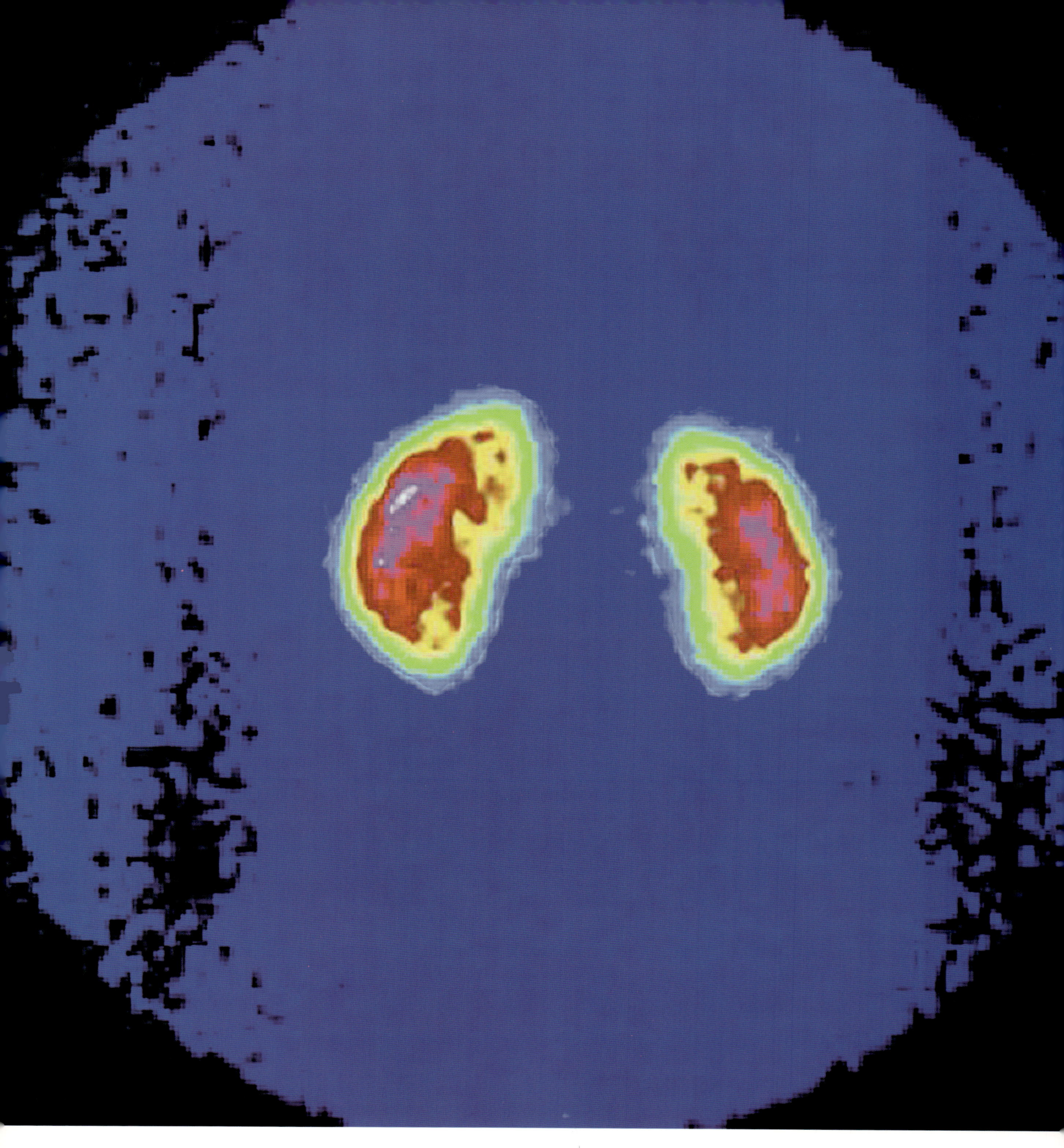

腎臓 ［ガンマカメラ］

背中から見た腎臓（赤色）です。血液を取り入れているのが分かります。腎臓は血液の老廃物を濾して、尿という形で膀胱（この画像では見えません）に送り出します。ガンマ走査は、腎臓への血液の供給の測定と腎臓疾患の診断に使用されます。

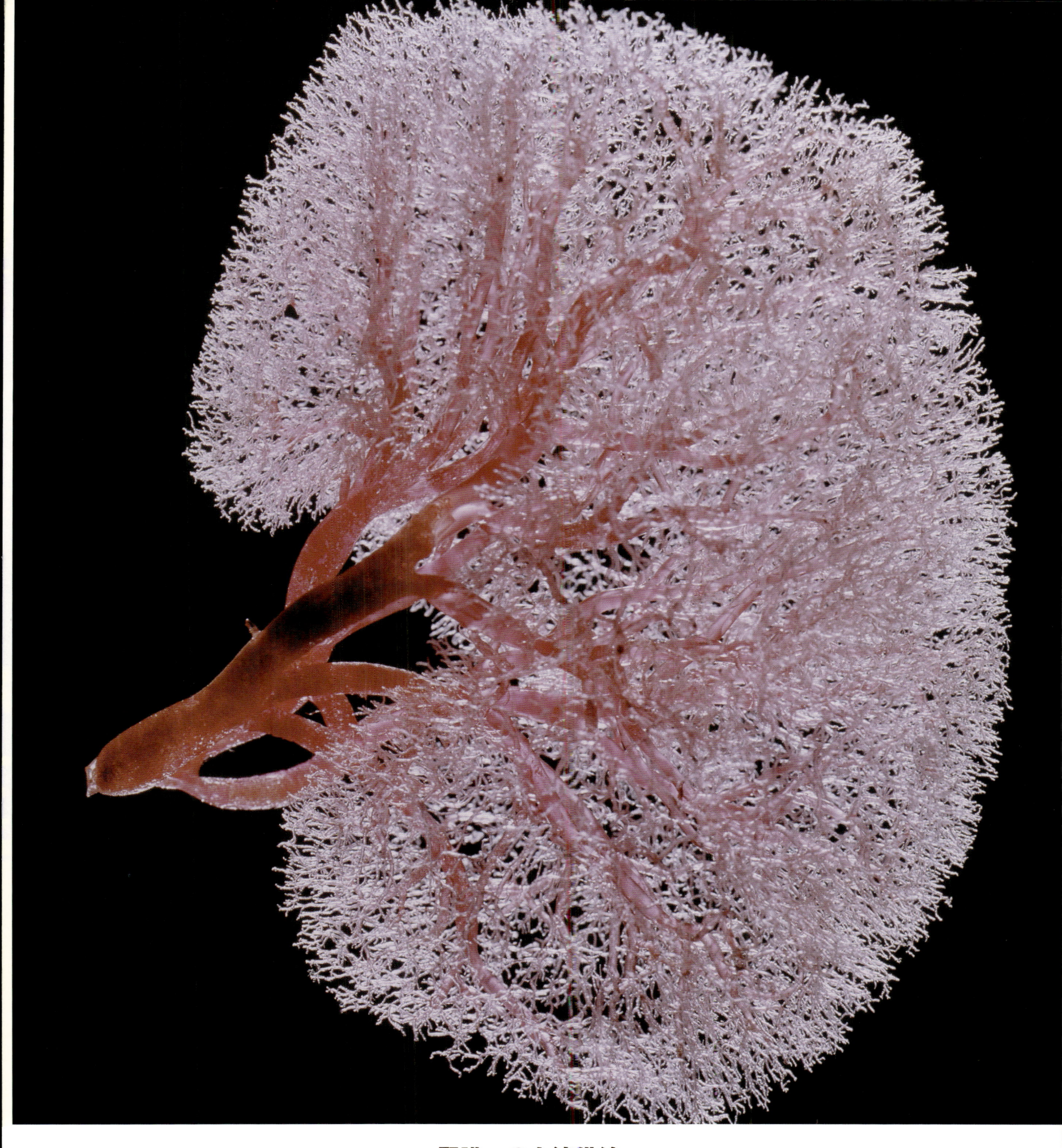

腎臓への血液供給 [レジンキャスト]

腎臓は他のどの臓器よりも大量の血液を受け取ります。それは、このレジンキャスト（流し込み樹脂）の画像が示す、腎臓の一つの腎動脈から出た毛細血管の緻密なネットワークからも見て取れます。毎分約1リットルの血液が各腎臓に高圧で送られ、ろ過されています。1日で体のすべての血液が、腎臓を約400回通過することになります。

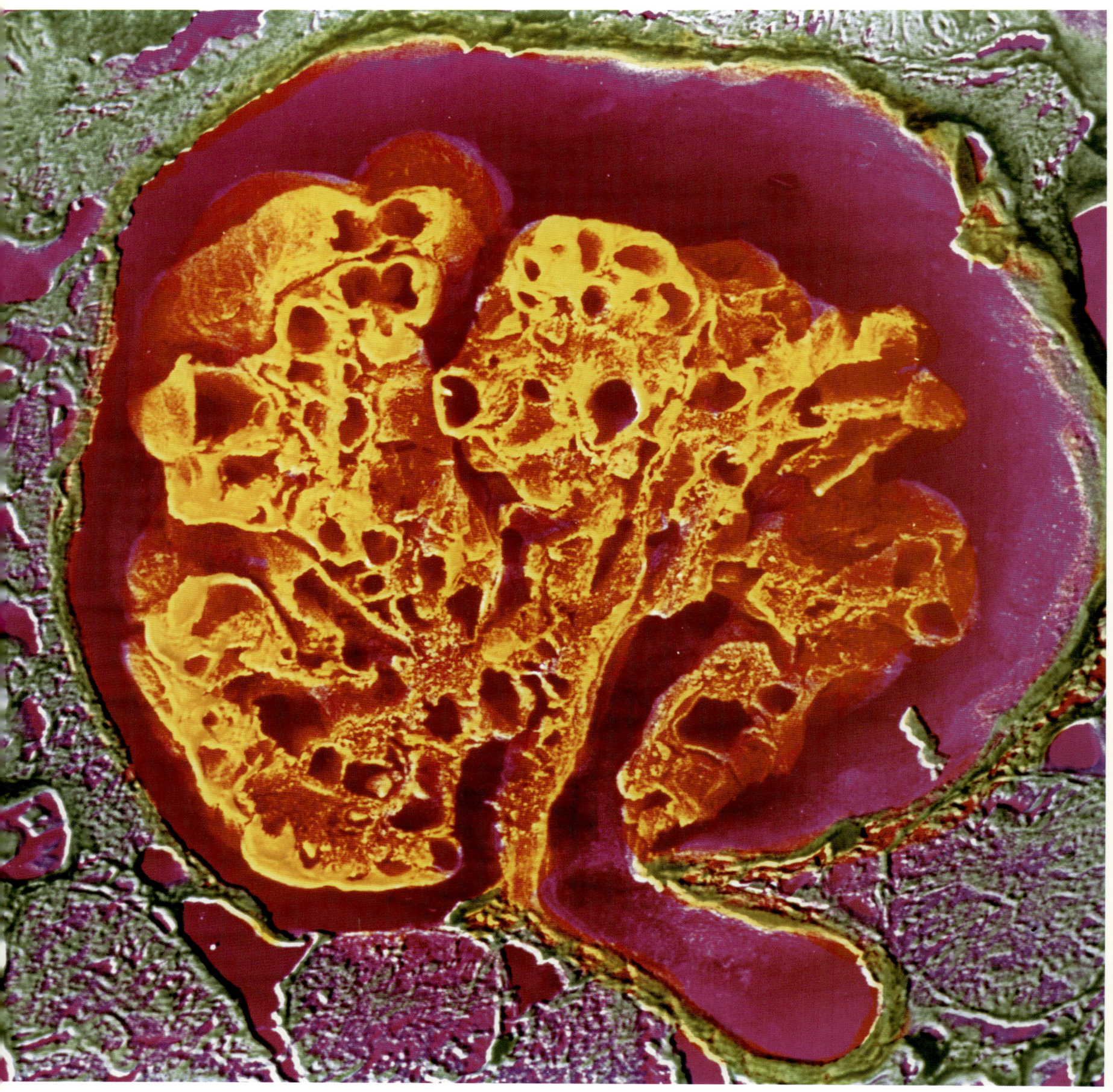

腎臓の糸球体 1 [SEM]

腎臓を通過する血液は、毛細血管でできた小さな球である「糸球体」でろ過されます。この画像は糸球体（中央）の1つです。液体が毛細血管から出て、長い管（右）に排出されています。ここで必要な物質や水分の一部が再吸収されます。残りの不要な液体には、血液から送られた毒素が含まれており、尿として膀胱に排出されます。

腎臓の糸球体 2 [SEM]
しきゅうたい

この糸球体をはじめ、腎臓のろ過装置は非常に効率的で、1時間に7.5リットルをろ過することができます。そのうち尿となるのはたった0.125リットルで、残りは再吸収されます。排出される尿の量は、水分摂取量や外気温によりますが、平均すると1日約1.5リットルで、その大半が覚醒時に作られています。

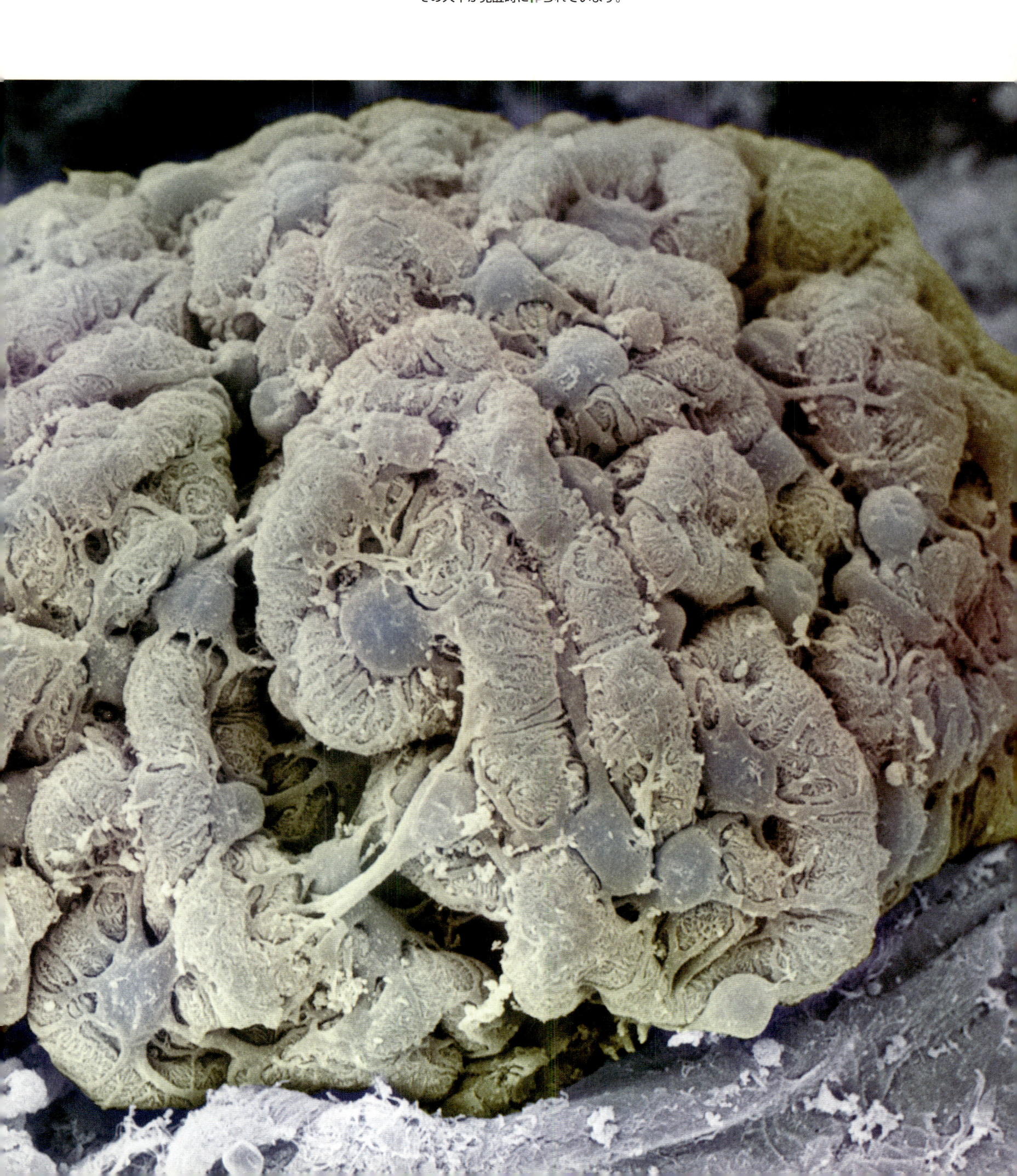

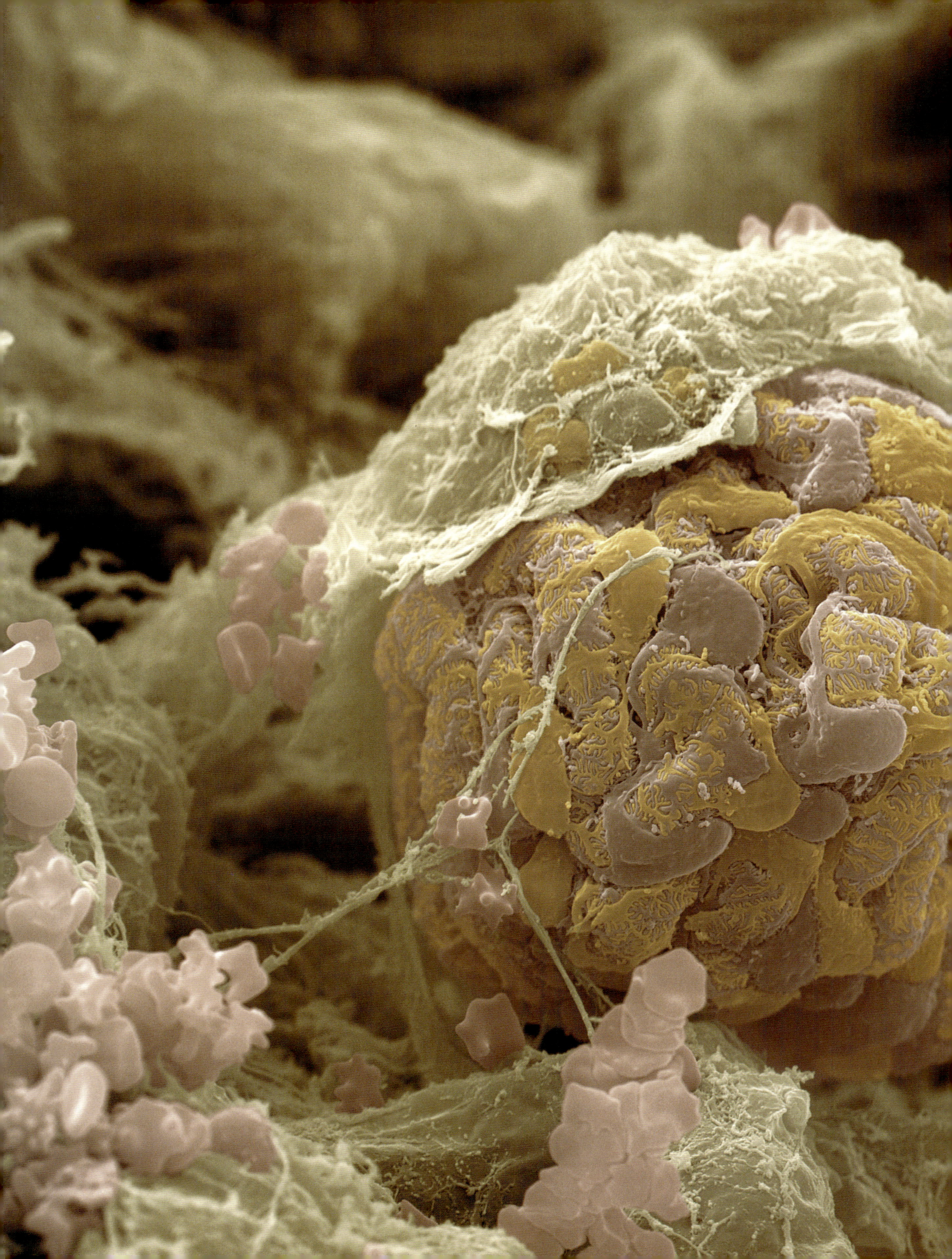

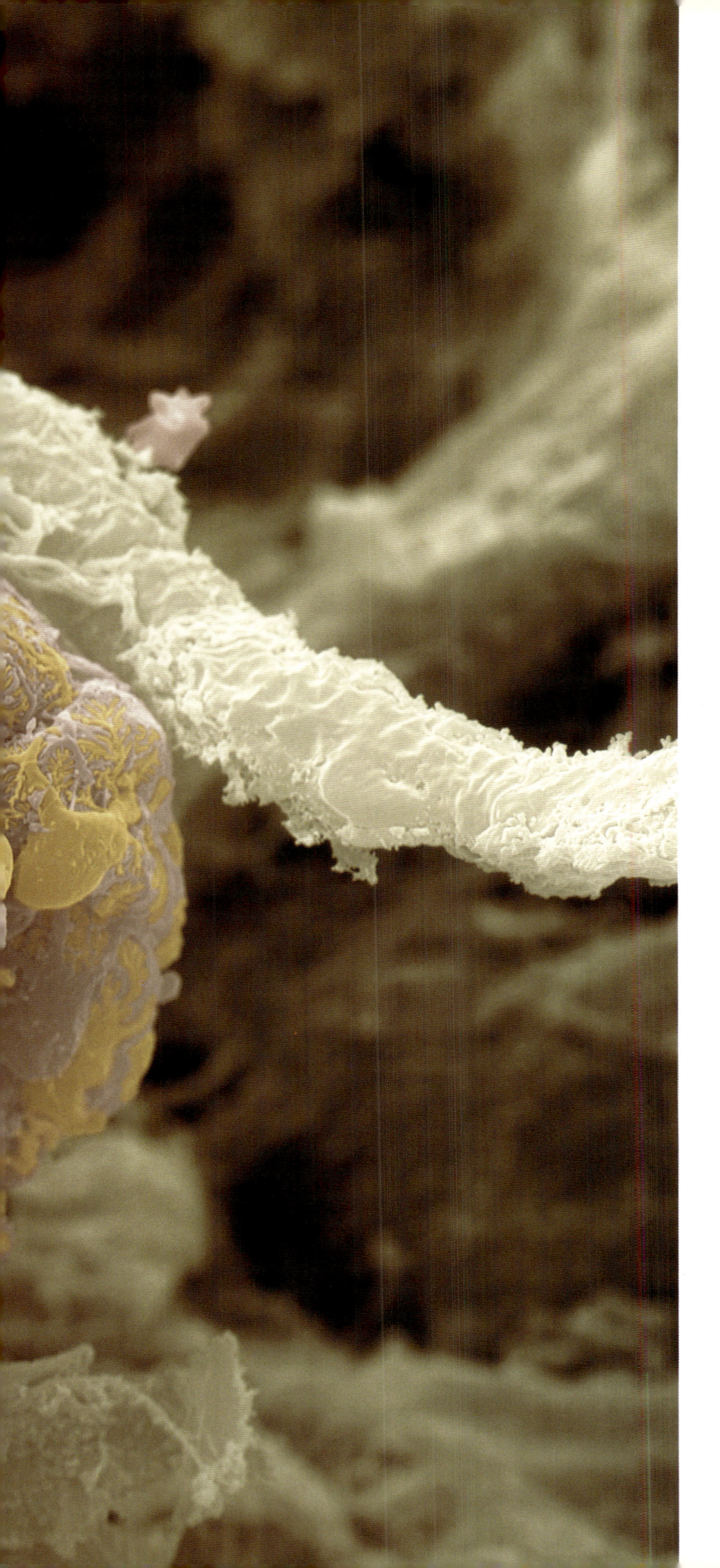

腎臓の糸球体 3 [SEM]

この画像は、糸球体が腎被膜に包まれた毛細血管の結び目であることを示しています。腎臓を通過する血液はここでろ過されます。毛細血管の壁と腎被膜の内壁を構成する細胞には、狭いすきまがあります。血漿の大半の成分はこのすきまを自由に通りぬけることができますが、たんぱく質をはじめとする大きな分子は、毛細血管と内壁の間の細胞膜のフィルターにかけられ取り除かれます。

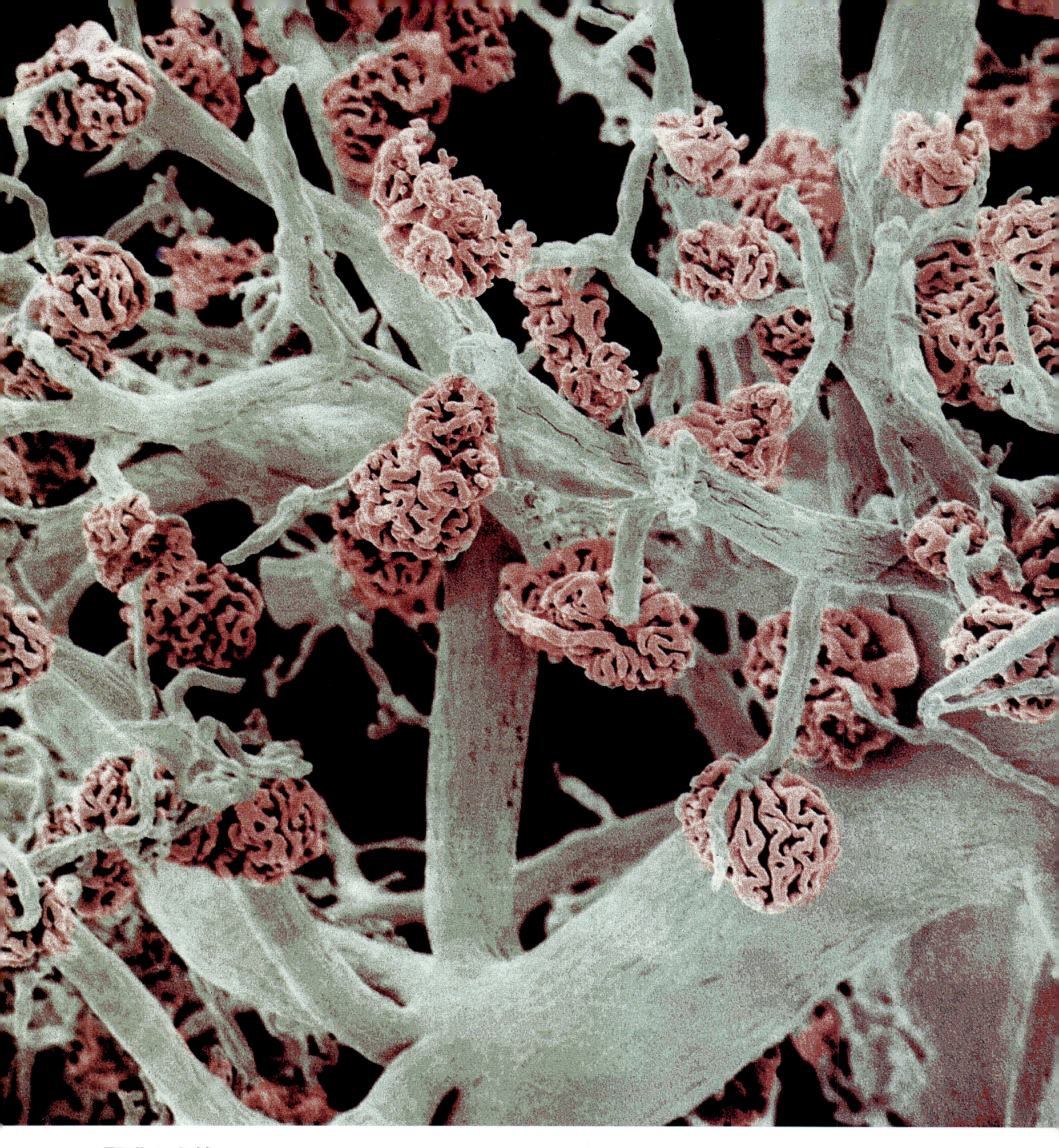

腎臓の血管 [レジンキャストとSEM]

腎臓にレジンを注入し、周辺の組織を溶解して取り除いて作ったこの画像は、血液供給の複雑なネットワークを明らかにしています。血管（緑色）から血液を送られた糸球体（赤色）は、血液の有毒な老廃物をろ過します。各腎臓にある約100万個の糸球体には、予備機能があり、1つの腎臓の3分の2で必要な排出機能を果たします。

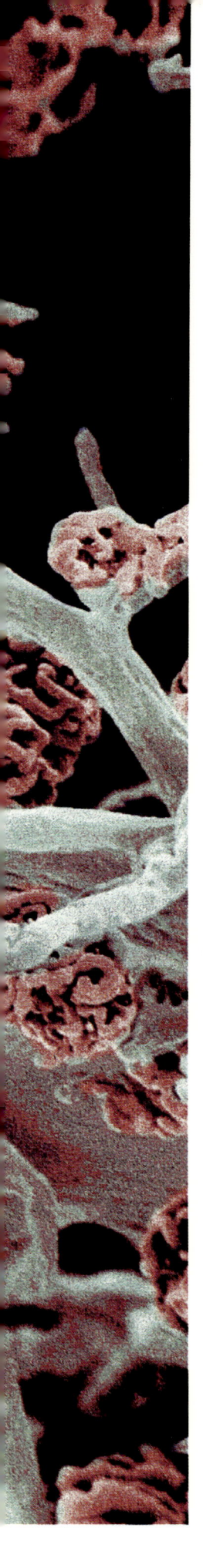

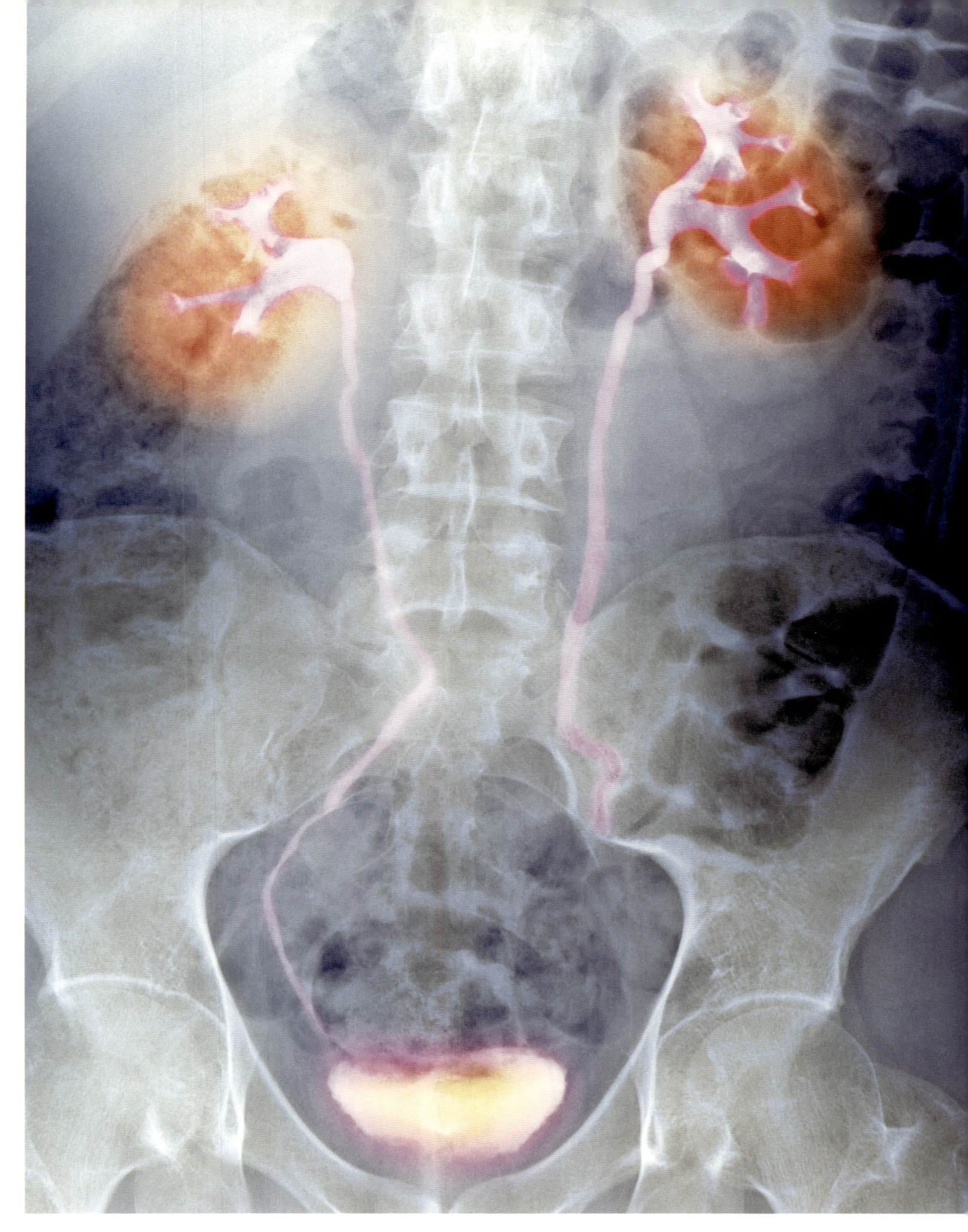

泌尿器系 [X線]

腎臓（上部左右のオレンジ）で産生された尿は、尿管（ピンク）から膀胱（黄色とピンク）に送られます。膀胱が満杯になり始めると、膀胱の壁にある伸張受容器が脳に知らせます。すると尿道周辺の括約筋が随意に弛緩し、膀胱から尿道を通じて体外に尿を放出します。

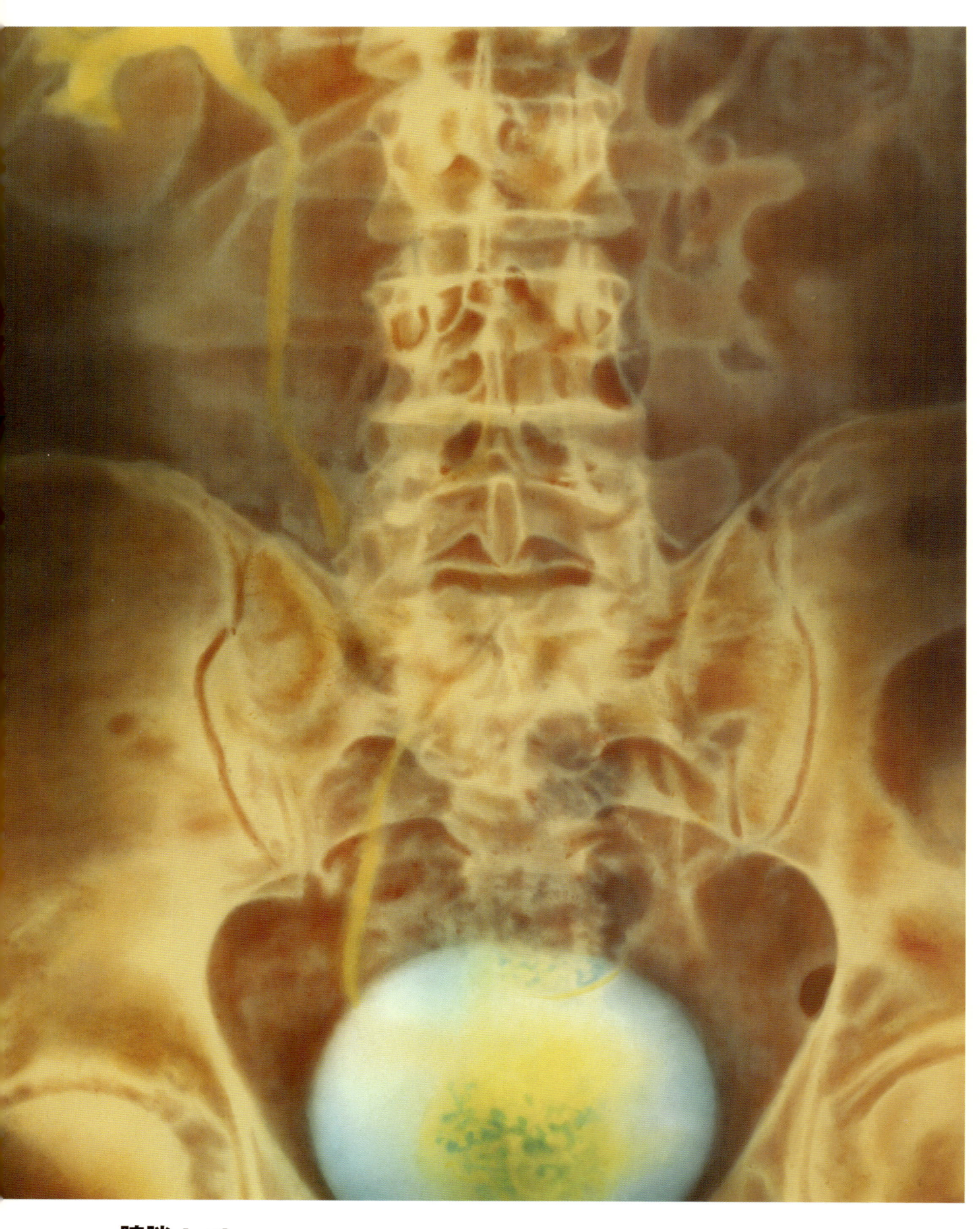

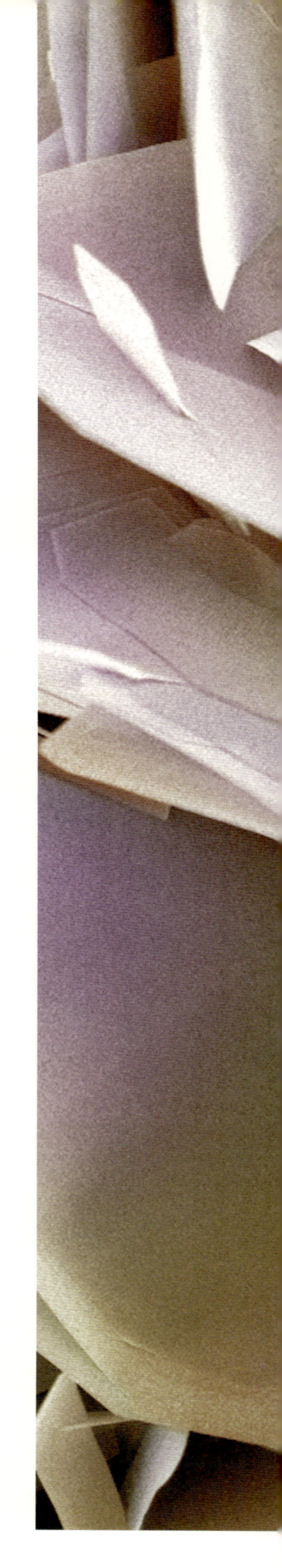

膀胱 [X線]

画像下の骨盤の寛骨の間にある青い球体が、満杯の状態の膀胱です。その上部左には、枝分かれする腎臓の集合管が見えます。尿はこの集合管から、チューブのような尿管を通って膀胱に下ります。ヒトの膀胱は0.5リットル以上の尿をためることができます。膀胱の筋肉壁は、膀胱が満たされるにしたがって弛緩し、一定の張力を維持しています。

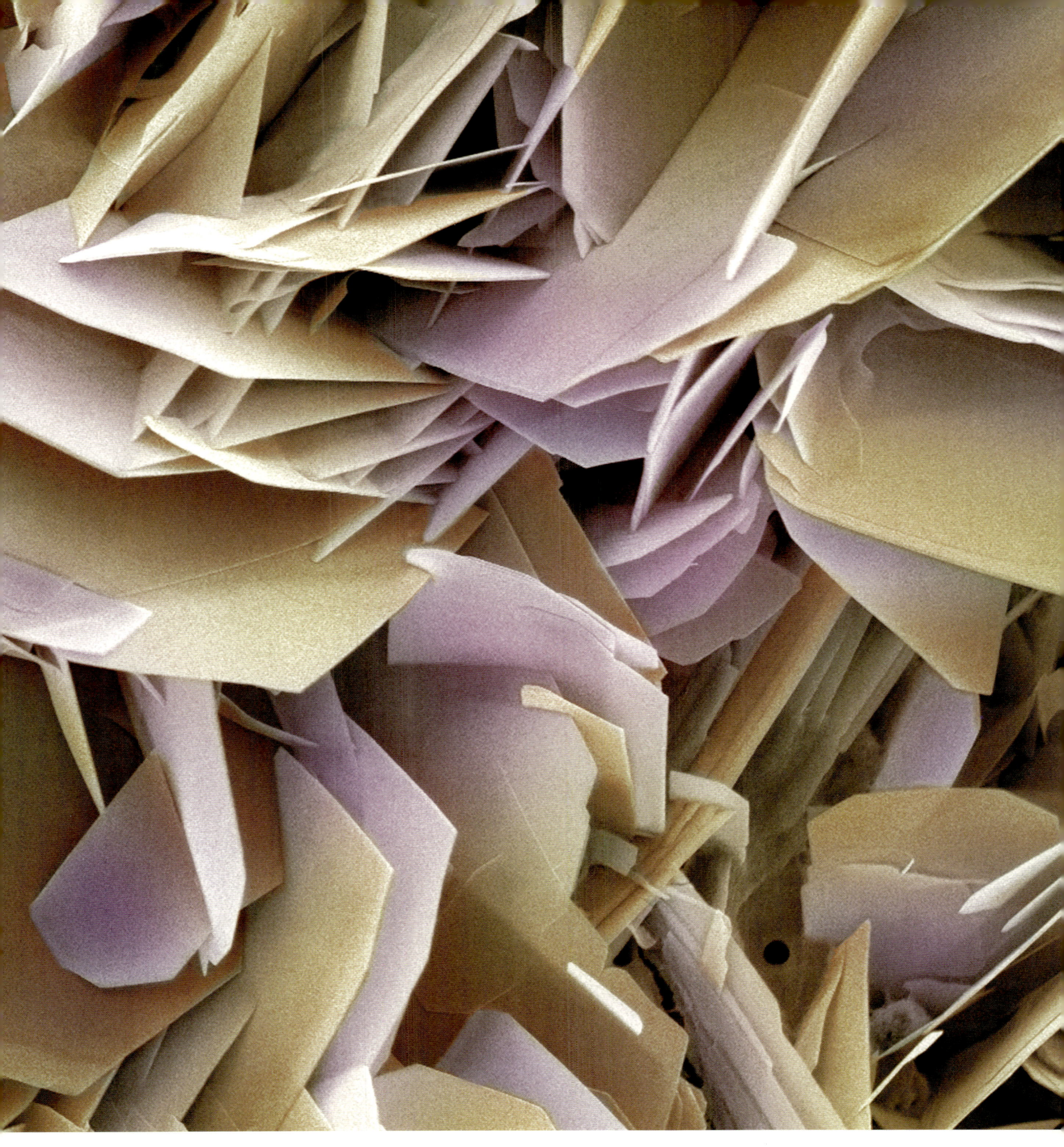

腎臓結石の結晶 [SEM]

腎臓結石は通常、尿に含まれる無機塩類であるシュウ酸カルシウムが沈殿して形成されます。結石は硬くなると痛みを引き起こし、その症状は尿管を下降する際に特にひどくなります。結石が大きいと、手術で取り除くか、超音波治療で破砕する必要があります。

循環器系には多くの役割があります。酸素、栄養分、ホルモンを細胞に運び、代謝で発生した老廃物を取り除いて、肺や腎臓に運んで排出します。また主に筋肉で発生した熱を配分して、体温を一定の温度に保っています。

循環器系の中心は、世界でもっとも優れたポンプである心臓です。健康な成人の安静時の心拍数は1分間60拍から100拍で、平均寿命までに合計25億拍を打ちます。この間に、心臓は1億5,000万リットルの血液を動脈に送ります。それによって1日に全長15メートルの平均的な車を持ち上げるだけのエネルギーが生まれます。しかし、この驚くべきポンプの重量はたった200グラムで、完全な自己制御で働き、70年分の燃費を250キログラムの砂糖でまかなえるほど高いエネルギー効率を持っています。

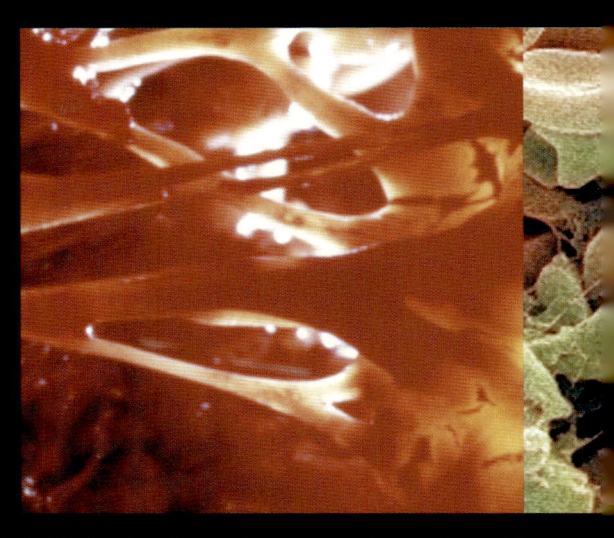

実は心臓には2つのポンプがあり、1つの心臓に2つのポンプが横に並んでいます。各ポンプの2分の1にそれぞれ精巧に設計された弁があり、血液を正しい方向に流れさせています。心臓の左側は肺から送られた酸素の豊富な血液を受け取り、動脈と毛細血管を通じて全身の各部分に高圧で送っています。酸素が欠乏した血液は、低圧で静脈を通って心臓の右側に戻り、酸素を取り入れるために肺に送り出されます。この血液循環の所要時間は1分未満です。

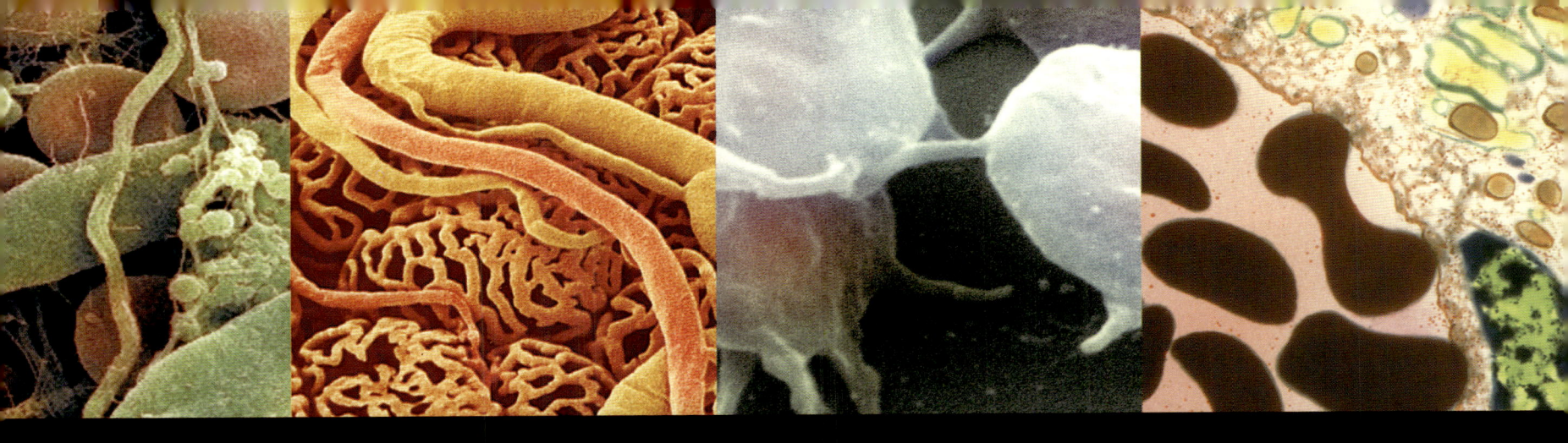

血液そのものは複雑な液体です。半量以上が血漿で、淡い黄色の溶液でたんぱく質、糖分、塩分、その他のミネラルを含みます。血液中の細胞の割合は、女性で約38パーセント、男性で46パーセントです。血液中でもっとも数が多い細胞は赤血球で、1ミリリットルあたり500万個含まれています。その役割は、生命を維持する酸素を細胞に運び、不要になった二酸化炭素を肺に持ち帰ることです。その他、血液中に存在する細胞としては、感染症と戦うさまざまな種類の白血球や、損傷した欠陥の修復を助け、血液凝固に役立つ血小板という細胞の破片があげられます。

循環器系

主な血管 [右ページのイラスト]

大動脈（胴体中央下の赤い部分）はヒトの体の主要な動脈で、心臓が鼓動を打つたびに約0.08リットルの血液を受け取っています。大動脈から枝分かれしている血管は、内臓（このイラストでは見えません）につながっています。大動脈は中央下で大腿動脈を形成し、高圧で下半身と両足に血液を送っています。

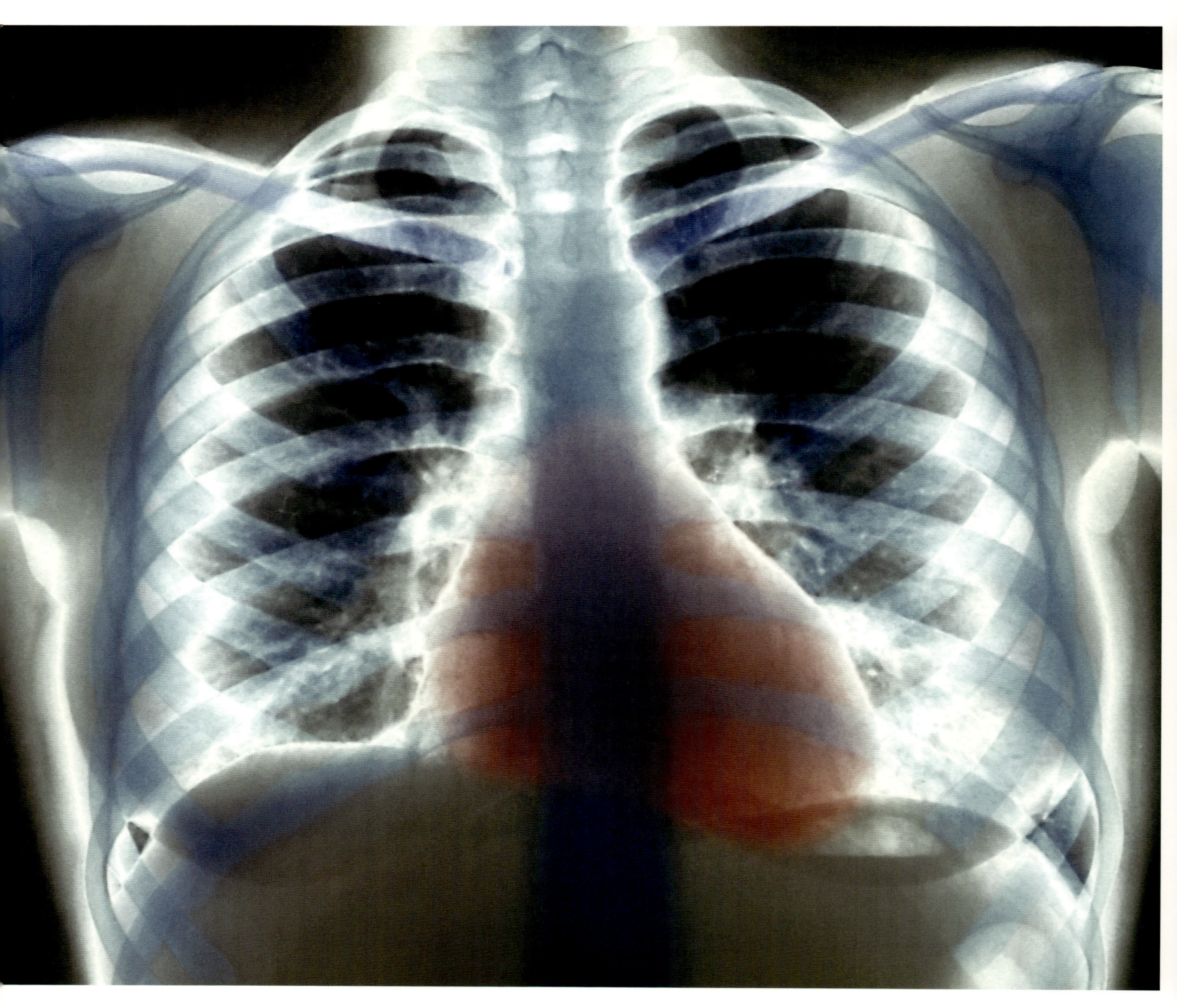

心臓と肺 [X線]

心臓（赤色）は循環器系の中心であるため、十分な保護が必要です。そのため心臓は、両肺（黒色）にはさまれ、肋骨（青い帯）に包まれ、前面を堅固な骨の板である胸骨によって守られています。

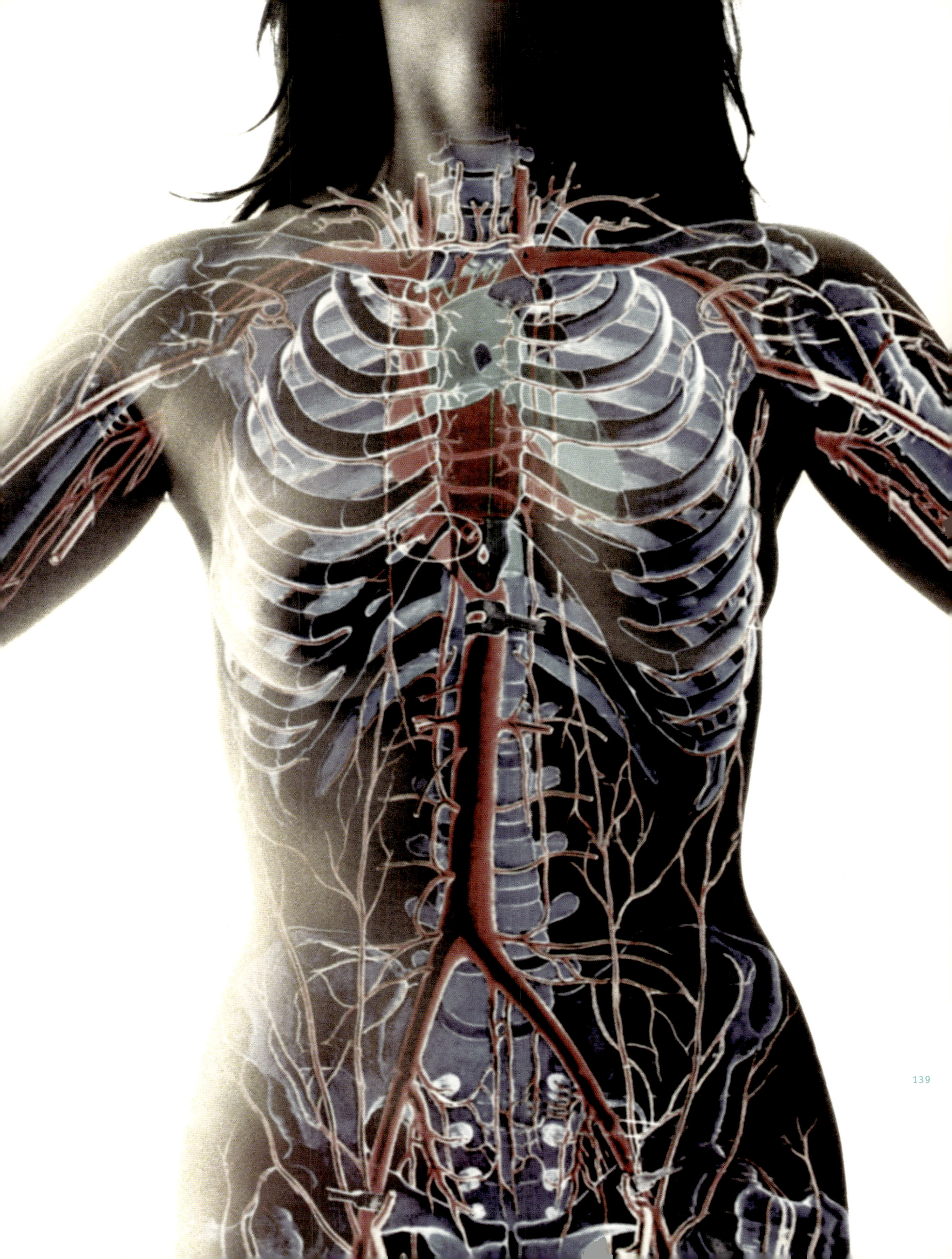

健康な心臓 [血管造影図]

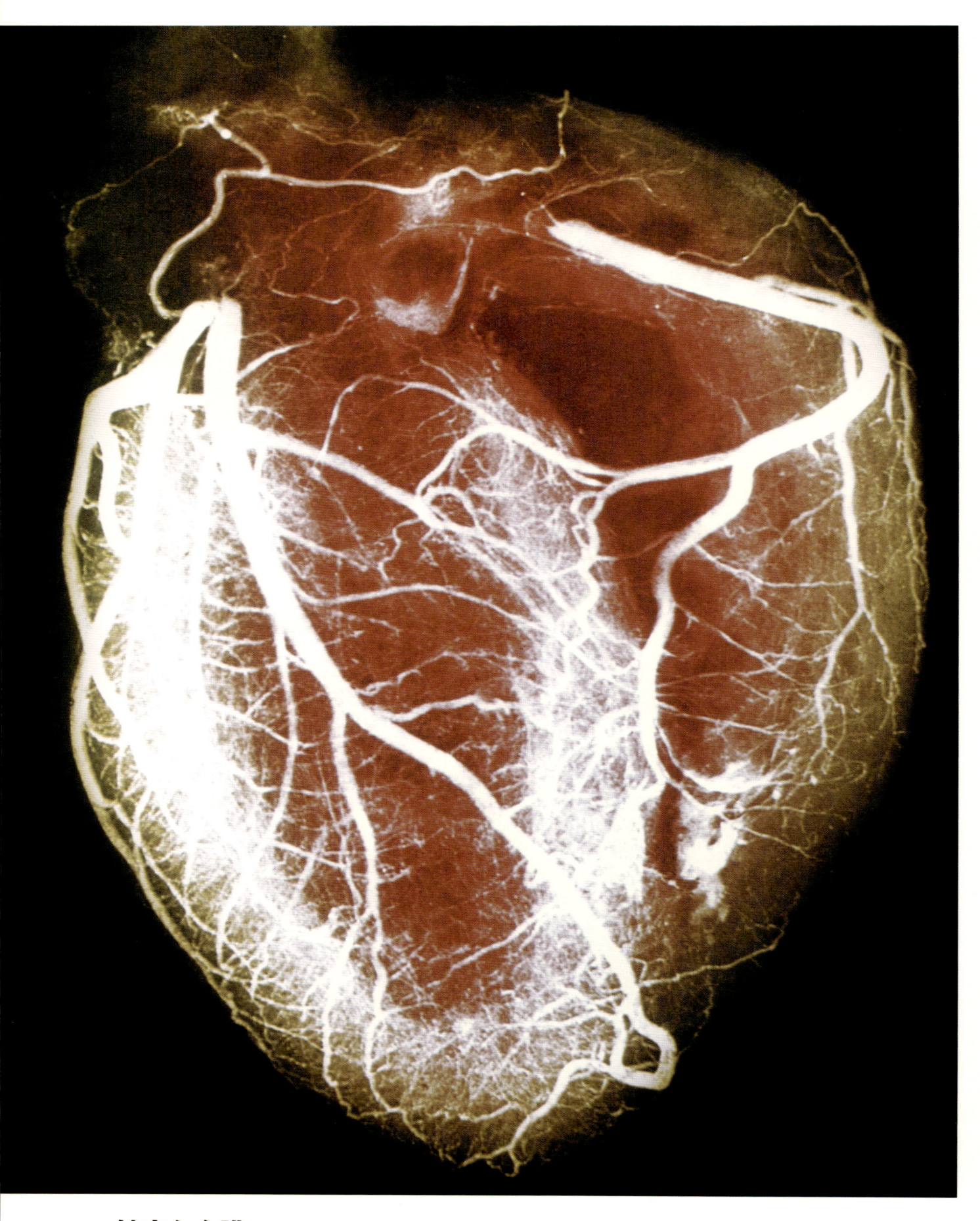

左右に白く見えるのは冠状動脈で、心臓そのものに血液を供給しています。冠状動脈は血液中の酸素レベルに敏感で、必要に応じて心臓への血液供給を増やします。血管造影は、心臓疾患または心臓発作を引き起こす可能性がある、冠状動脈の閉塞を発見するために利用されます。

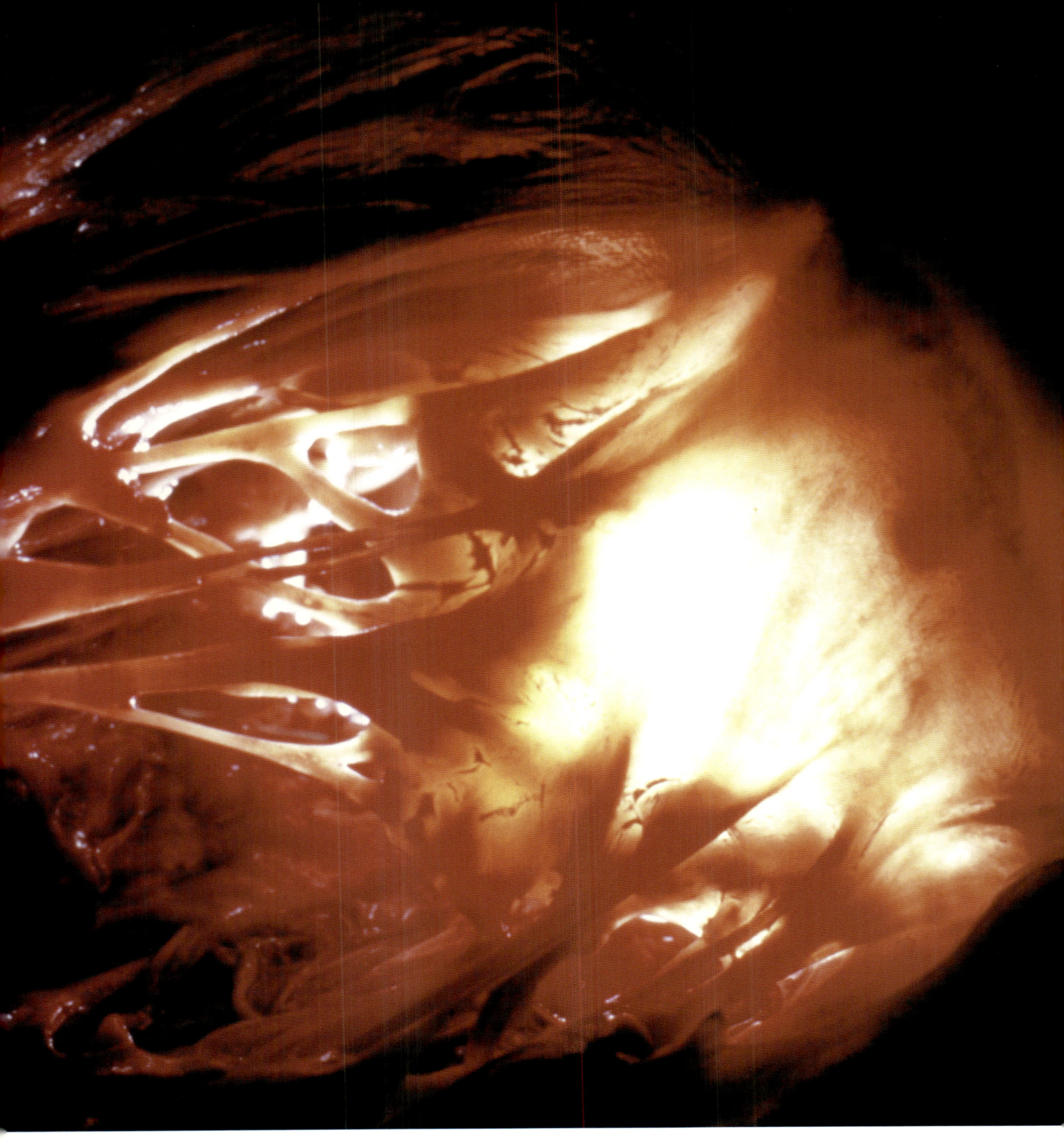

僧帽弁 ［拡大写真］

心室と心室のあいだの空間には弁があり、常に血液が一方向にのみ流れるように制御しています。この写真は僧帽弁で、左心房から左心室への血流をコントロールします。底に見える腱は、ここで発生する高い圧力で弁が反転するのを防ぐ「支え綱」の役割を果たしています。

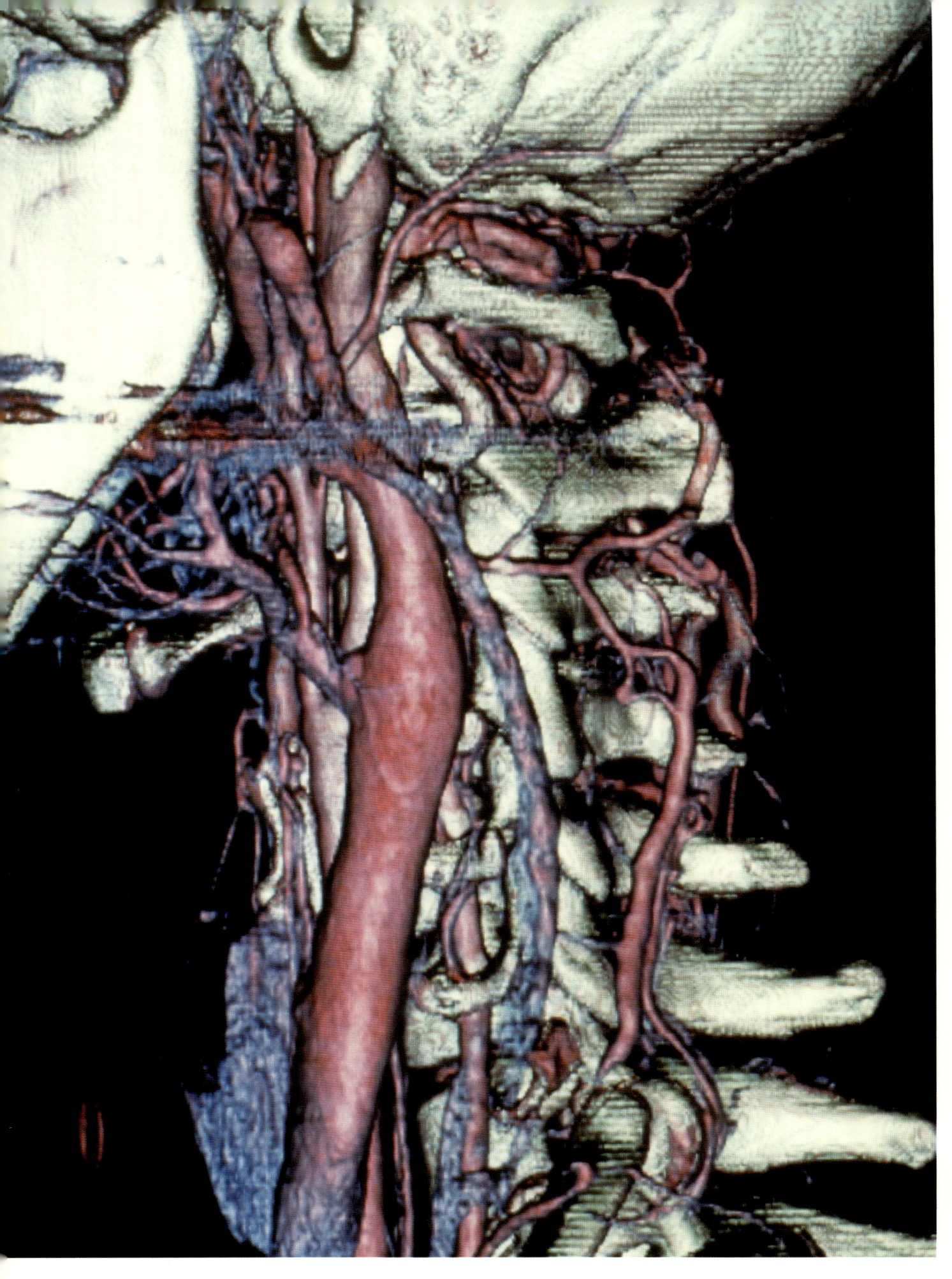

ヒトの首の血管 ［電子線断層法：EBT］

この走査画像は、動脈（赤色）と静脈（青色）をはっきりととらえています。太い動脈は、2つある頸動脈の1つで、頭と首に血液を分配しています。その血圧のコントロールを助けているのが、頸動脈の壁にある伸張受容体で、血圧が上がるとその情報を脳に送ります。脳はそれに応えて神経信号を発し、心拍数を抑え、周辺組織の動脈を拡張させて、血圧を元に戻します。

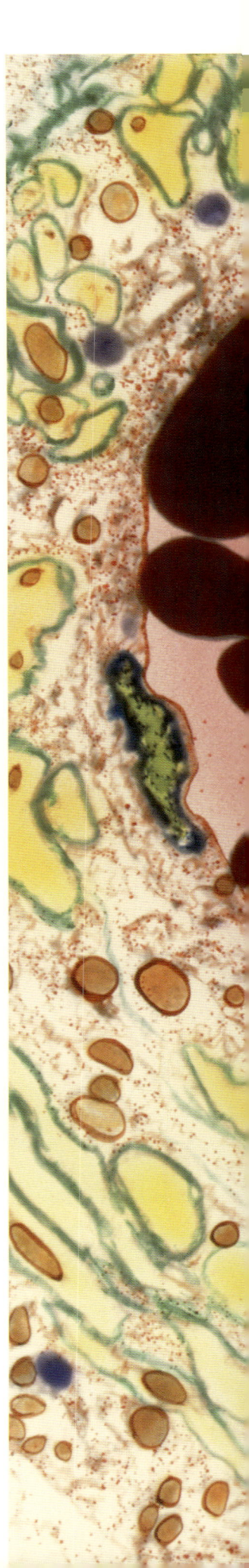

脊髄の血管 [TEM]

脊髄の中にある血管の1つです。酸素、栄養、ホルモンを全身に送る赤血球がつまっています。赤血球は両凹の円盤型で、真横から見るとダンベルのような形をしており、運搬可能な酸素量を増大するのに役立っています。緑色の楕円形は血管の内壁を形成する細胞の核です。この血管は、白質（はくしつ）という神経組織に囲まれています。

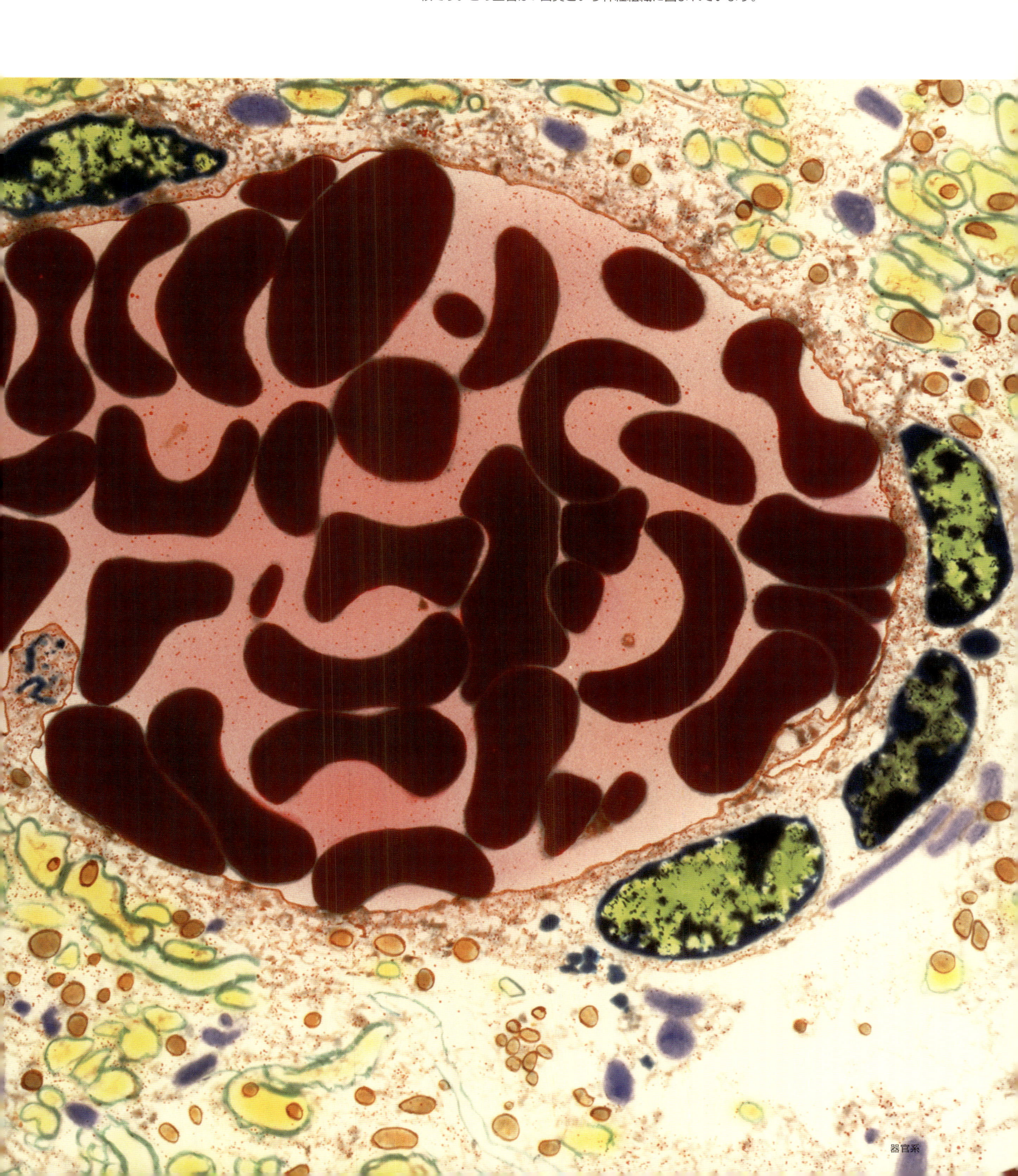

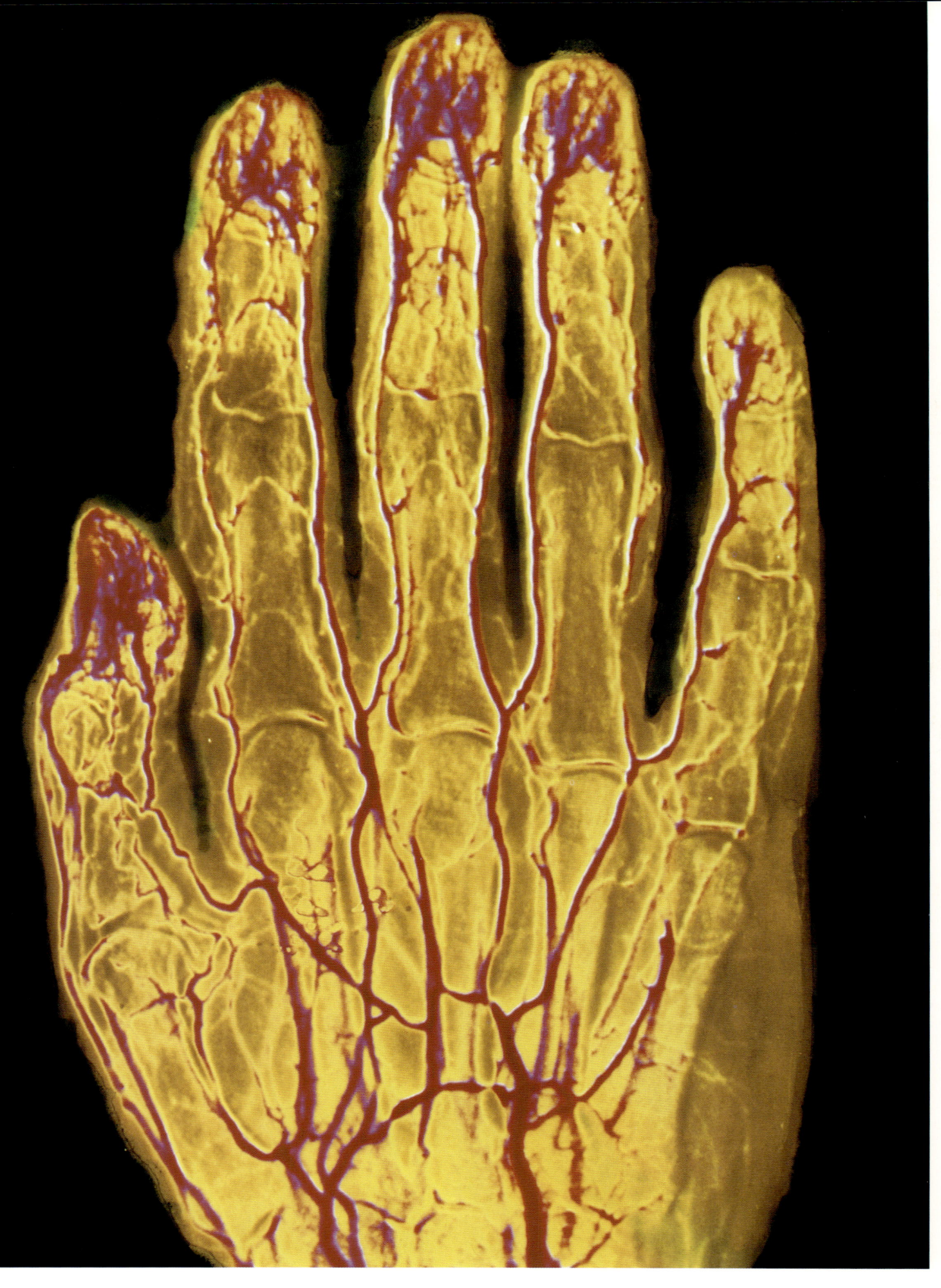

手の動脈 [血管造影図]

手の動脈のネットワークです。特に爪床(そうしょう)の毛細血管が目立っています。爪床はとても活動的な組織であるため、十分な血液の供給を必要としています。動脈には分厚い筋層があり、その収縮力によって心臓から遠く離れた場所でも血圧を維持できます。血管造影はX線技術の1つで、血管閉塞や動脈壁の腫脹など、さまざまな循環器系疾患の診断に利用されます。

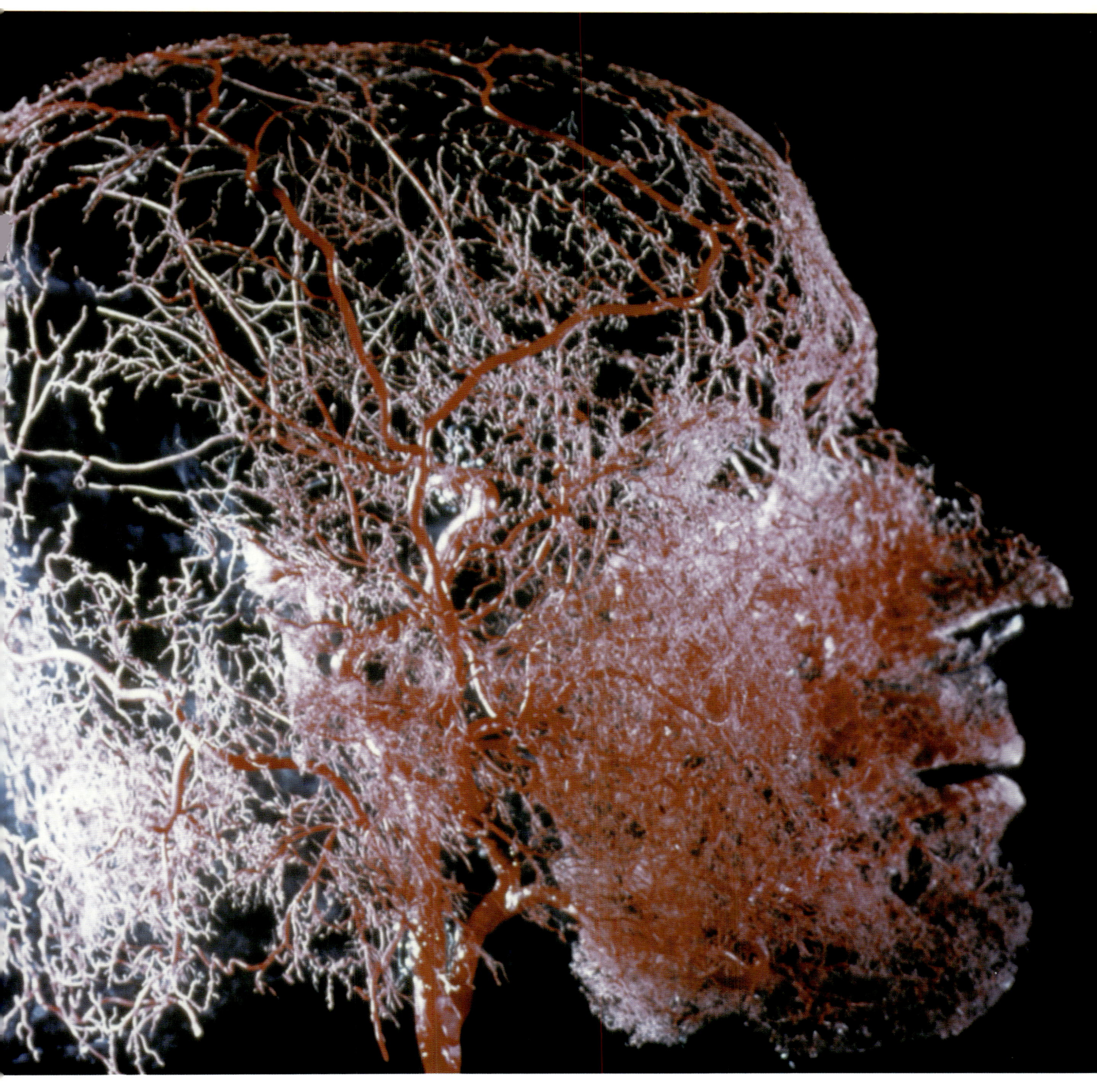

頭部の血管 ［レジンキャスト］

脳は酸素消費量が高く、大量の血液供給を必要としています。数秒でも血液供給が途絶えると、回復不能の脳障害が発生する場合があります。主な血管は、頭蓋底に入っていく2本の内頚動脈です。頬の毛細血管の緻密なネットワークは、熱を外的環境に逃して体温を下げるのに役立ちます。この毛細血管は、拡張すると頬が赤くなるため、怒り、困惑、性的興奮といった感情を表現するのにも役立ちます。

甲状腺の血管 [SEM]

甲状腺の中を蛇行する血管です。甲状腺はホルモンを産生する腺で、首の付け根にあります。甲状腺にはホルモンを輸送する導管がなく、標的臓器や他の組織の細胞に流れこむ血液に、ホルモンを直接放出します。

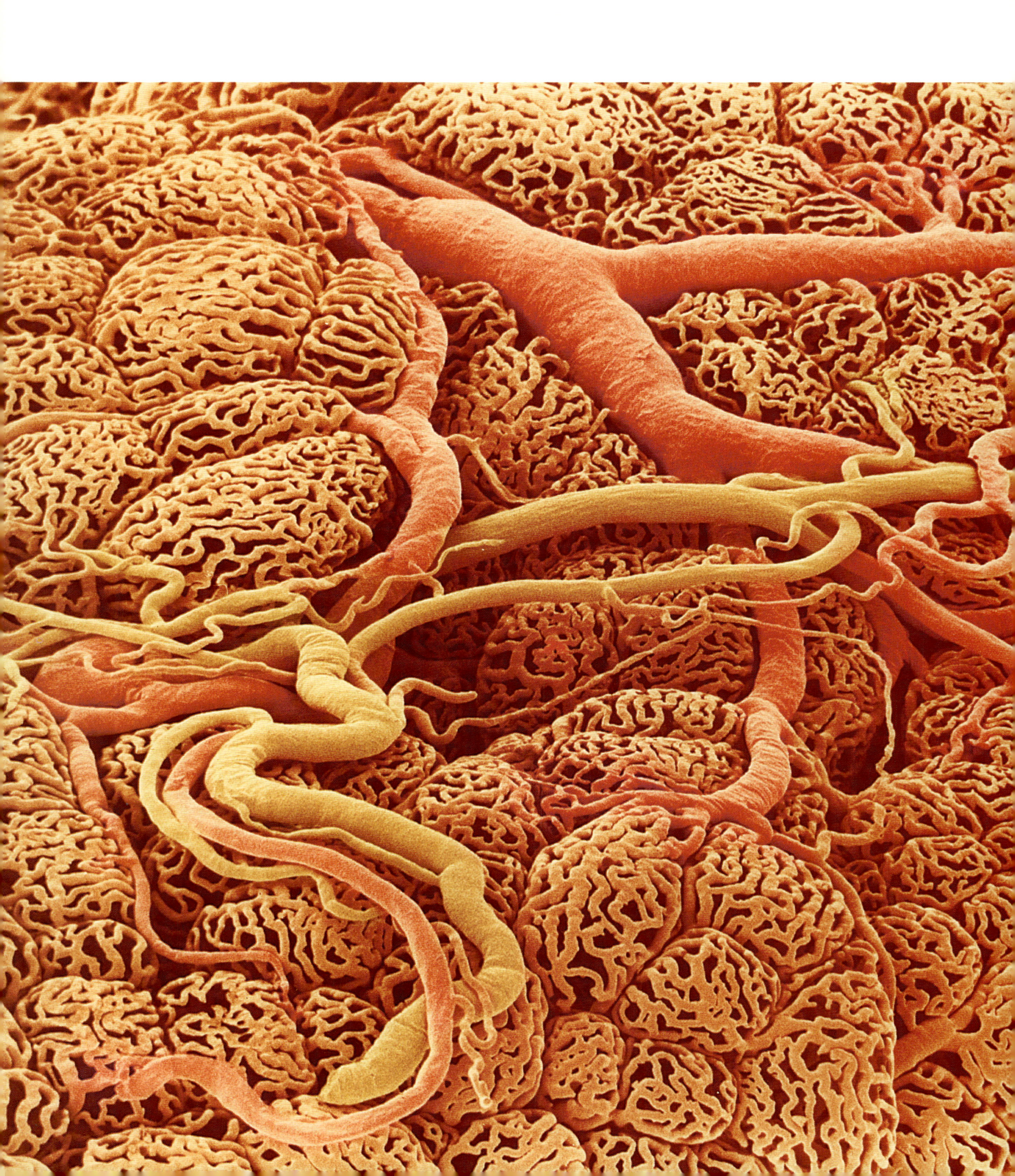

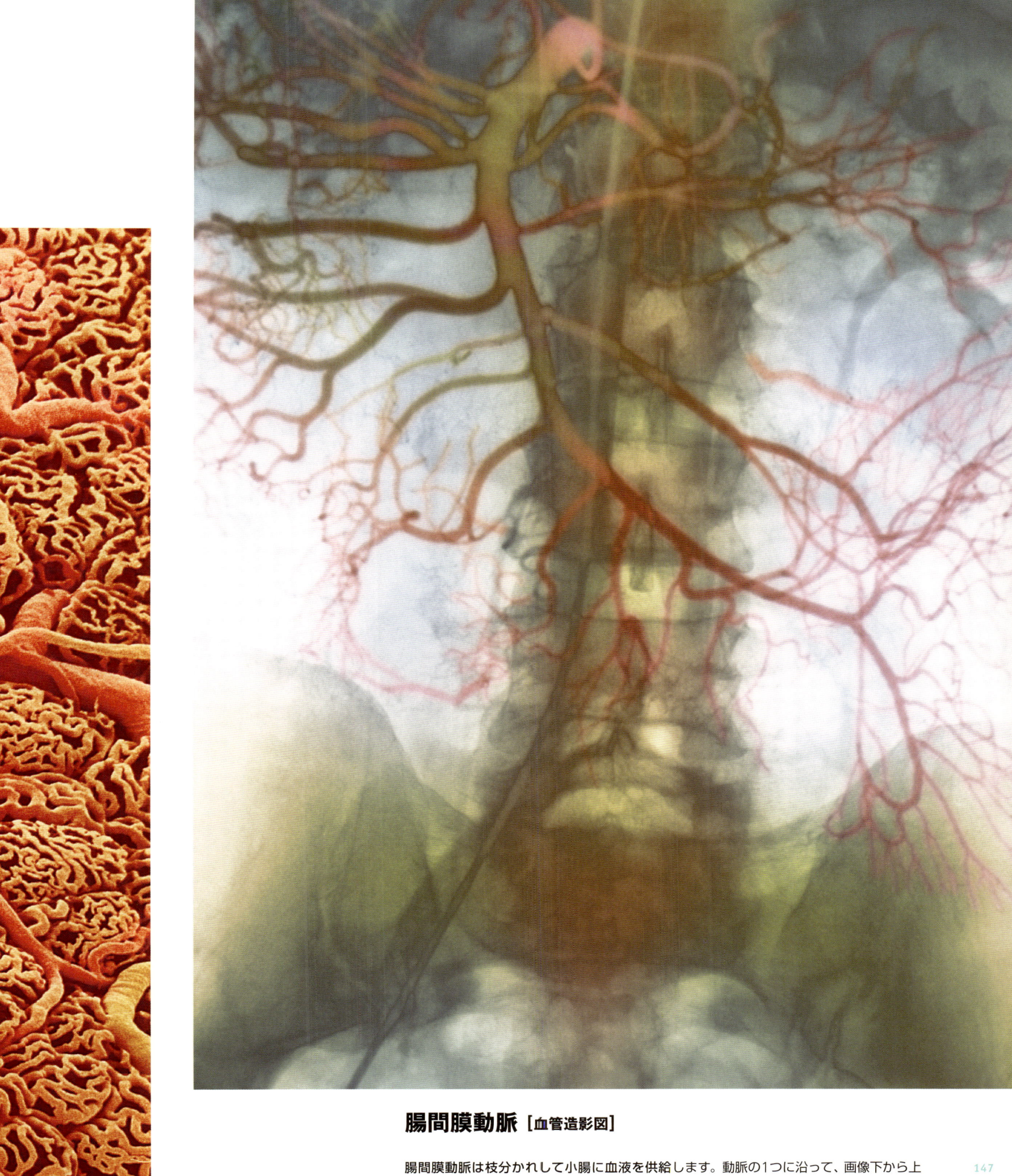

腸間膜動脈 [血管造影図]

腸間膜動脈は枝分かれして小腸に血液を供給します。動脈の1つに沿って、画像下から上中央に走る黒い線は、カテーテルという細い管です。これを通して動脈に造影剤を注入し、X線で確認できるようにします。体の各部位から出発する血液のほとんどは、直接心臓に戻ってきますが、胃と腸からの血液は、心臓に戻る前に肝臓でろ過されます。

筋肉の毛細血管 [SEM]

赤血球は非常に小さいため、血液1ミリリットル中に最大600万個も含まれていることがあります。しかし毛細血管は、赤血球細胞1個がかろうじて通過できるくらい細い場合があります。体には非常に多くの毛細血管があり、その総断面積は、大動脈の1,000倍にものぼります。

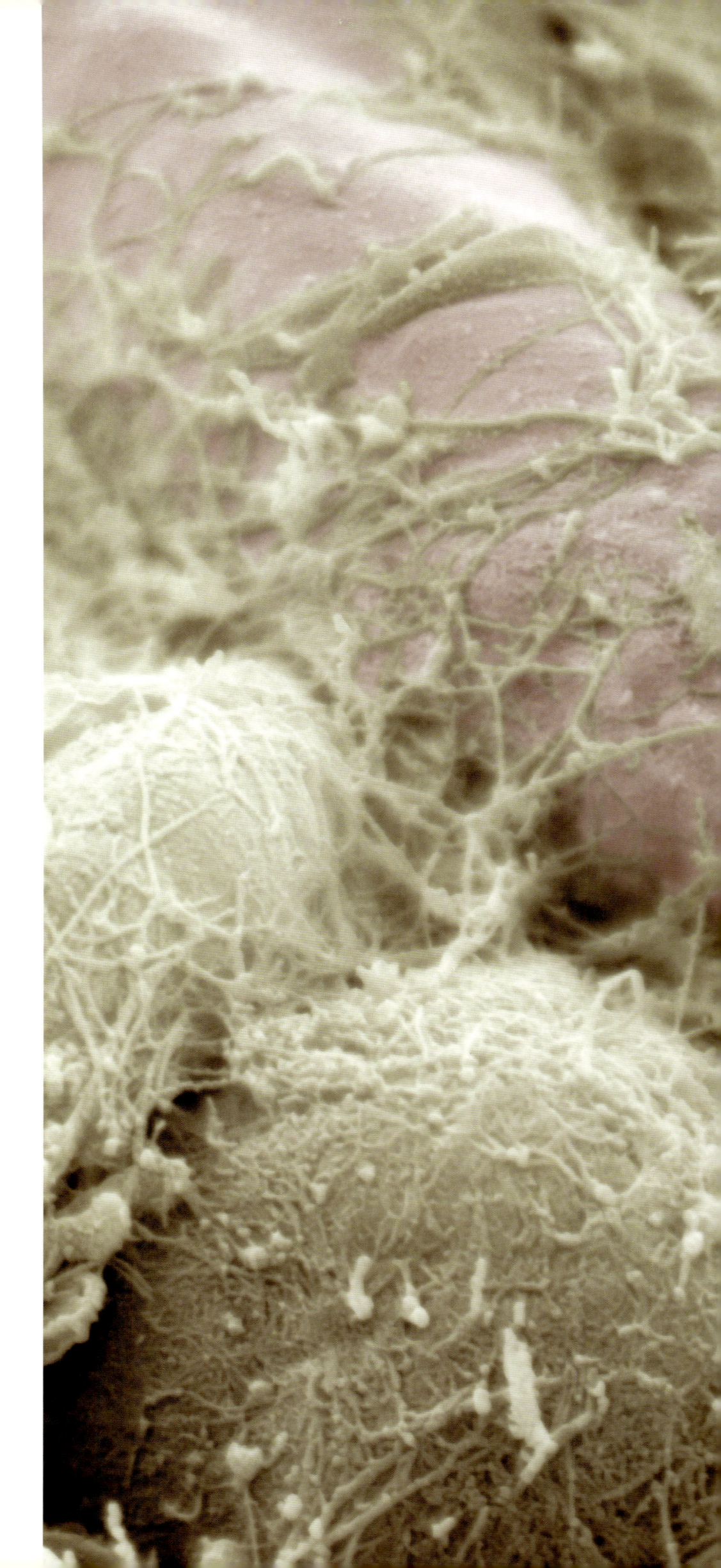

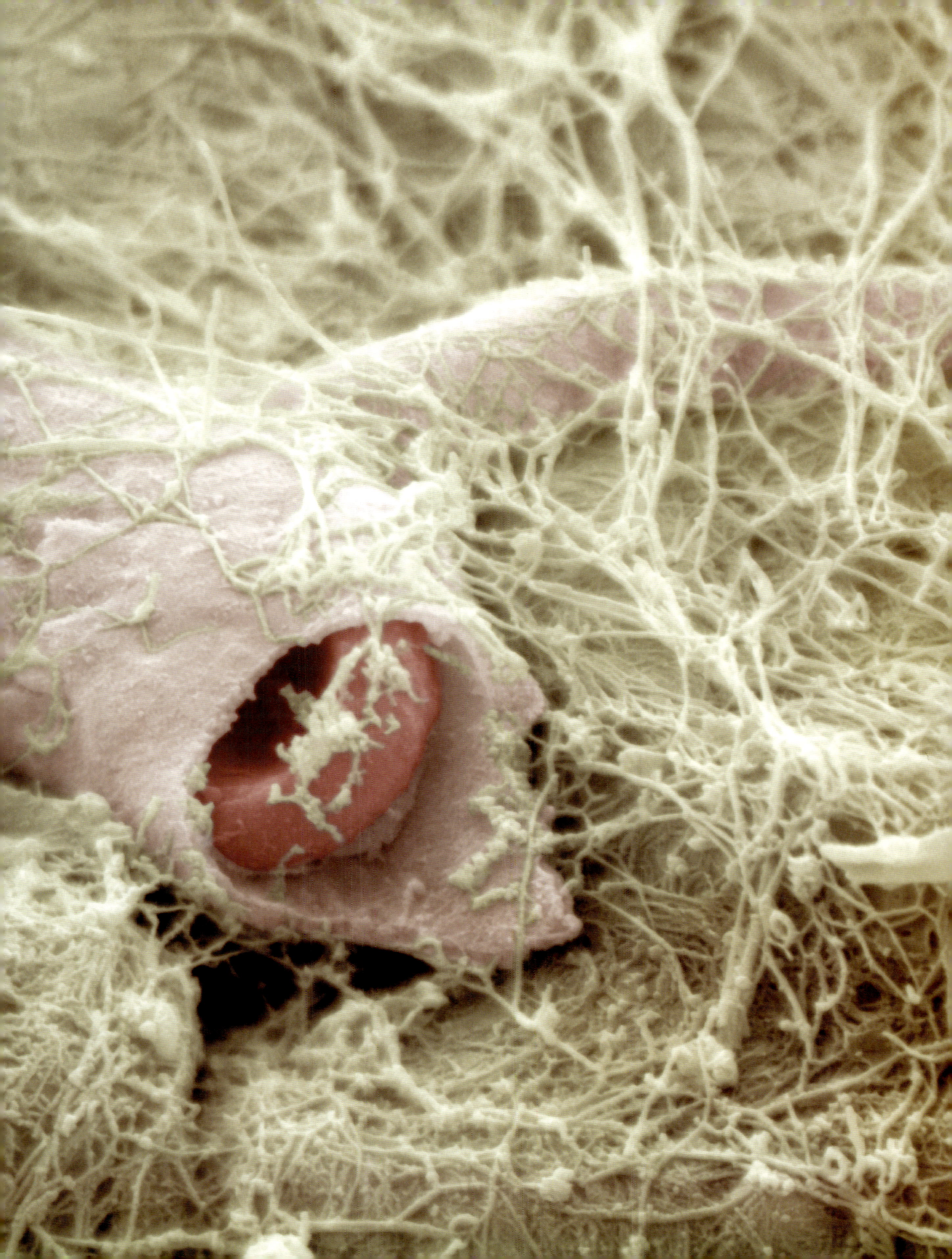

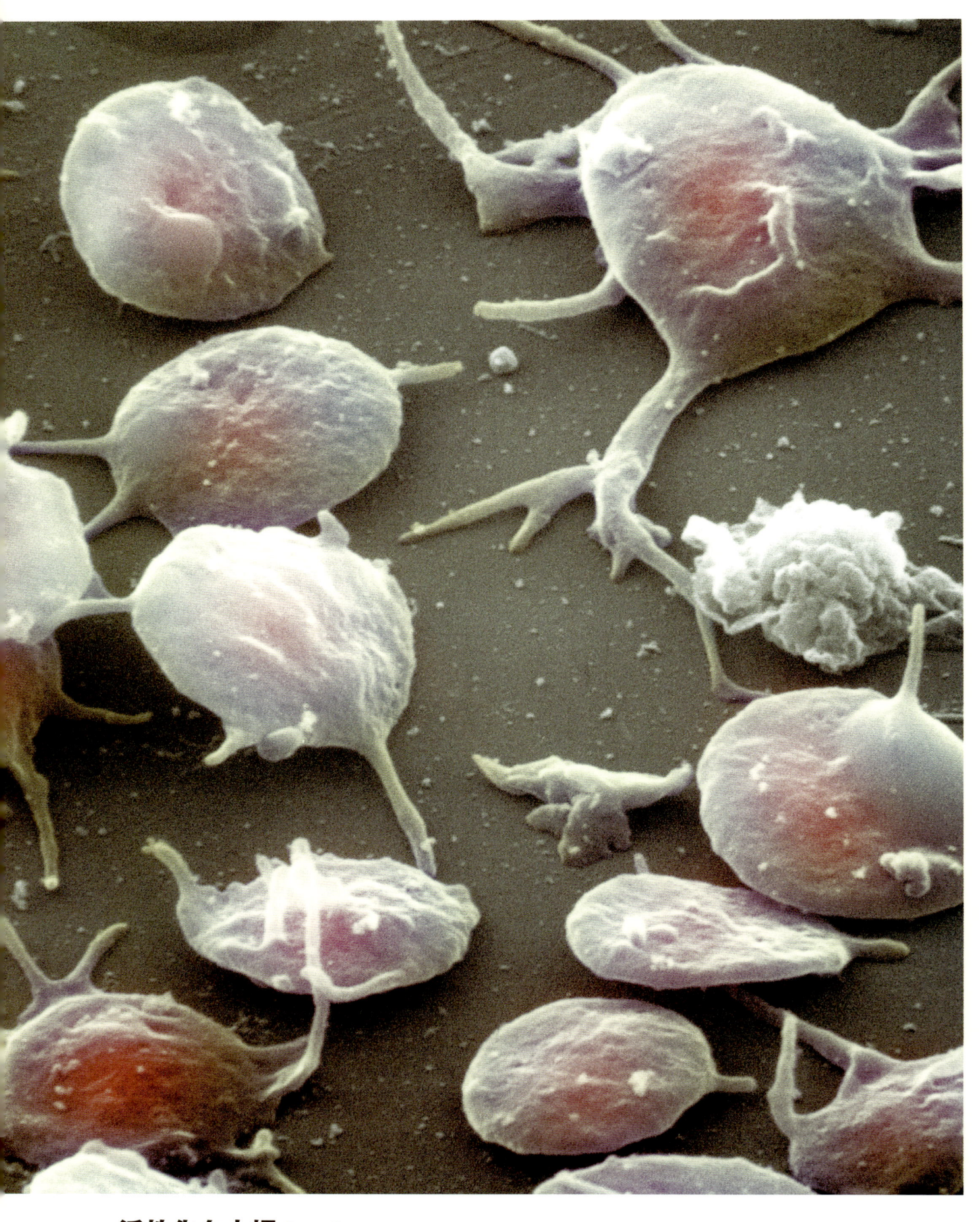

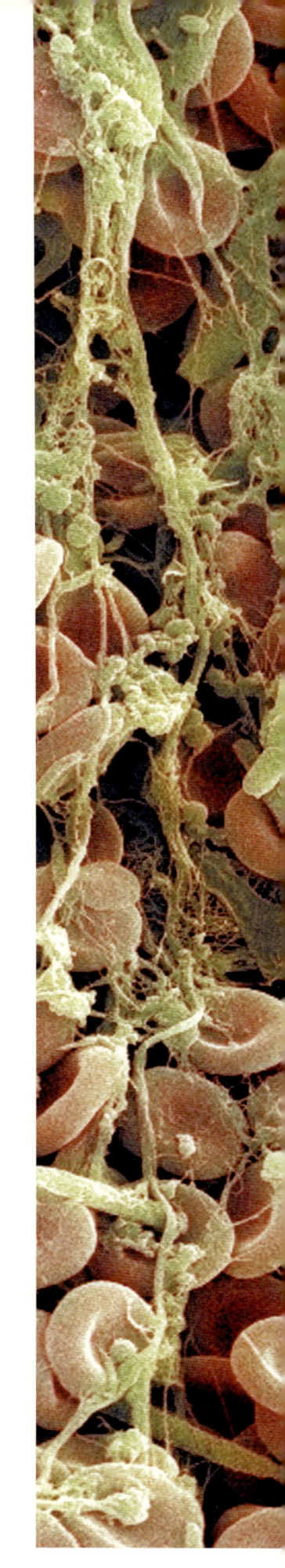

活性化血小板 [SEM]

血流中に大量に存在する血小板は、正確には細胞ではなく、循環する血液に流れ込んだ骨髄細胞の破片です。非活性の状態では楕円形または円形ですが、活性化すると画像のように突起を発達させます。突起は血管壁の損傷を埋めるのに役立ちます。また血管を収縮させて血液の損失を減少させる、セロトニンという物質を放出することもできます。

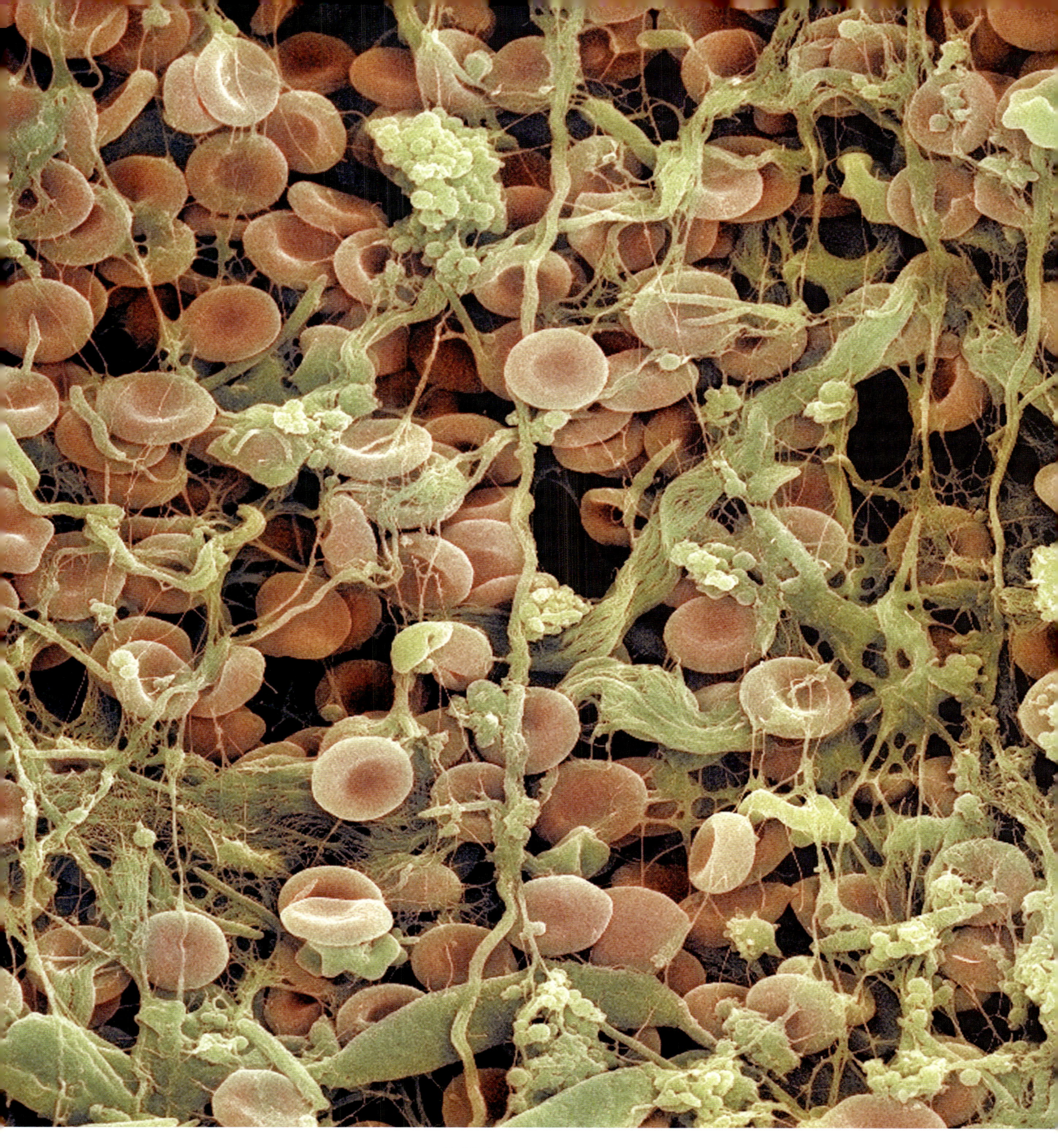

血液凝固 [SEM]

傷ついた結合組織の中で、大量の赤血球が、線維性たんぱく質(茶色)の網に閉じ込められて、凝固しています。血液が凝固すると、血液の損失を減らし、感染症予防に役立ちます。そのプロセスは血小板が関与する複雑なものです。血小板には、溶解性のたんぱく質を非溶解性の線維に変換し、網目を形成させる働きがあります。

酸素は、細胞のグルコースからエネルギーを放出するための燃料です。私たちは、平均毎分約400ccの酸素を使って、食物を燃焼させています。酸素は大気から肺を通じて取り入れられます。肺は、海綿状で分葉化した1対の臓器で、肋骨の後ろの胸部内にあります。

　肺には筋肉が無いため、自分では動けません。そのため、膜を通じて付着している胸郭と横隔膜の動きにしたがって、膨張したり収縮したりしています。私たちは毎日、約2万3,000回呼吸し、約1万2,000リットルの空気を動かしています。

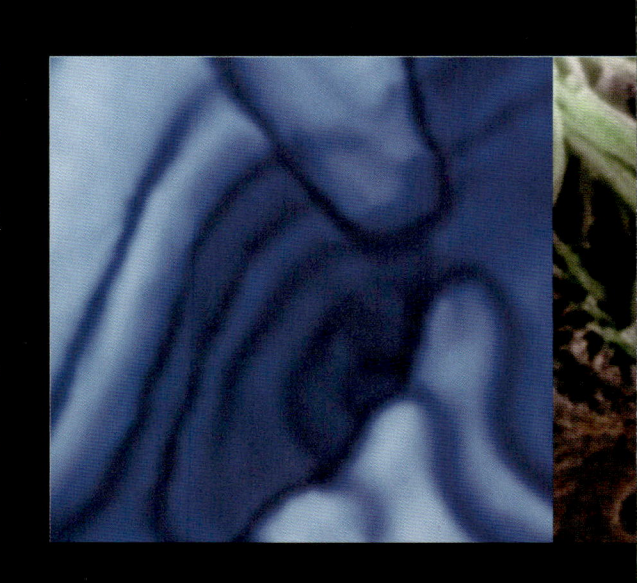

　息を吸うと、空気は鼻を通って体内に入り、気道を下り、2つの気管支に分かれ、各々1つの肺に入ります。肺の中では、気管支が次々に枝分かれして、毛髪より細くなります。新鮮な空気は、この細気管支の末端で肺胞という泡のような形の空気嚢に入ります。空気嚢の総面積は約100平方メートルです。

　吸気から取り入れられた酸素は、すぐに空気嚢の薄い壁を透過して血液に入り、赤血球細胞に含まれるヘモグロビンというたんぱく質に結合します。空気の薄い高所で生活や仕事をする人は、海抜近くに住む人より、赤血球を最大30％多く持っています。

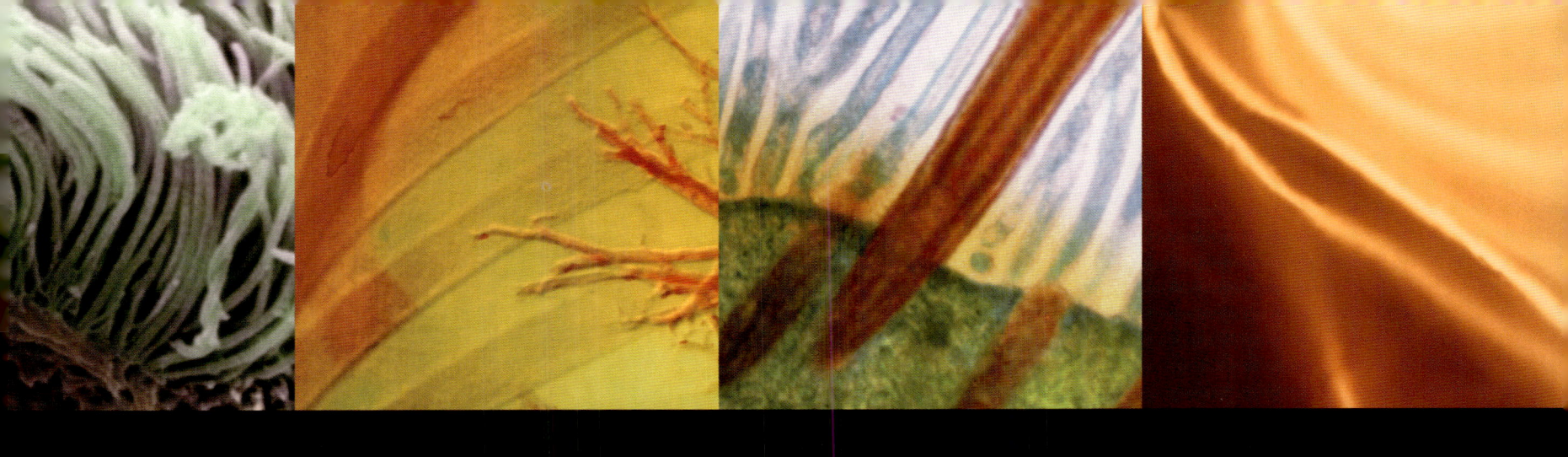

酸素を豊富に含んだ血液は心臓に運ばれたあと、循環器系によって全身の細胞に配分されます。その帰り道に、不要な二酸化炭素を肺に運び、排出させます。私たちは意志によって呼吸数を変えることができますが、通常は意識せずに呼吸しています。また常に必要に応じて、自動的に呼吸数を変化させています。呼吸数は、血液中の酸素の量ではなく二酸化炭素の量に反応する脳の一部によって調整されます。脳の化学物質受容体と心臓部が、二酸化炭素が正常値より高いことを検知すると、脳の呼吸中枢に神経信号を送ります。脳はそれに応えて胸郭と横隔膜をコントロールする筋肉にメッセージを送り、より激しく働くよう命令します。その結果、私たちはより速く深く呼吸し、自然に送り出す酸素の量を増やすと同時に、取り除く二酸化炭素の

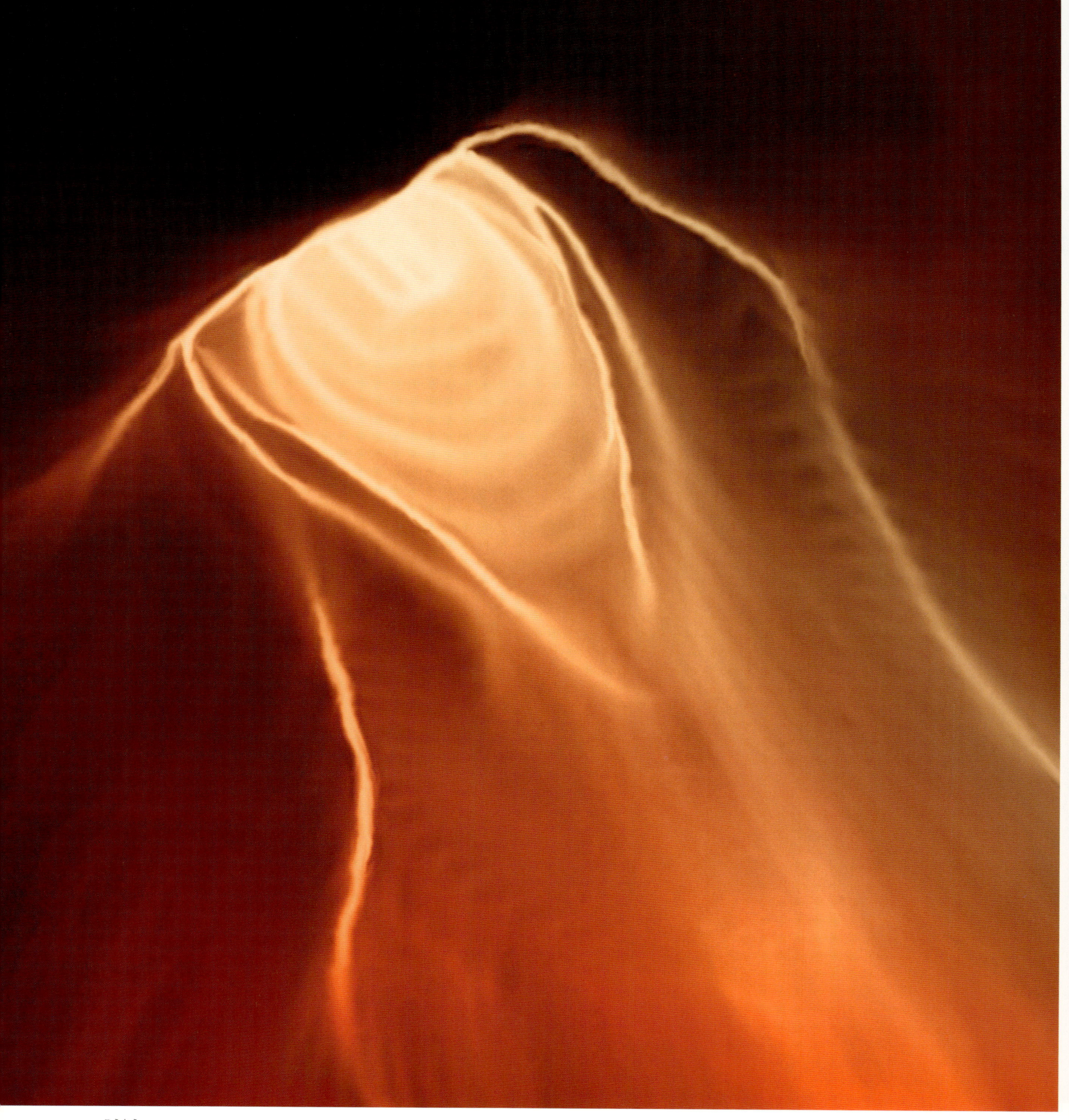

喉頭の声帯 [CT]

喉の後ろにある喉頭は、呼吸器系の一部であると共に、声帯（中央のV字型のヒダ）を持つ声の臓器でもあります。この画像で声帯は喉頭の両端で弛緩しており、空気は音をたてずにその間を通過します。しかし筋肉が声帯を緊張させると、空気はその間を無理に通るため声帯が振動し、音を出します。声帯という名称はやや誤解を生みやすいのですが、主に音を作り出しているのは舌と唇です。

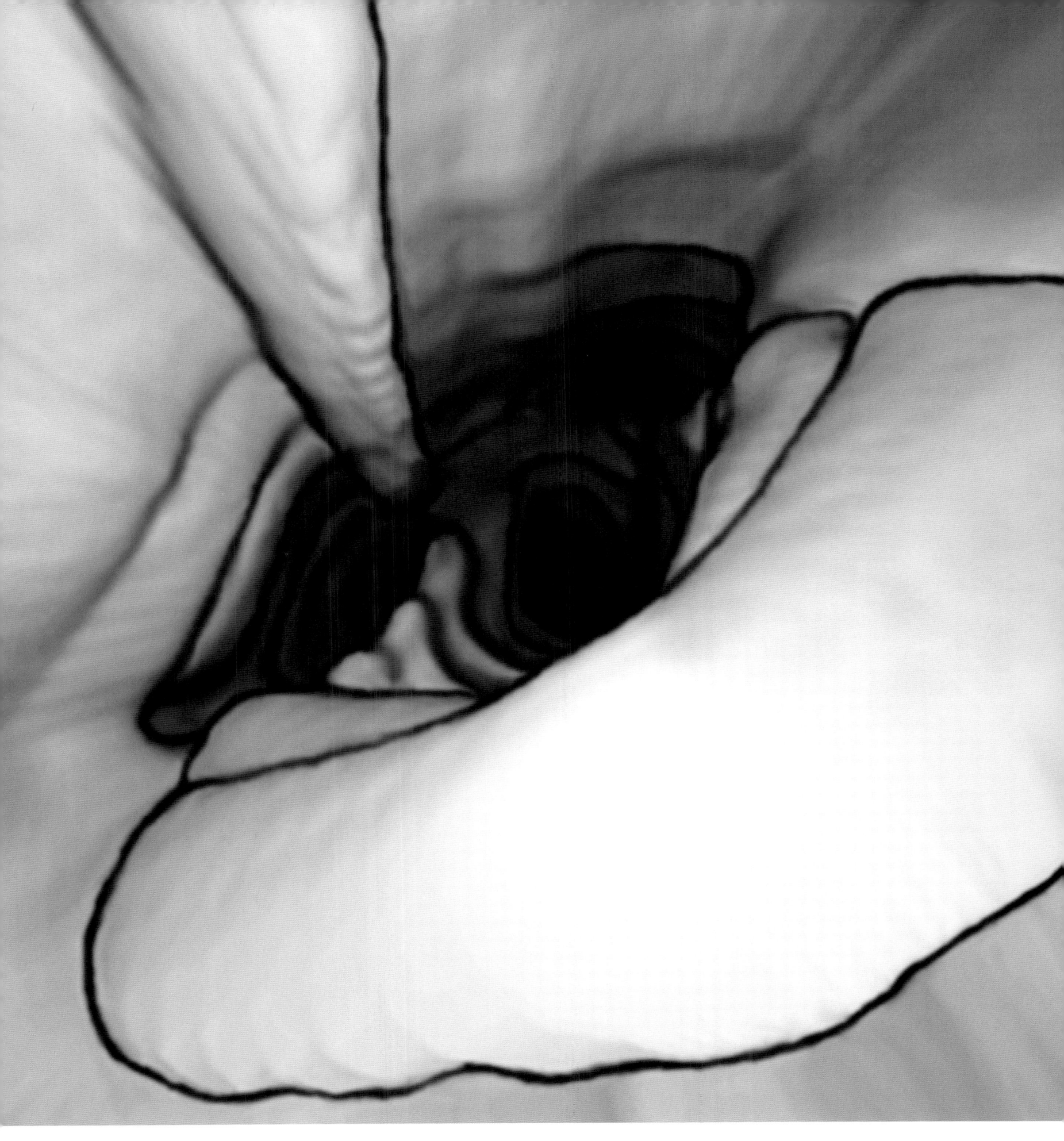

喉頭の喉頭蓋 [CT]

下っていく喉頭（中央）の上部に、気管と食道を分ける弾性軟骨のフタである喉頭蓋（右下）があります。このフタは2つの部位の間で反転しながら、食物が肺に入るのを防ぎ、空気が胃に入るのを防ぎます。

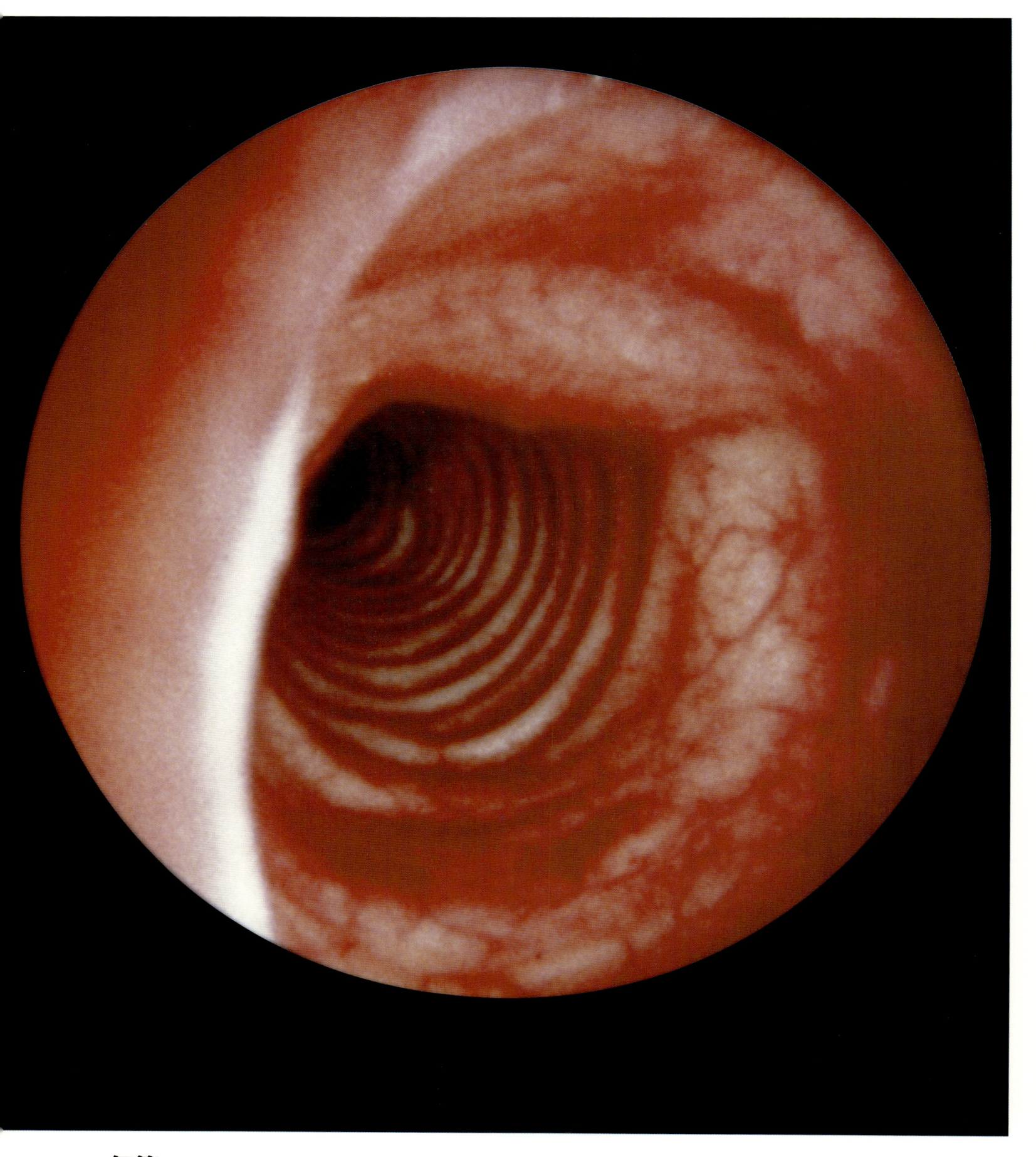

気管 [気管支鏡]

喉頭の下に、喉から肺まで空気が通る気管があります。気管は約10センチメートルの空洞の管で、輪状軟骨で支えられています。輪状軟骨は、この画像ではっきり確認できます。

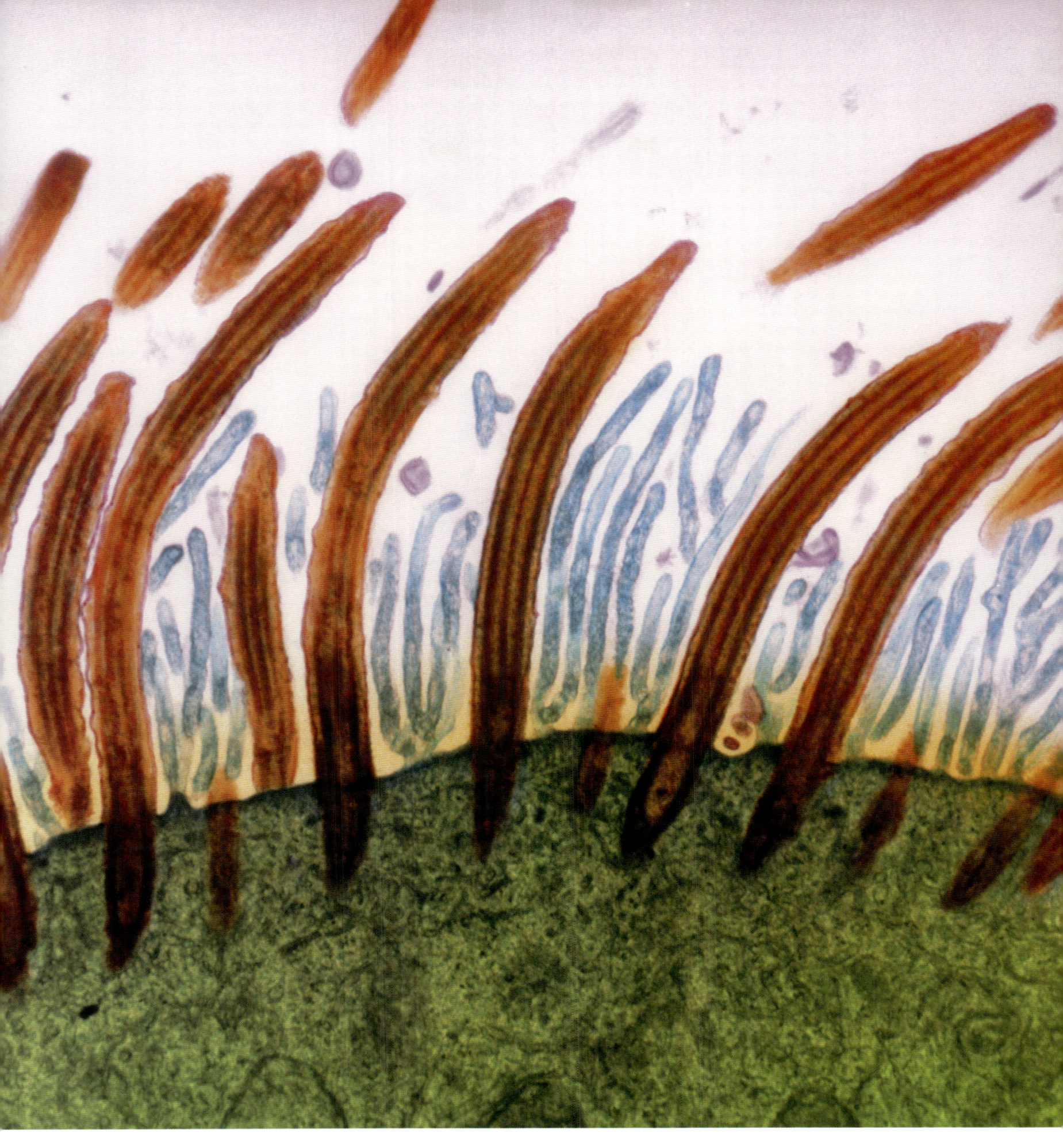

気管の繊毛細胞 [TEM]

気管の上皮細胞（緑色）にはたくさんの繊毛(せんもう)（赤色）という指のような突起があり、規則正しく打ちつけて、ホコリその他の刺激物を喉に戻します。喉はそれを飲み込むか、咳で吐き出します。繊毛の間にある、より小さい青い突起は微繊毛(びせんもう)で、上皮細胞の表面積を増やし、さまざまな物質の交換を助けています。

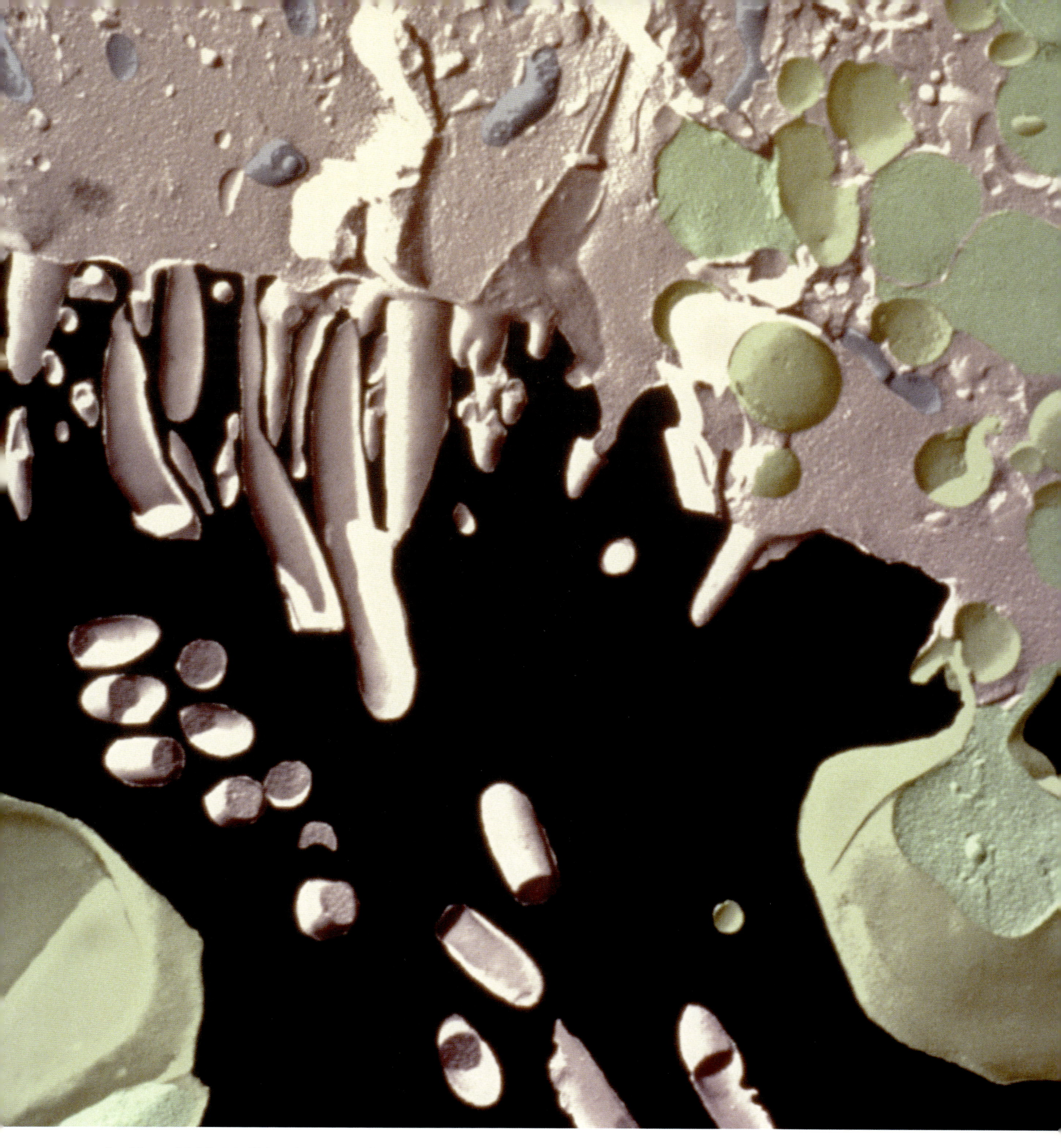

気管の粘液形成細胞と繊毛 [TEM]

中央上にある杯細胞(紫)は、気管の壁を覆う粘液(緑色)を産生しています。呼吸によって気管に吸い込まれた微生物その他の空気中に浮遊する刺激物は、粘液に捉えられ、杯細胞の両側にある毛髪状の繊毛に規則正しく打ちつけられて、喉に戻されます。

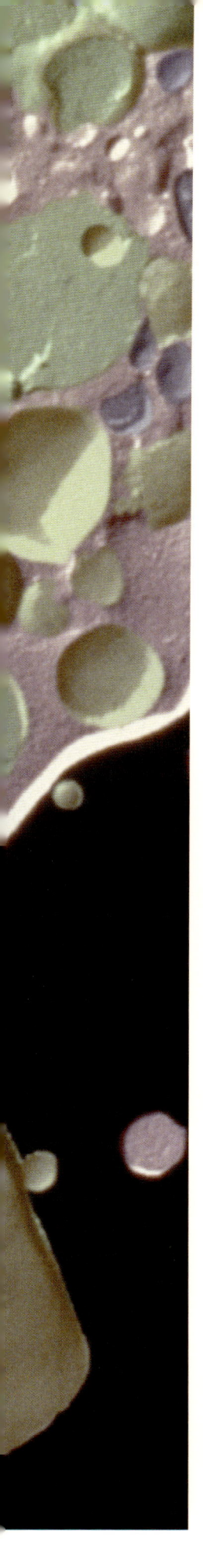

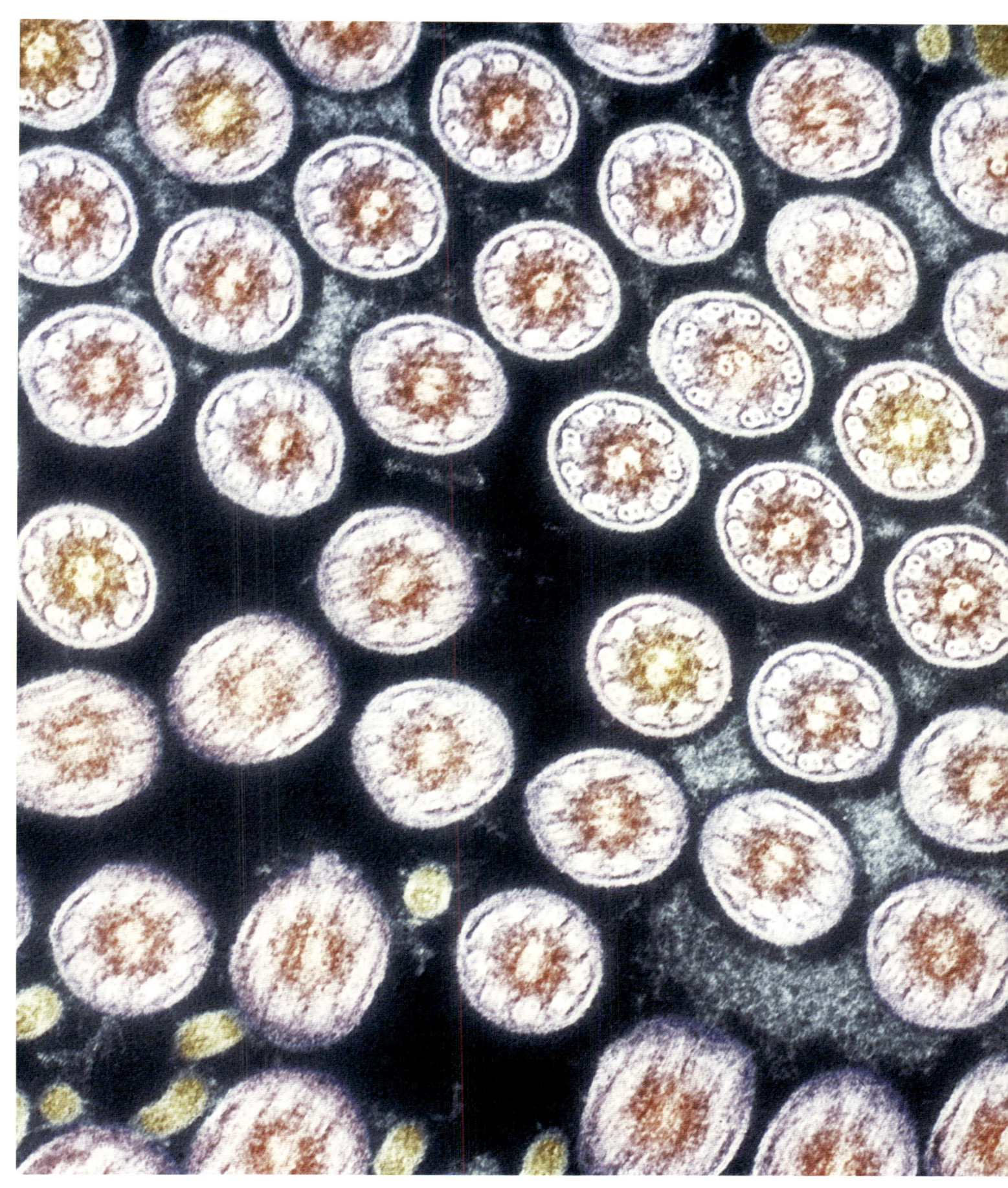

繊毛の断面 [TEM]

気管を覆う細胞は、呼吸するたびに、吸い込んだ外来の粒子の攻撃を受けます。各細胞には約300の繊毛があります。繊毛は毛髪状の突起で、気道を掃いて粒子を押し戻し、肺から追い出します。この画像は繊毛の断面です。顕微解剖学の研究により、原生動物からヒトの精子まで、すべての細胞の運動装置がこの繊毛と同じ構造を持っていることが分かっています。

肺の中で分岐する細気管支 [CT]

気管は基底部で気管支という2本の管に分かれます。気管支はそれぞれ肺につながり、非常に細い気道である細気管支に枝分かれします。この画像は右肺で分岐する細気管支の断面です。もっとも小さい細気管支の壁に筋肉があり、広くなったり狭くなったりして、肺を出入りする空気の流れの量を変えています。

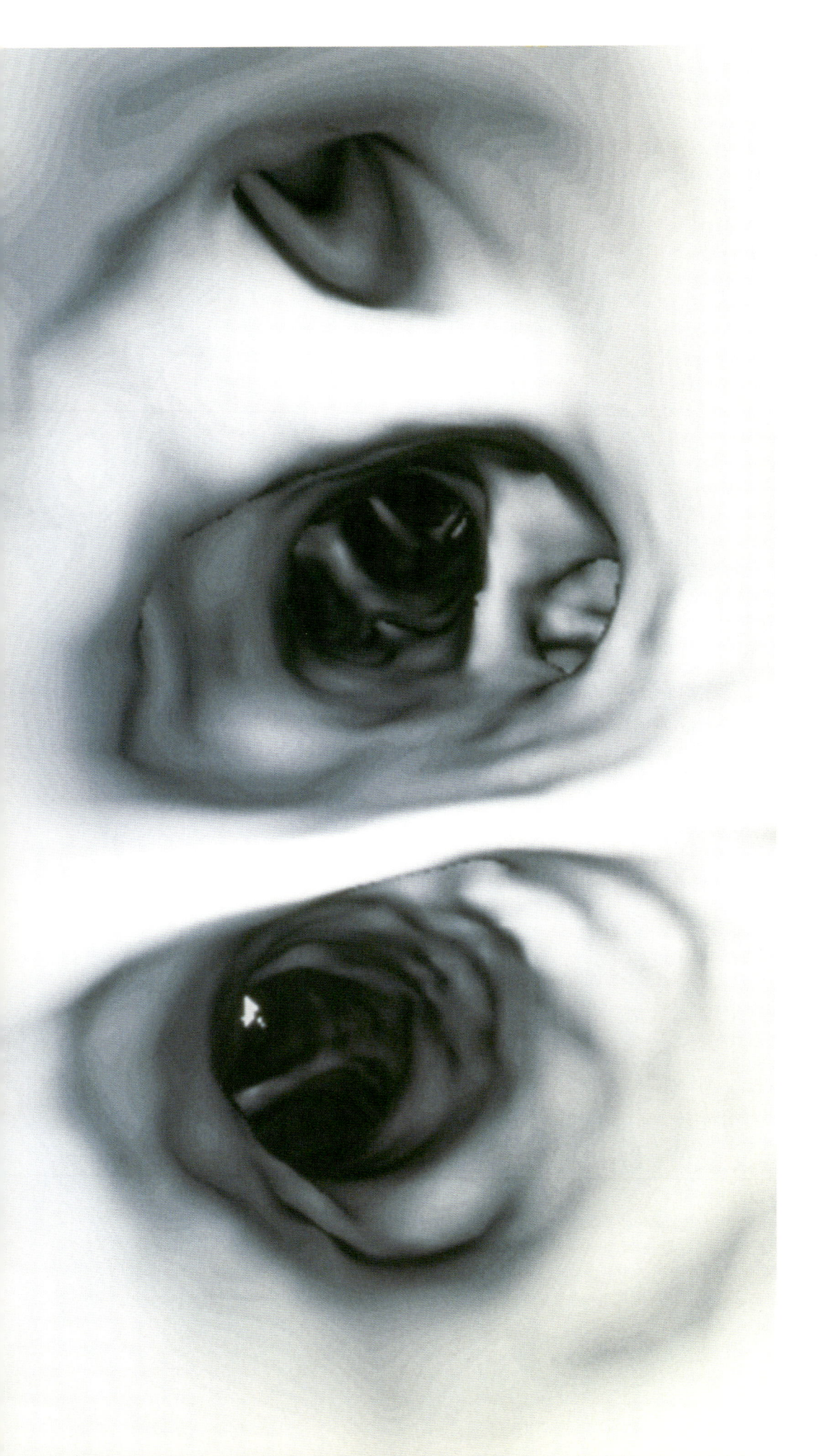

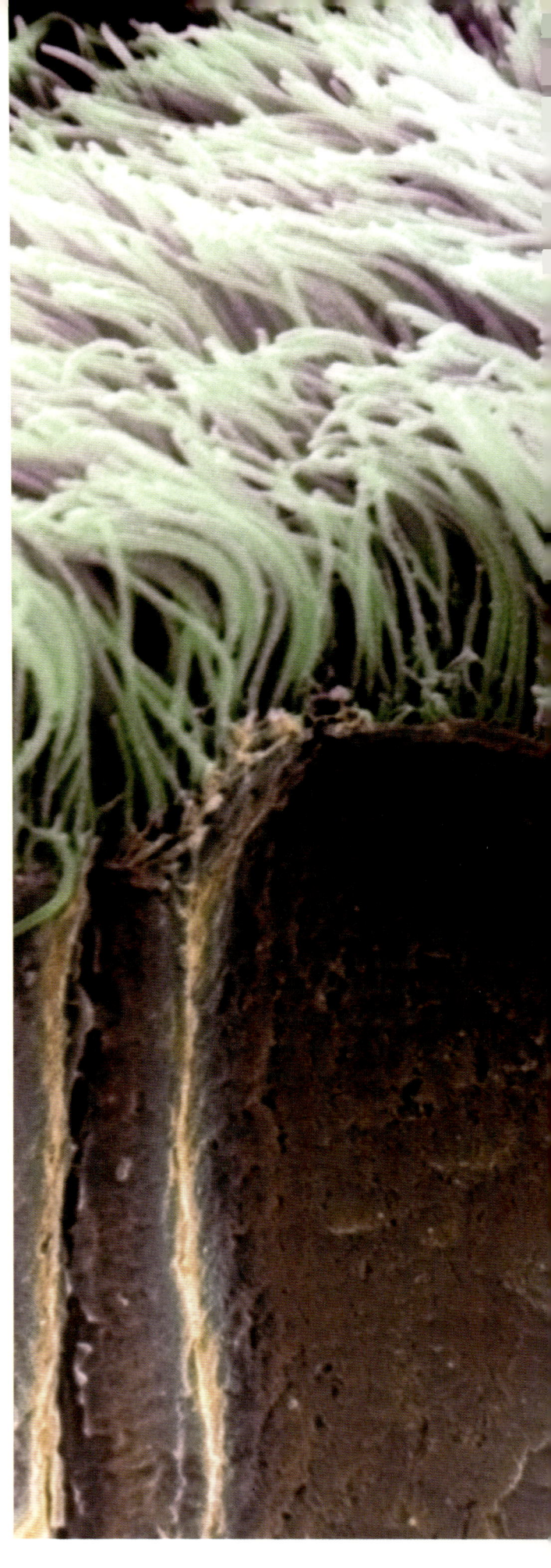

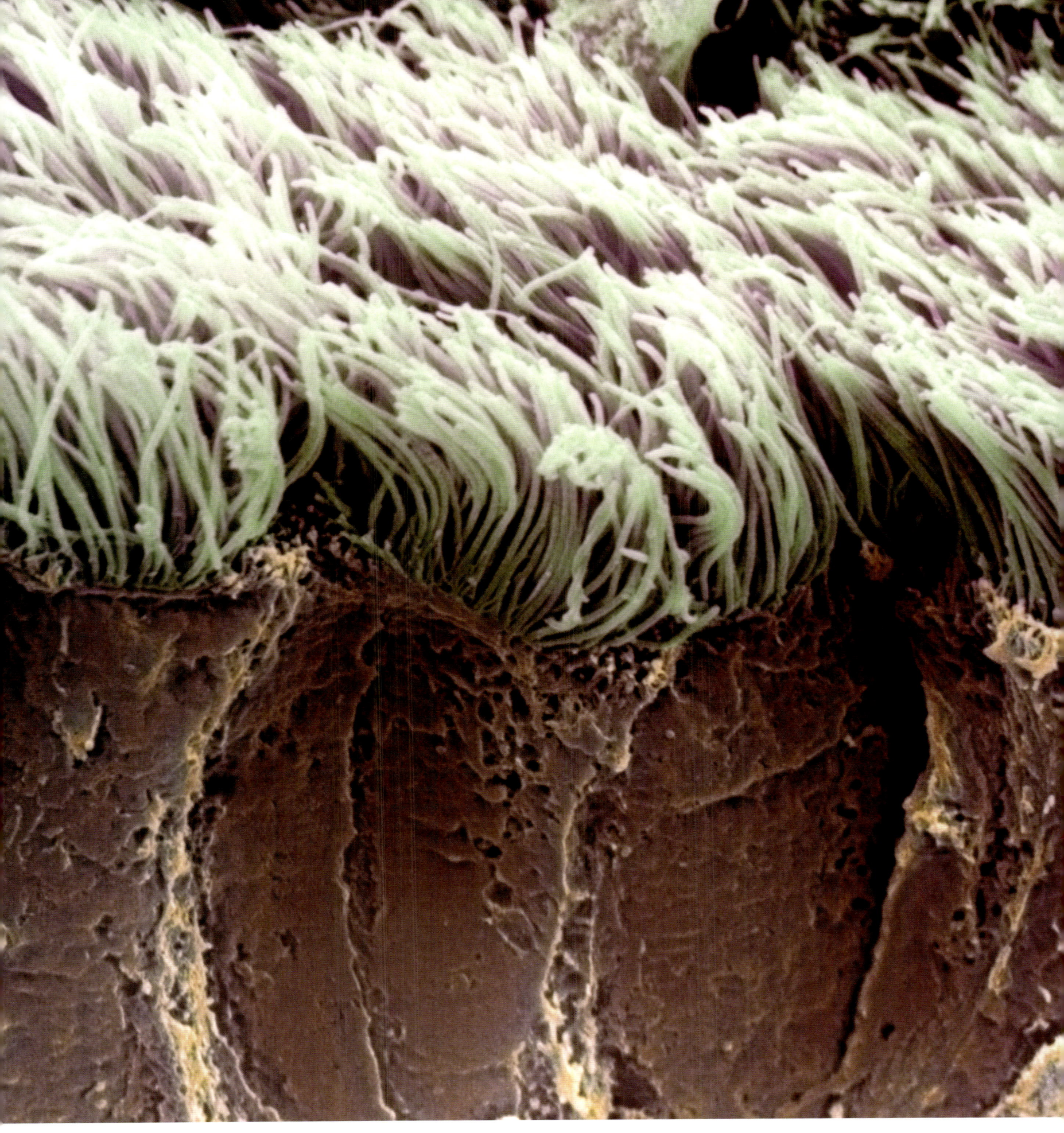

気管支の上皮の繊毛 [SEM]

気管と同様に、肺の気管支も上皮細胞（茶色）の粘膜で覆われています。粘膜層の露出面から毛髪状の繊毛（緑色、ピンク）が突き出ています。繊毛が規則正しく弧を描くことにより、粘液に捉えられた細菌その他の粒子が集められ、喉に送られて、排出されます。

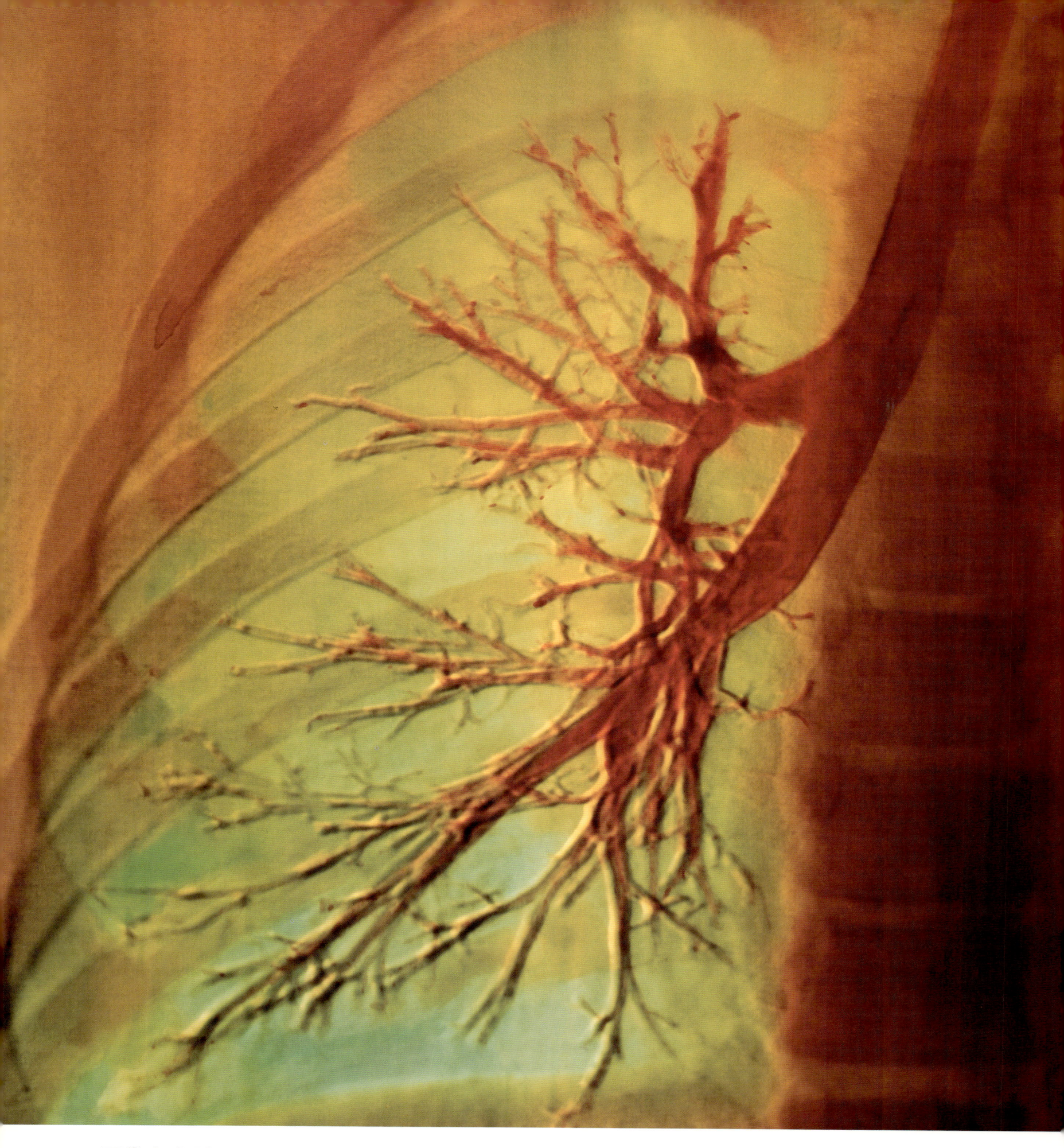

正常な右肺 ［気管支鏡］

肺に空気を届ける気管支の一分岐部から、細気管支が枝分かれしています。細気管支には筋肉壁があり、それが自動的に収縮または弛緩して、肺に入る、または肺から出る空気の量を変えています。この筋肉が痙攣を起こすのが喘息発作で、息を吐き出すのが困難になります。

細気管支と肺胞 [SEM]

細気管支（左下）は、肺の中にある細い気道の1つで、肺胞という空気嚢の束に続いています。この空気嚢の中で、吸気中のガスと血液中に溶けているガスの交換が行われています。

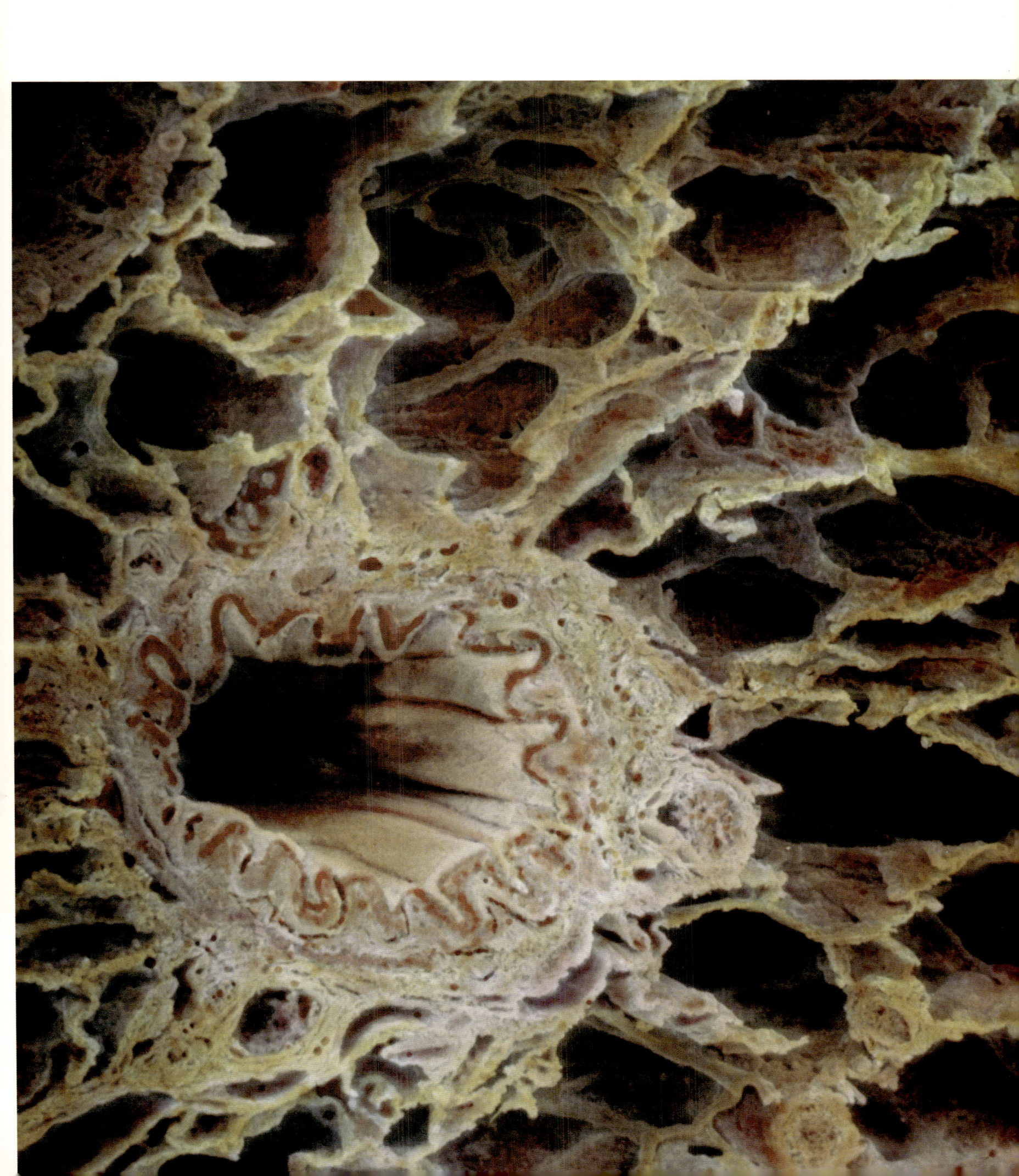

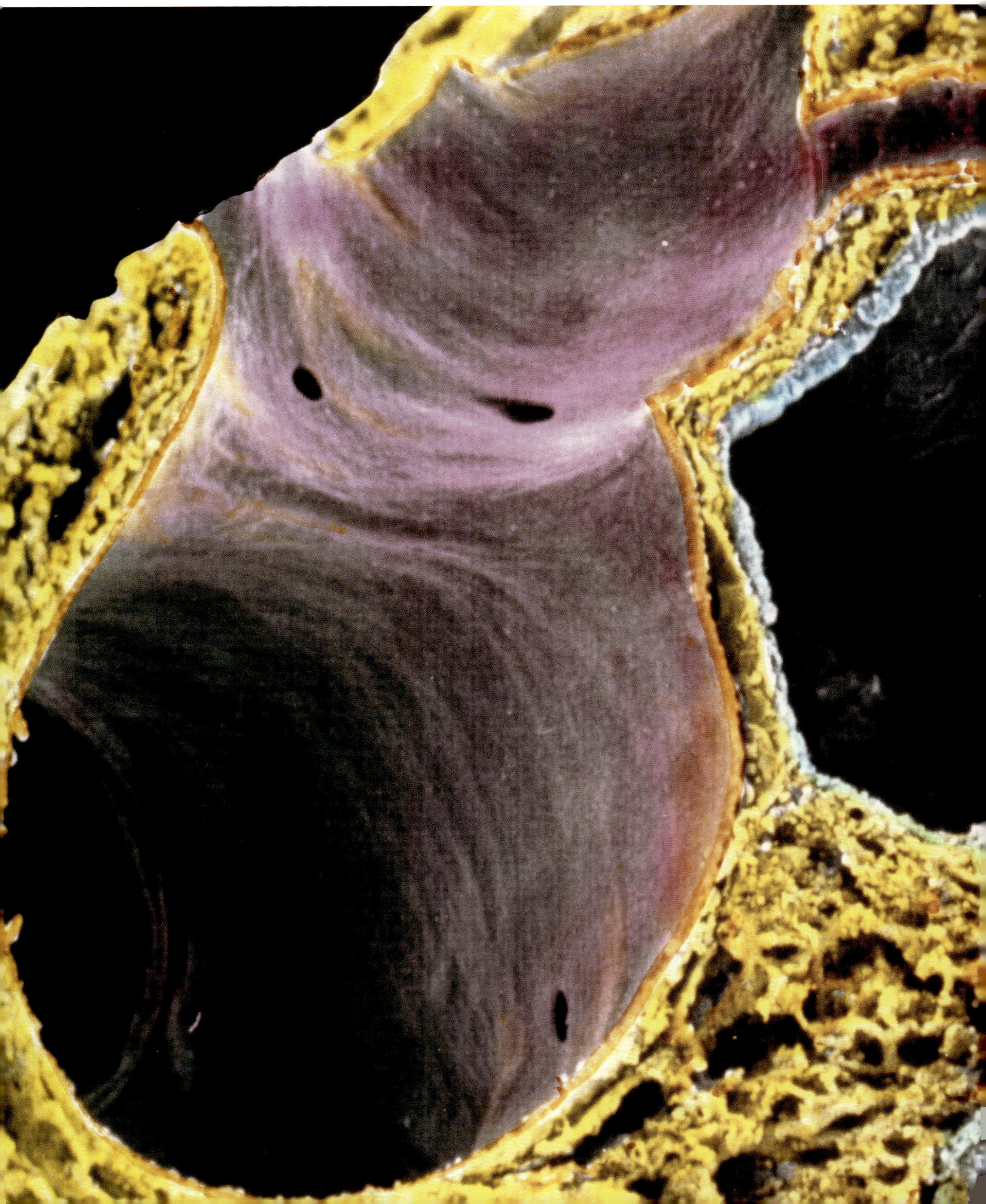

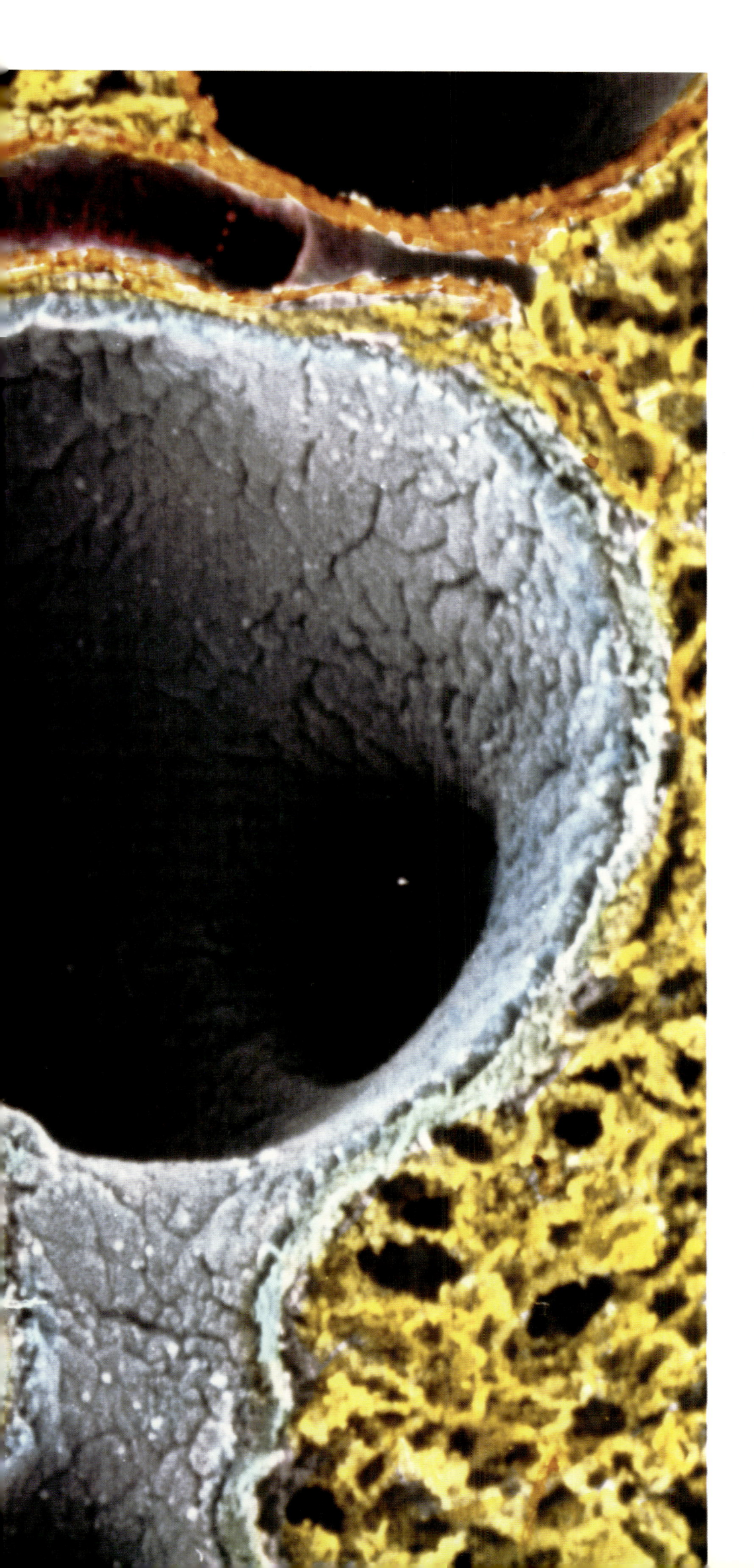

肺胞と気管支 [SEM]

肺に血液を供給する肺血管（ピンク）の横に、肺の主な気道の1つである気管支（青色）が見えます。その周りの海綿状組織（黄色）は、空気嚢の集まりです。空気嚢の壁の内側は毛細血管に覆われ、そこに含まれる空気と血液中に溶けているガスを交換しています。肺には何百万もの空気嚢があり、このような交換を行っている表面積は、テニスコートの広さに匹敵します。

性交は、ヒトをいつまでも魅了するものですが、生殖の基本原則は単純です。精子（男性の生殖細胞）と卵子（女性の生殖細胞）が結合して受精すると、約9ヵ月後に子供が生まれます。このプロセスを複雑にしているのは、2人のヒトと2つの生殖器官が関わるという事実です。さらに女性の月経周期のうち数日間しか受精が可能でない事が、性交の結果を不透明にしています。

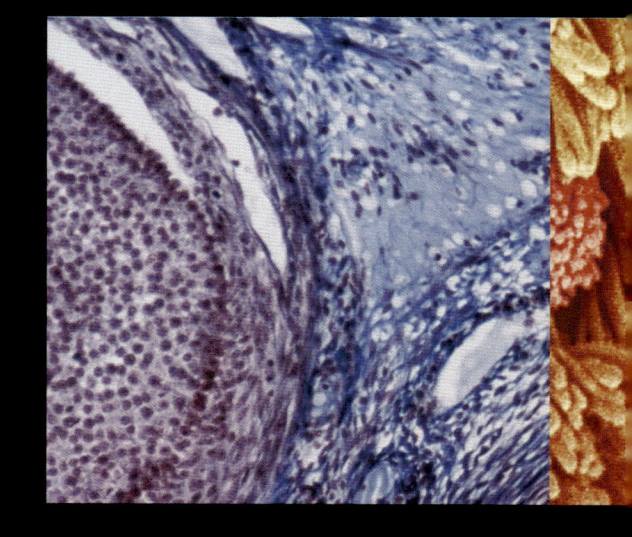

　ヒトは思春期に性的に成熟します。思春期は通常、女子の方が男子より1、2年早く訪れます。2つの生殖器官は解剖学的に似ていて、男性の勃起器官であるペニスよりはるかに小さいのが女性のクリトリスで、精子を産生する精巣と卵子を宿す卵巣は似ています。

　毎月、女性の月経周期の中ごろにさしかかると、卵巣の中で卵胞が成熟し、卵管を通じて、卵子を排出します。卵管は、筋肉を収縮させて卵子を子宮に送り出します。3〜4日前に性交が行われた場合にのみ、卵管の中で受精が行われます。性交では、男性は勃起したペニスを女性の膣に挿入し、精子を射精します。何百万もの精子が卵子に向かって泳ぎ始めますが、膣から子宮、そして卵管までの旅を生き残る精子は、ほんのわずかです。この快挙を果たした精子は、大西洋を泳ぎきった男性に例えられます。しかし生物学的に正確に言うと、精子の提供は男性が生殖プロセスで貢献できる唯一の行為です。精子が卵子に進入し、2つの核が融合すると、この受精卵は分裂を始めます。まれに初期の卵割が、胎芽（訳注：受精後2ヵ月までの受精卵）

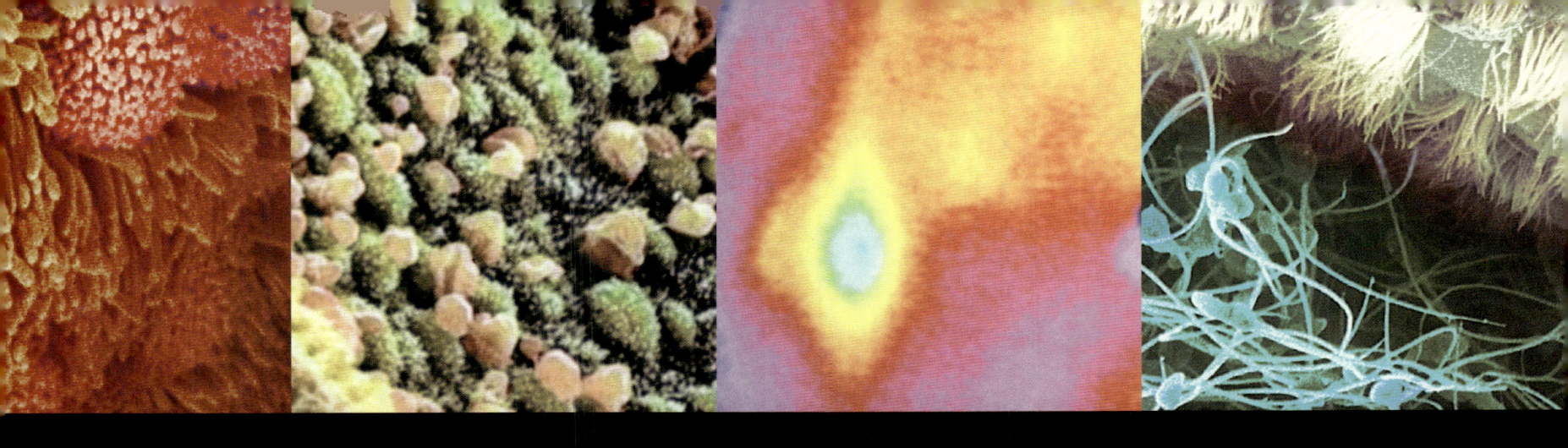

を等分することがあります。これが一卵性双生児に発達します。胎芽が複数の細胞が集まる球体になり、子宮に到達して子宮の壁に着床したとき、妊娠が開始します。胎芽は最初、自分の蓄えと子宮の腺分泌から栄養分を摂取しています。発達するにつれて、この未来の赤ちゃんは、胎盤とよばれる臓器を通じて母親の血液から栄養分や酸素を摂取するようになります。栄養分と老廃物は、臍帯（へその緒）とよばれる管を通じて、赤ちゃんに与えられたり、排出されたりします。

　2ヵ月たつと、胎芽は胎児となり、約12週間で人間らしくなります。合計約40週間で準備はすべて整い、完全に成長した赤ちゃんが世界に現れます。その特徴は両親から遺伝していますが、性細胞形成の間に遺伝物質の混ぜ合わせが行われるため、独自の特徴を持った子供が生まれます。

胚芽の外性器 [SEM]

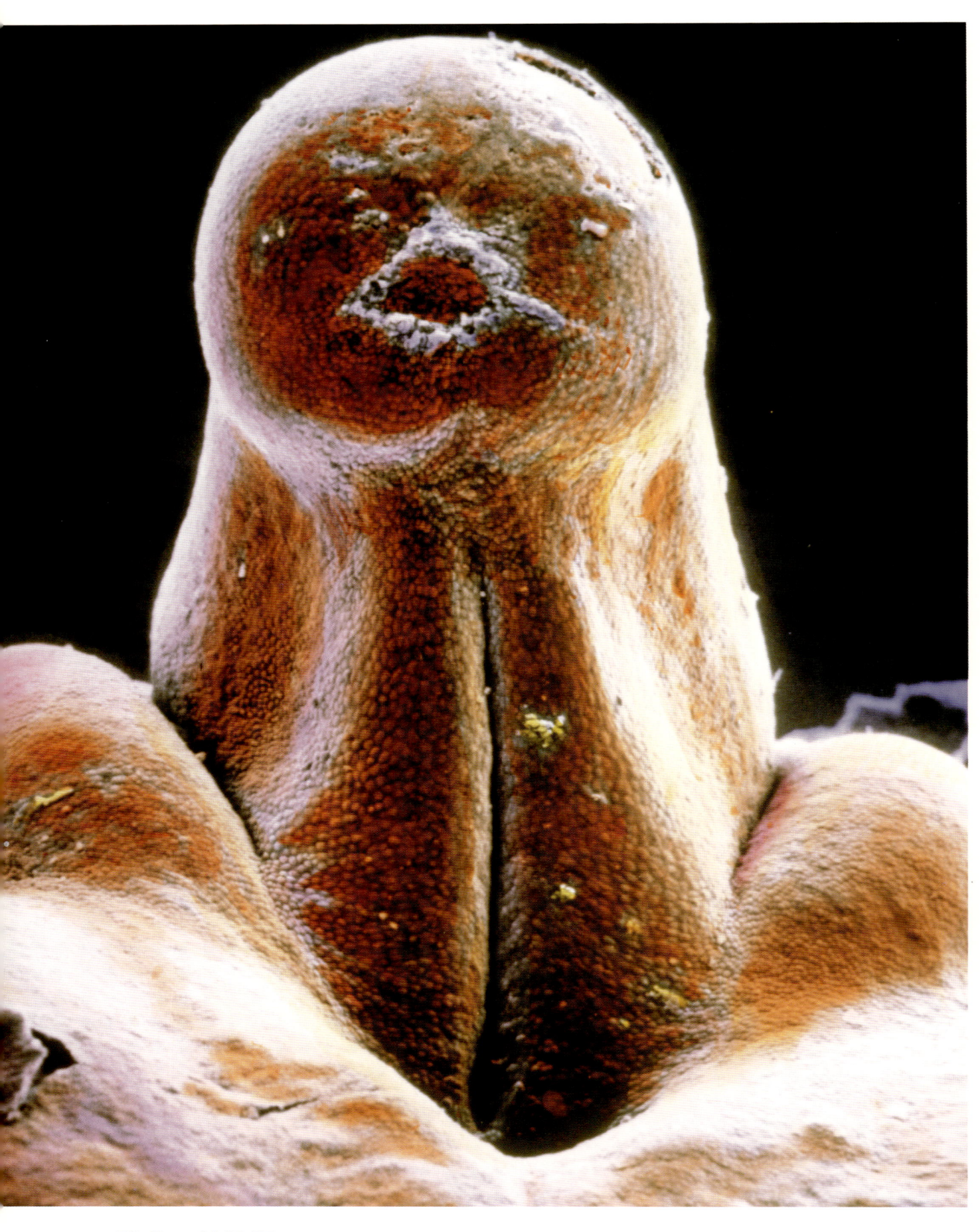

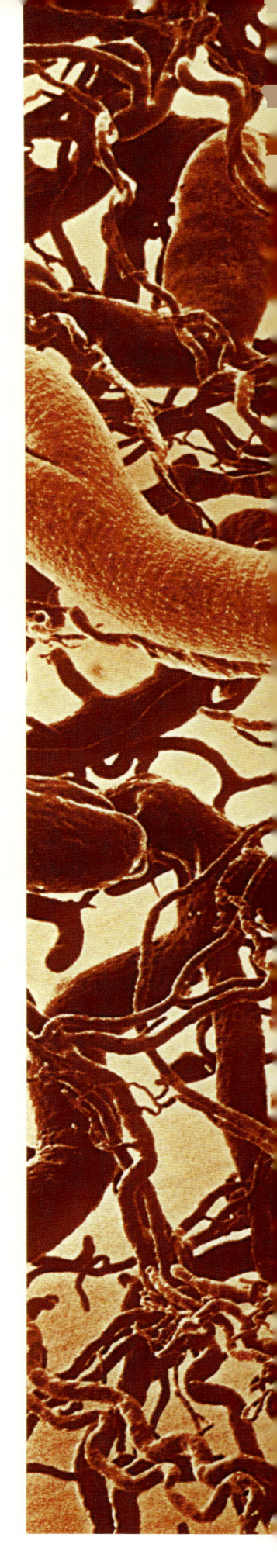

胚芽期初期には、男性と女性の性器の違いはありません。この画像は、約10週の胎芽の器官で、やがて女性性器（外陰）となります。画像中央上の丸い先端は、これからわずかに伸びて、男性のペニスに相当するクリトリス（陰核）を形成します。中央の長い溝は、膣口（膣口）になり、両側と底にあるヒダは、それぞれ小陰唇（小陰唇）と大陰唇（大陰唇）に発達します。

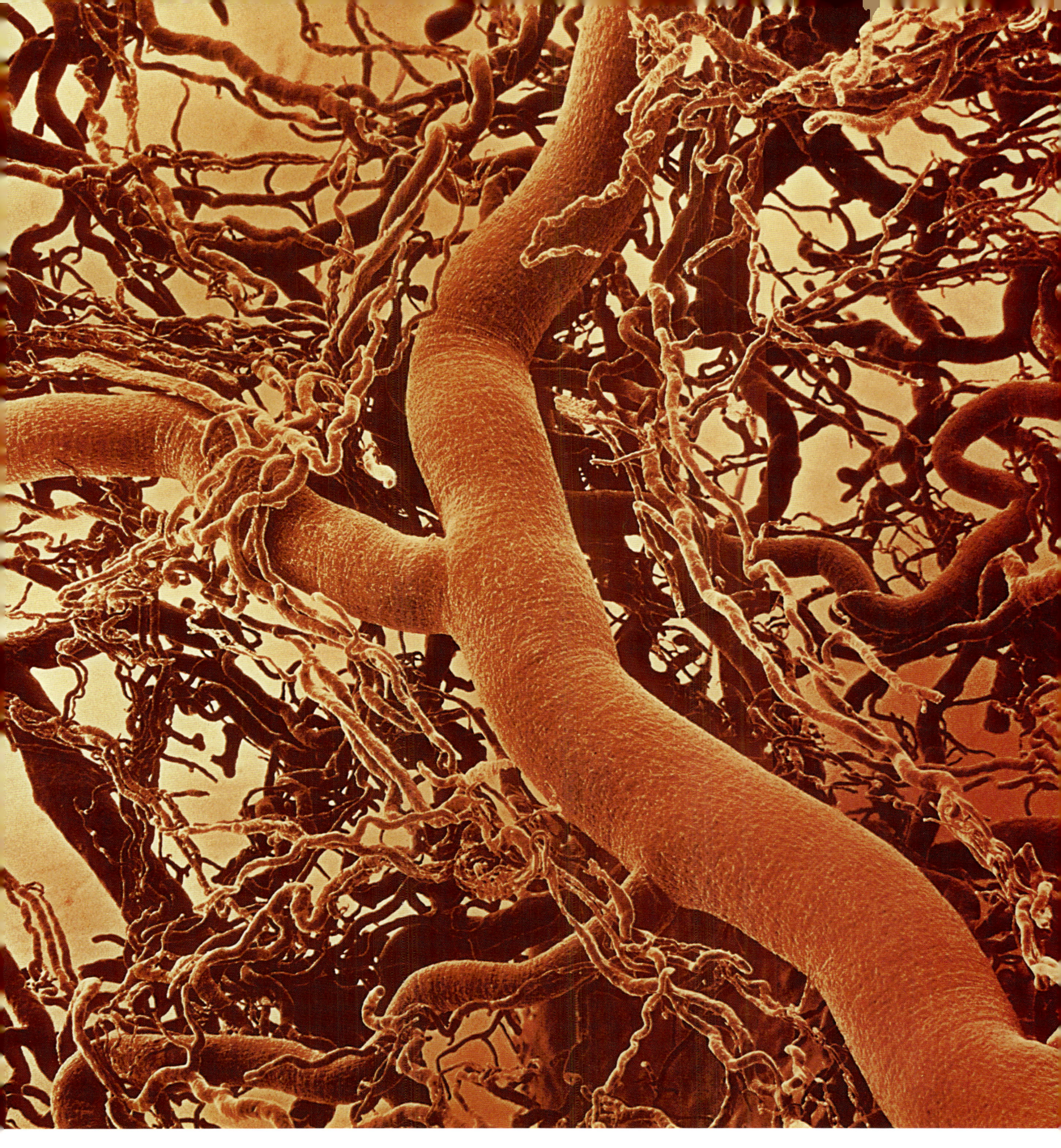

ペニスの血管 [SEM]

中央の血管から枝分かれしている細かい血管のネットワークが、ペニスの海綿状組織に入り込んでいます。男性が精神的または肉体的な刺激を受けて性的興奮を覚えると、ペニスに続く血管が拡張し、排出可能量を超える血液を受け取って勃起します。

器官系

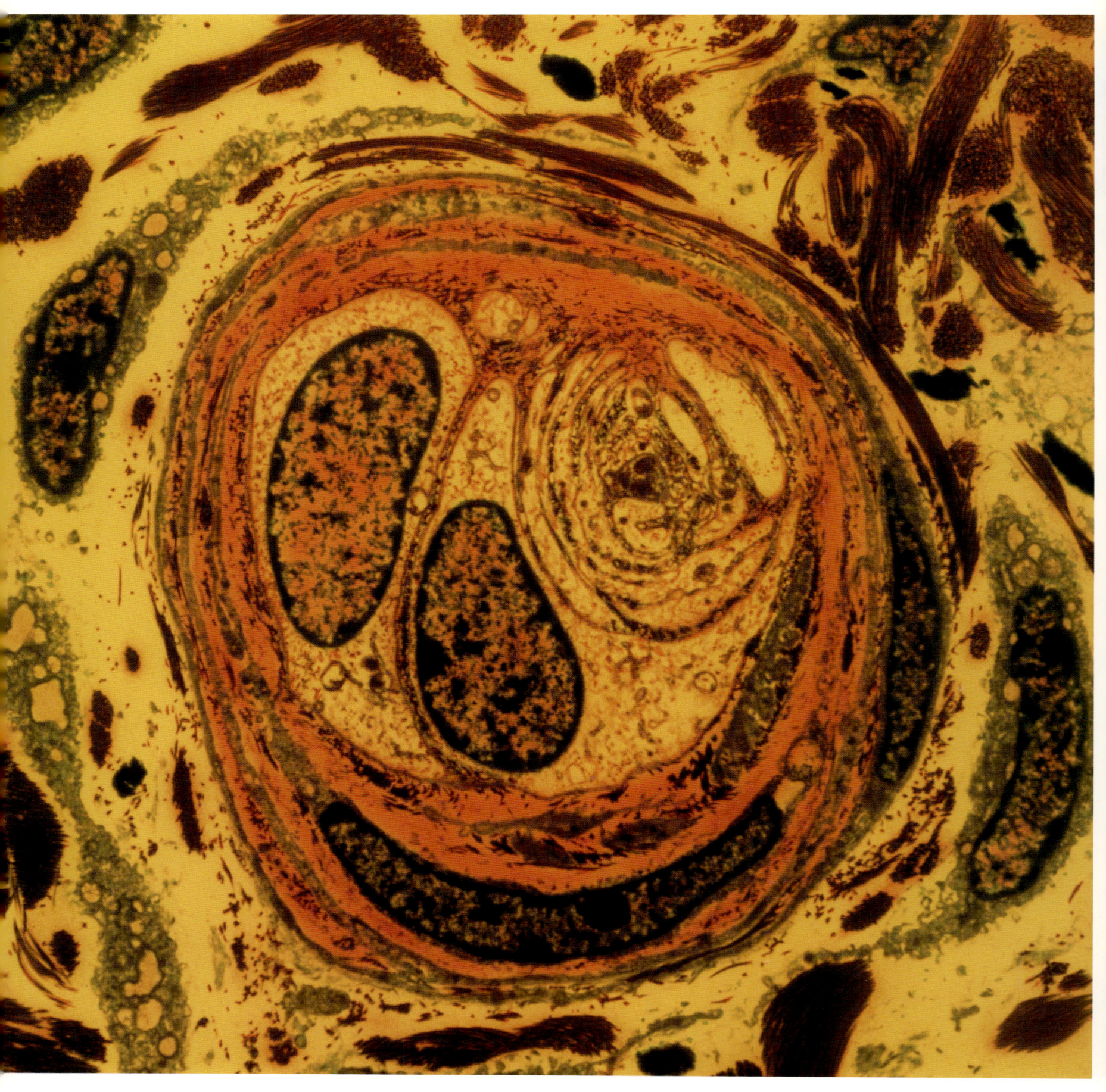

ペニスに伸びる感覚神経 [TEM]

ペニスの先端である亀頭には、画像中央のような感覚神経が数多く集まっています。これらの神経に規則正しい動きで刺激を与えると、不随意的反射作用であるオーガニズムが起こり、射精します。

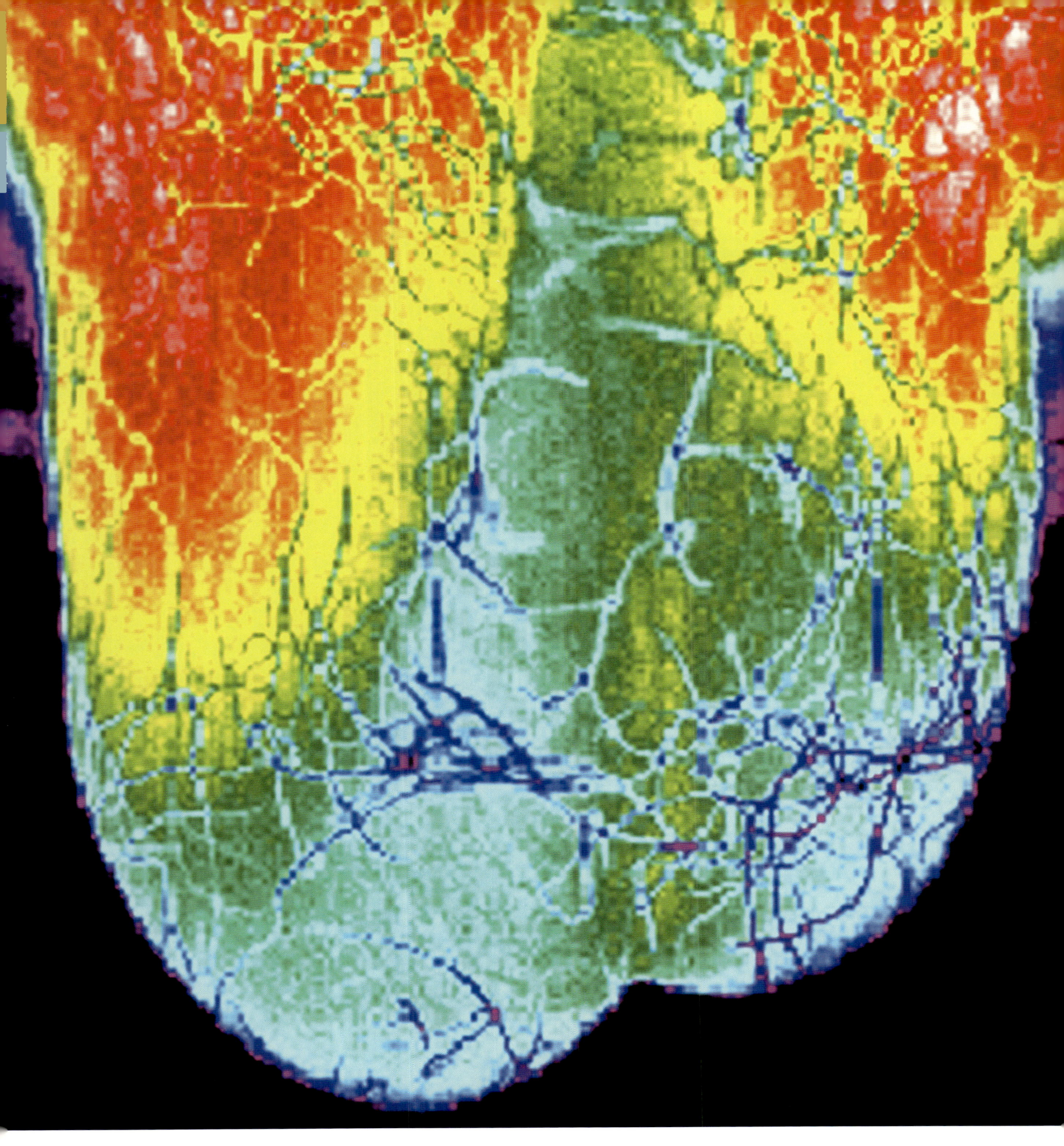

陰嚢［サーモグラム］

画像の色の違いは、精巣を入れる陰嚢の温度の違いを表しています。赤色がもっとも温度が高く、黄色、緑色、青色の順に低くなります。この画像からも分かるように、精巣は陰嚢でもっとも温度が低い部分を占めています。その温度は体の中心部より2度低く、もっとも効率よく精子を産生できる条件を満たしています。

精子を産生する精巣 [SEM]

精巣の断面です。精子を作る細精管で発達中の精子の尾（青色またはピンク）が確認できます。精子は毎秒1,000個以上という驚異的な早さで作られています。精子は細精管の内壁にある細胞から作られます。細精管には、発達中の精子に栄養分を与える細胞も含まれています。

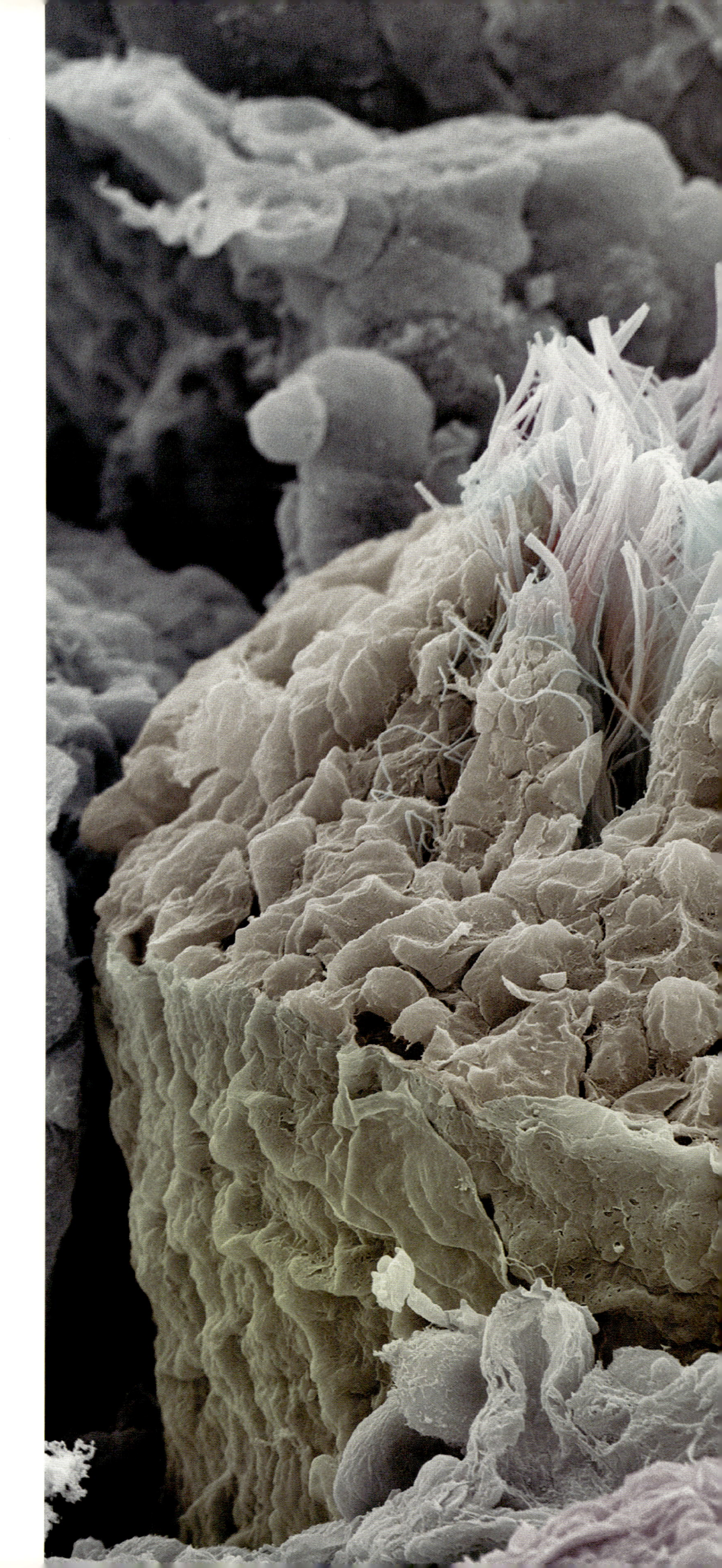

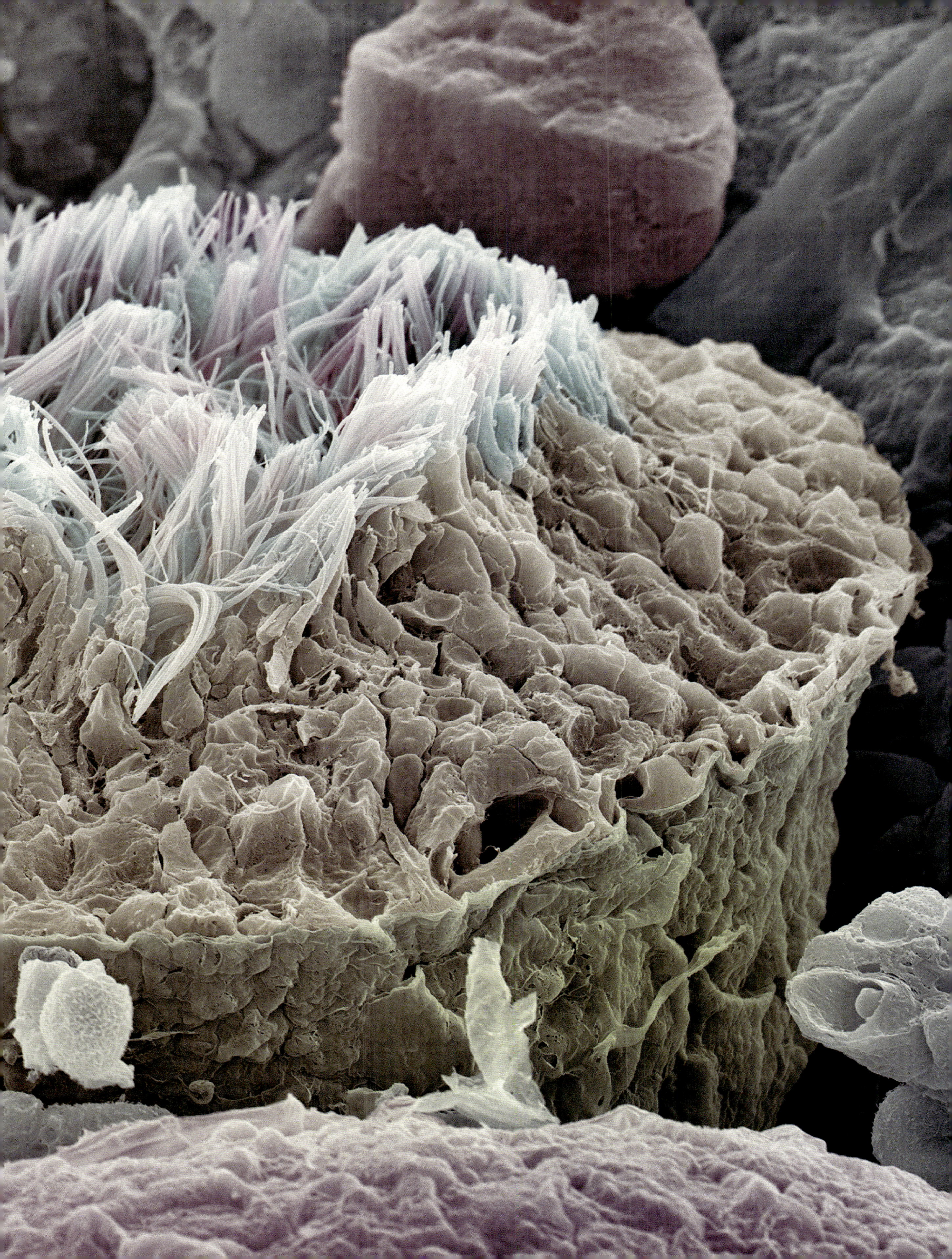

精巣の中の精子 [SEM]

成熟した精子（青色）が精巣の貯蔵場所に集まっています。卵子が思春期から閉経期まで1ヵ月に1個の割合で成熟するのとは違い、精子は思春期から老年期まで絶えず作られます。

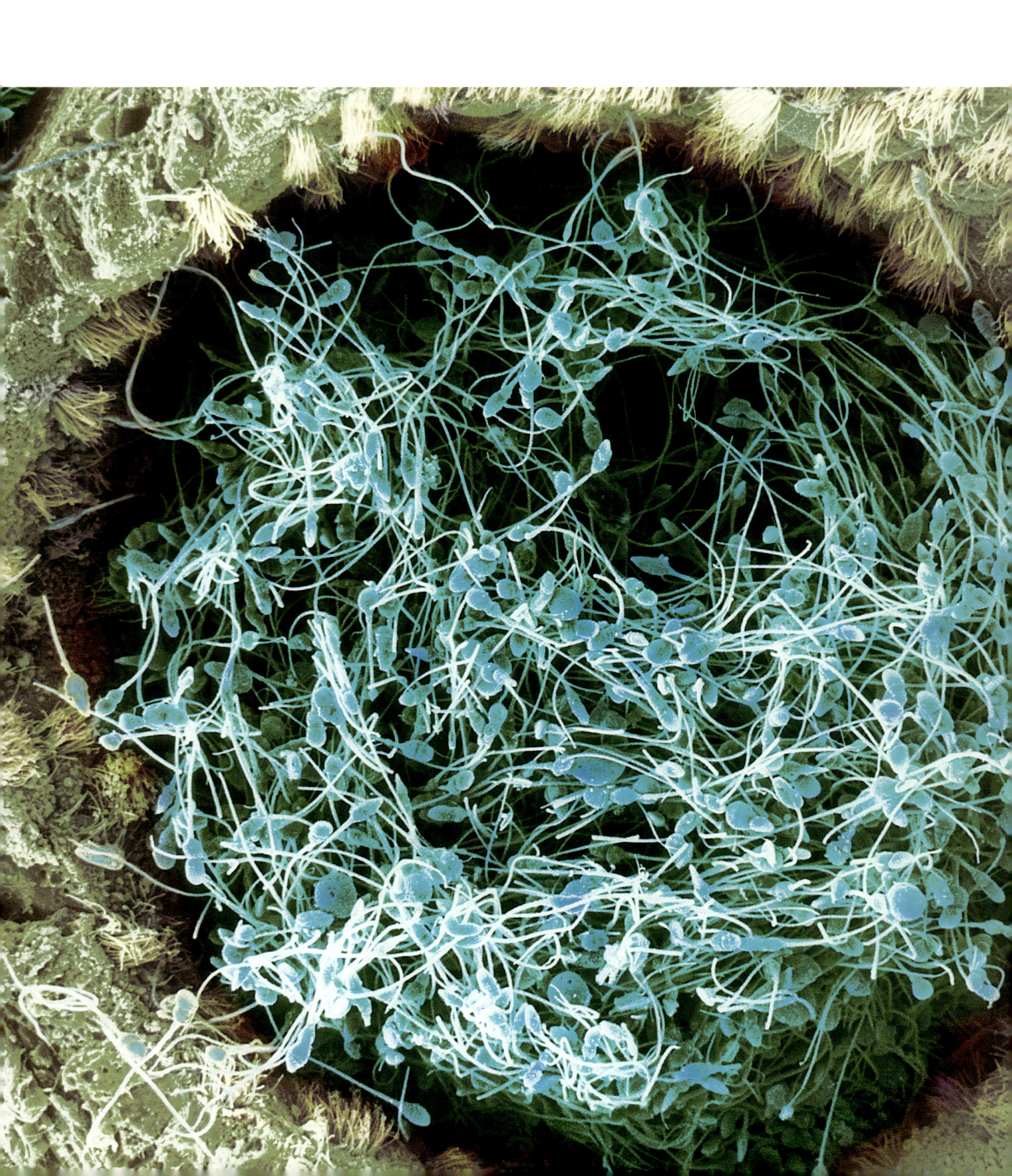

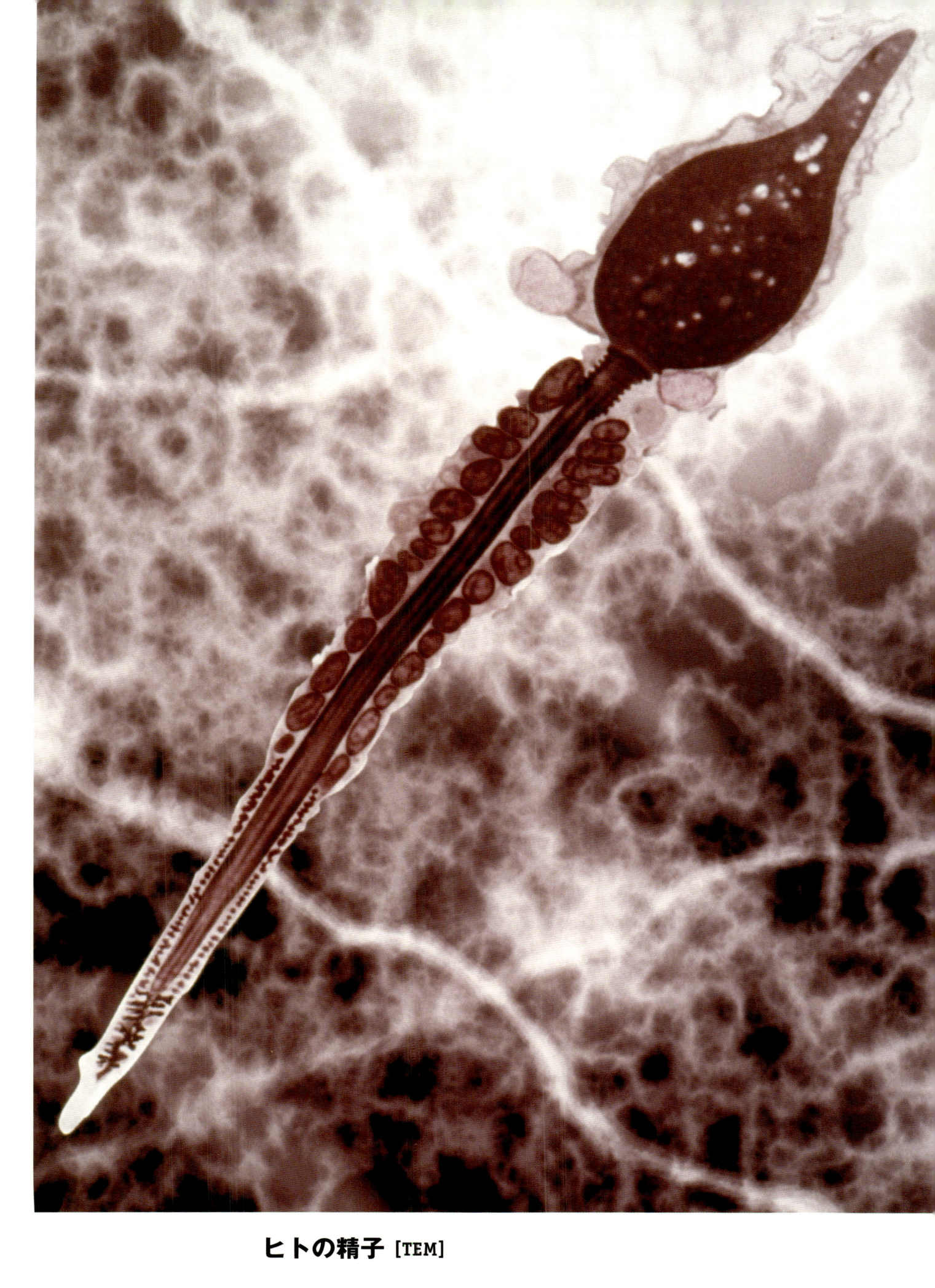

ヒトの精子 [TEM]

ヒトの精子には頭があり、父親の染色体が23本入っています。それを覆うアクロソーム（頭を包むピンクのもの）は、精子の頭が卵子細胞に進入するのを助ける酵素を放出します。頭の下の中心部分にはたくさんのミトコンドリア（紫色の円形）が入っており、女性の生殖器官の中を泳ぐのに必要なエネルギーを精子に与えています。精子は尾を素早く動かして泳ぎます。

器官系

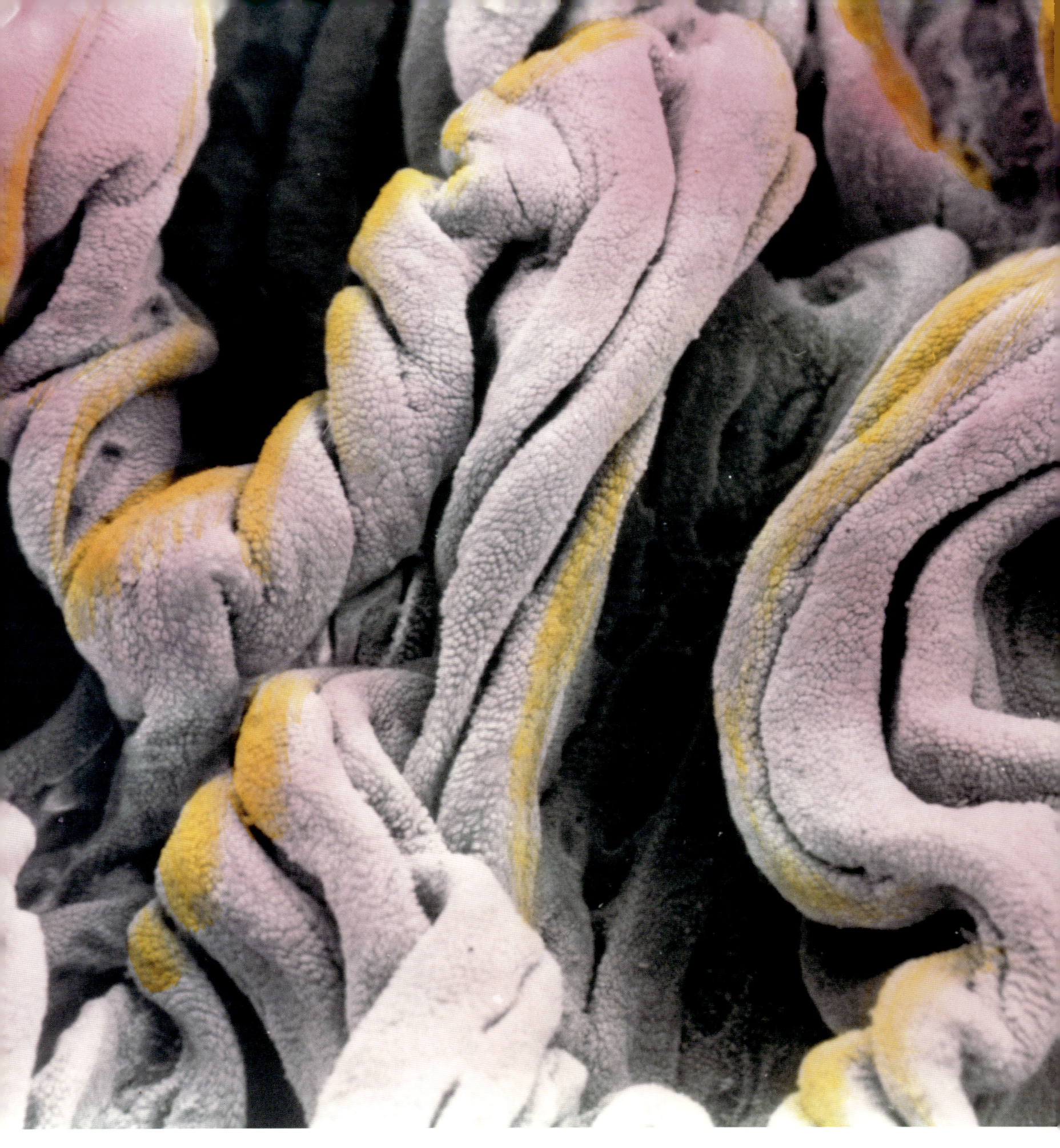

膣の粘膜 [SEM]

膣の表面に深く折りたたまれた粘膜が見えます。このヒダのおかげで、膣の壁は挿入や出産の時に拡張できます。性的興奮を覚えると、粘膜は粘液を分泌して膣をなめらかにし、ペニスが入りやすくします。

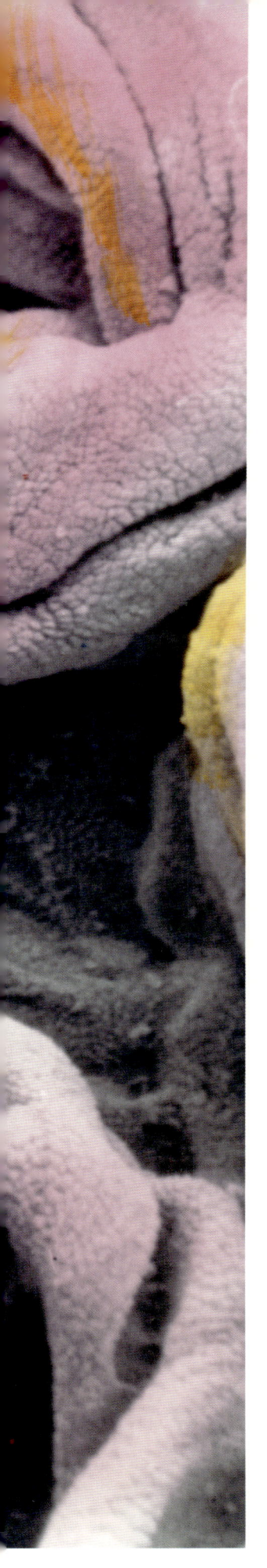

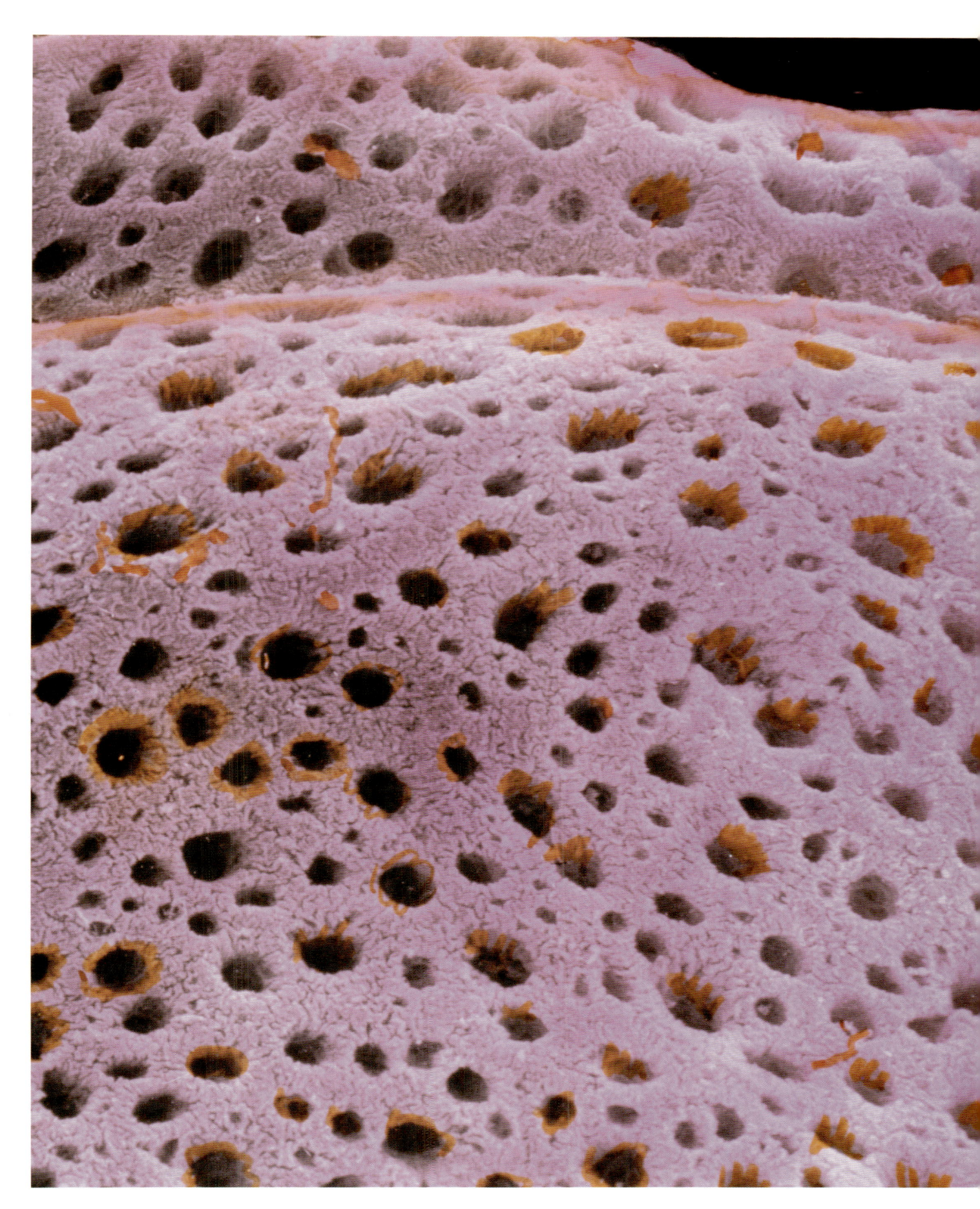

排卵時の子宮 [SEM]

排卵（子宮からの卵子の放出）が近づくと、子宮の内層が変化して蜂の巣状の分泌腺の穴が出現します。排卵後、この腺はグリコーゲン、油脂などの物質を分泌して、受精卵に栄養を与えます。

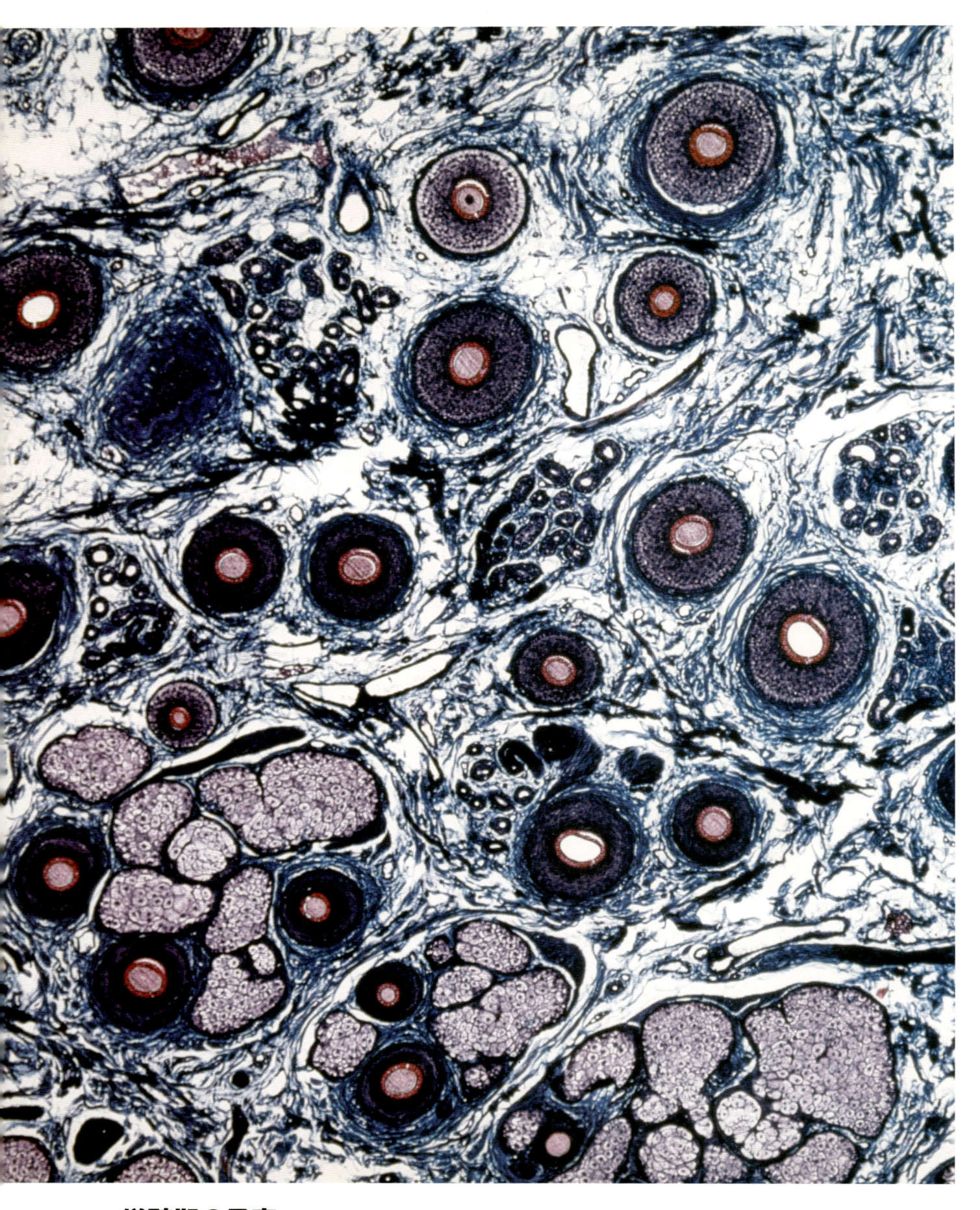

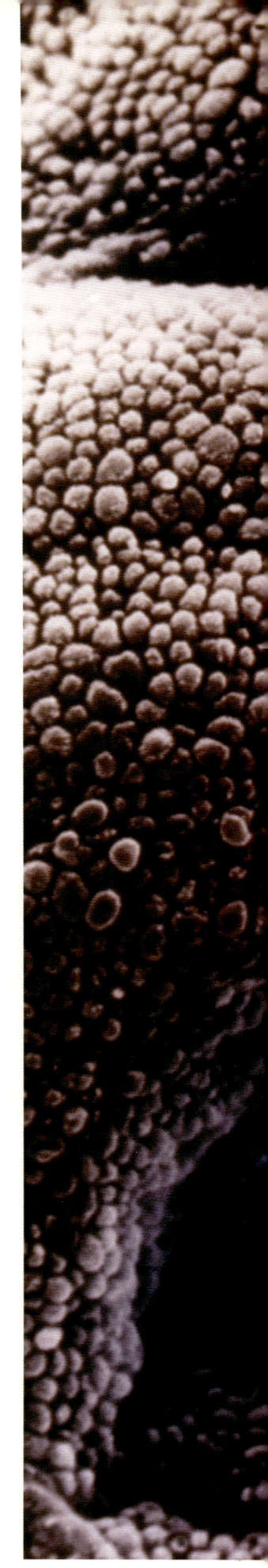

増殖期の子宮 [LM]

女性の月経周期の最初の14日間に、子宮の内壁は成長または増殖して、前回の月経の間に失われた内層と入れ替わります。この画像は増殖期の終わりごろに撮影されたもので、卵子が放出されると栄養を与える腺（紫とピンクの円形）が見えます。妊娠が発生しないと、子宮の内壁は機能を停止し、約28日後の月経ではがれおちます。その周期は女性によって異なります。

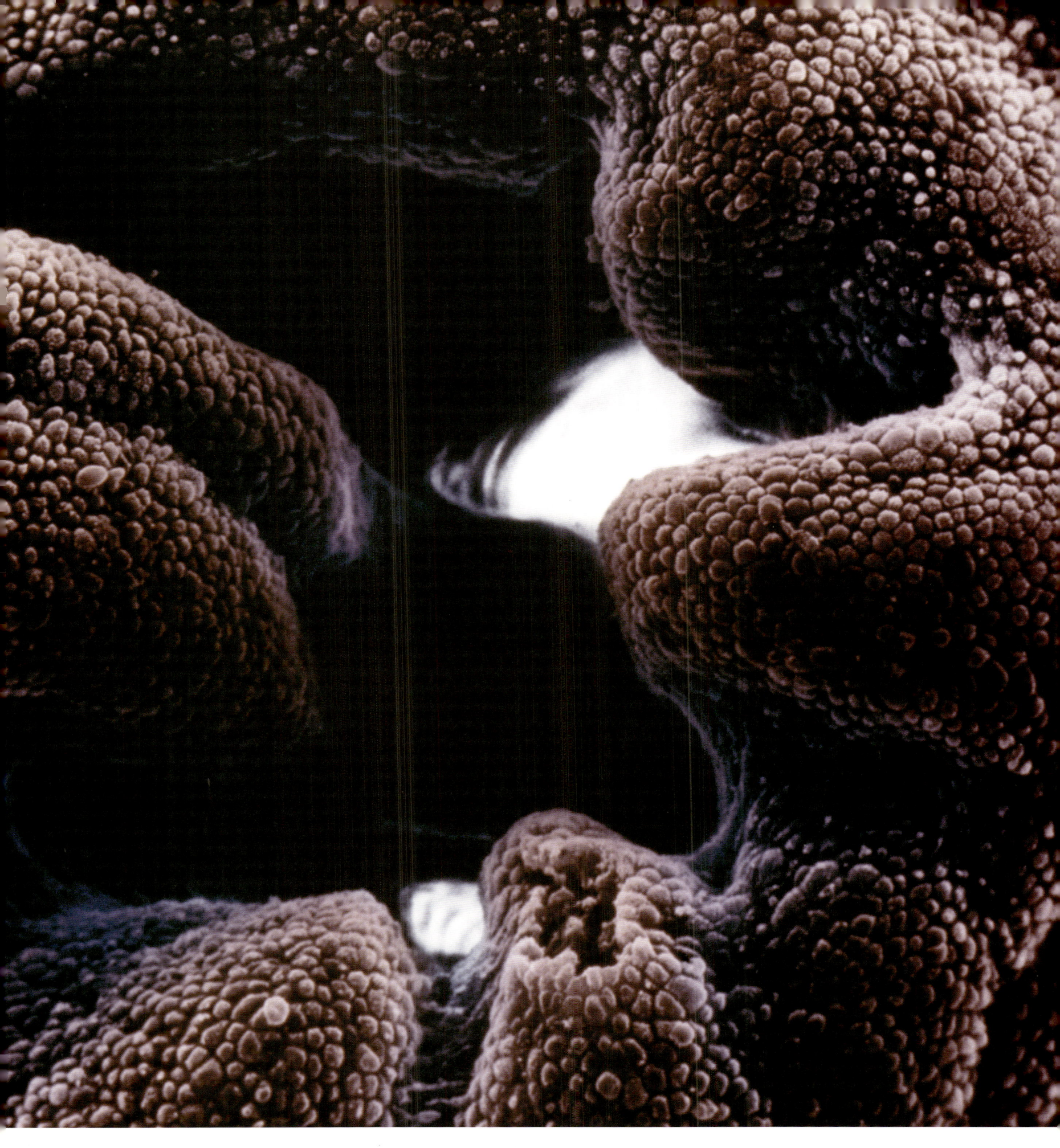

子宮と卵管の入り口 [SEM]

フリルがついた卵管の2つへの入り口の周辺に、子宮の一部が見えます。受精卵は、卵管を通って子宮に到達します。その旅は約7日間かかり、その間に子宮の内壁は、胚芽を受け取る準備を進めます。胚芽は、卵管を離れた際に子宮の条件が整っていれば、子宮の壁に着床します。

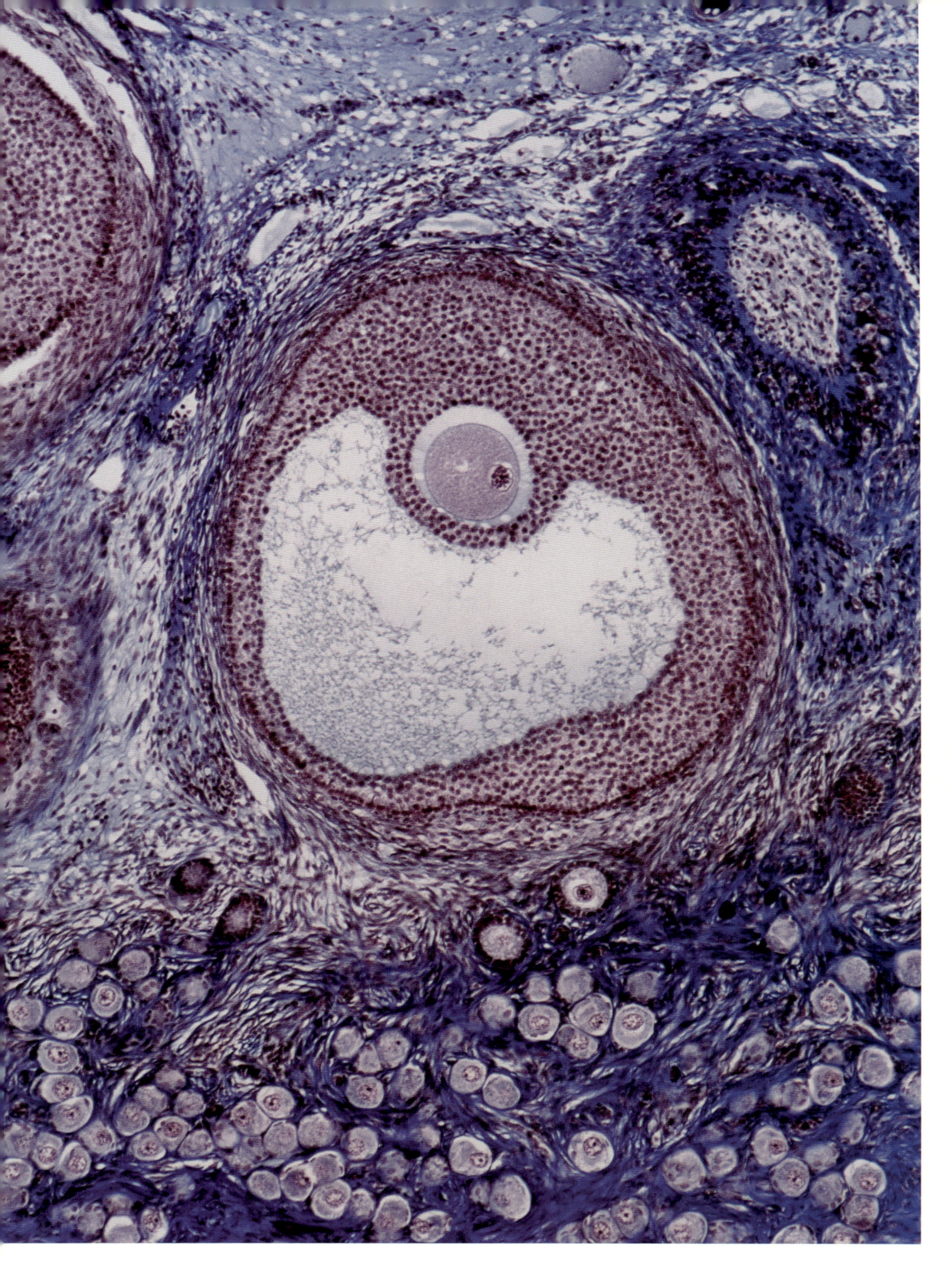

卵巣で成熟する2次卵胞 [LM]

卵巣の1次卵胞（画像下の小さな紫の円）と呼ばれる袋には、膨大な数の卵子細胞が入っています。そのうち約10個の1次卵胞が、各月経周期中に成熟しますが、その発達段階を完了して2時卵胞になるのはたった1つ（中央上）です。卵胞の中では、卵子細胞（小さい紫の球体）が拡大し始め、卵胞液（青色のまだら模様がある白い部分）に満たされた空間に囲まれます。成熟した卵胞はグラーフ卵胞といい、排卵日に卵子を放出します。

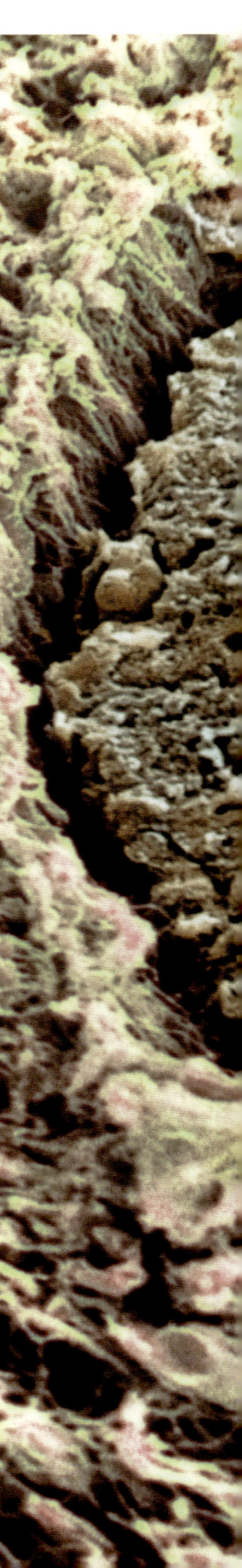

子宮腺 [SEM]

子宮腺の断面です。卵子が子宮に到達し、子宮の壁に着床すると、子宮腺から分泌液が出て卵子に栄養を与えます。この腺は、卵巣で産生されるホルモンの1つ、「プロゲステロン」の刺激を受けて分泌を始めます。卵子が受精しないと、プロゲステロンの分泌は約10日間停止し、子宮の壁が崩れます。受精卵が着床に成功すると、子宮の壁は胎盤を形成します。胎児は胎盤を通じて、母親の血液から栄養を得ます。

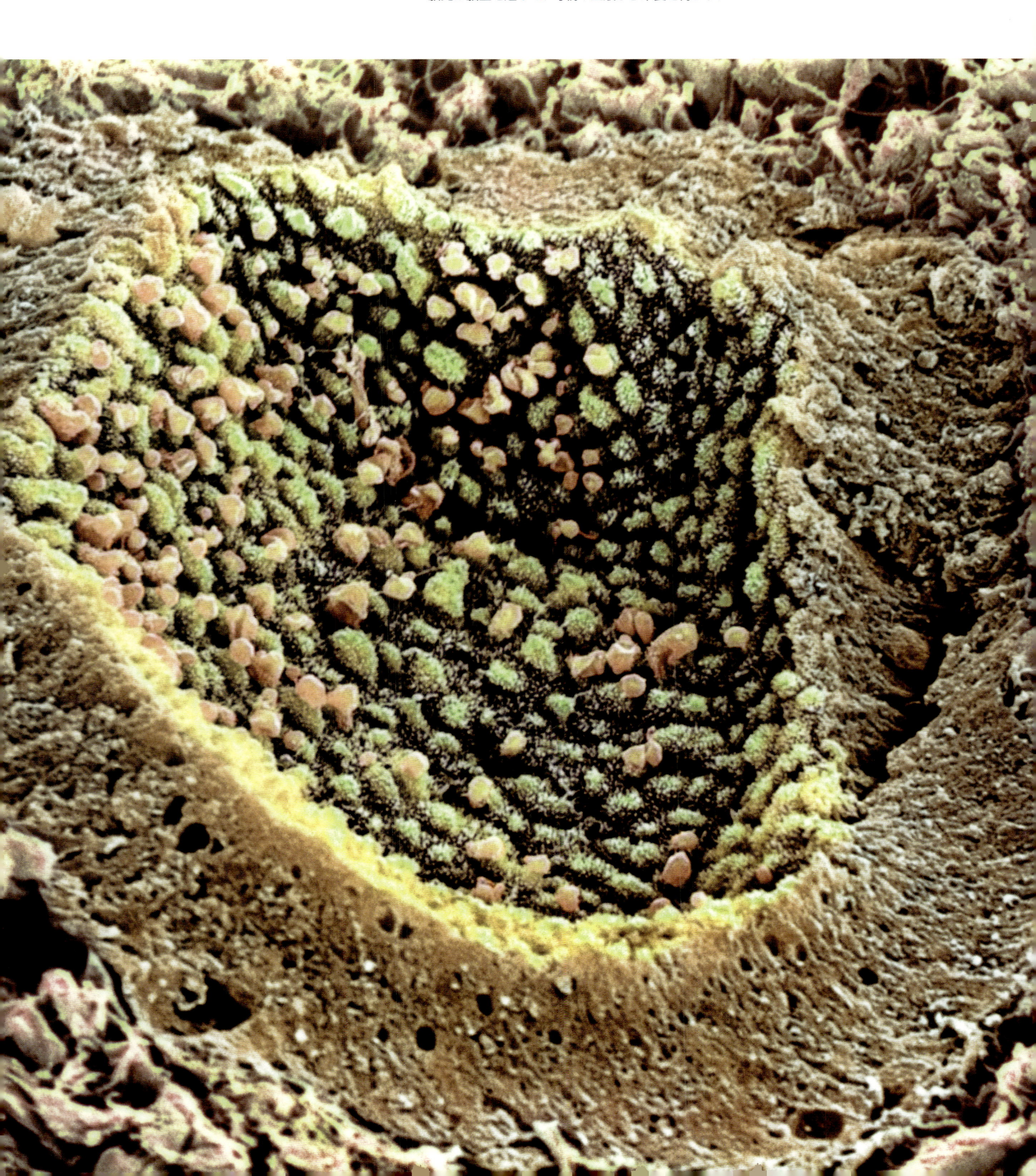

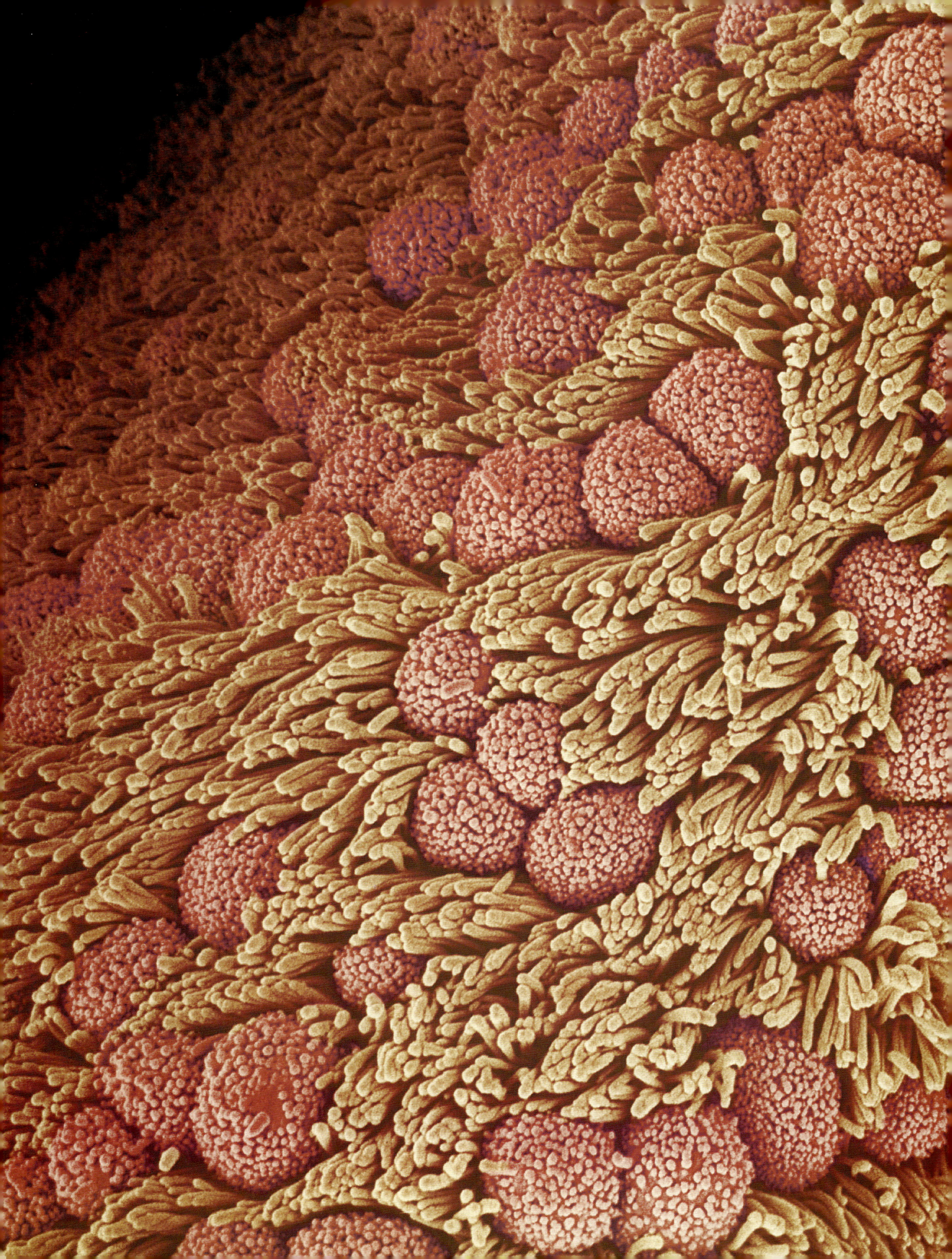

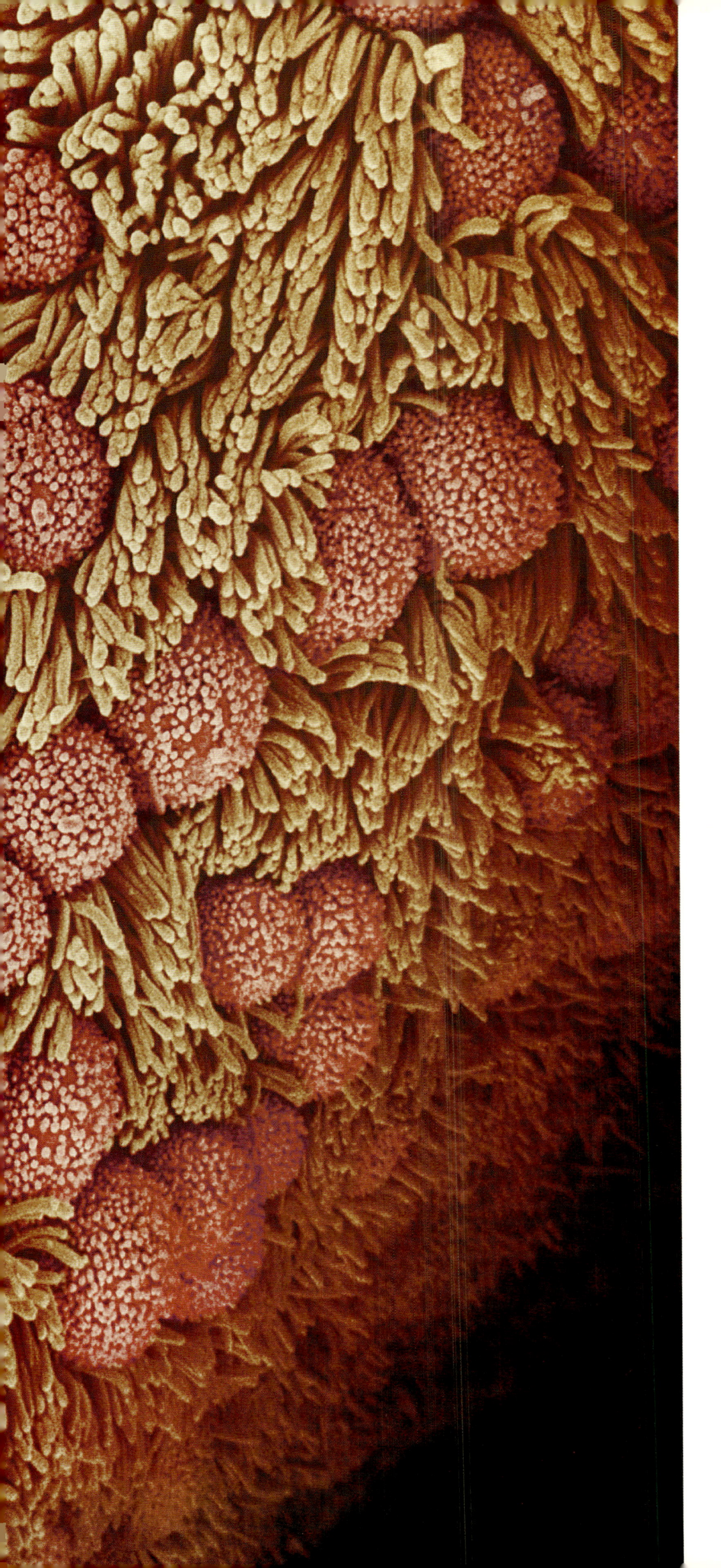

卵管の内壁 [SEM]

卵管は、卵巣から子宮に卵子を運びます。その内壁には粘液を分泌する細胞（赤色）があり、表面を覆う毛髪状の繊毛（茶色）が卵子を卵管から送り出します。この旅は7日間かかります。その間に受精した受精卵は、何度か分割して1つの胎芽になります。

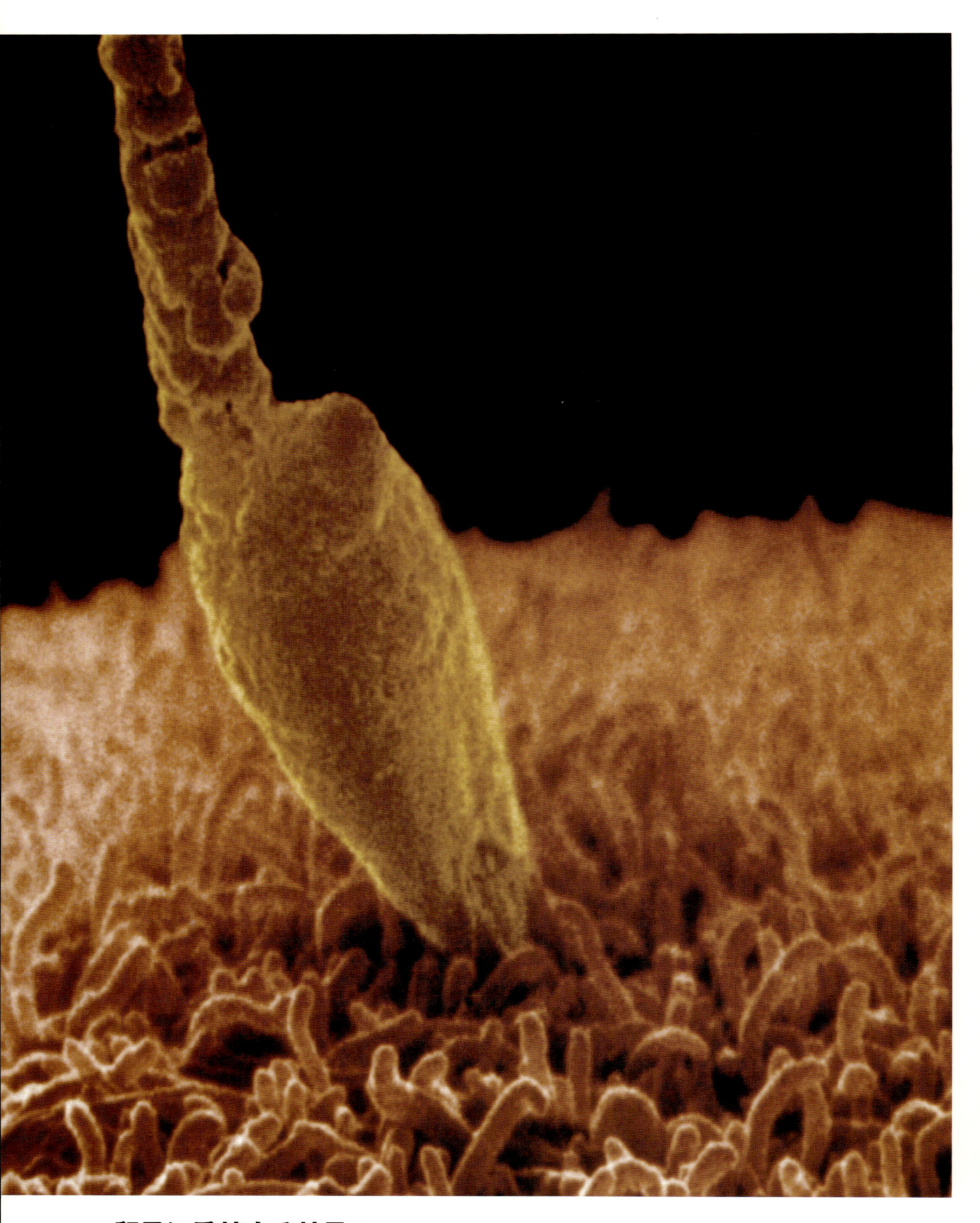

卵子に受精する精子 [SEM]

性交の間に放出された約2億個の精子のうち、卵管の中の卵子への旅を生き抜いて卵子に到達するのは数百個です。そのうち、実際に卵子に受精するのはたった1個の精子です。精子が卵子の壁に侵入して卵子細胞の核と結合するのに成功すると、粘膜が卵子の周りを取り囲み、他の精子が入らないよう障壁を作ります。

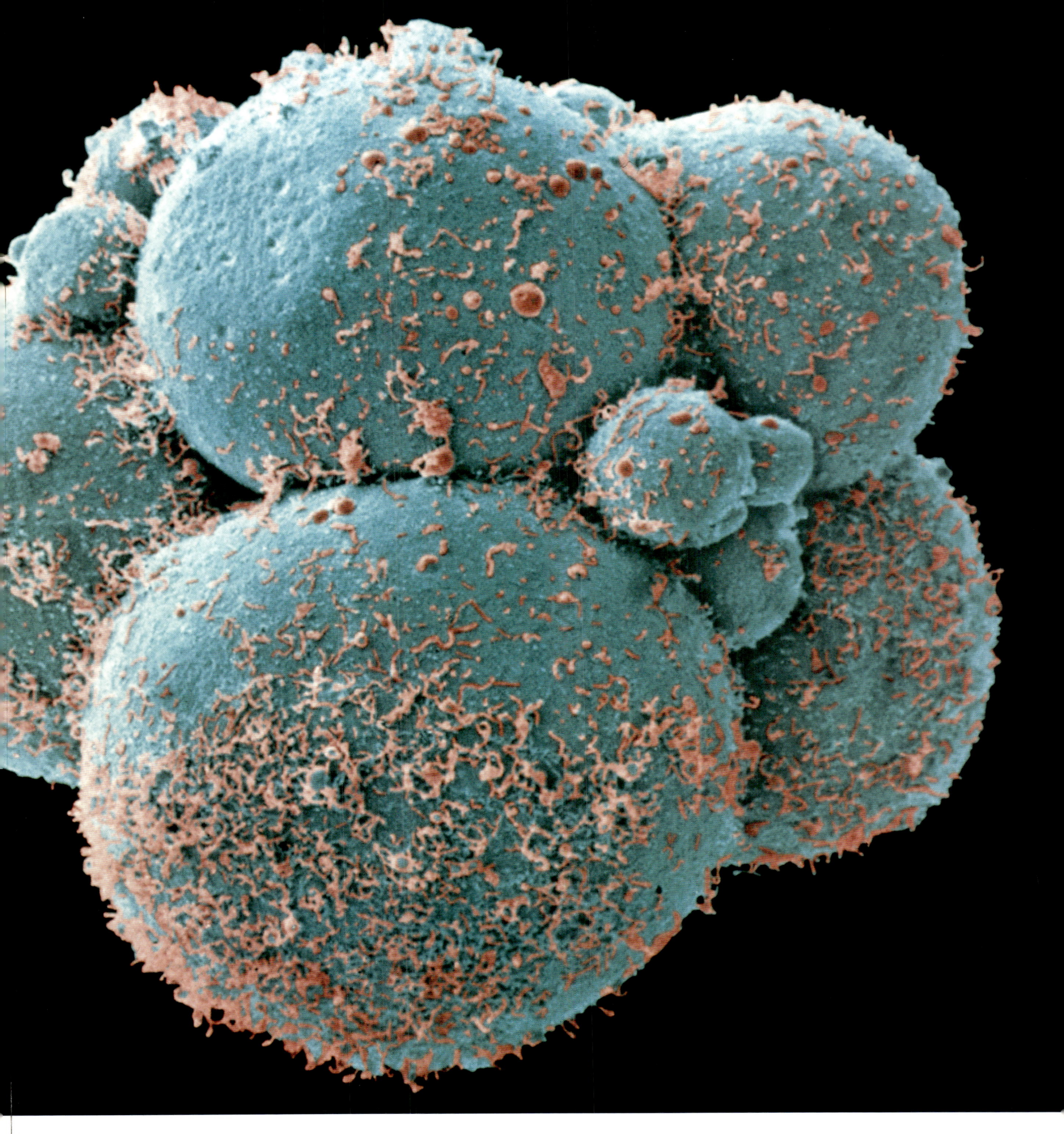

8細胞期のヒトの胎芽 [SEM]

受精より3日後、受精卵は分割をくり返し、桑実胚（ラテン語でブラックベリーを意味するモルラとも呼ばれる）という8つの大きな丸い細胞を持つ房を形成します。そのうち小さい球体構造物（中央の左右）は、退化します。8細胞期の桑実胚はまだ卵管の中で、子宮にむかって前進しています。条件が整っていれば、子宮の壁に着床し、何十億個の細胞からなる1つの個体へと変化し続けます。

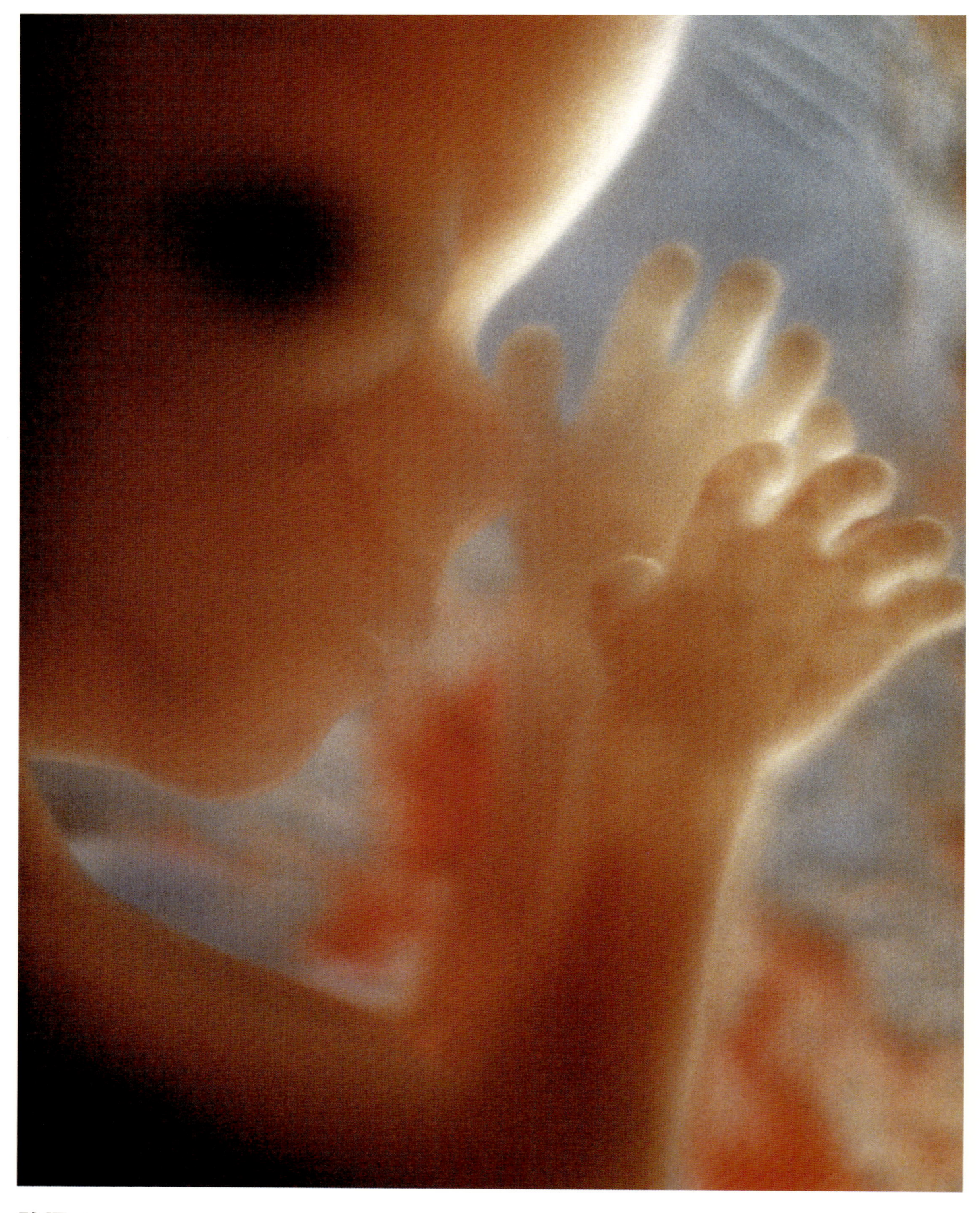

胎児 [臨床写真]

胎児の外見がヒトらしくなるのは約12週目です。この胎児は14週目で、身長は約10センチメートル、体重は約150グラムあります。黒い斑点のような目が確認できます、また手の指もよく発達しています。6ヵ月までには親指を吸い始めることでしょう。

妊娠中の女性 ［サーモグラム］

色の違いは、体温の違いを表しています。黒はもっとも体温が低く、白がもっとも高くなっています。この画像は、体表から放出される赤外線の長波長を、サーモグラフィックカメラが捕らえたものです。皮膚の温度は全身の血液供給の量に影響されます。そのためサーモグラフィは色々な循環障害の発見に役立てることができます。

ヒトの体の神経系は毎日、世界中の電話システムを合わせた場合より多くの接続を行っています。神経系は、他の器官の混乱を避けるために命令を下して調整するシステムです。

神経系には、脊髄と脳からなる中枢神経系と、感覚臓器から中枢神経系に情報を中継する末梢神経系があります

神経系を構成する細胞は、ニューロンといいます。ニューロンには主に感覚ニューロンと運動ニューロンがあります。感覚ニューロンは、刺激、つまり外的または内的な環境の変化に反応する感覚細胞によって活性化されます。感覚細胞はさまざまな種類があり、それぞれ検知する刺激が圧力、熱、光など、異なります。感覚ニューロンは中枢神経系への刺激に関する情報を運び、中枢神経系はその情報を処理します。対応が必要な場合、運動ニューロンが中枢神経系から筋肉や腺などの効果器に指示を伝えます。この処理はとても素早く行われ、中枢神経を往復する神経信号の速度は最大時速290キロメートルに達します。

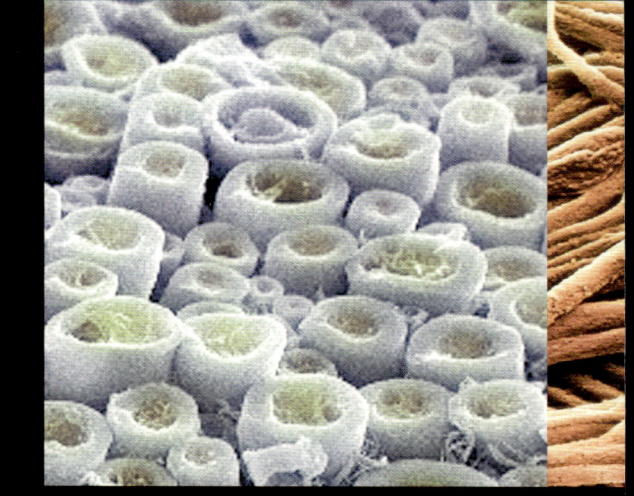

反射運動は脳が関与しない急速の反応です。昔から知られている例は、膝反射です。右脚を左足の上に組んで、膝頭の真下を打つと、右足の膝から下が反射運動によってひとりでに持ち上がります。この反応で神経信号がたどる道を反射弓といいます。受容体ニューロンが脊髄に直接信号を伝え、運動ニューロンが筋肉に指示を返し、筋肉が脚を引き上げるのです。その間、脳は発生した反応を記憶します。反射弓は、まばたきなど多くの場合で反射時間を短縮し、身体が損傷するリスクを低くします。

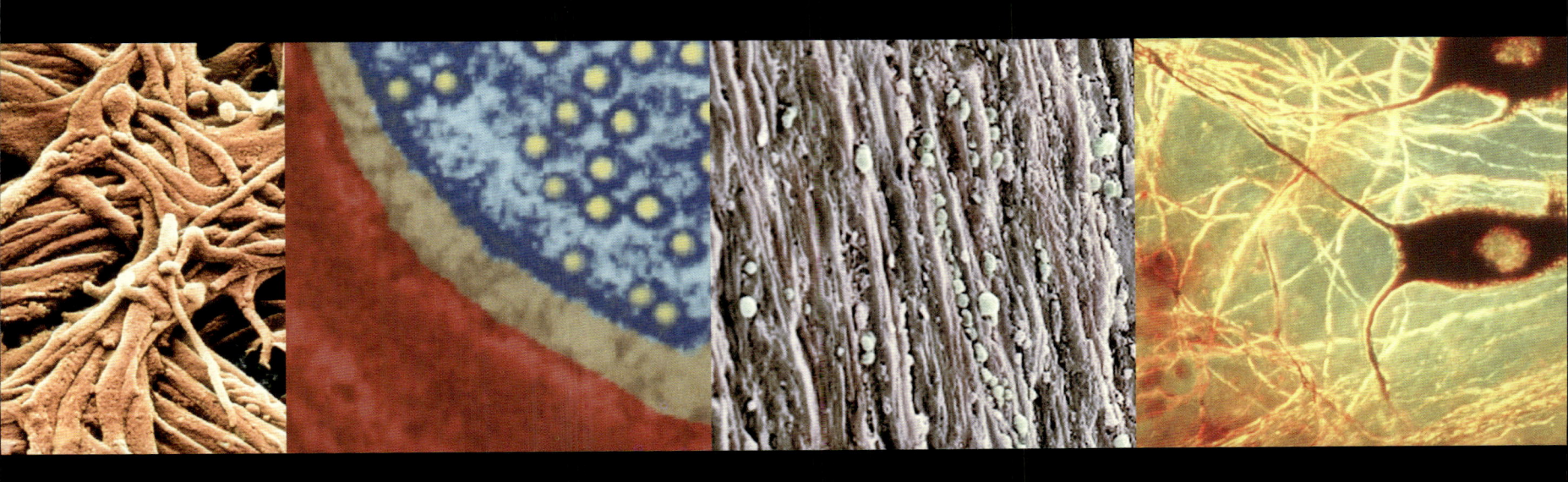

ニューロンの形や大きさは実にさまざまですが、基本構造は核のある小さな体と、そこから伸びる長細い突起です。枝分かれした突起は樹状突起といい、他のニューロンまたは感覚細胞に信号を伝えます。まっすぐな突起を軸索といい、離れた場所に情報を伝えます。脊髄からつまさきまで通る軸索もあります。

　情報は電気的興奮という形で軸索を通じて輸送されます。ある1つのニューロンの軸索と他のニューロンの樹状突起の間には、顕微鏡でしか確認できないシナプスという隙間があり、化学伝達物質がその橋渡し役を果たしています。何らかの神経毒がこの化学伝達物質を妨害して、神経信号が筋肉に伝わるのを阻止すると、麻痺が起こります。神経毒素の1つであるクラーレは、アマゾンの狩猟民族が矢毒として使用しています。合成クラーレは筋肉弛緩剤として効果が高く、破傷風や狂犬病など筋けいれんを特徴とする病気の治療

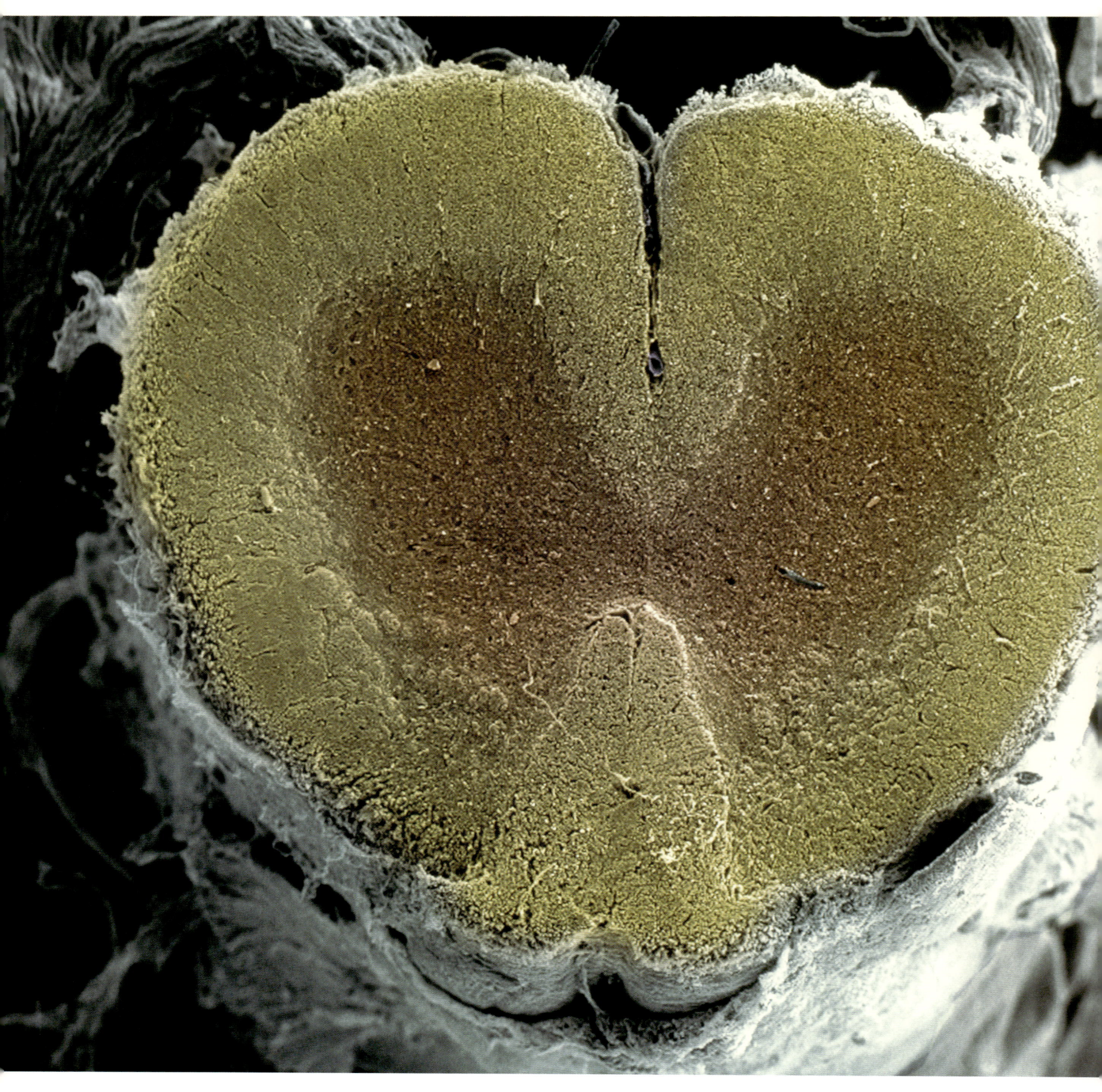

脊髄 [SEM]

脊髄の断面です。中央に神経細胞が集まった灰白質（茶色）が見えます。その外側は白質（黄褐色）で、神経線維の束でできています。さらに外側を覆う白い部分は、髄膜という丈夫な膜です。骨髄だけでなく脳も覆っているこの組織の炎症は髄（脳）膜炎といい、致命的疾病になる場合もあります。

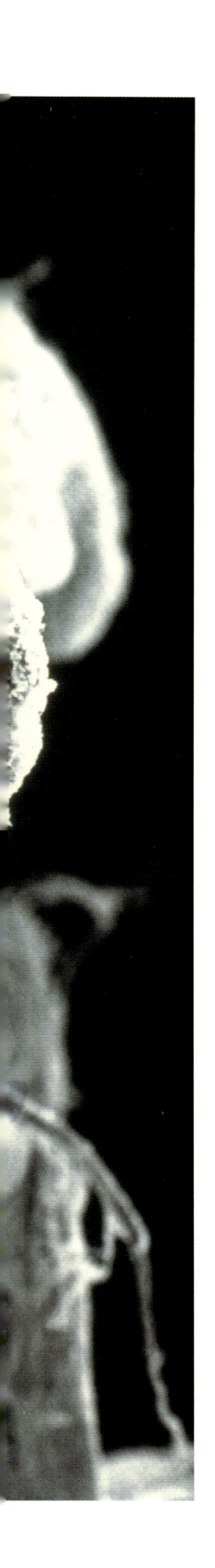

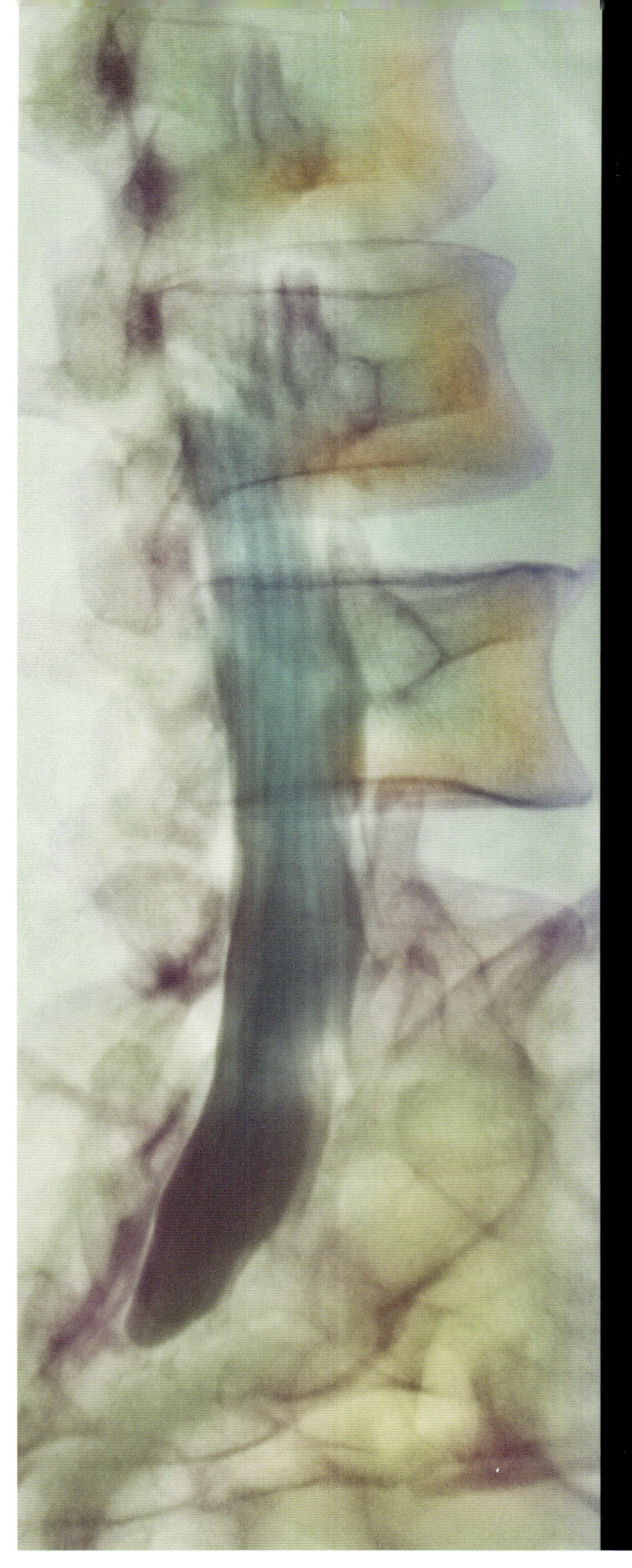

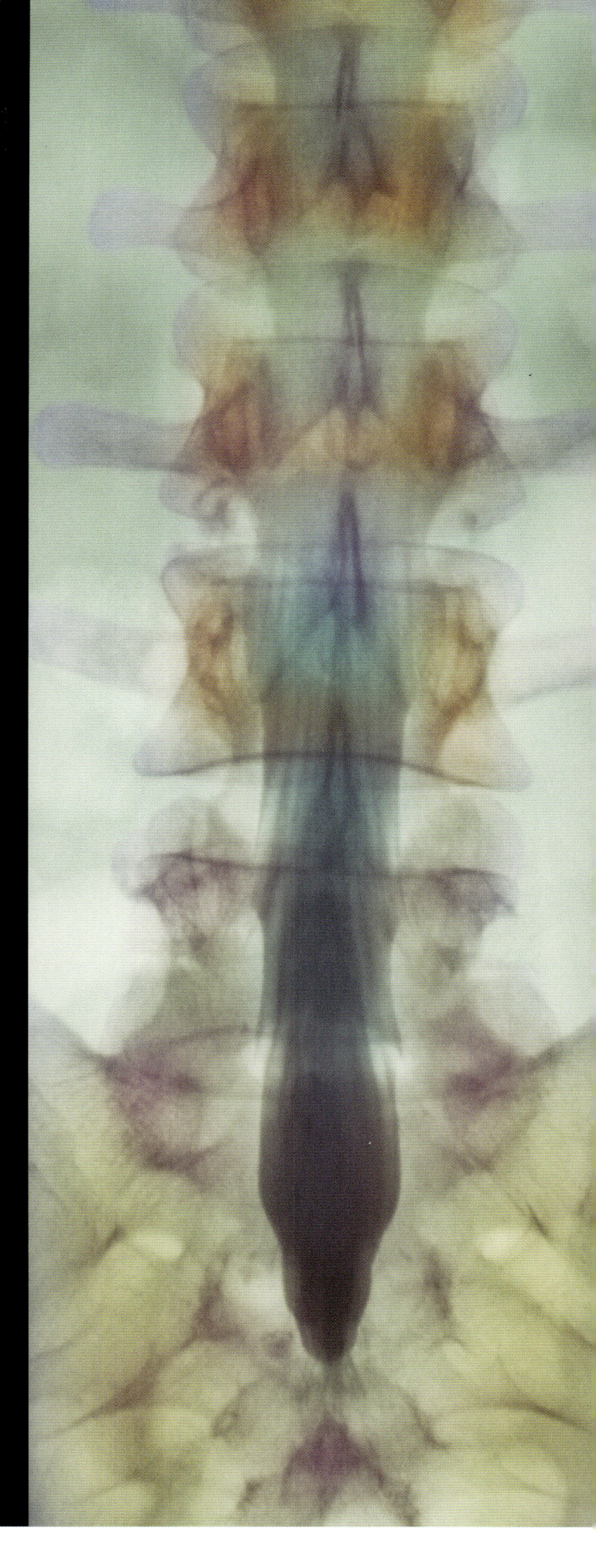

腰椎中の脊髄 [X線]

下部の脊髄を、横から見た画像（左）と正面から見た画像（右）です。脊椎（黄褐色）が脊髄を取り囲んで、守っているのが分かります。脊髄から枝分かれした神経（この画像には写っていません）は、脳と体の間で情報を運びます。また脊髄は、脳の意識的な指示を伴わない、単純な反応もコントロールします。ほこりが目に入った時のまばたき、いびき、とがったものや炎から手を離すといった反射運動がこの反応に含まれます。

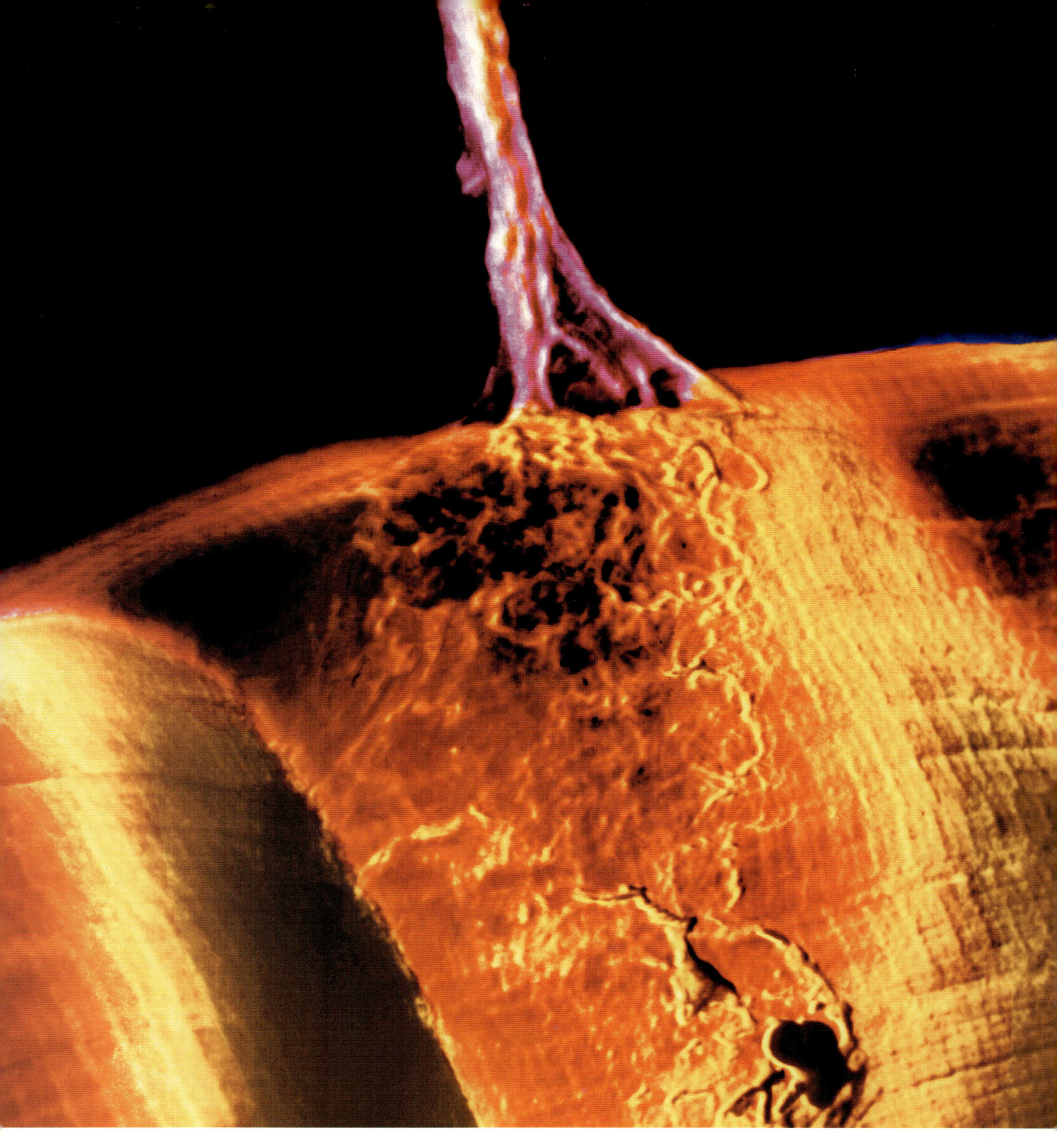

筋肉に接続する神経 [SEM]

中枢神経系からの信号は、細胞体とヒモのような線維でできた軸索（ピンク）からなる運動ニューロン（神経細胞ともいう）によって、筋肉または腺に伝えられます。軸索の末端にある枝分かれした部分は、シナプスという結合部分につながっています。活性化したニューロンが放出する化学物質がこのシナプスを渡り、筋肉細胞の受容体に作用します。

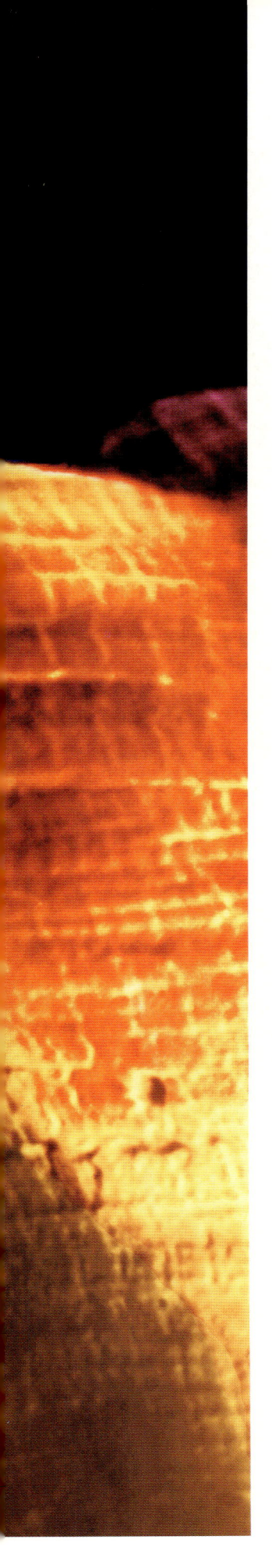

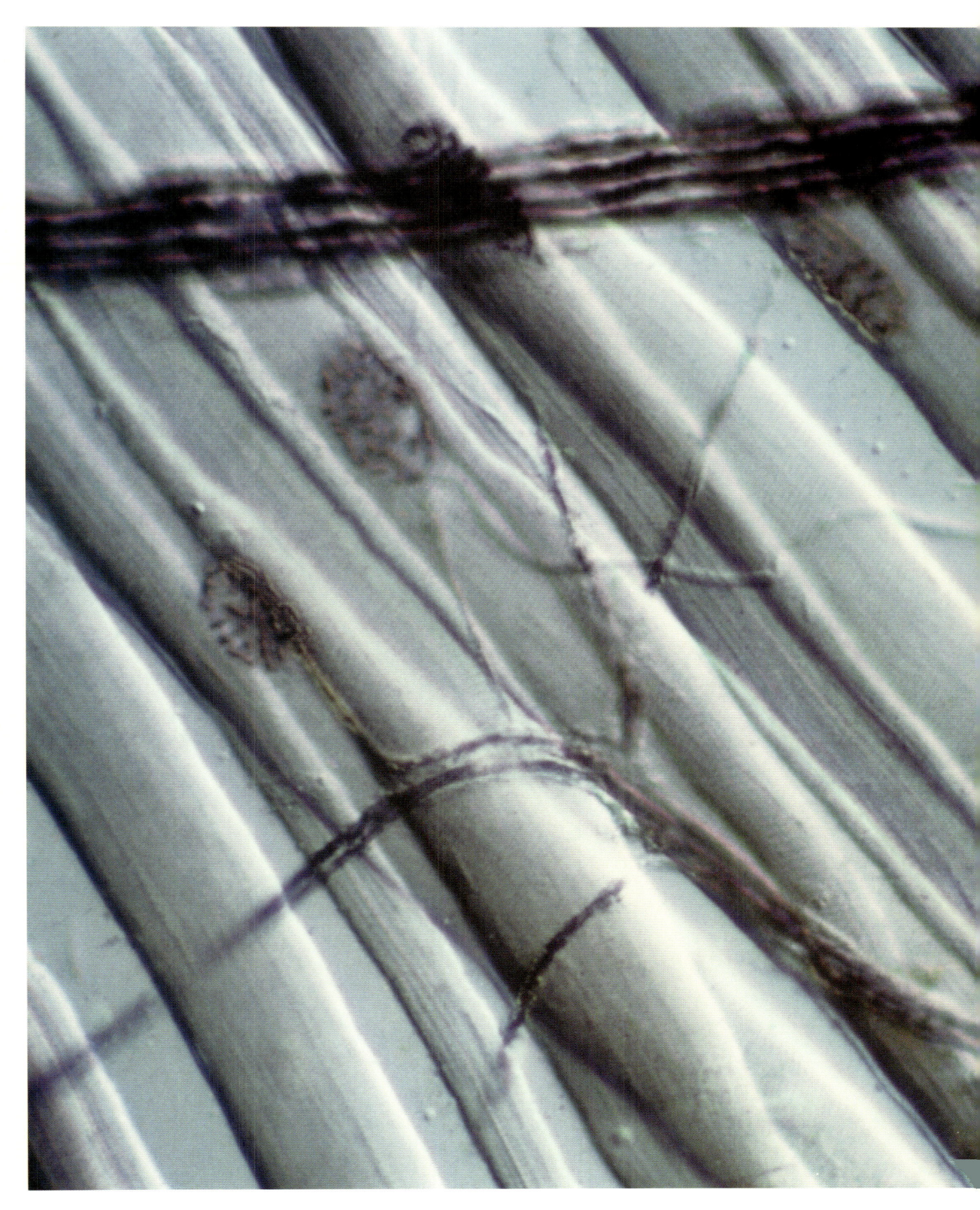

運動終板 [LM]

神経細胞（右下から出ている線）が、筋肉細胞（画像を斜めに走る帯）の一つ一つに枝状に伸びています。神経細胞は、筋肉細胞との結合部分でさらに分かれ、その末端が筋肉の表面で小さな塊を形成しています。これを神経終足（終末ボタン）といいます。ボタンが筋肉細胞と出会う場でシナプスが形成されます。この画像では、化学神経伝達物質が筋肉を収縮させるメッセージを伝えています。

シナプス結合部 [TEM]

神経細胞と筋肉の結合部分の断面です。神経の末端（青色）と左側の赤い筋線維の間が、わずかな隙間であるシナプスで隔てられているのが確認できます。結合部分の近くに集まっている小さな黄色い球体には化学的神経伝達物質が含まれており、シナプスを横断して、筋肉細胞の受容体を刺激します。神経の末端の一部を取り囲んでいる緑色の構造物はシュワン細胞で、神経細胞を支えるとともに絶縁しています。

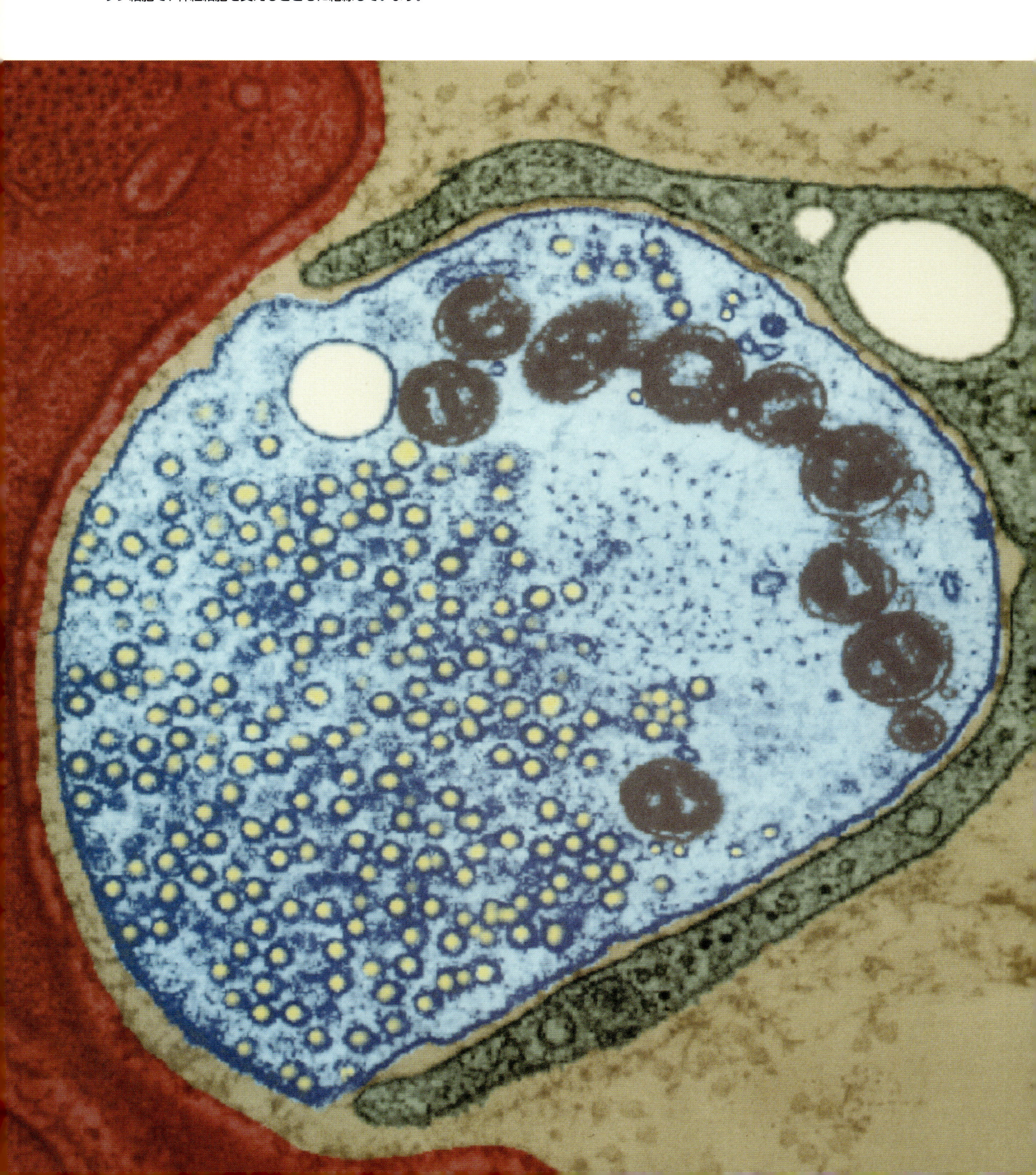

プルキンエ細胞 [LM]

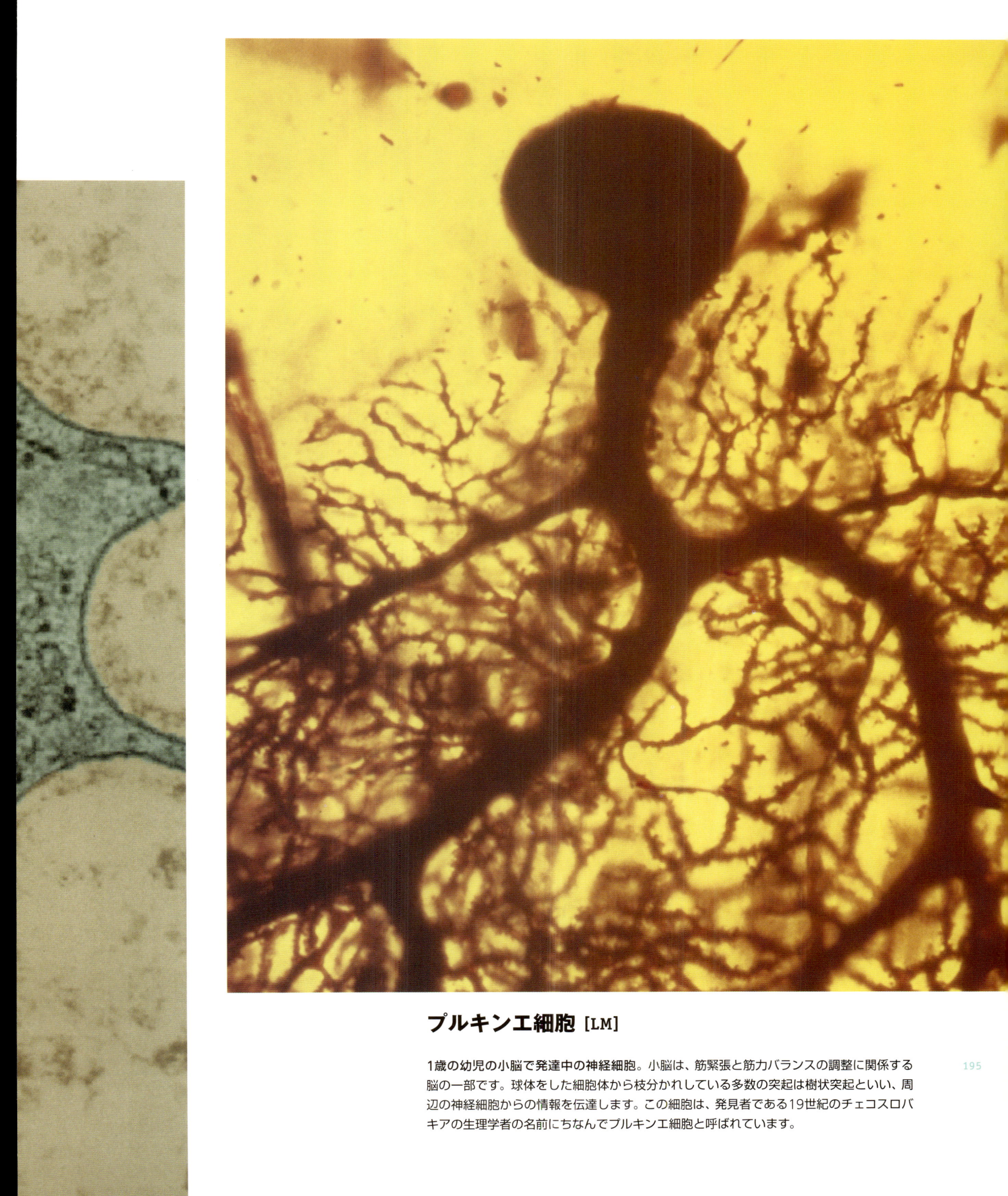

1歳の幼児の小脳で発達中の神経細胞。小脳は、筋緊張と筋力バランスの調整に関係する脳の一部です。球体をした細胞体から枝分かれしている多数の突起は樹状突起といい、周辺の神経細胞からの情報を伝達します。この細胞は、発見者である19世紀のチェコスロバキアの生理学者の名前にちなんでプルキンエ細胞と呼ばれています。

神経細胞と赤血球 [SEM]

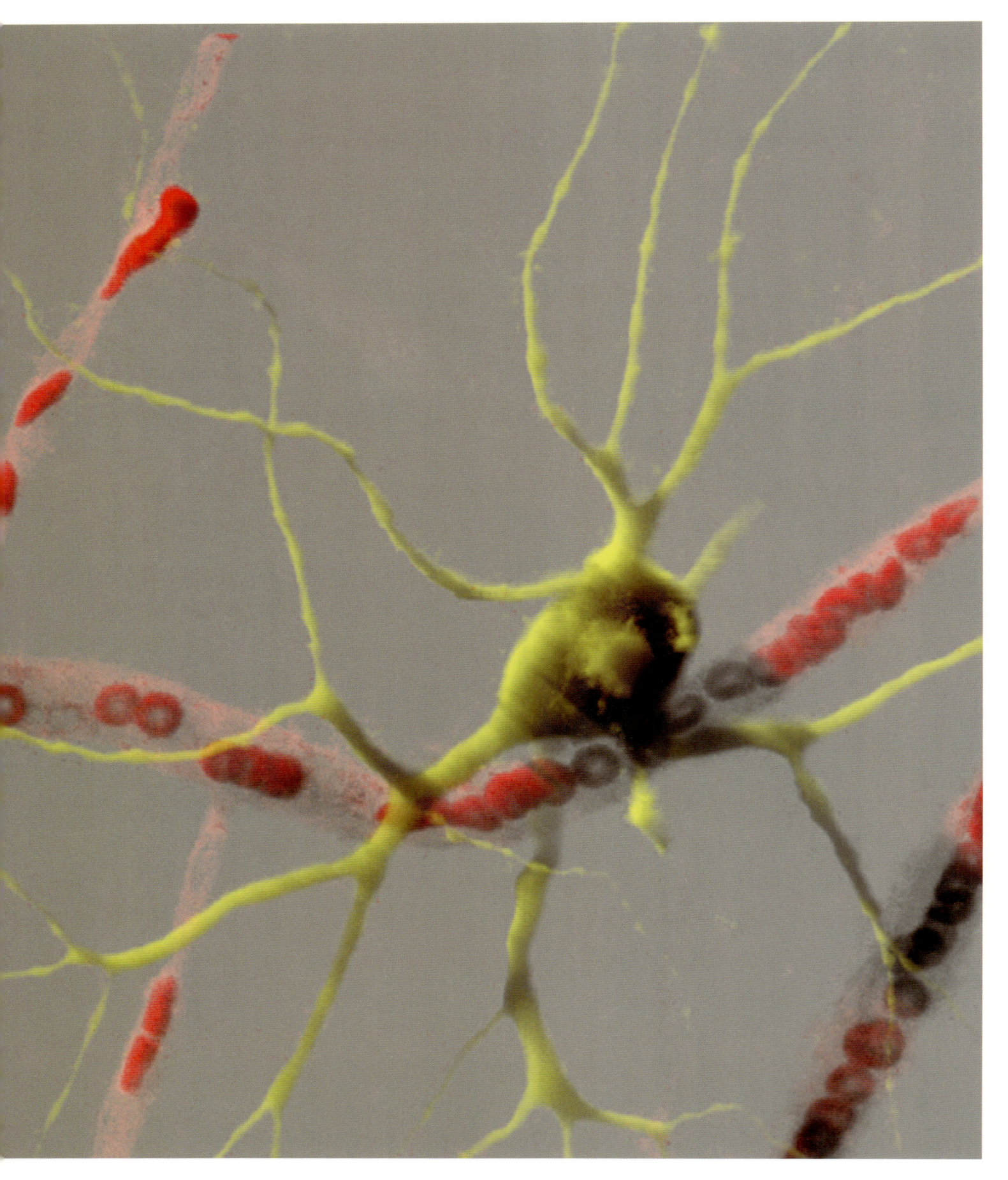

緑色に見えるのは、眼の神経細胞で、樹状突起という枝分かれした長い突起を持っています。樹状突起は他の神経細胞からこの細胞に信号を伝えます。ピンクの管は毛細血管です。毛細血管は、血管の中でももっとも細く、その幅は体内の組織に酸素を運ぶ赤血球よりわずかに広いだけです。

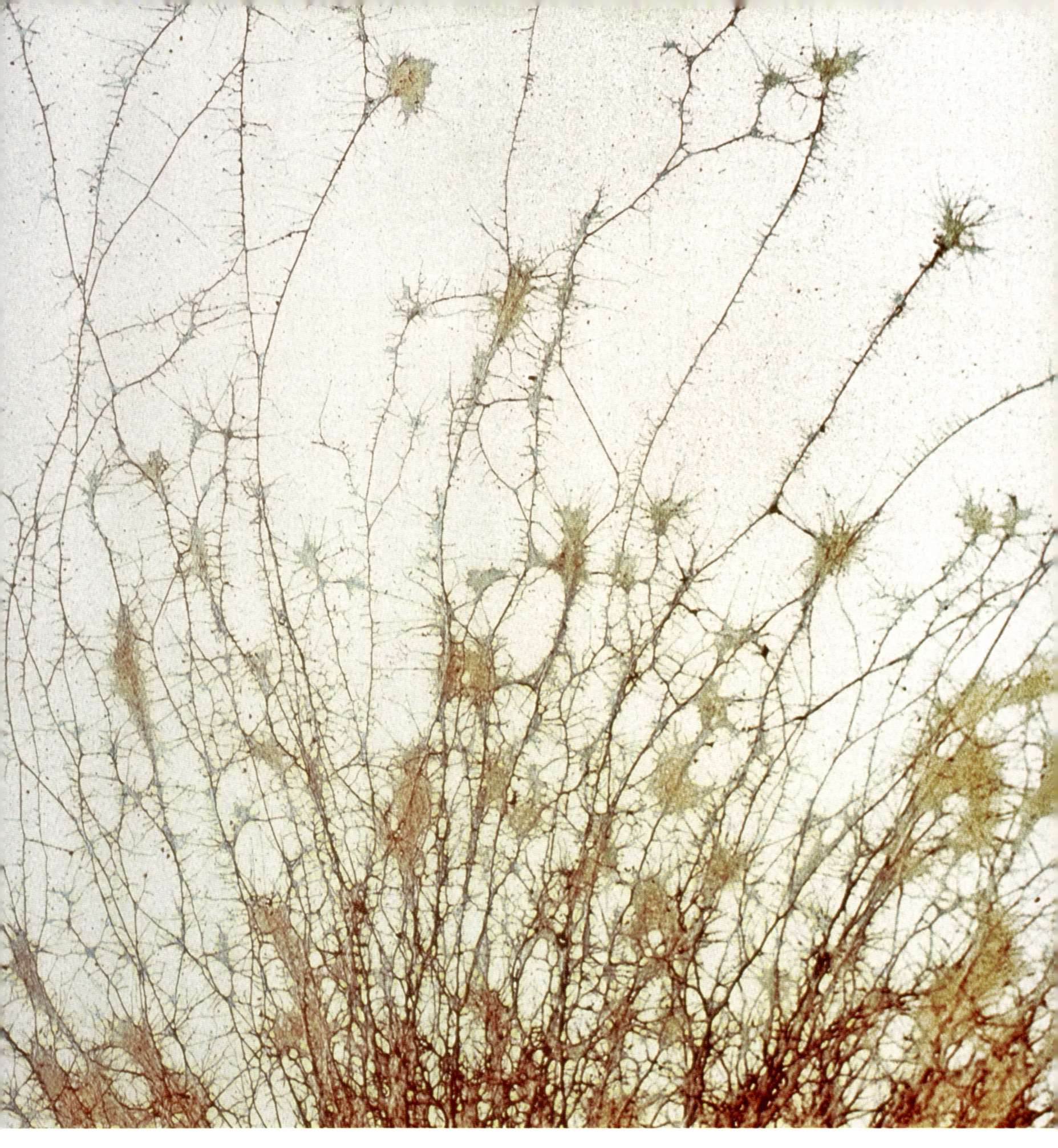

神経細胞培養 [SEM]

研究者は、脊髄麻痺の治療のために神経細胞培養によって神経組織を再生する方法を研究しています。この培養サンプルは、脊髄の神経細胞を使用したもので、神経細胞の細胞体（画像には写っていません）から、多数の神経突起がより糸状に伸びて枝分かれしています。これらの突起は他の神経細胞と接続して、神経組織のネットワークを形成します。

小腸の神経細胞 [LM]

小腸の壁の動きは、長い突起（茶色の細い線）で結合する神経細胞（濃い茶色）のネットワークによってコントロールされています。小腸の壁が内容物によって伸びると、神経細胞は膨張部分の上の筋肉に収縮を、下の筋肉に弛緩を指示し、結果として波のような動きを起こすことによって、小腸の内容物を送り出します。

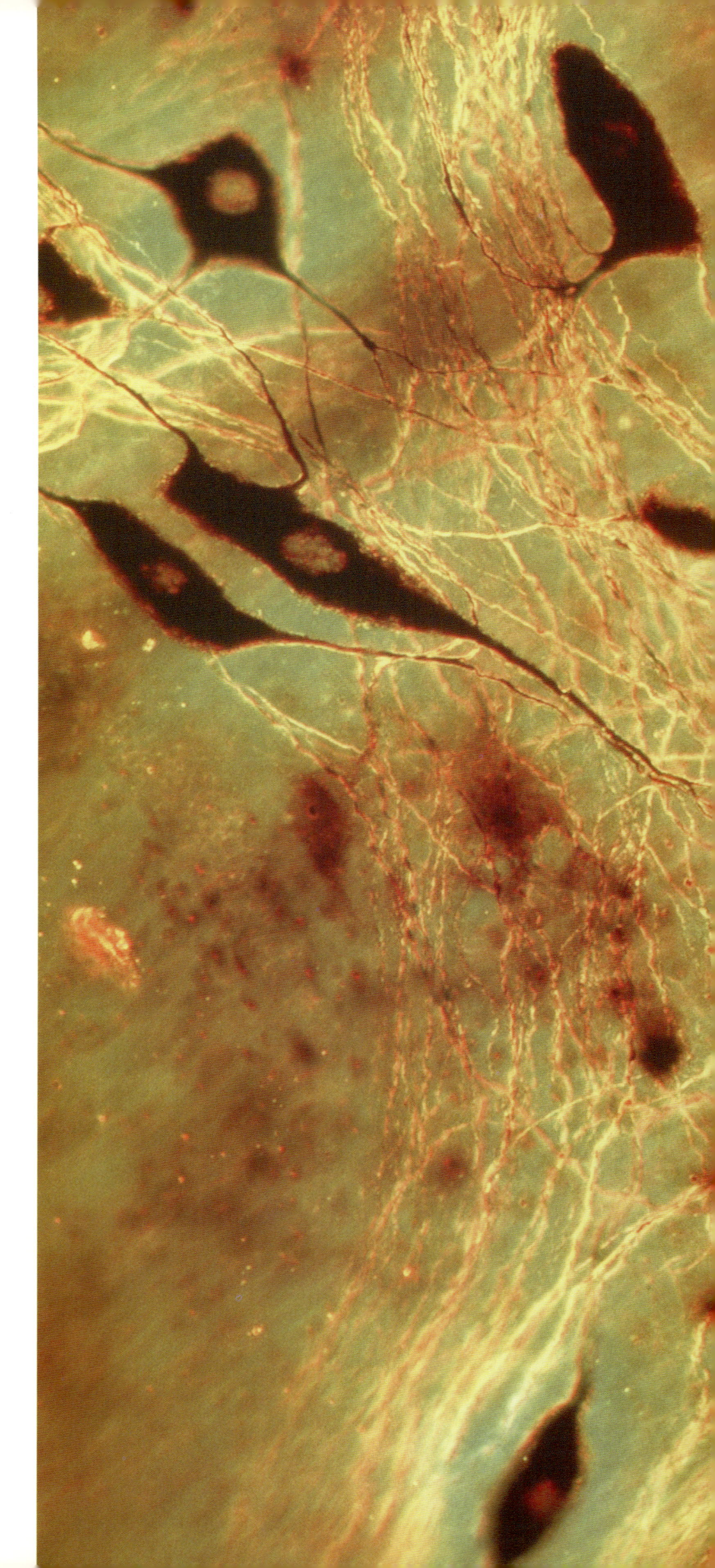

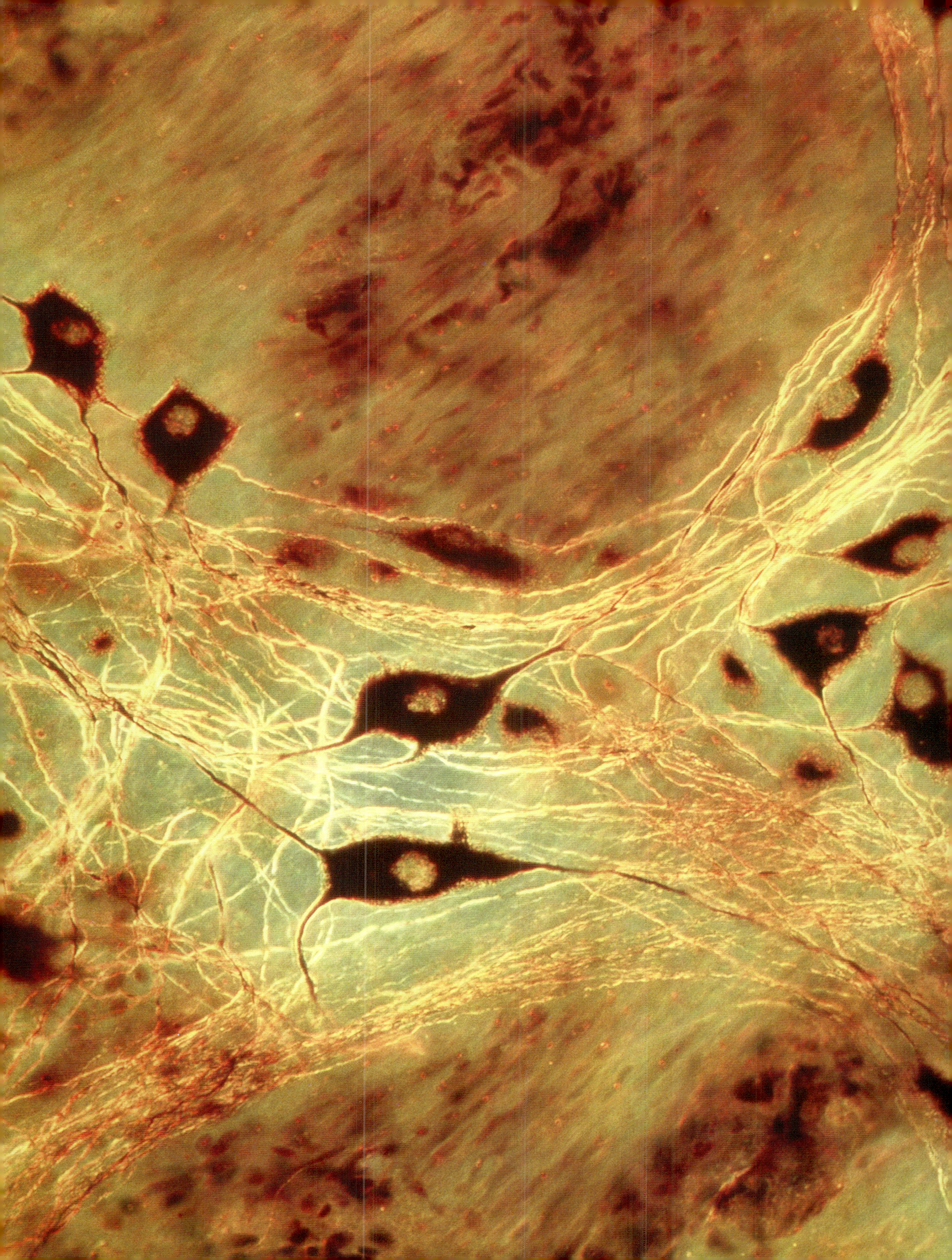

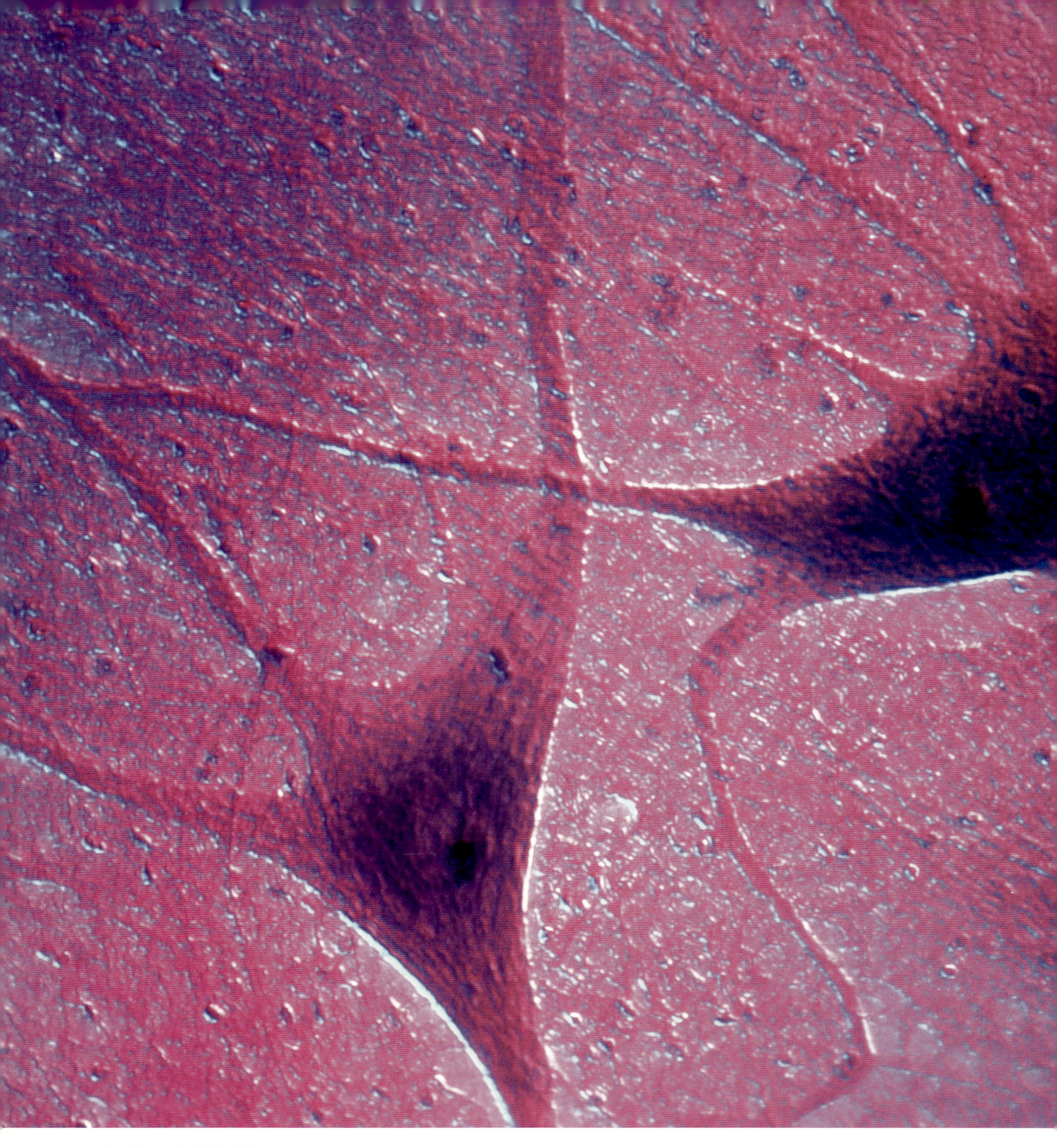

脊髄の神経細胞　[LM]

2つの神経細胞の細胞体から出ている長いヒモは樹状突起といい、他の神経細胞から情報を受け取っています。各神経細胞は、隣接する細胞と最大5万本の樹状突起で結合しています。受け取った情報は神経細胞の細胞体で処理され、軸索という出力用の神経線維を通じて送り出されます。

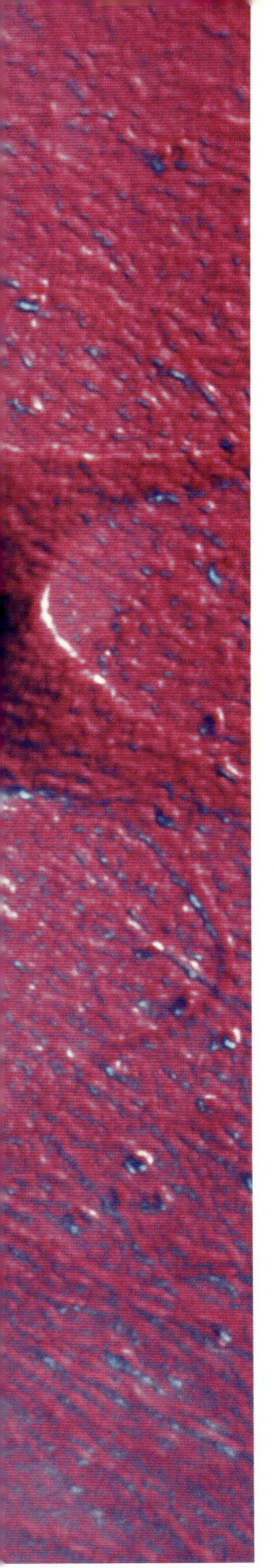

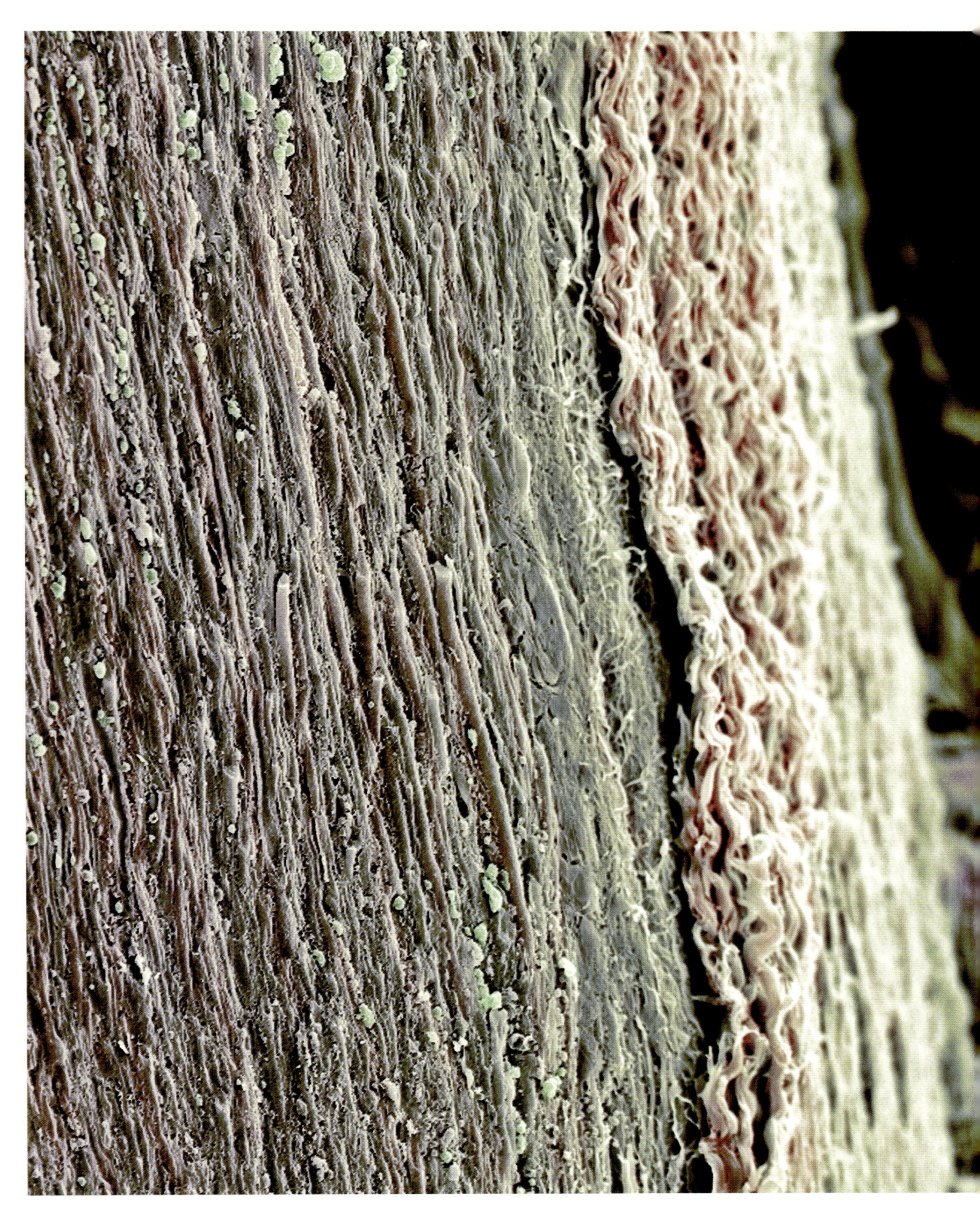

脊髄白質 [SEM]

白質と呼ばれる脊髄の外側の部分には、神経線維が並行に並び、それぞれミエリン鞘という層に覆われています。これは電気ケーブルの外側を覆うプラスチックのカバーと同じように、神経線維を絶縁しています。ミエリン鞘に覆われた神経線維は、覆われていない神経線維より、最大40倍も速く信号を伝えることができます。

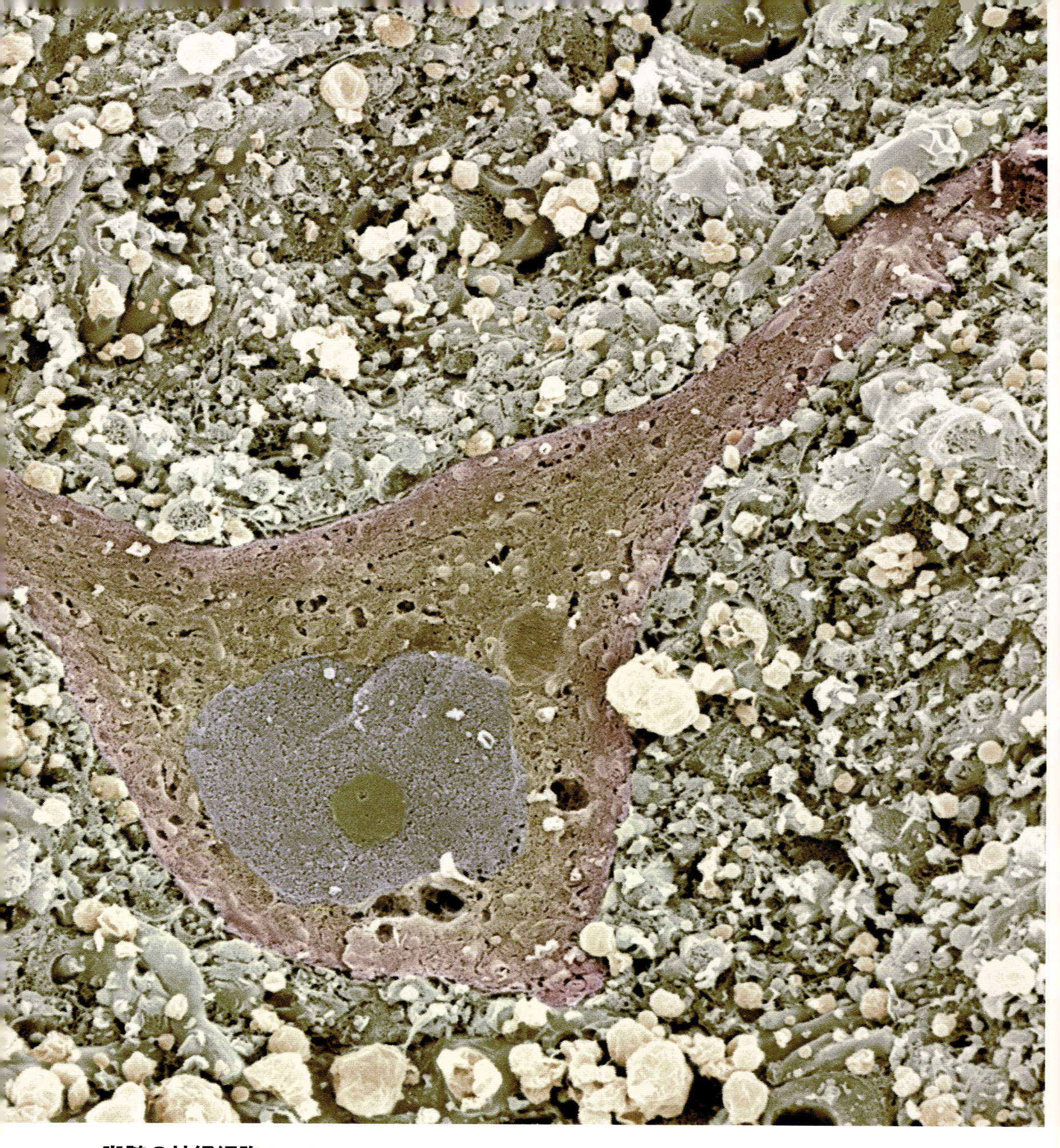

脊髄の神経細胞 [SEM]

脊髄の神経細胞です。細胞の遺伝物質を含むコントロールセンターである細胞核（濃い灰色）が確認できます。神経細胞は通常、他の多くの有核細胞と違って、ヒトが大人になると複製しません。そのため着実に数は減っていきますが、ヒトはたくさんの神経細胞を持っているため（脳だけで100〜1000億）、数百万程度の損失では大きな影響は生じません。

神経線維 [SEM]

神経線維の束の横断面です。神経細胞の出力をになう軸索（小さな黒い芯）が、ミエリン鞘（ピンク）に覆われて絶縁されています。ミエリン鞘は神経の電気信号の伝達速度を増大します。多発性硬化症を発症してミエリン鞘が壊れると、神経信号の伝達が悪くなったり中断したりします。

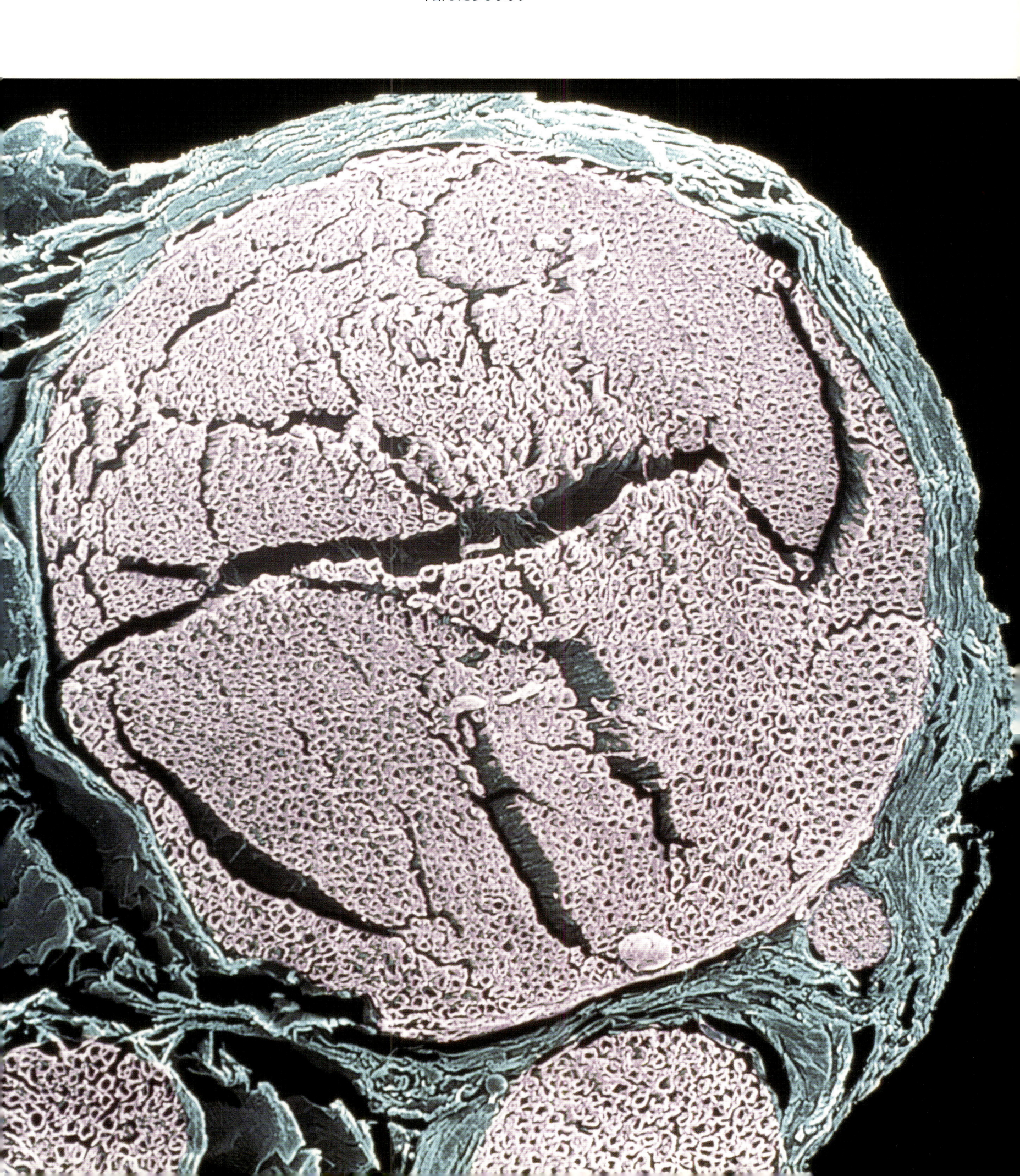

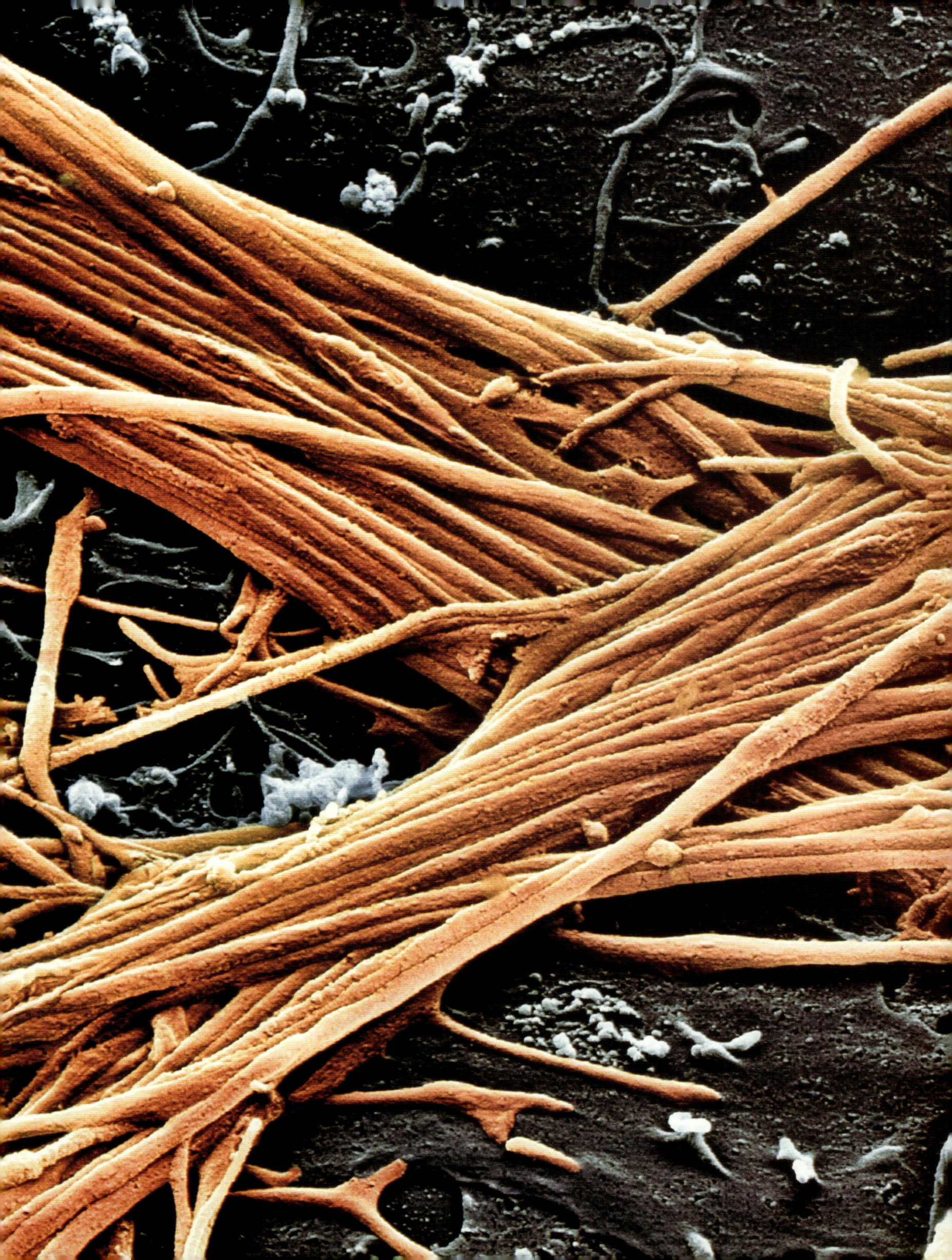

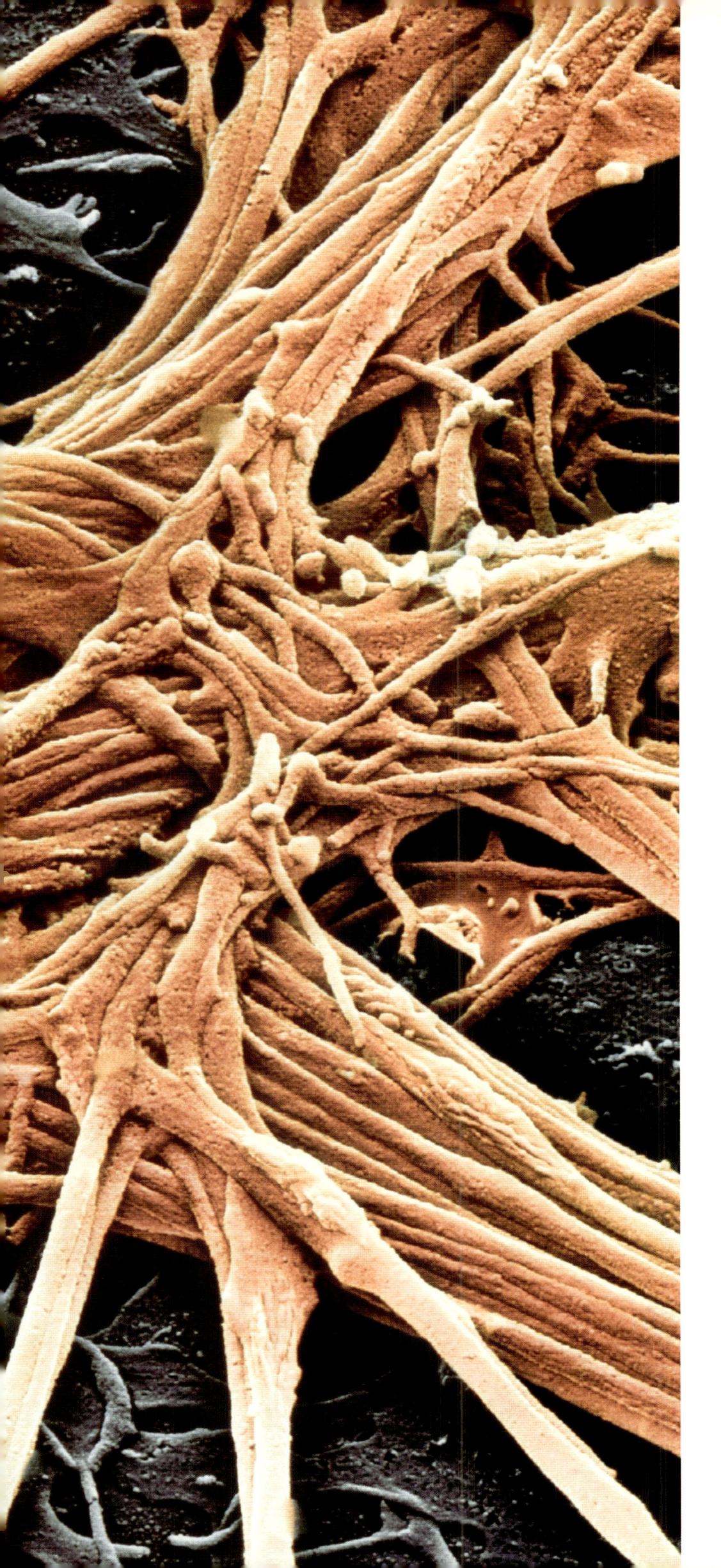

重なり合う神経線維 [SEM]

神経線維はいくつかの**軸索**という長い突起からできています。軸索は、神経細胞の細胞体から他の神経細胞の細胞体、または筋肉や腺などの効果器細胞に信号を運びます。軸索の中には脊髄の全長と同じ長さのものもあります。そのため、神経線維は体の中でもっとも長い細胞となっています。

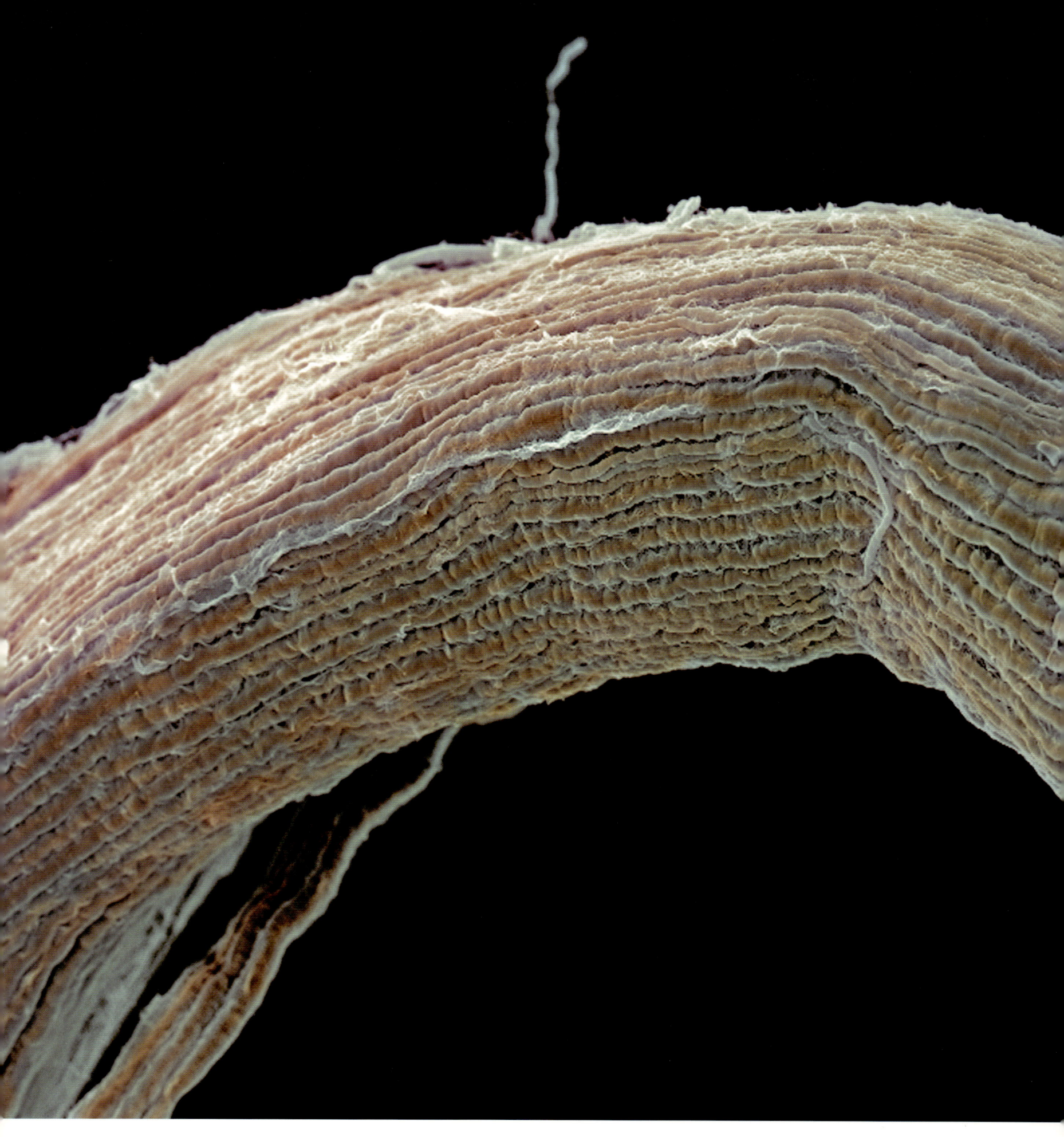

神経線維の束 [SEM]

一団の神経線維がまとまって、「神経束」という構造体を形成しています。神経束は、結合組織に強度を与えるたんぱく質の1種であるコラーゲンによって支えられています。それぞれの神経線維には中心に軸索というヒモ状の構造体があります（右の画像を参照）。軸索は神経信号を運び、神経細胞を接続し、電気信号を全身に伝達しています。この線維はミエリン鞘（髄鞘）という脂肪でできた絶縁体に覆われています。ミエリン鞘は神経信号の伝達速度を増加しています。

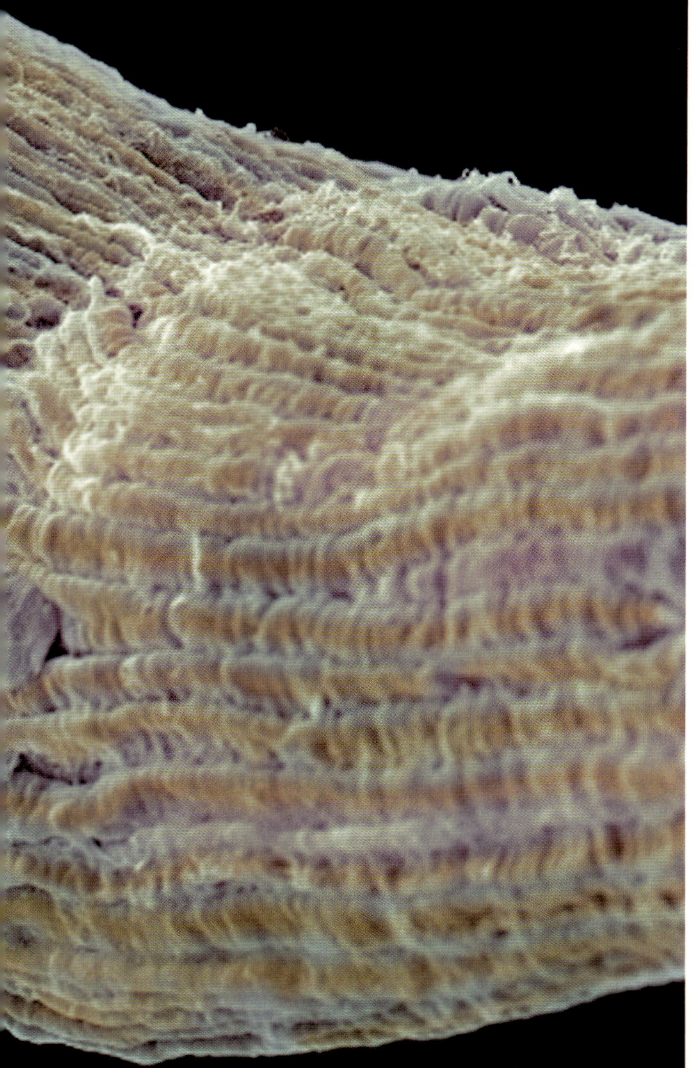

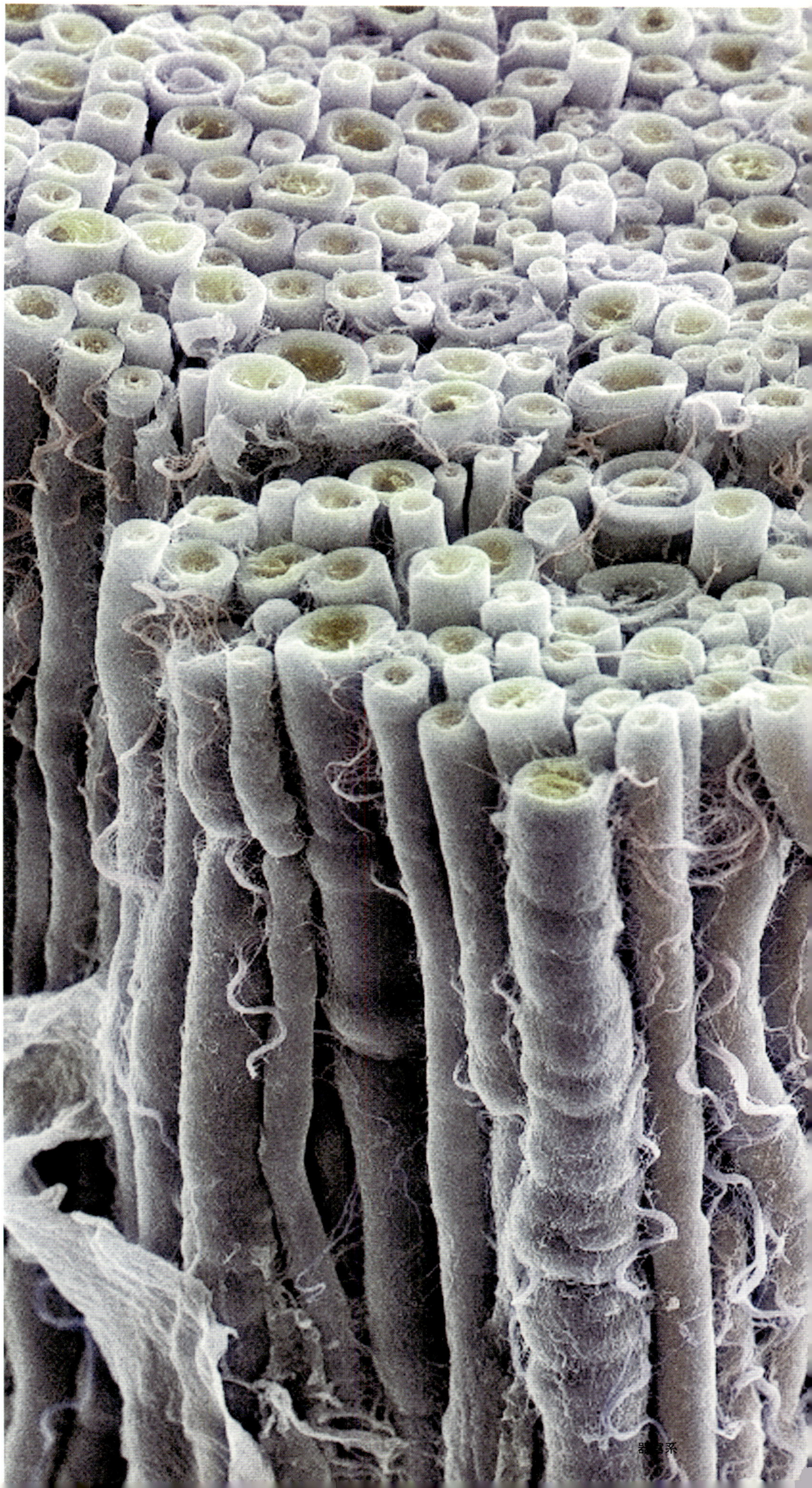

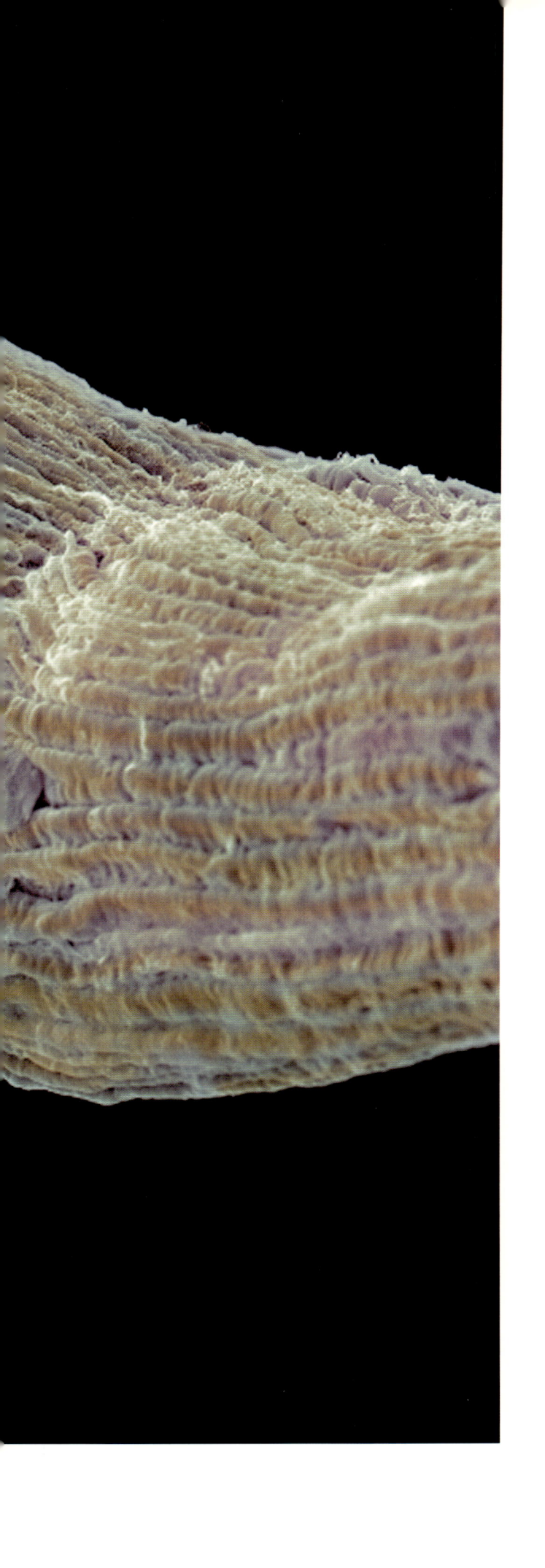

私たちの体は、細菌、ウイルス、（カビ類）真菌など、潜在的に有害な有機体の攻撃を常に受けています。皮膚はこれらの病原体の大半の侵入を食い止めています。病原体が皮膚のバリアーを破って侵入しても、ヒトの体の免疫系を作る多種多様な防御機構が抵抗します。本質的に免疫系は、自分以外のものに敵対するという原則に基づいて作用します。体が自分の一部と認識しないたんぱく質はすべて、敵とみなされます。

　侵入した病原体に対する主な防衛線は、骨髄で産生される白血球です。食細胞とよばれる種類の白血球は、病原体を取り込み、破壊します。食細胞の中には、体中を移動し、血管の壁を通り抜け、感染組織に到達するものもあります。その他の食細胞は、病原体の検査センターであるリンパ節に拠点を置いています。

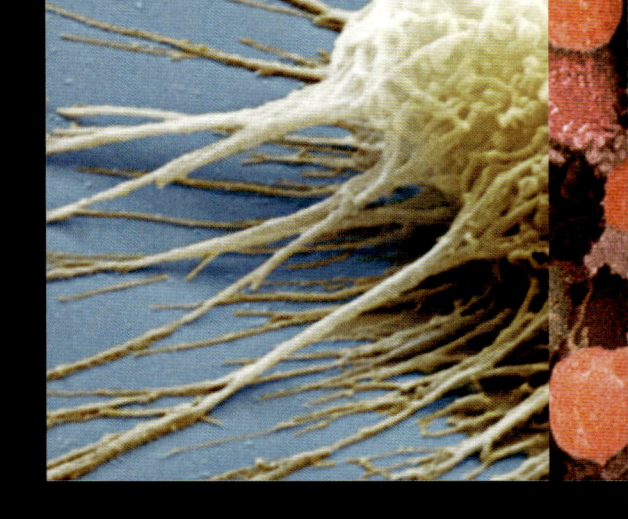

　別の白血球の1種であるマスト細胞は、ヒスタミンという化学物質を放出します。ヒスタミンは食細胞をひきつけるほか、毛細血管を拡張することによって感染組織への血液供給の量を増やします。この作用が、発赤、腫れ、かゆみ、痛みなど、感染症によくある症状を引き起こします。アレルギーが関係する炎症は、マスト細胞がホコリや花粉など、通常は無害な物質に反応してヒスタミンを産生することによって起こります。花粉症患者その他の穏やかなアレルギーに悩む人は通常、抗ヒスタミン薬を飲むことによって症状を和らげること

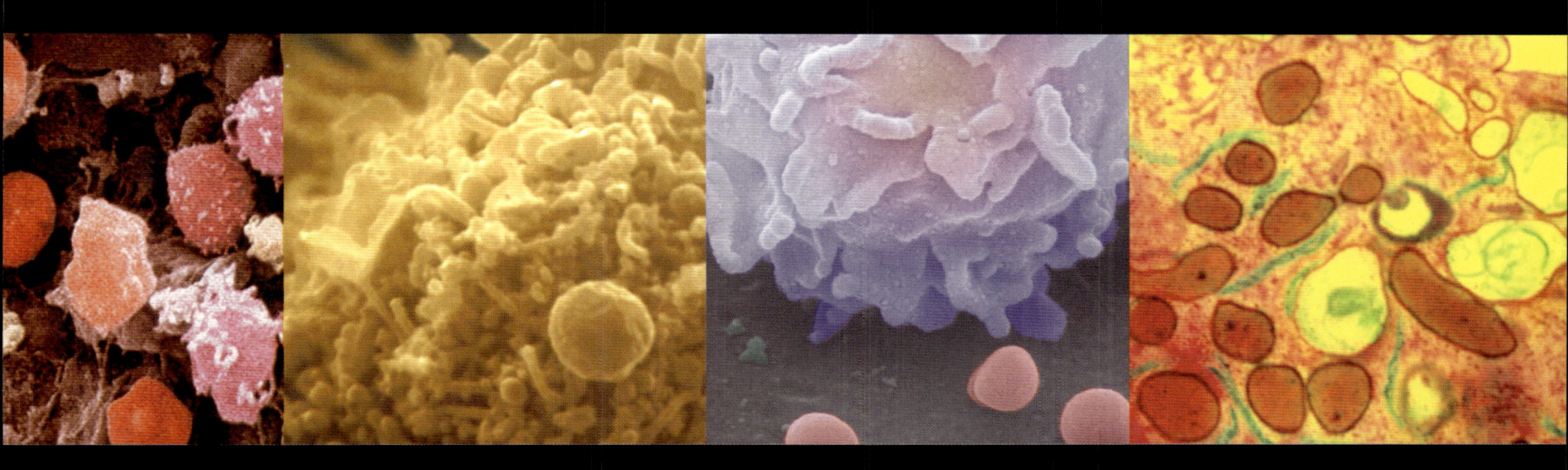

病原体を食細胞で排除できない場合、リンパ球という別の白血球のグループが対応します。リンパ球は主にリンパ節に存在し、病原体に含まれる異種の分子（抗原）から刺激を受けると行動を開始します。抗原に直接攻撃するリンパ球もありますが、その他のタイプは病原体から離れたまま、血液の中に抗体を放出することにより死滅させます。

　免疫系は、特定の抗原にさらされると、それを記憶します。そのため同じ抗原が次に攻撃すると、より早く効果的に免疫機能が対応します。こうして獲得した免疫は、何年も持続します。しかし、ポリオ、破傷風、ジフテリアなどの一部の感染症は、非常に伝染力が強く、初めての感染で自然の免疫反応を圧倒して致命的な症状を引き起こす可能性があります。このような感染症は予防接種で防御できます。伝染力を弱めた病原体を体に入れる予防接種によって、抗体反応が誘発され、接種した感染症に対する免疫力が生まれます。

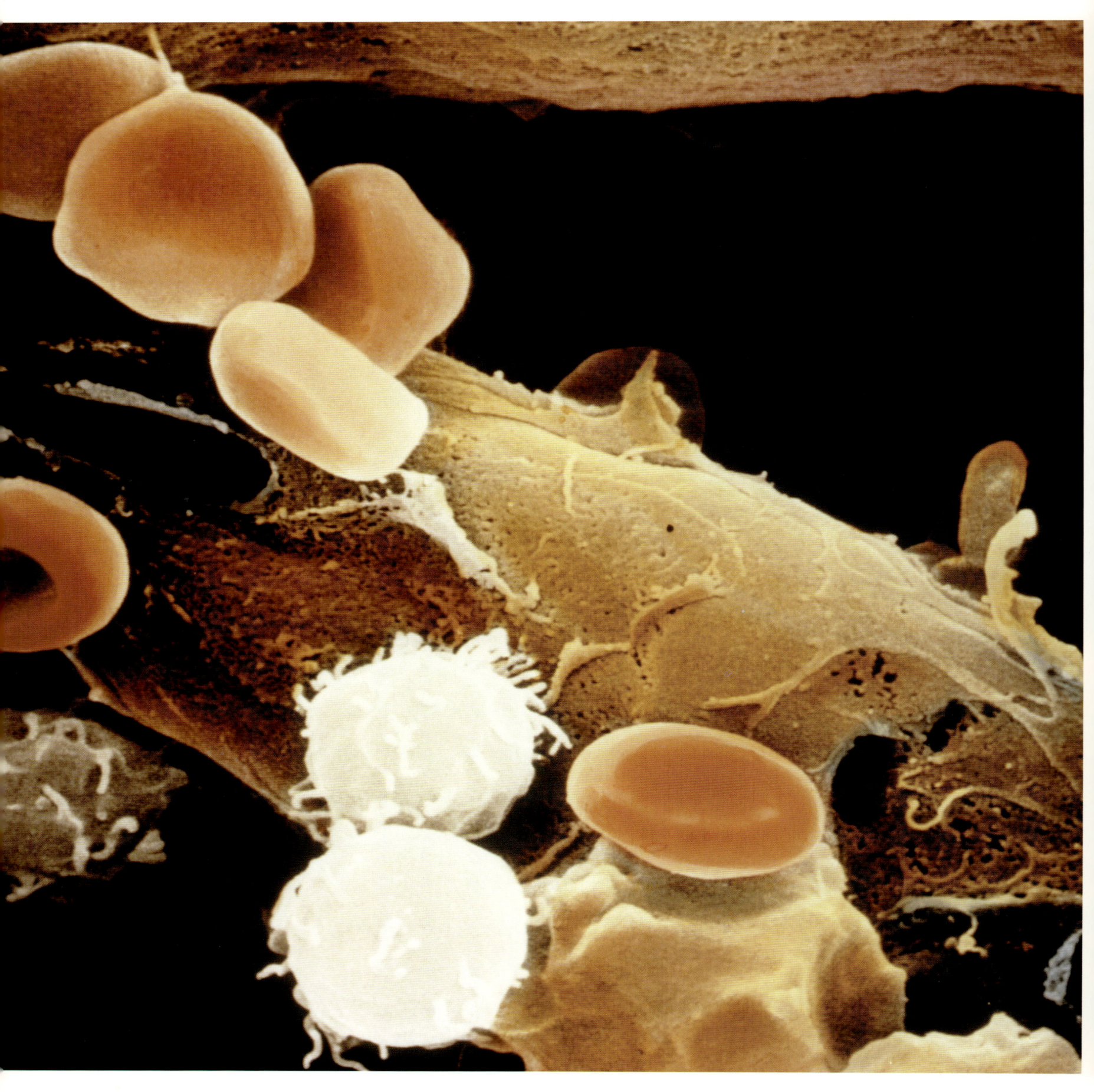

骨髄組織 [SEM]

主に扁平骨と脊椎にみられる骨髄は、すべての血液細胞を産生しています。身体の免疫系に必要不可欠な白血球も、骨髄で産生されます。白血球にはいくつかの種類があり、それぞれ特定の機能を持っています。なかには細菌に誘引されてそれを包みこみ、破壊するものもあれば、異種たんぱく質（抗原）を無害に変える抗体を産生するものもあります。

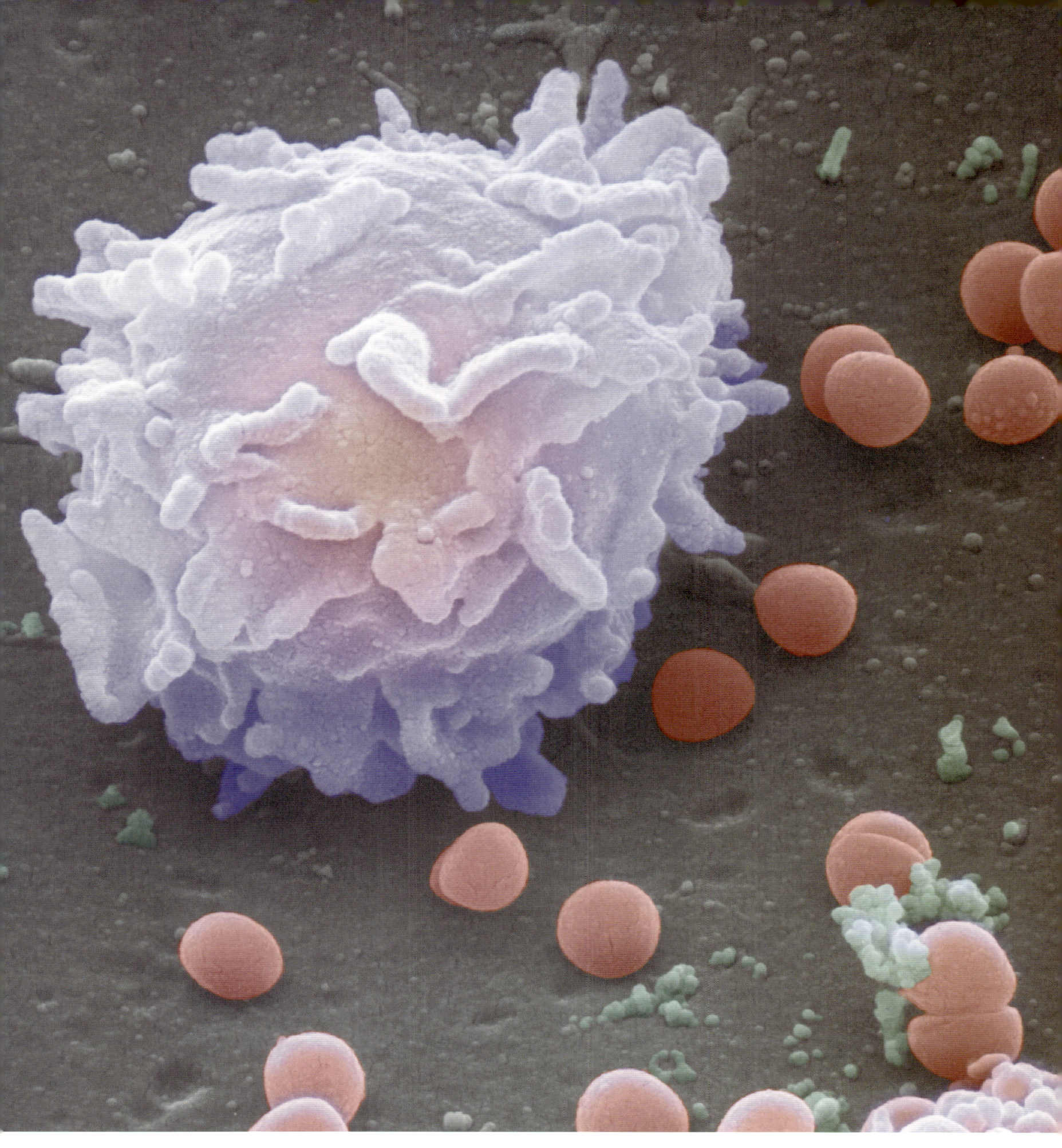

白血球 [SEM]

白血球細胞が、癤（できもの）や食中毒を引き起こす細菌に囲まれています。この種類の白血球は血液中だけでなく全身の組織に存在し、細菌などの病原体を飲み込み、酵素を使って消化し、破壊します。

樹状細胞 [SEM]

昆虫のように見えるのが樹状免疫細胞です。その長い突起は、感染部位への移動に役立ちます。樹状細胞は、異物を包み込むと他の細胞にそれを提示し、感染の危険性を警告します。

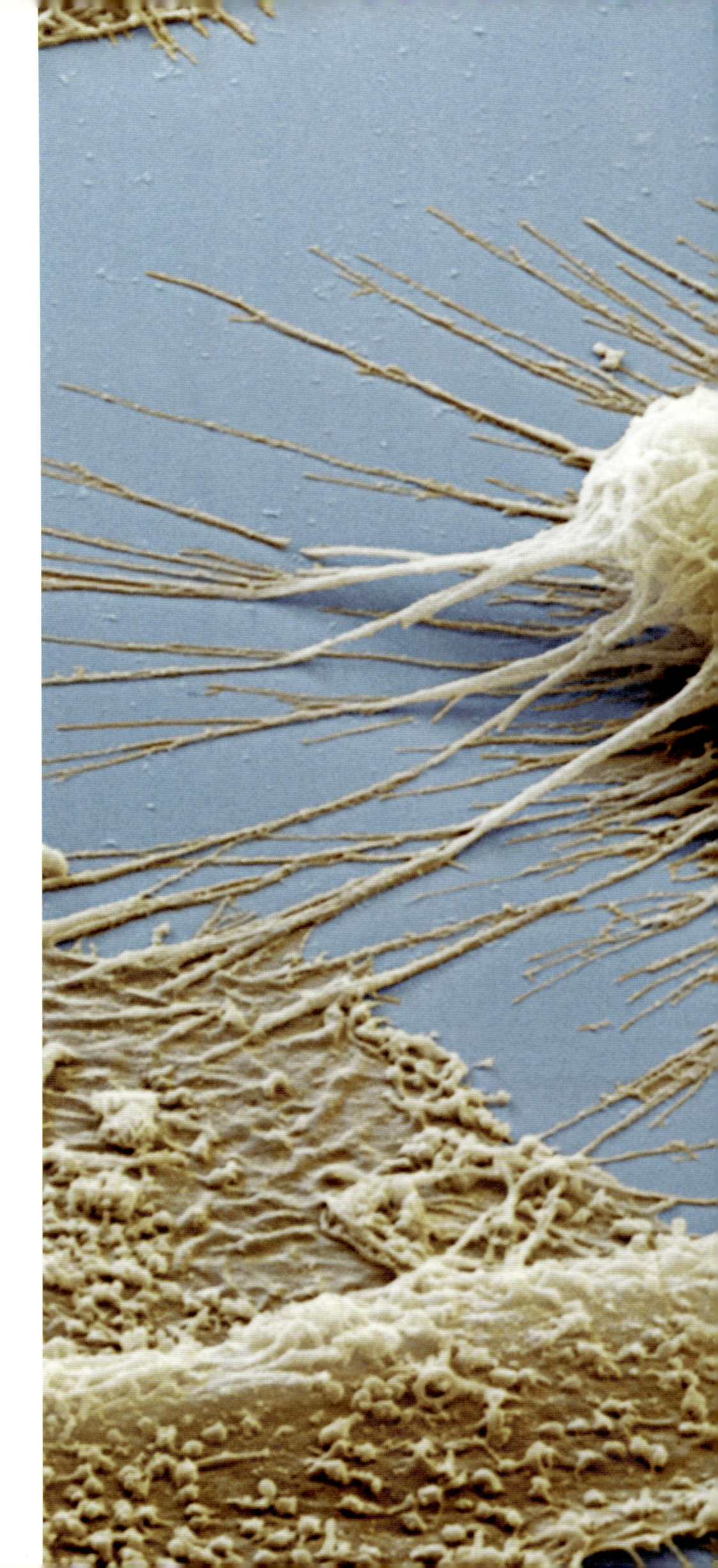

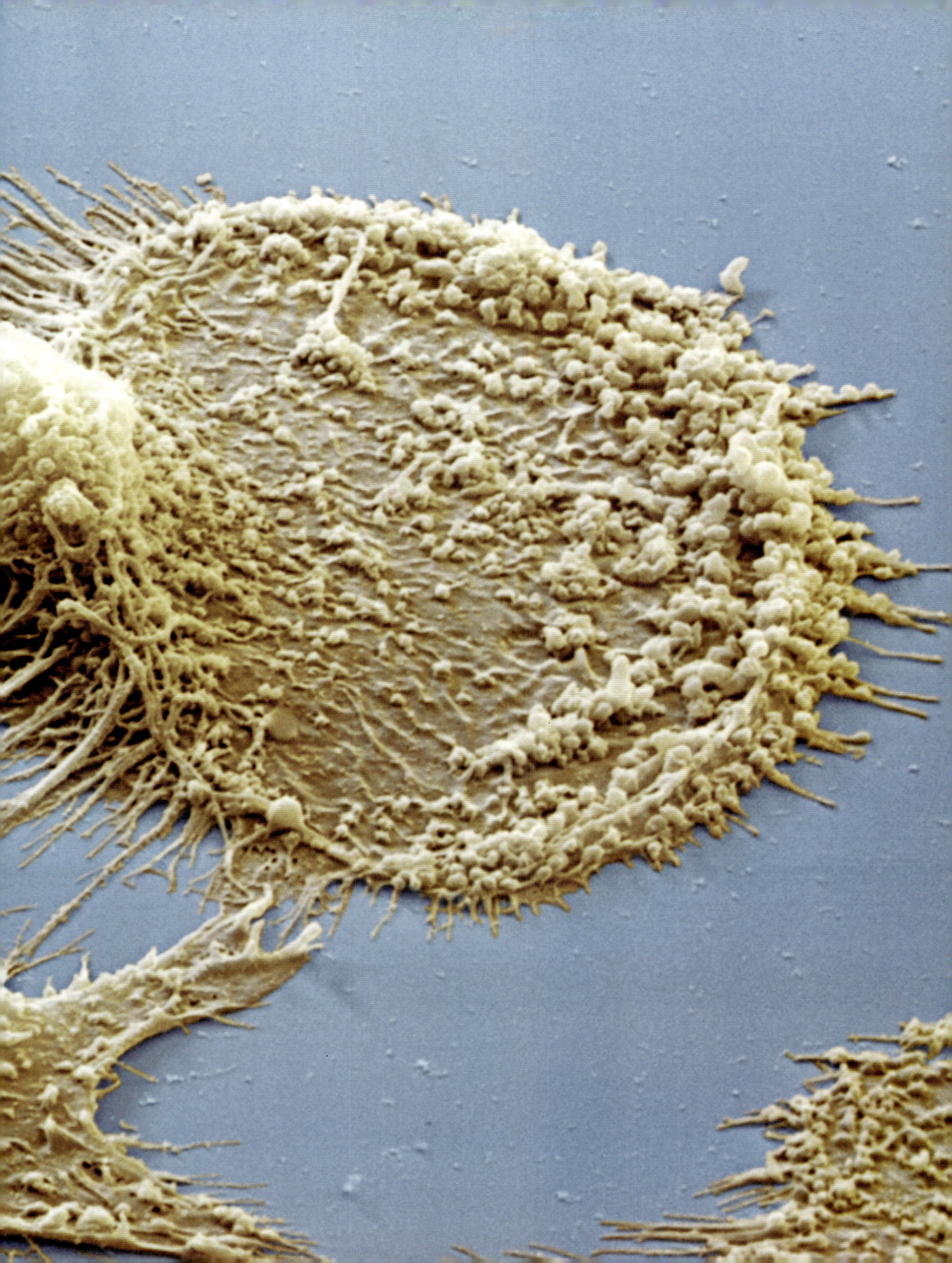

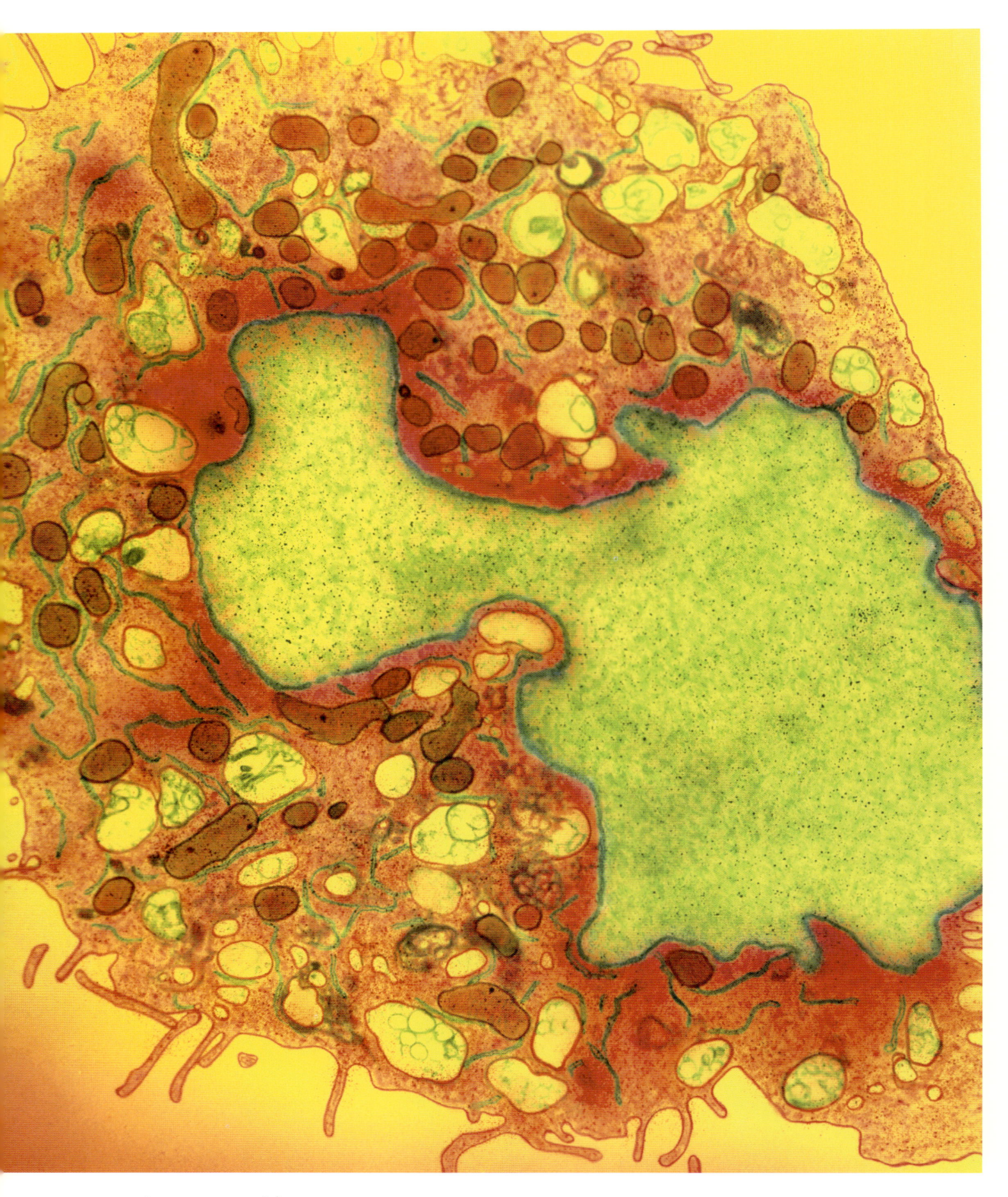

マクロファージ [TEM]

白血球の1種であるマクロファージの断面です。大きな細胞核（緑色）が確認できます。
細胞核の周りの細胞質にある黄色の楕円形は、マクロファージが食べた有機体を消化する
酵素を放出するリソソームという小胞です。マクロファージは、最大25個の細菌を食べ、
細菌が分解して有毒な物質を放出して、細胞を死滅させるのを防ぎます。

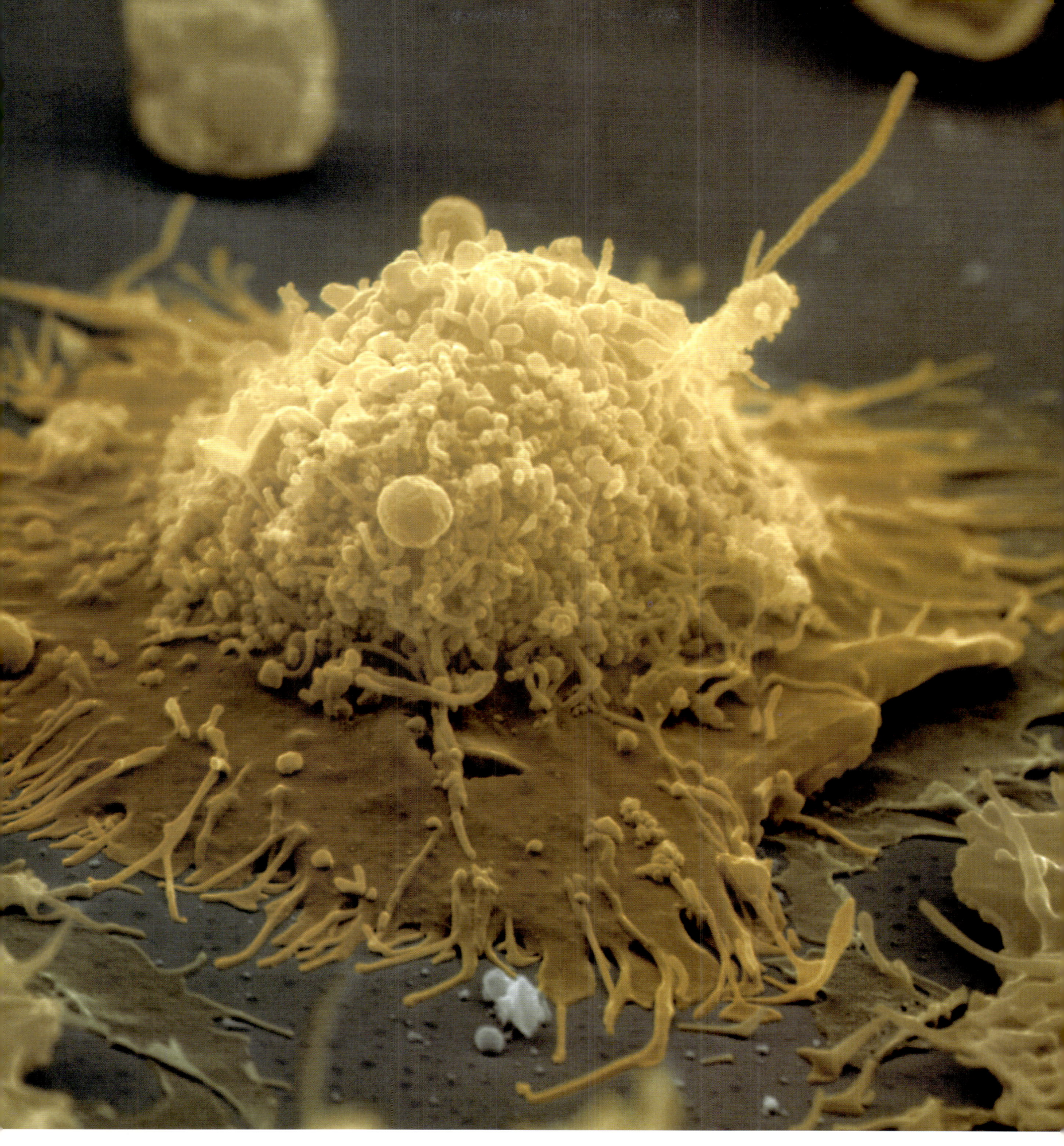

Bリンパ球 [SEM]

Bリンパ球は、病原体に初めて出会うと素早く分裂し、抗体を産生する細胞を大量に作ります。抗体は侵入する病原体を特に対象とし、無害なものに変えます。感染症を克服すると、抗体を産生した細胞の大半が死滅しますが、一部のBリンパ球は何年も体内に残ります。これを記憶細胞といい、覚えている病原菌に出会うと直ちに分裂して、特定の抗体を作り出します。

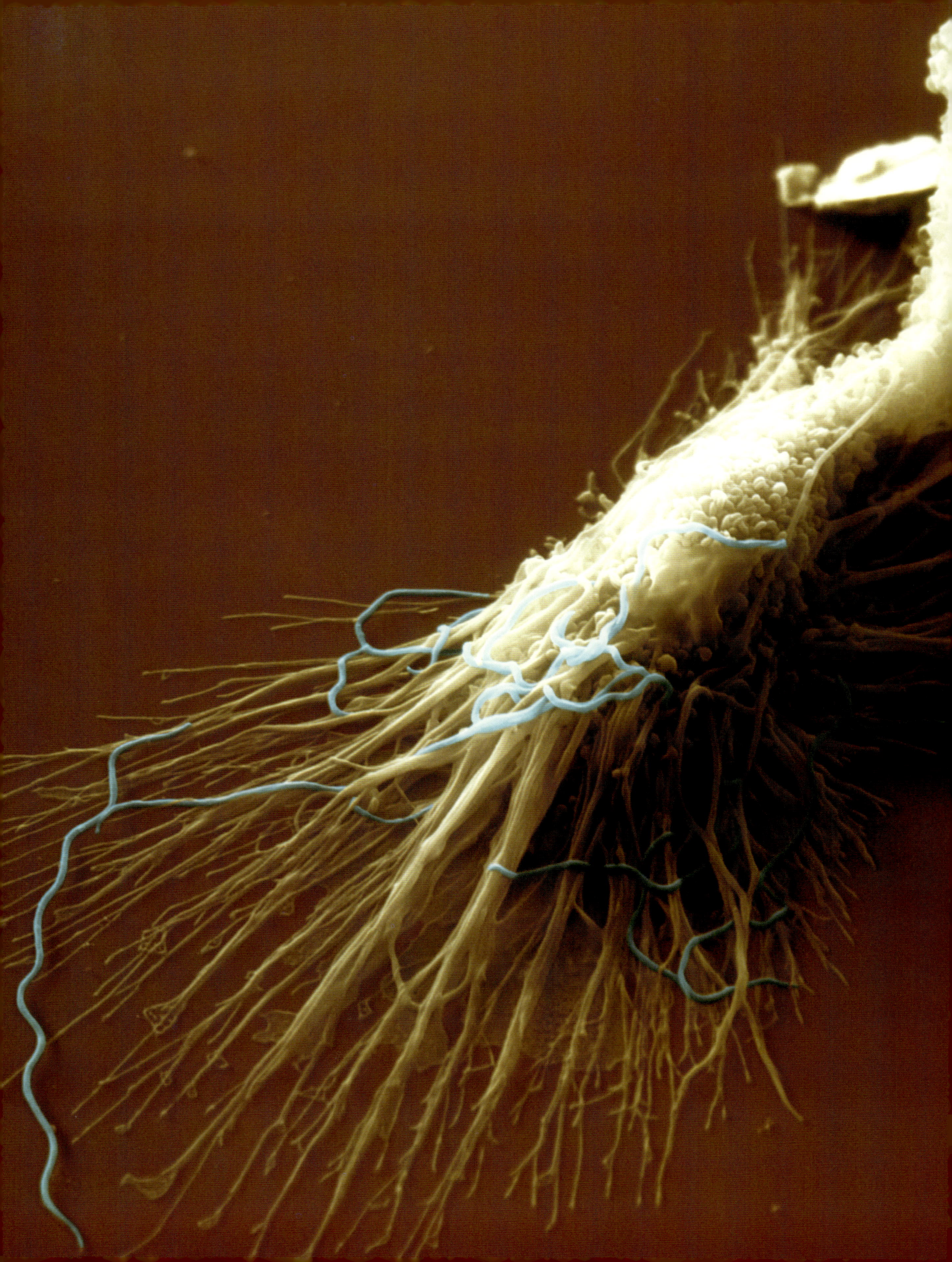

細菌を取りこむ
マクロファージ [SEM]

白血球の1種であるマクロファージ（薄茶色）が細菌（青色）を包みこんでいます。マクロファージはいったん細菌を細胞質に取りこみ、酵素を放出して消化します。マクロファージは細菌の感染部位に集積します。細菌が、有毒物質を分泌して白血球を死滅させると、白血球は液化して、死滅した細菌とともに「膿」になります。

抗体分子 ［コンピュータグラフィック］

抗体の分子構造はY字型で、垂直に立つ1つの断片（青色）と斜めにのびる2つの枝（緑色と黄色）からなります。ヒトの身体は、この基本形から実にさまざまな抗体を作り出します。枝の先端は抗体によって異なり、特定の抗原（赤色）に正確に符号します。

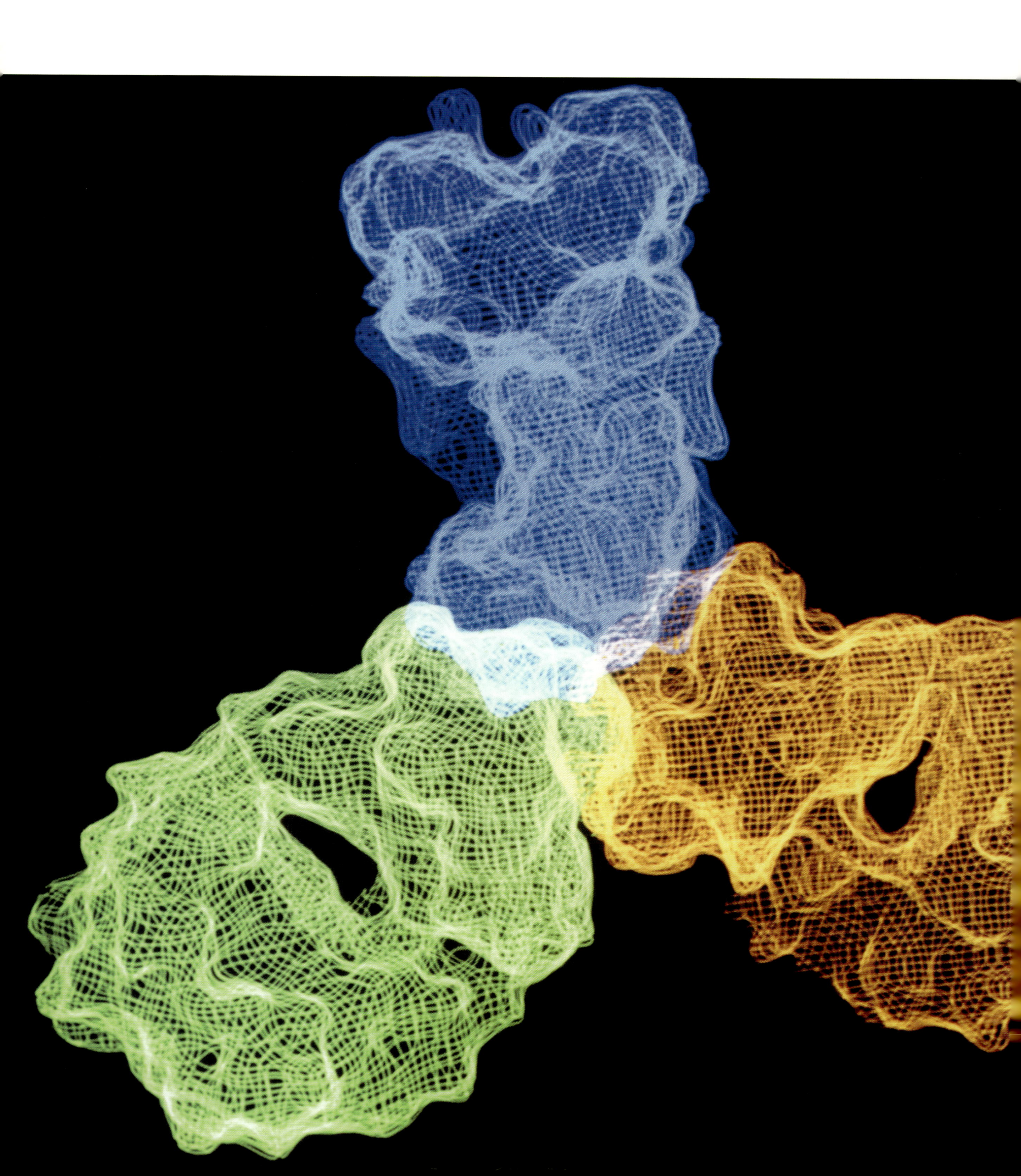

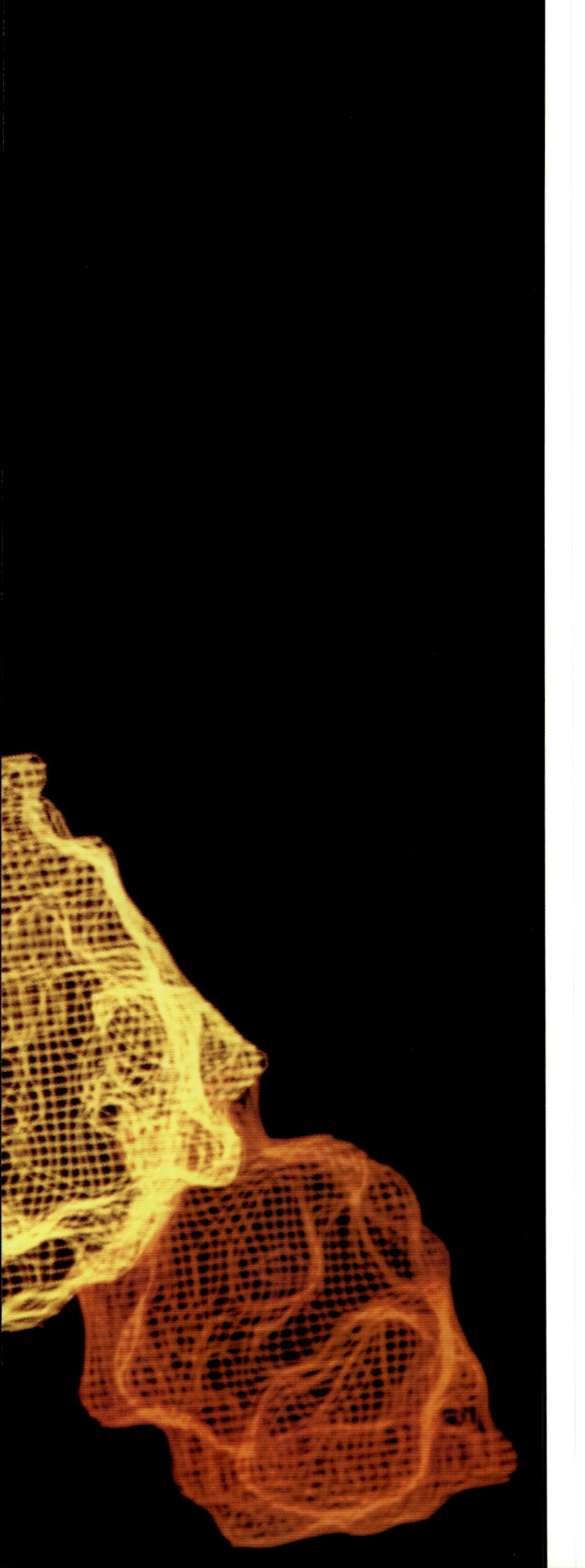

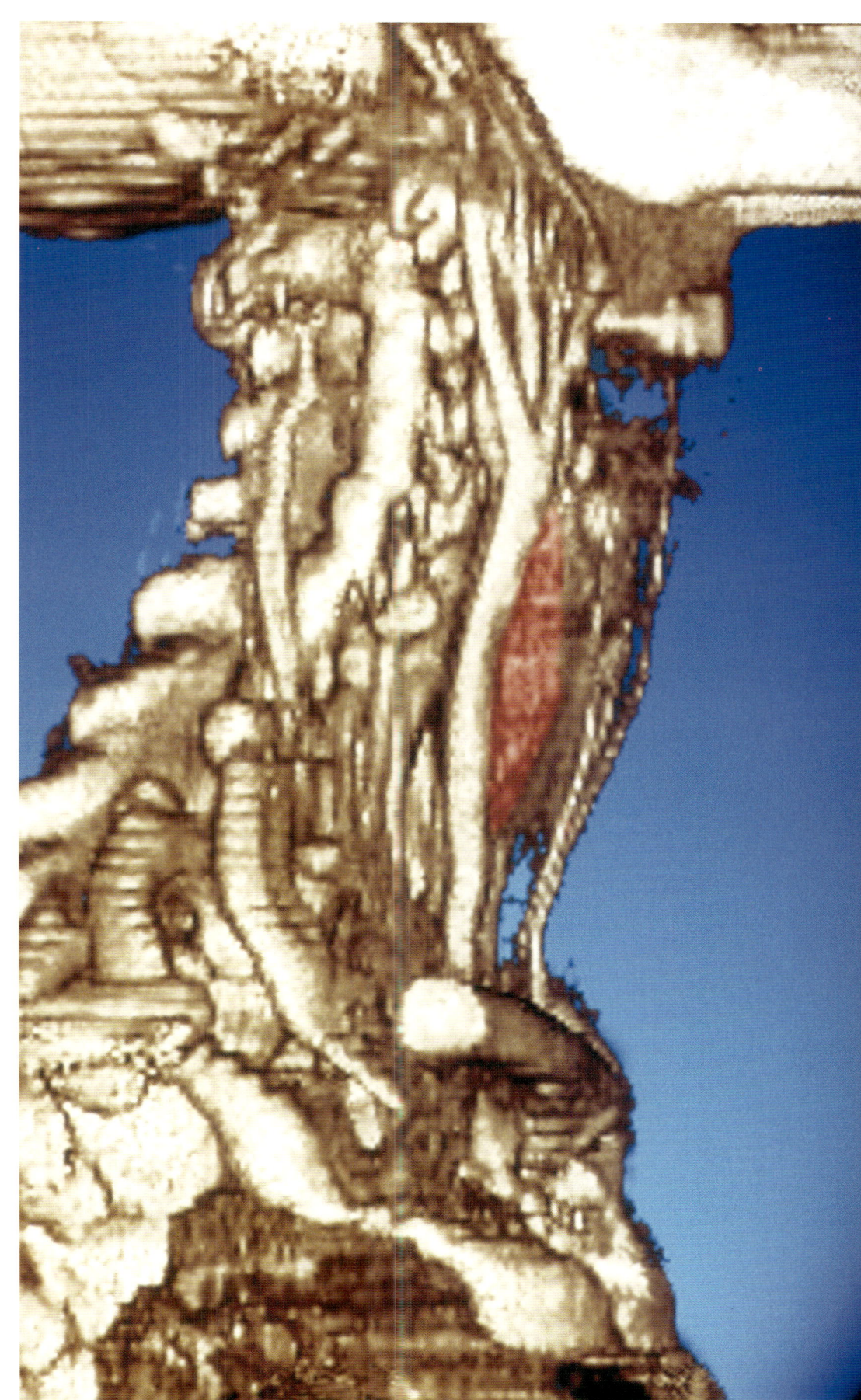

首のリンパ節 [CT]

首の前面の内側に細長く伸びている赤い物体はリンパ節で、免疫防御で重要な役割を果たします。リンパ節は、侵入する病原体の検知と破壊を行うBリンパ球とTリンパ球を蓄え、放出します。また残屑や細菌をふるいにかけて、マクロファージに消化させます。

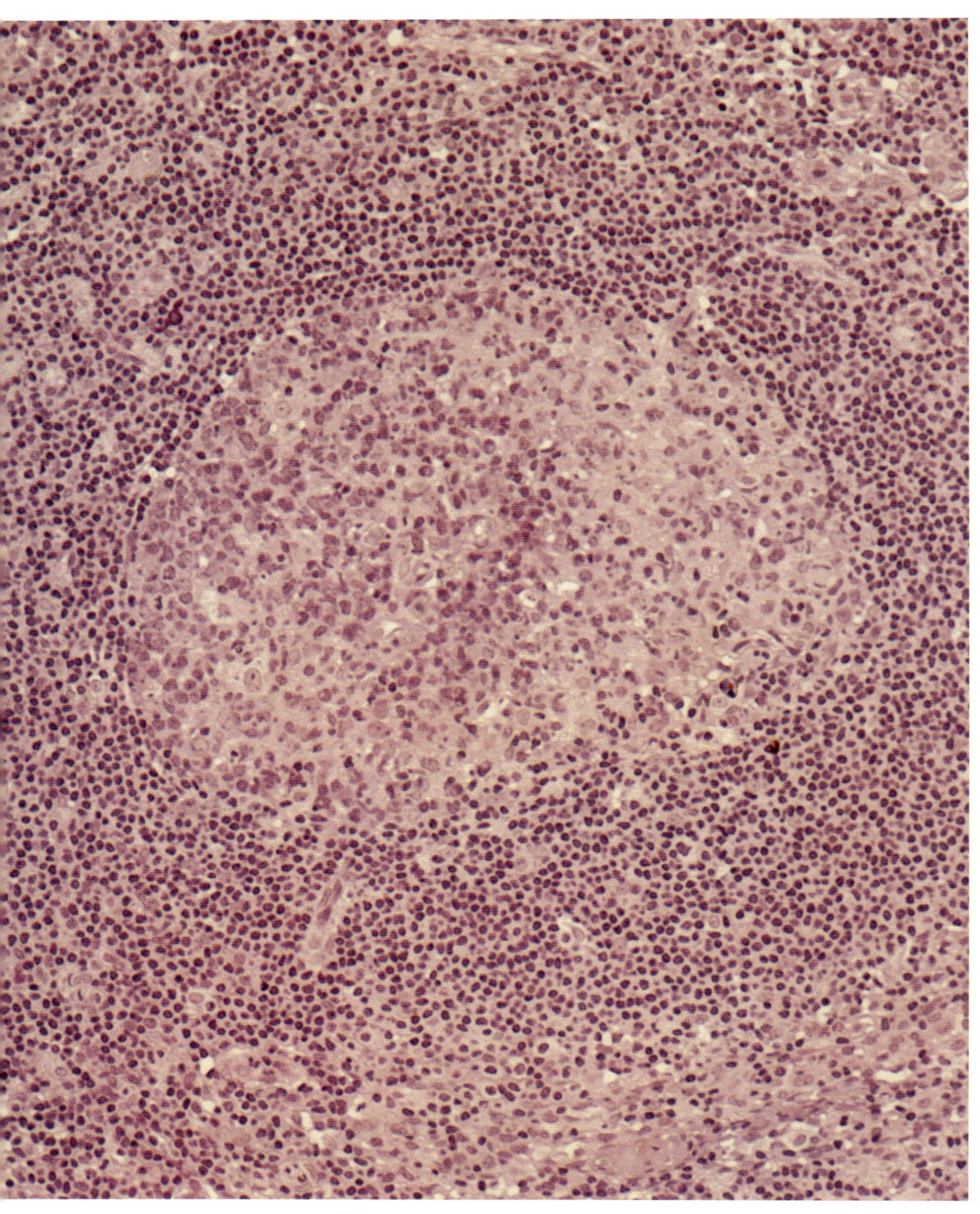

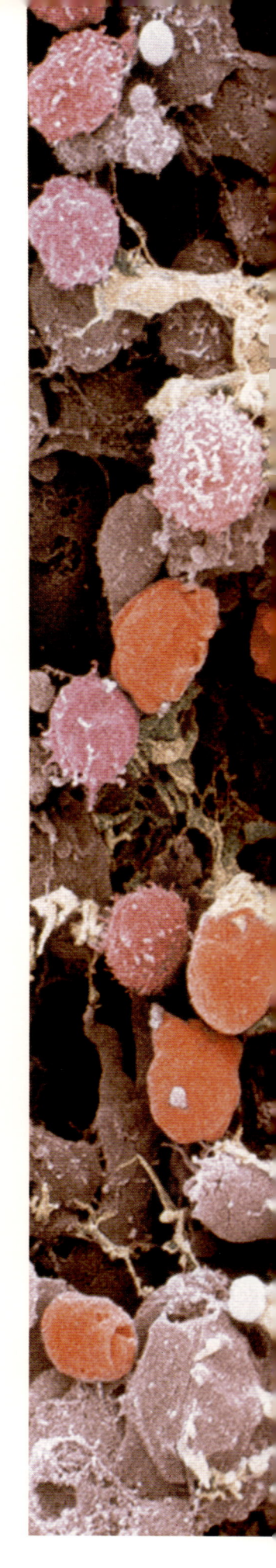

リンパ節のリンパ濾胞（ろほう） [LM]

リンパ節にある濾胞には、病原菌から身体を守る白血球、Bリンパ球がたくさん含まれています。Bリンパ球はそれぞれ異なる異種分子や抗原に反応します。リンパ節の中の特別な細胞がBリンパ球に抗原を提示し、Bリンパ球はその抗原にさらされると、胚中心（中央の薄いピンク色）の中で分裂し始めます。

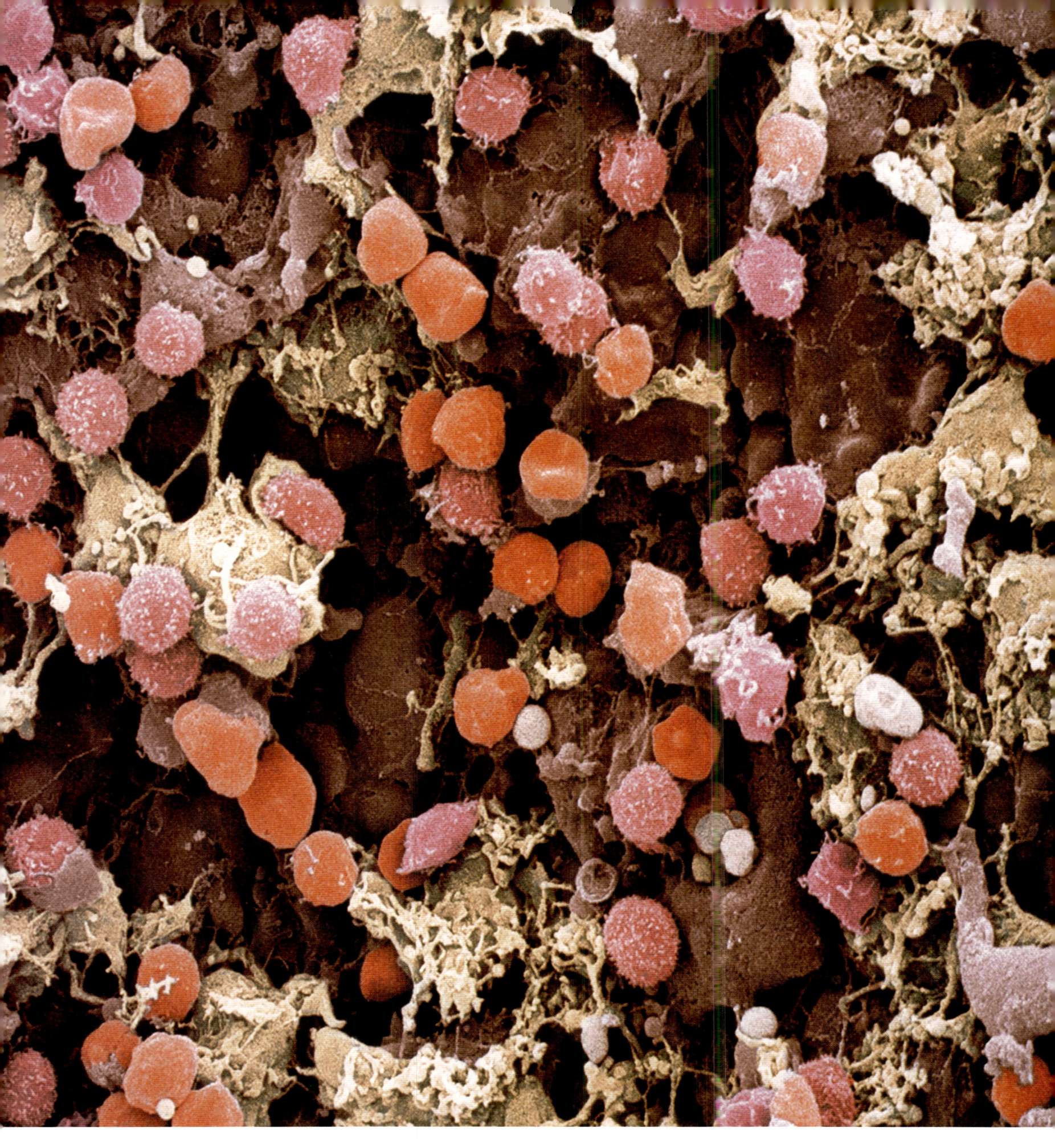

リンパ節 [SEM]

リンパ節の断面です。免疫系のいくつかの武器が確認できます。ピンク色の細胞はリンパ球で、異物を直接攻撃するか、抗体で攻撃します。薄い茶色の細胞のマクロファージは、細菌や残屑(ざんせつ)を取りこんで、酵素で消化します。赤い細胞は赤血球、茶色の細胞は結合組織の網目を形成する細網(さいもう)細胞です。

器官系

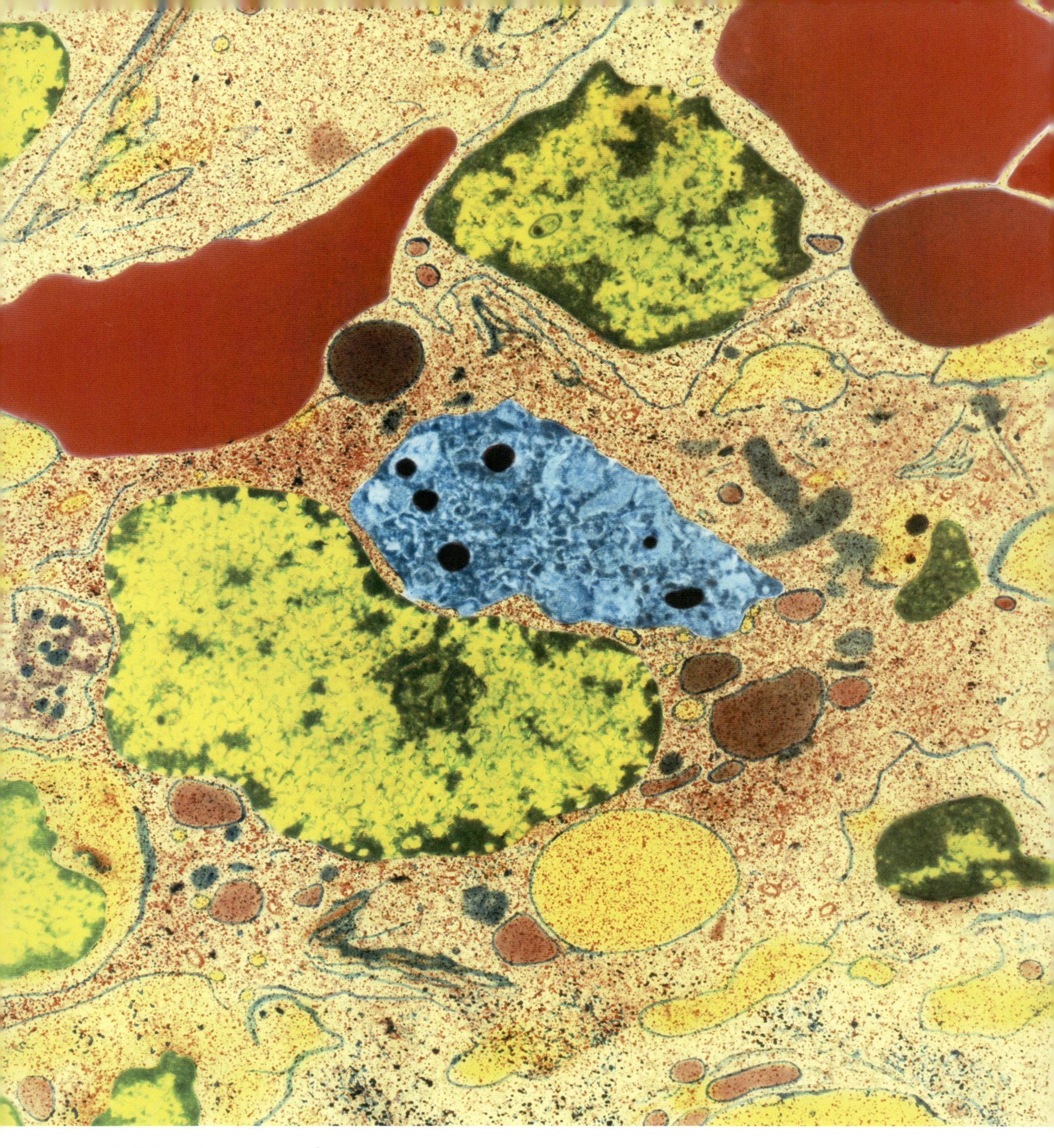

脾臓のマクロファージ [TEM]

マメ型の大きな核（青色）を持つ中央の白血球の一種である単球が、リンパ球（緑色）に囲まれているのが確認できます。この単球はマクロファージで、ゴミを集め、異物を「食べる」細胞です。脾臓ではマクロファージは血液に運ばれてきた異物や古くなった赤血球を摂取します。画像の左上や右上に、健康な赤血球も見えます。

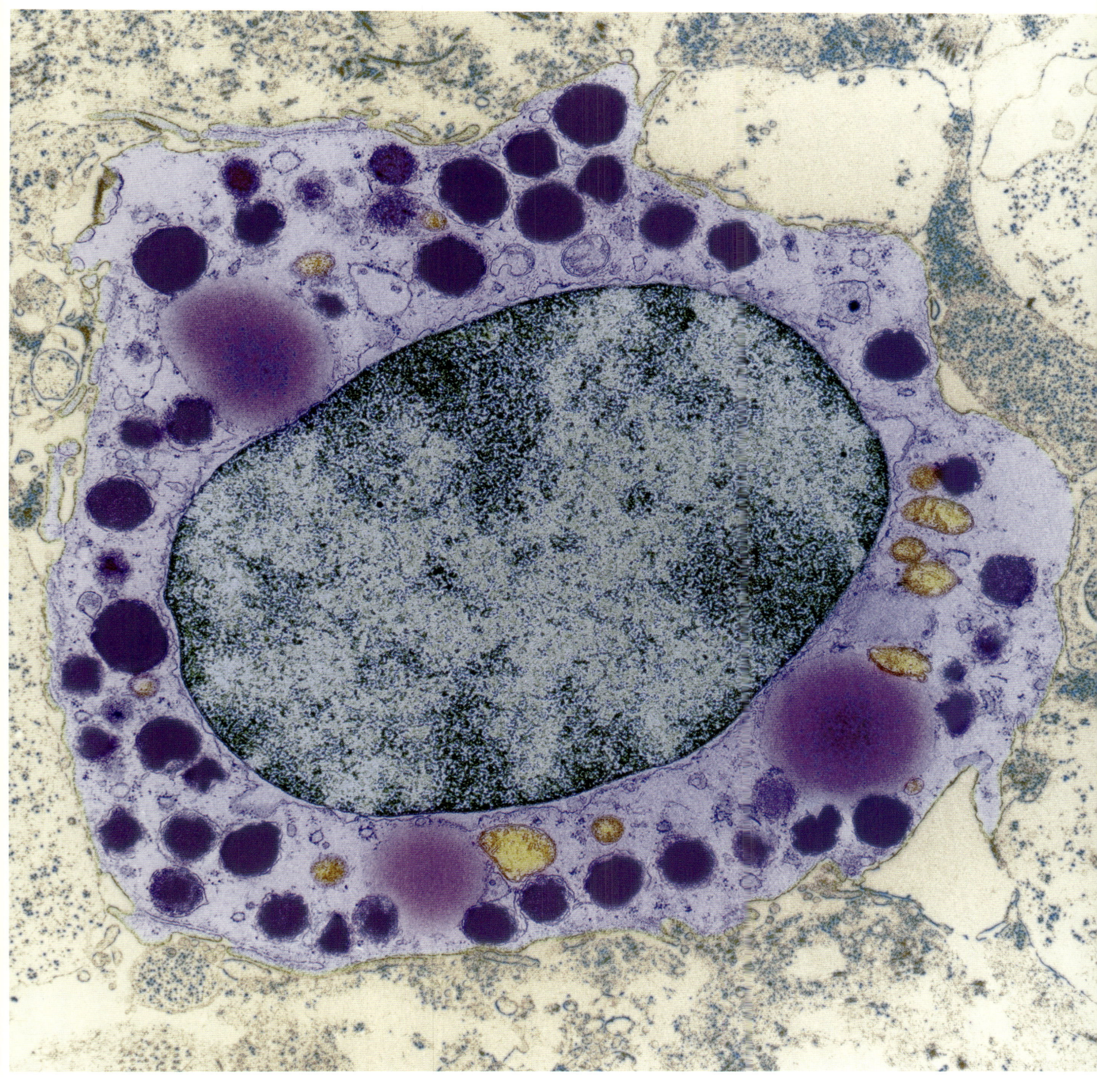

マスト細胞 [TEM]

このマスト細胞の薄い紫色の細胞質の中にある紫色の粒には、炎症またはアレルギーを引き起こす化学物質が含まれています。マスト細胞は、組織が損傷するとヘパリンという抗凝固物質と、血管を拡張して血流を増やすヒスタミンという物質を放出します。発赤、発熱、腫れ、痛みといったよくある症状が起きるのは、損傷した組織に通常より多い血液が流れ込むからです。

体の基本機能の大半は、無意識に調節されています。その多くは、内分泌系が自動的にコントロールしています。内分泌系とは、ホルモンという化学作用を持つメッセンジャーを通じて臓器や組織と情報交換する、一連の腺です。ホルモンは、単独あるいは他と組んで、気分、代謝、成長率や性的発達など、あらゆる現象のコントロールと調整を行います。

　内分泌系を構成しているのは、上半身全体に分布する10を超える腺や組織です。下垂体、甲状腺、副腎などは、内分泌の専門家で、1種類か2種類のホルモンの産生を唯一の任務としています。その他の内分泌系は、ホルモンの分泌以外に、他の機能を持っています。卵巣や精巣は、卵子や精子を形成するのに加えて、女性ホルモンのエストロゲンや男性ホルモンのテストステロンを産生し、性徴や性機能に影響を与えています。膵臓は消化液を産生するとともに、インスリンとグルカゴンというホルモンを分泌します。これらのホルモンは血中でエネルギーを与えるグルコースのレベルを調整します。

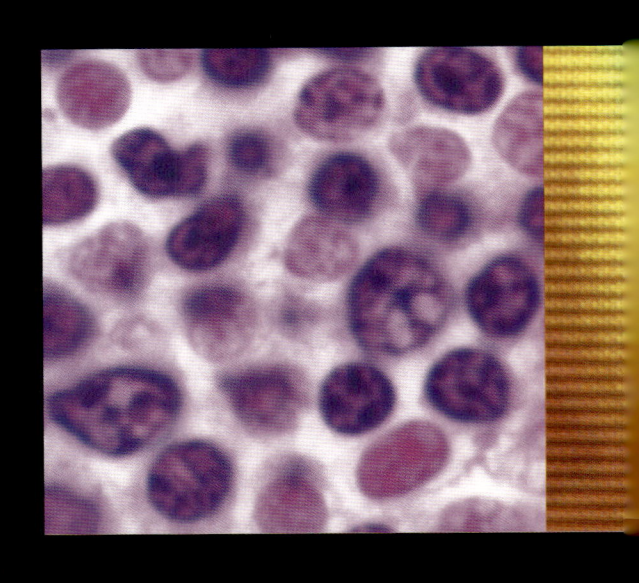

　内分泌腺は、標的臓器に流れる血液に、ホルモンを直接分泌します。臓器は特定のホルモンに反応するよう遺伝子レベルでプログラムされています。例えば、膵臓から分泌されるインスリンの標的臓器は肝臓です。インスリンは標的細胞にとりつくと、化学物質による指示を与え、肝臓がグルコースを放出する比率を低下させます。血糖値が一定値まで下がると、脾臓はその変化を察知し、インスリンの産生を停止し、蓄えのグルコースを放出するよう肝臓に指示するホルモン「グルカゴン」を分泌します。このバランス機構はネガティブフィードバック機構といいます。ちょうど一定の温度を維持するためにセントラルヒーティングシステムのスイッチを入れたり切ったりする、サーモスタットと似ています。膵臓など一部の内分泌腺は自己制御しますが、ほとんどの内分泌腺は、いわゆるマスター腺と呼ばれる下垂体に調整されています。

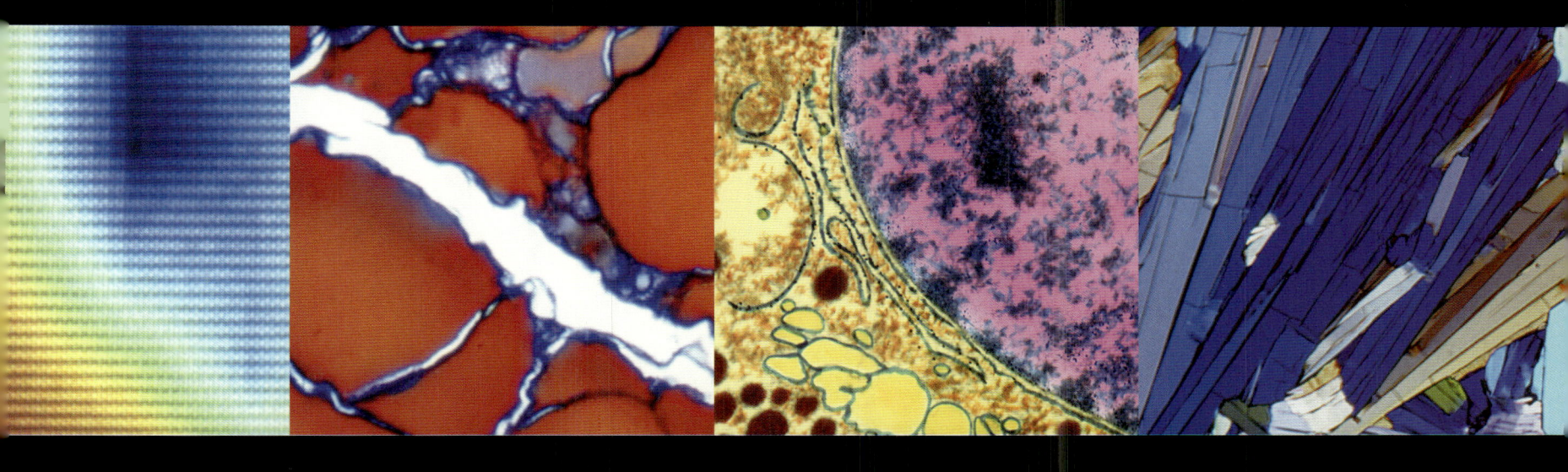

ホルモンは、少量で素早く大きな効果を生むことができます。私たちは誰でも、危険に直面した時に全身にエネルギーがみなぎるのを感じたことがあるでしょう。私たちが危険を認識するより早く、鼓動や呼吸が早まり、血圧が上がって、行動を起こす準備が始まります。この「闘争逃走反応」は、副腎から分泌されるアドレナリンが引き起こしています。アドレナリンは1つの分子で何百万個ものグルコース分子を放出することができます。これに対して他のホルモンは、思春期や月経の開始など、何ヵ月あるいは何年もかかってゆっくりと、より大きな変化をもたらします。

　ホルモンレベルは変動的で、特に思春期や妊娠時など、ホルモン活動が増える期間は特にその傾向があります。ストレス、感染症、ダイエットもホルモンレベルに影響を与えます。深刻な内分泌系の機能不全はさまざまな疾患の原因となりえます。たとえば膵臓のインスリン産生が不足して血糖値を調整できなくなると、糖尿病になります。子供の時に過剰にホルモンが増えると発育過剰になり、少なすぎると発育不全となります。身体の化学的平衡を回復する治療では、合成ホルモンの投与または手術が行われますが、そのほとんどが大きな成功をおさめています。

内分泌系

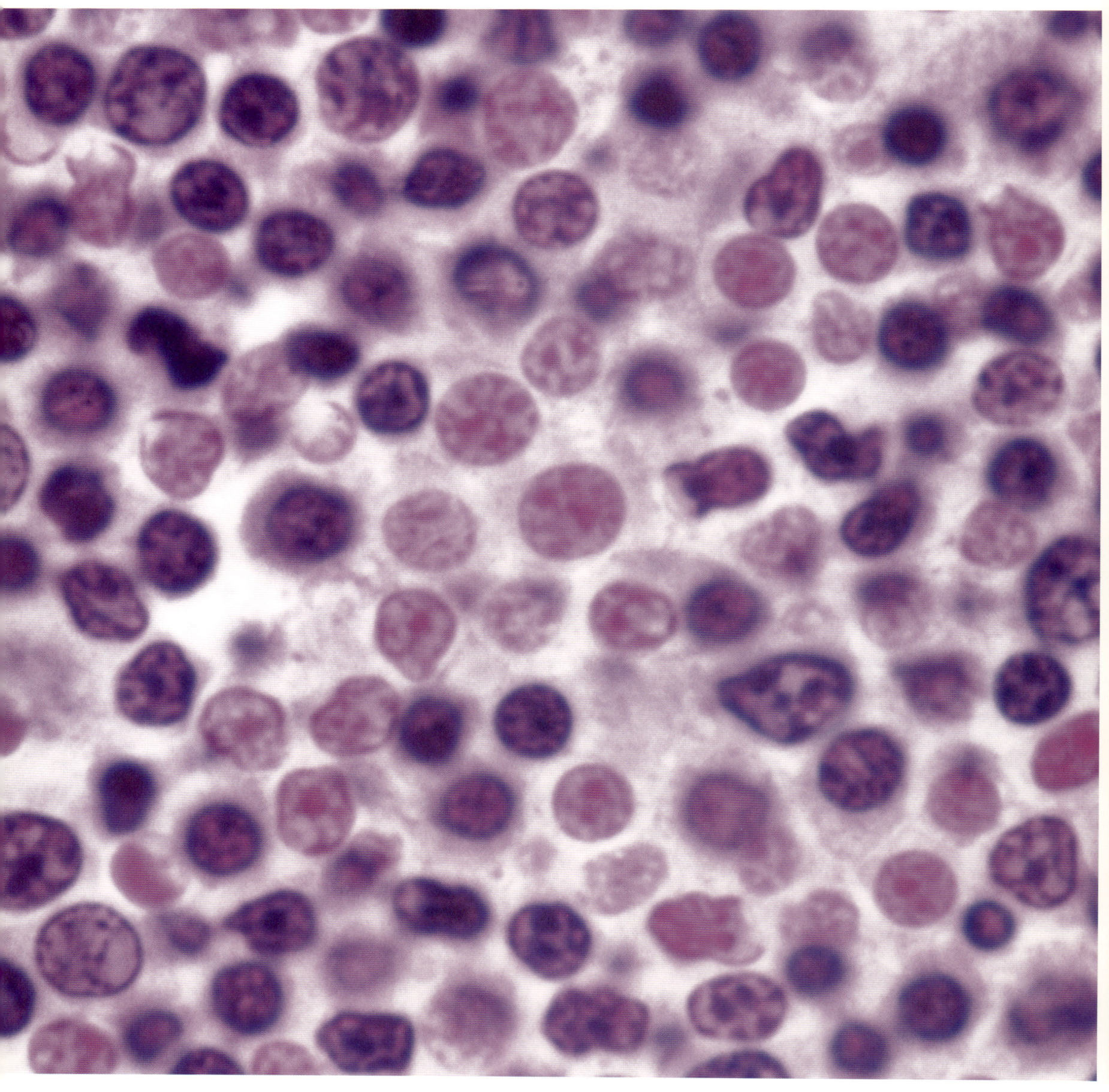

胸腺 [LM]

胸骨上部の下にある胸腺は、幼少期の免疫応答性の発達に不可欠な物質を分泌することから、内分泌系の1つと考えられています。この物質が欠乏すると、リンパ球（画像の濃い色の細胞核を持つもの）がほとんど産生されず、免疫プロセスが機能しないため、感染症より死に至ります。

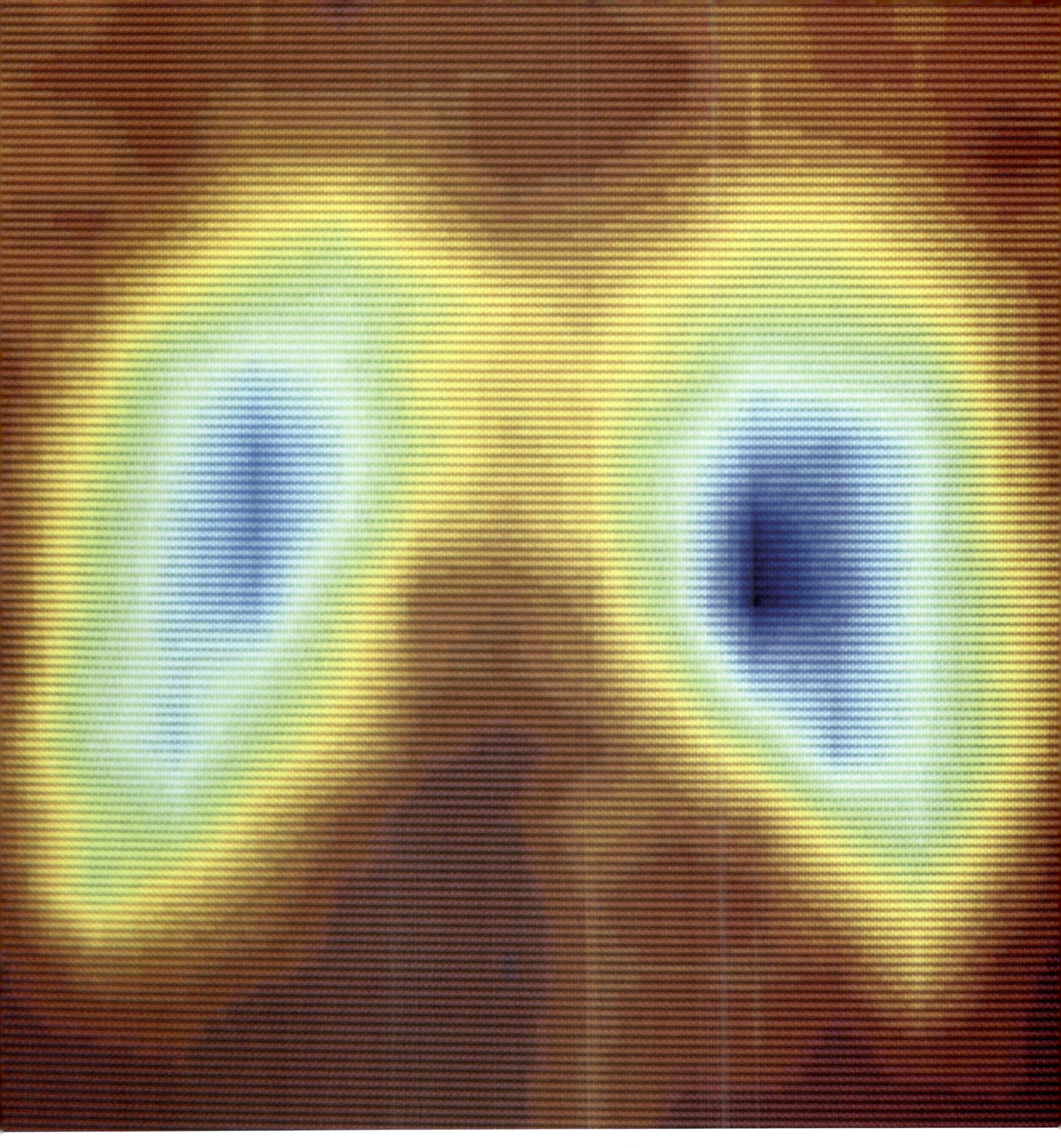

甲状腺 ［ガンマカメラ］

2つの甲状腺のこの画像は、活動が盛んな部分（青色）とそうでない部分（緑色）をはっきりと示しています。甲状腺はヨウ素を含むホルモンの1種であるサイロキシンを産生します。食事から摂取するヨウ素が不足すると、甲状腺が腫大し、膨張または甲状腺腫ができます。この症状は、ヨウ素を添加した飲料や食塩を摂取することで予防できます。

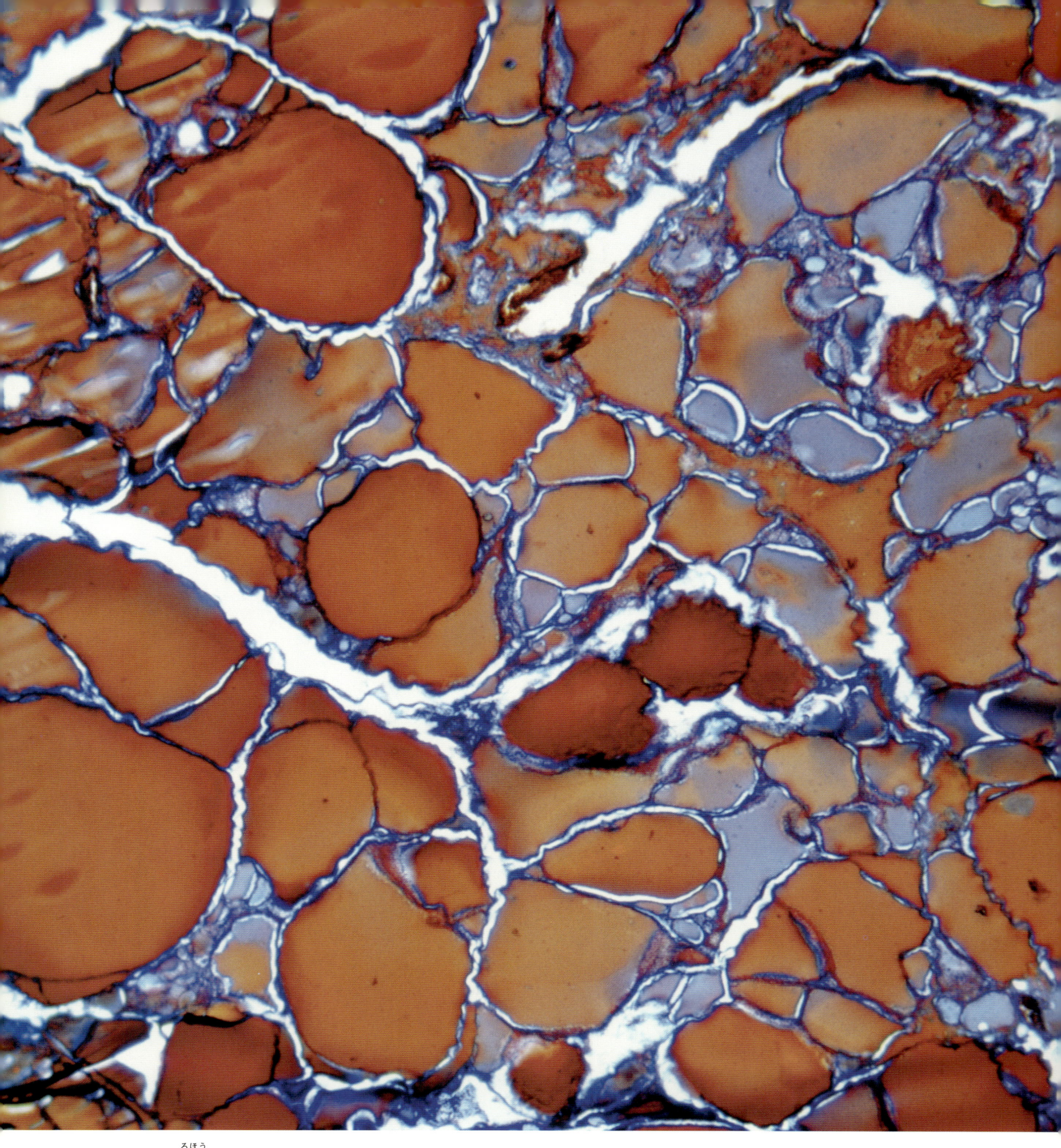

甲状腺濾胞 [LM]

ヒトの甲状腺の断面です。成長や発達を調節するホルモンを産生する濾胞が確認できます。この濾胞は、単層の上皮細胞（青色）が合成および分泌するホルモンの1種（オレンジ色）を蓄えています。この画像のように、非活動的な上皮細胞は平らですが、活発にホルモンを分泌している時は、より大きく、四角い形になります。

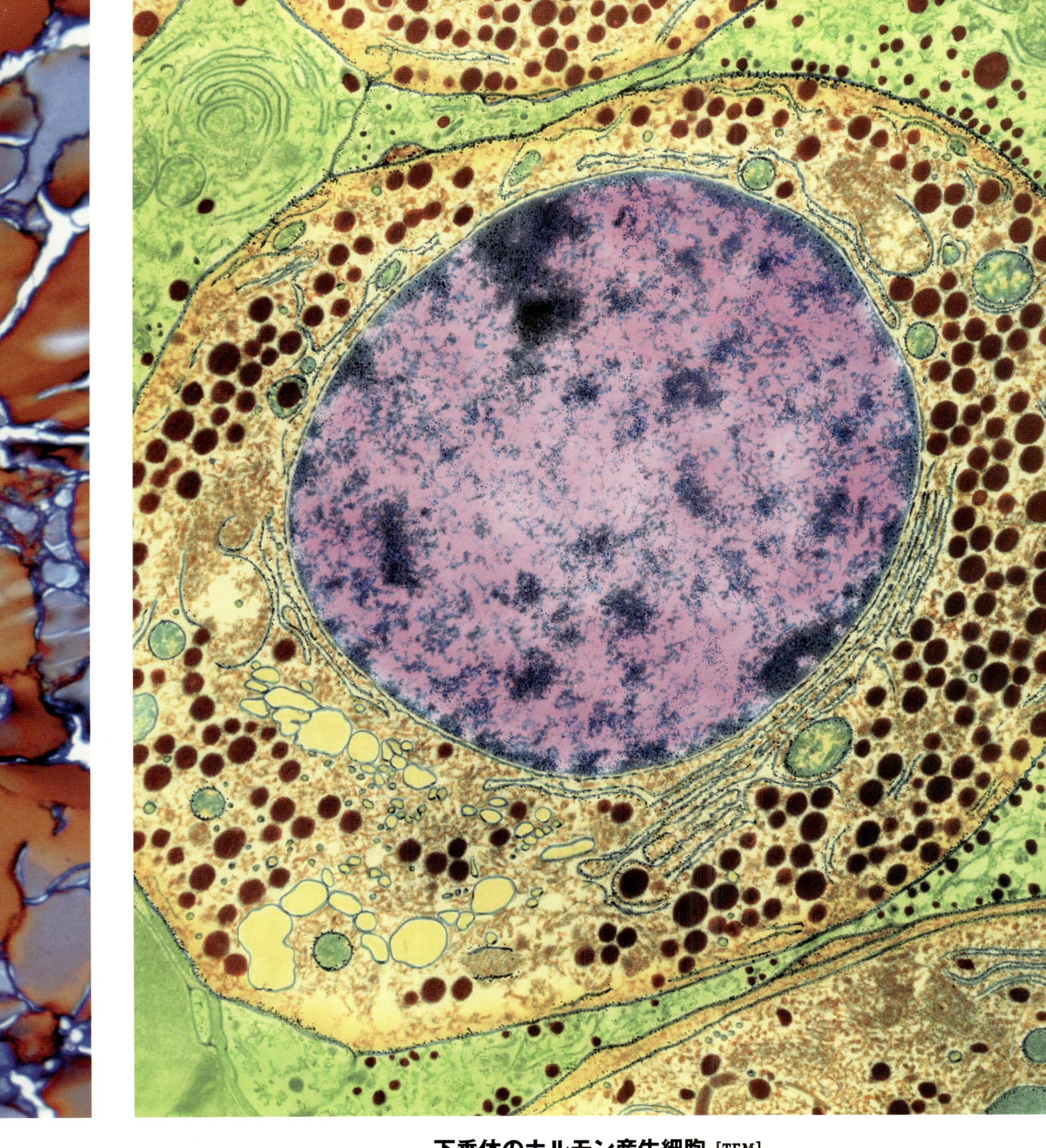

下垂体のホルモン産生細胞 [TEM]

この下垂体細胞の黄色い細胞質の中にある茶色い顆粒は、骨や筋肉をはじめ身体の成長を促すホルモンです。下垂体は頭蓋骨の基底部にあるマメ粒大の腺で、この他に母乳の生成を促すホルモンも産生するほか、体液バランスを調節したり、他の腺の活動をコントロールしたりします。

下垂体 [SEM]

ホルモンを分泌する細胞（薄茶色）が下垂体の毛細血管を囲んでいます。下垂体は、他の内分泌腺の活動を調節するため、マスター腺とも呼ばれます。下垂体に指示を与えるのは脳で、神経信号と化学物質で下垂体と交信しています。毛細血管の黄色い物体はマクロファージという白血球で、細菌その他の異物を消化します。

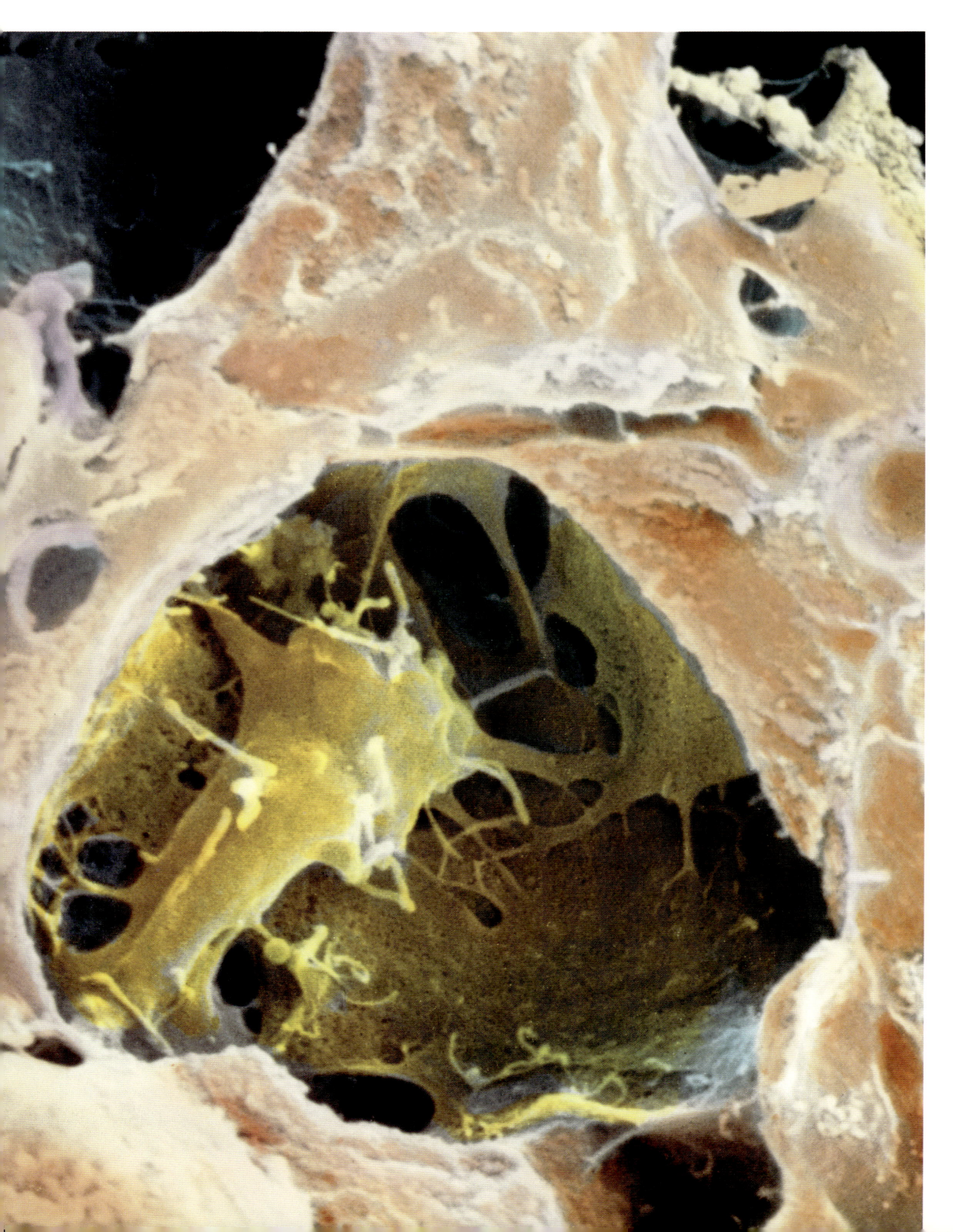

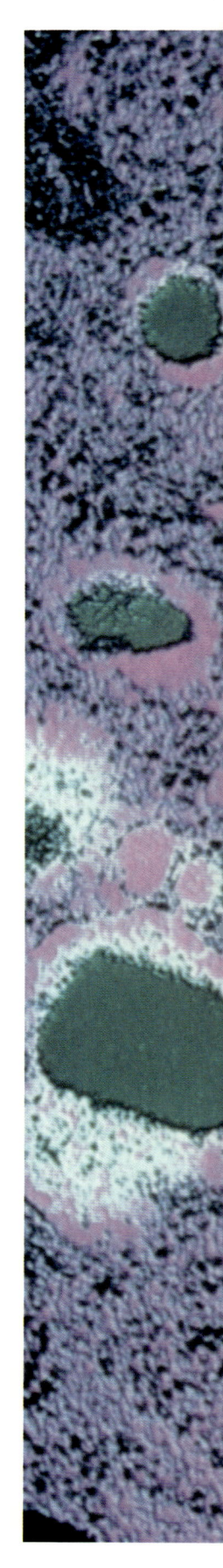

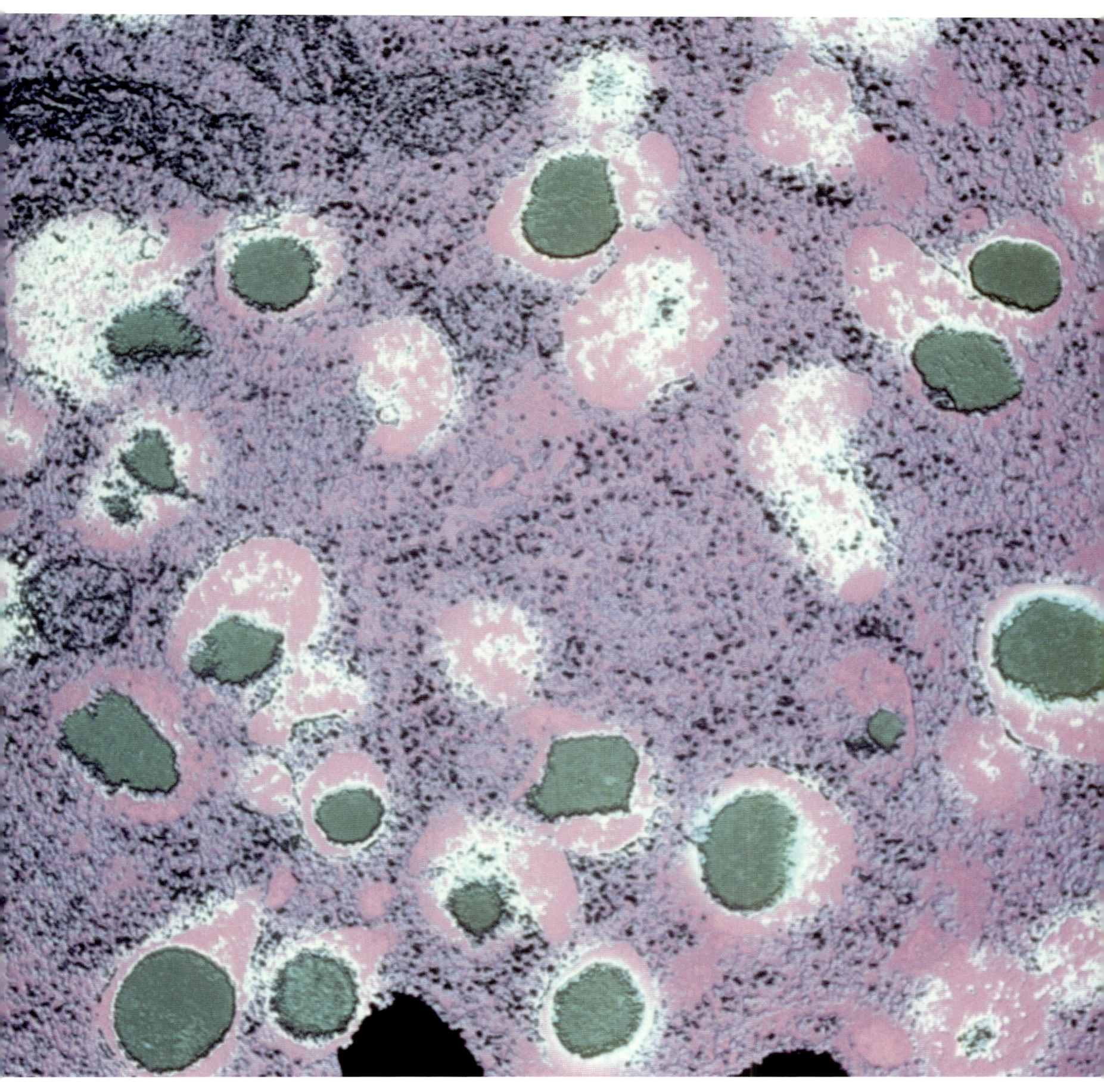

インスリン分泌顆粒 [TEM]

膵臓で産生されるインスリンは、肝臓で血糖をグリコーゲンに転換するスピードを加速するホルモンです。また脂肪細胞が血糖を貯蔵脂肪に転換するのを促進します。インスリンは通常、食後などの血糖値の上昇に反応して分泌されます。

副腎 [TEM]

副腎は、アドレナリンというホルモンを産生するほか、他のいくつかのホルモンを分泌します。この画像の3つの細胞（そのうち2つは大きくて丸い核を持っています）は、副腎の外層にあり、コルチゾールというホルモンを産生します。コルチゾールは身体の免疫系を調節し、抗炎症作用をもたらし、感染またはショックによって受ける大きなストレスに対処します。

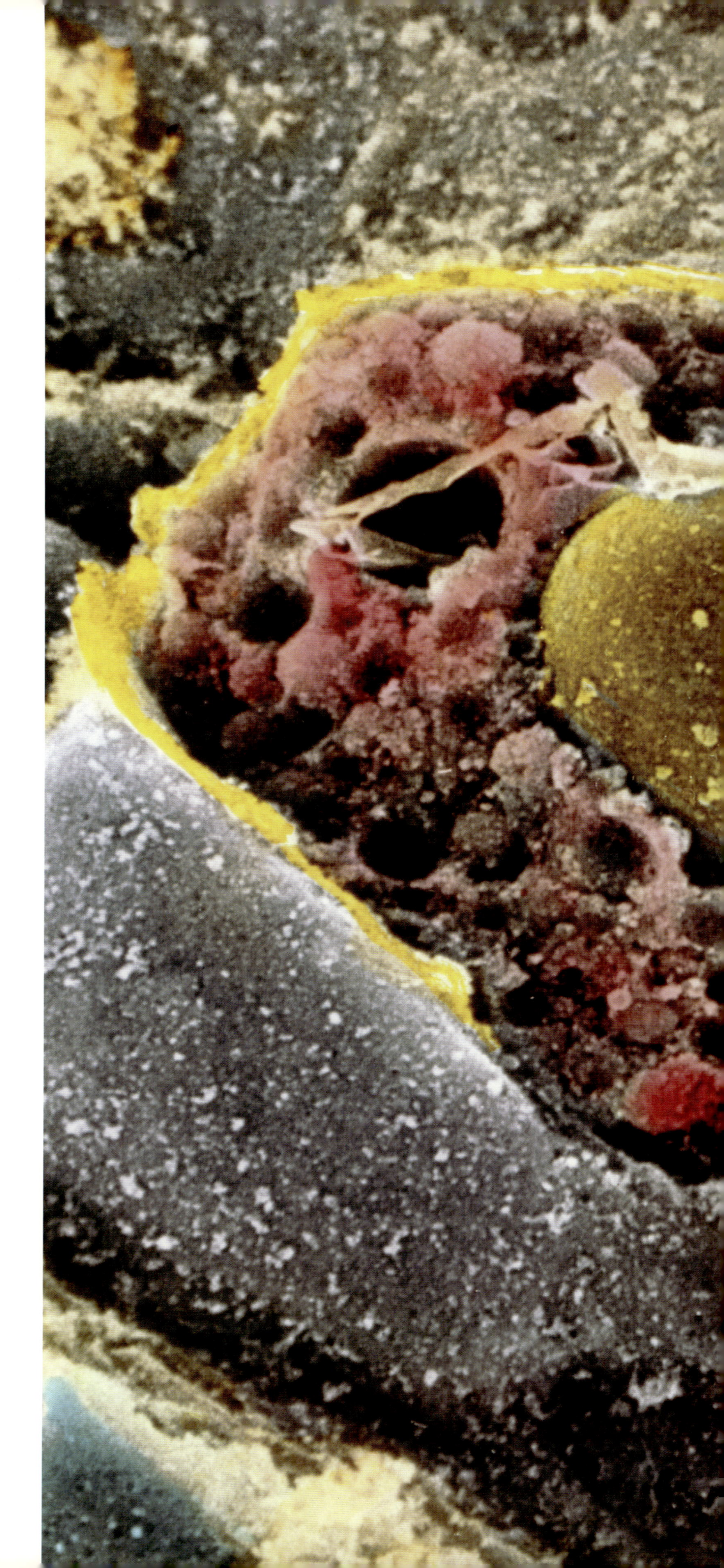

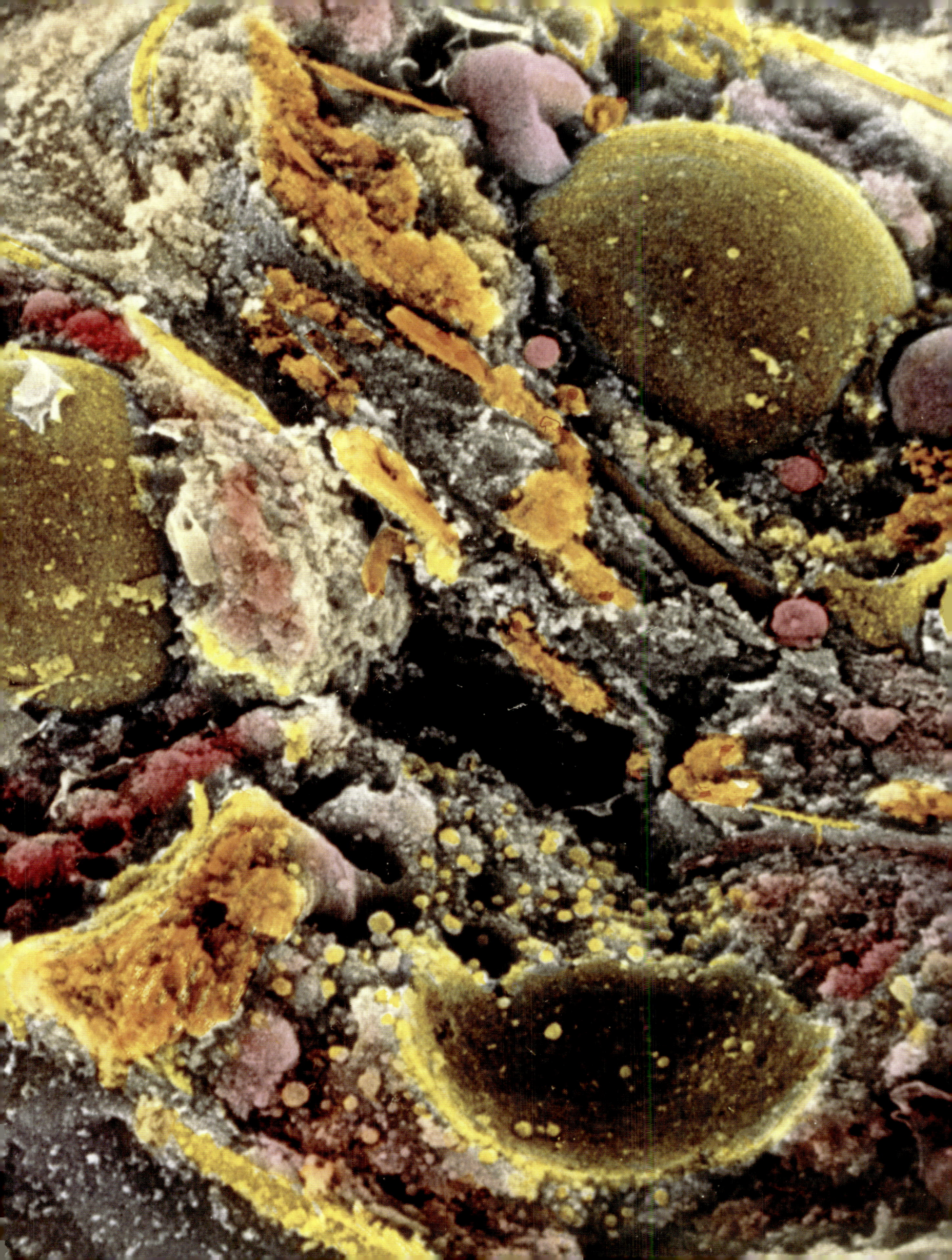

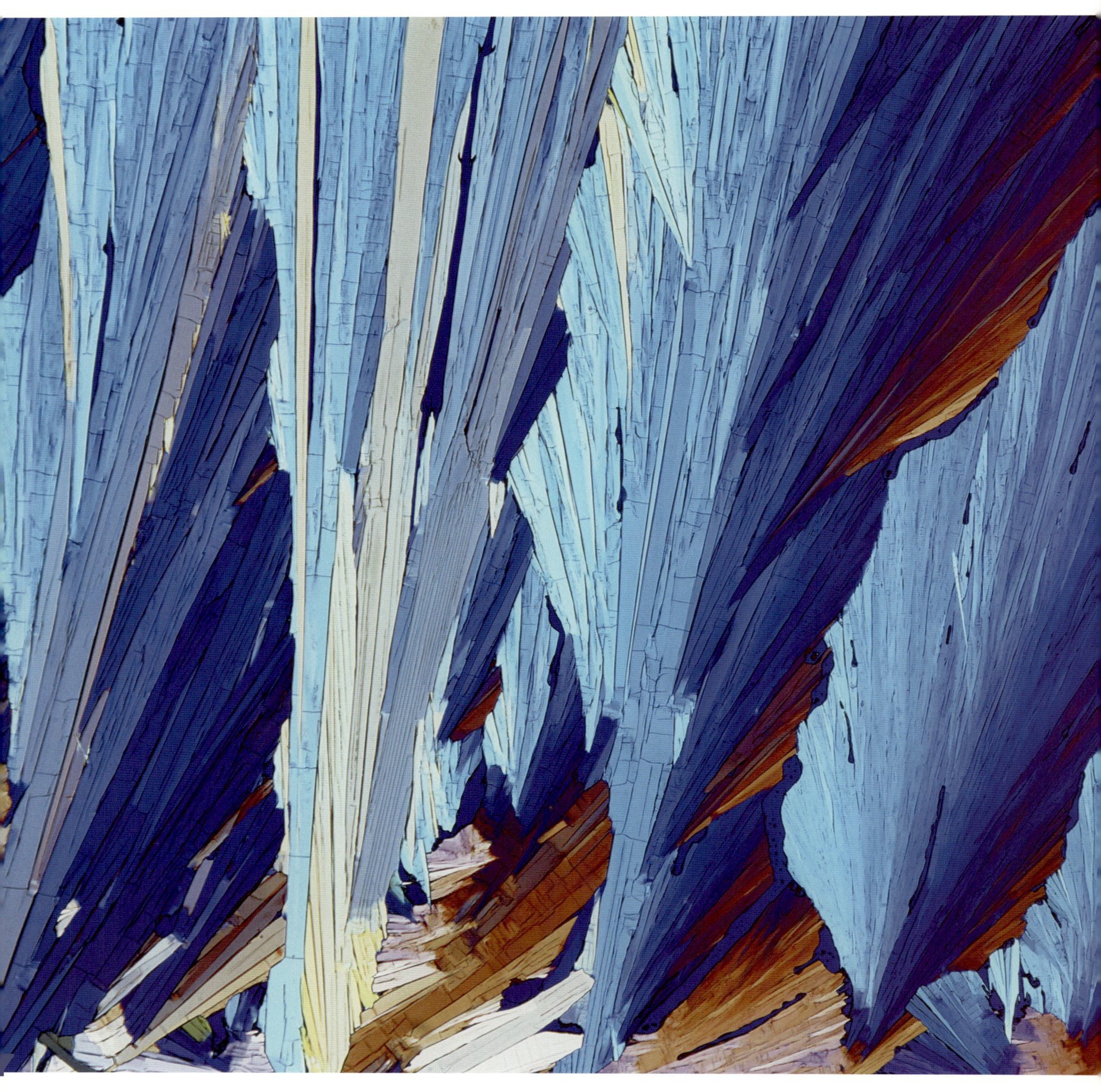

エストロゲンの結晶 [LM]

青い構造物はエストラジオールの結晶です。エストラジオールは、女性の生殖器官の発達と、第2次性徴（胸の発達など）を促すために自然に発生する、エストロゲンという6種類のホルモンのうちもっとも強力なものです。エストラジオールは、卵巣から分泌され、月経周期の調整にもっとも大きな影響を与えます。

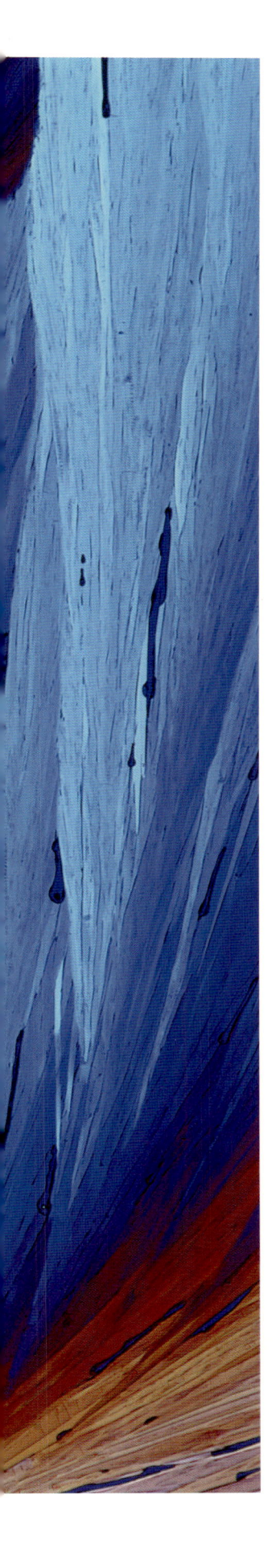

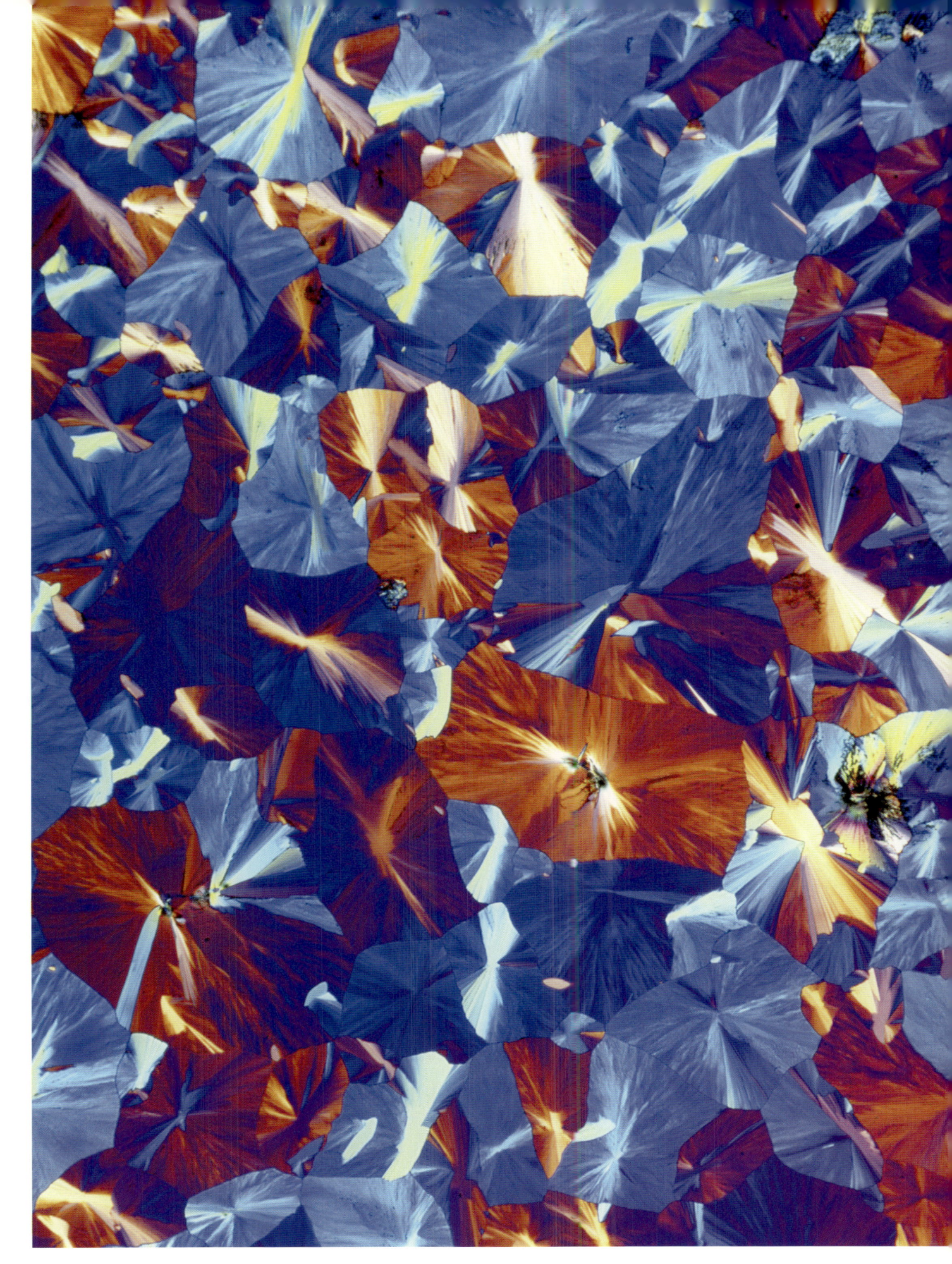

テストステロンの結晶 [LM]

テストステロンは主なアンドロゲンの1つです。アンドロゲンとは、男性の第2次性徴を促すステロイドホルモンの一種です。テストステコンは、あごひげと陰毛の成長、声変わり、ペニスの成長をもたらします。テストステロンは、コレステロールから作られたステロイドに酵素が作用して、主に精巣の特定の細胞によって産生されます。

器官系

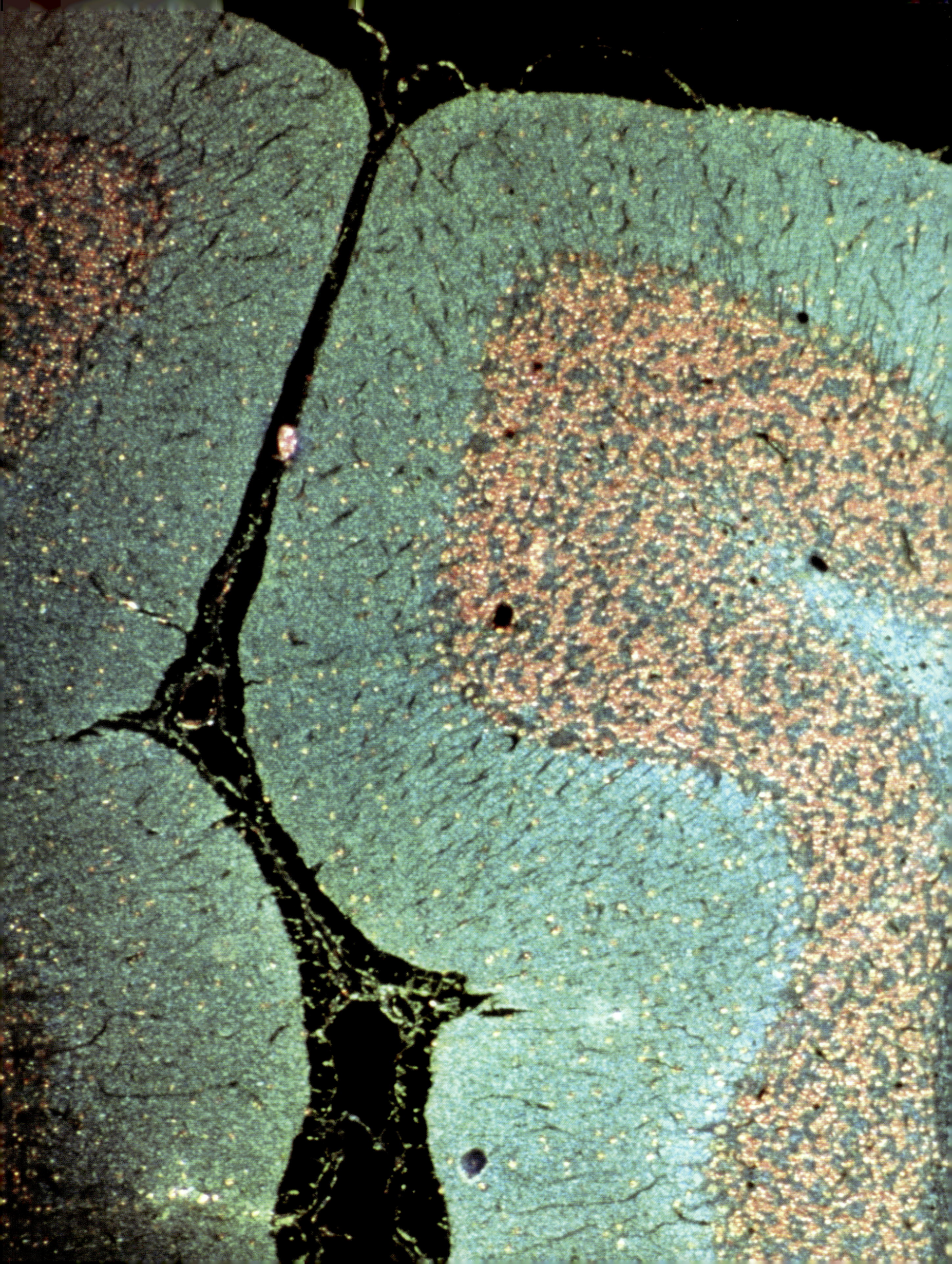

脳と感覚

小脳は筋肉活動の協調と姿勢の保持に関与します。この画像は皮質で、外側の分子層（緑色）と内側の顆粒層（黄色）から出来ています。これらはいわゆる灰白質で小脳の中心部の白質（暗緑色）をとり囲んでいます。

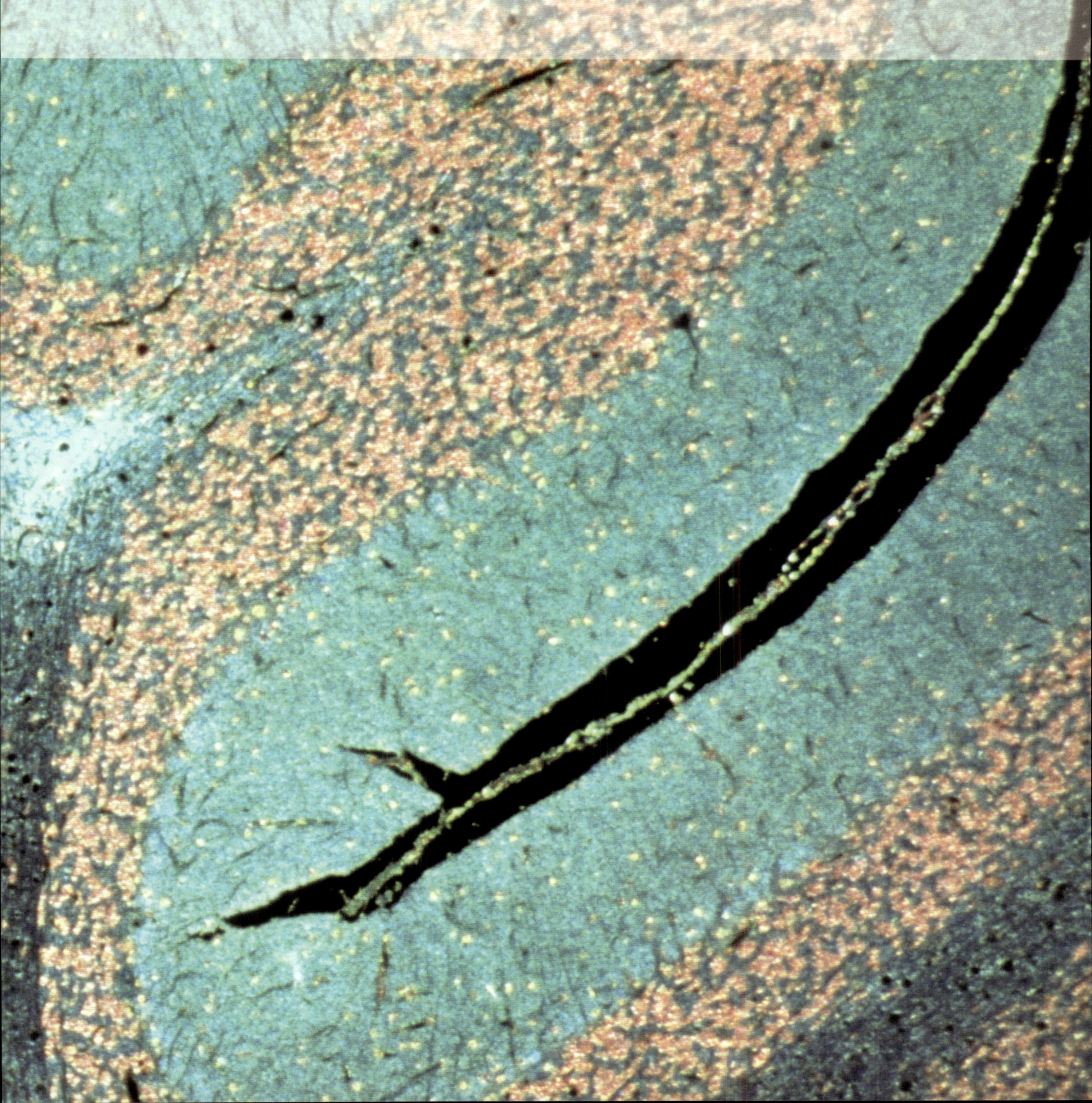

ヒトの脳の重さは約1.5キログラム。半熟卵ほどの堅さで、明らかな可動部分を持っていません。頭蓋骨に覆われていて、外の世界とは直接触れることはありません。感じることも見ることも、聞くこともできません。しかし、一見あまり面白味がないこの臓器には、とても複雑な構造があることが知られています。まず周辺環境の膨大な量の情報を保有し、どう反応すべきか、何を無視できるかを判断しています。また数千件の記憶を蓄え、数十年たっても鮮明に思い出すことが可能です。呼吸や心拍数など、無意識に行っている基本的な体の機能を監視するほか、ランニング、車の運転、書き物など、意識的な活動を調整します。また脳は、夢をみたり、推論したり（論じたり）、さまざまな感情を起こさせたりもします。脳には推定100〜1000億もの神経細胞が集まっています。重さは体重の約2%にすぎませんが、グルコースから供給されるエネルギーの20%を消費するほど活動的な臓器です。

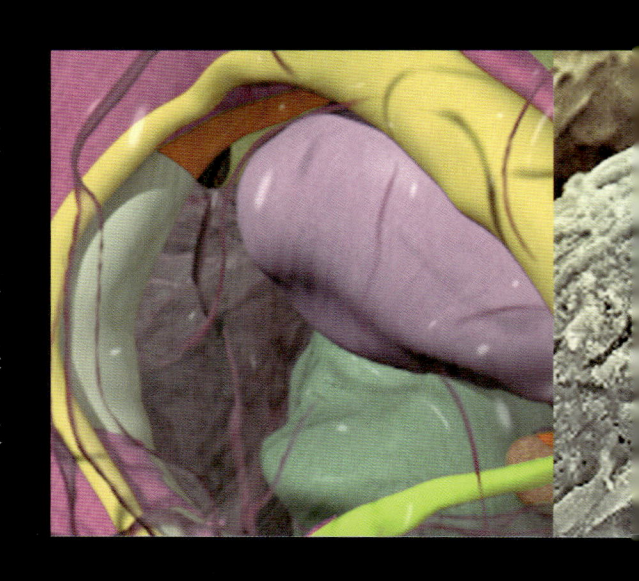

　脳は、脳幹、小脳、大脳の、主に3つの構造部分からなります。この3つの構造部分には、進化の過程が存在すると考える科学者もいます。脳の後方にある脳幹は、自動的に行われる生命過程をつかさどります。鼓動、呼吸、血液の供給は、脳幹の最下部にある延髄がコントロールします。延髄は脊髄とつながっています。睡眠と覚醒は、脳幹の中心にある神経細胞がコントロールしています。脳幹の真正面にあるのが小脳です。小脳は後脳の一部で、深いヒダを形成し、平衡感覚と筋肉の調整をつかさどります。ヒトの手先の器用さは、小脳の働きによります。

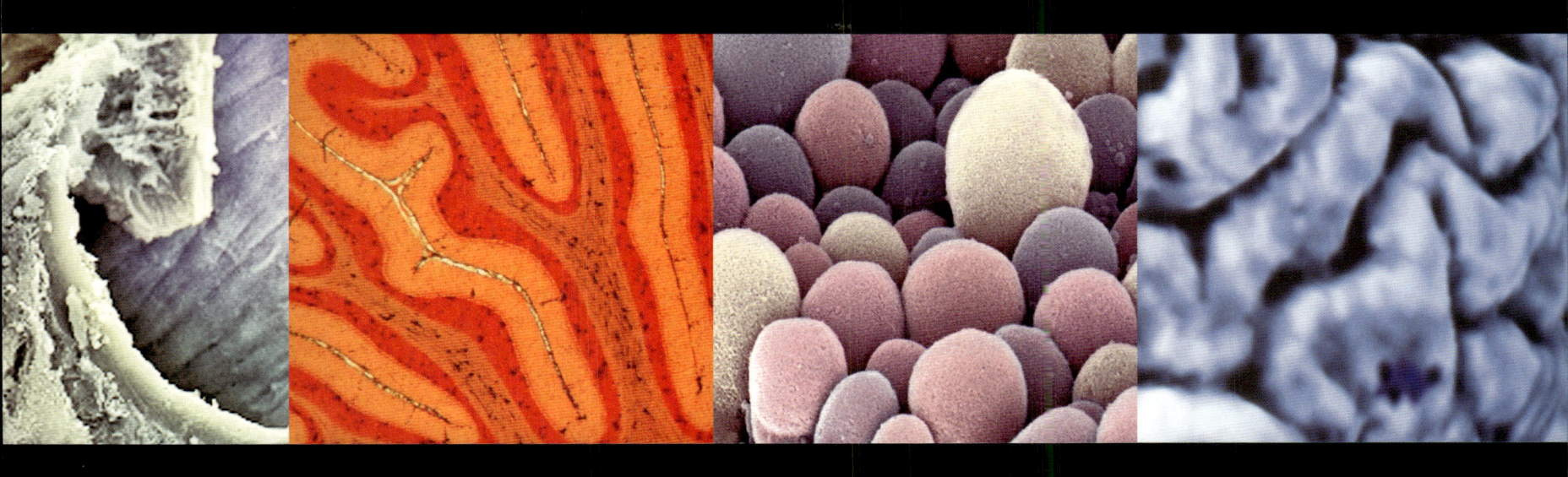

大脳は2つの半球部分に分けられます。大脳は、ヒトの脳において最大かつもっとも発達した部分です。それぞれの大脳半球には、厚さは薄くとも非常に深いヒダを持った大脳皮質という表層を持っています。大脳皮質は、感覚や意識的な思考や記憶をつかさどる神経中枢部です。大脳皮質の異なる部位は、それぞれ言語、視覚、記憶などの機能をつかさどっています。しかし、その他の大脳皮質の大半は特定の機能を持っておらず、意識や性格など、より高いレベルとの相互の感覚入力に関係しています。

　ヒトの神経細胞の多くは、身体の両側から集まって、脳で交差しています。そのため、左の大脳半球は身体の右側、右の大脳半球は身体の左側と関連があります。実験では、右半球が空間覚と音感、左半球が計算能力と演繹的推理に関連することが示されています。左利きの人の場合は、この逆があてはまります。

脳動脈 [SEM]

ここに写っている数本の脳動脈は、脳に血液を供給する血管のネットワークの一部を形成しています。心臓から送りだされる血液の最大20％が、脳に直接流れて酸素を供給します。脳は、毎分約46ccの血液から酸素を消費します。

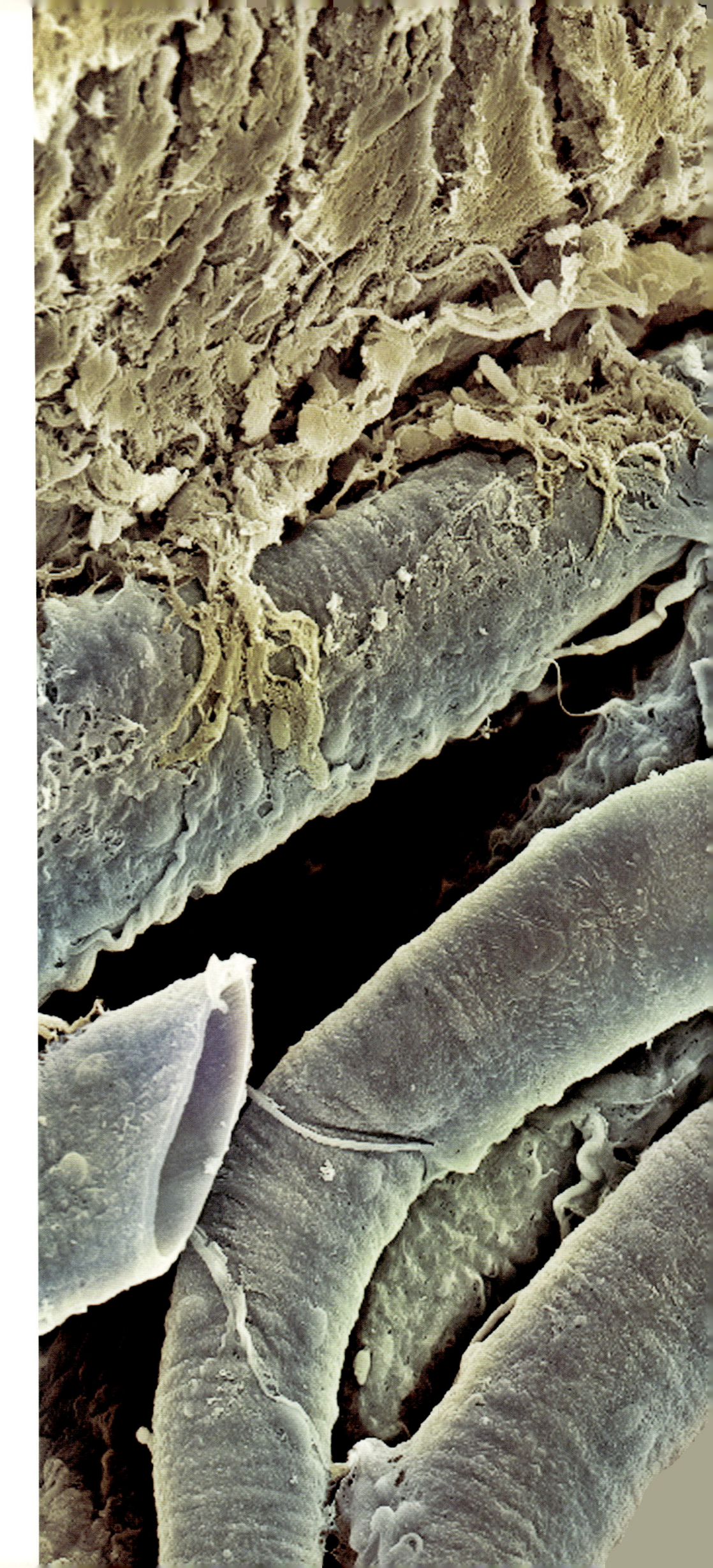

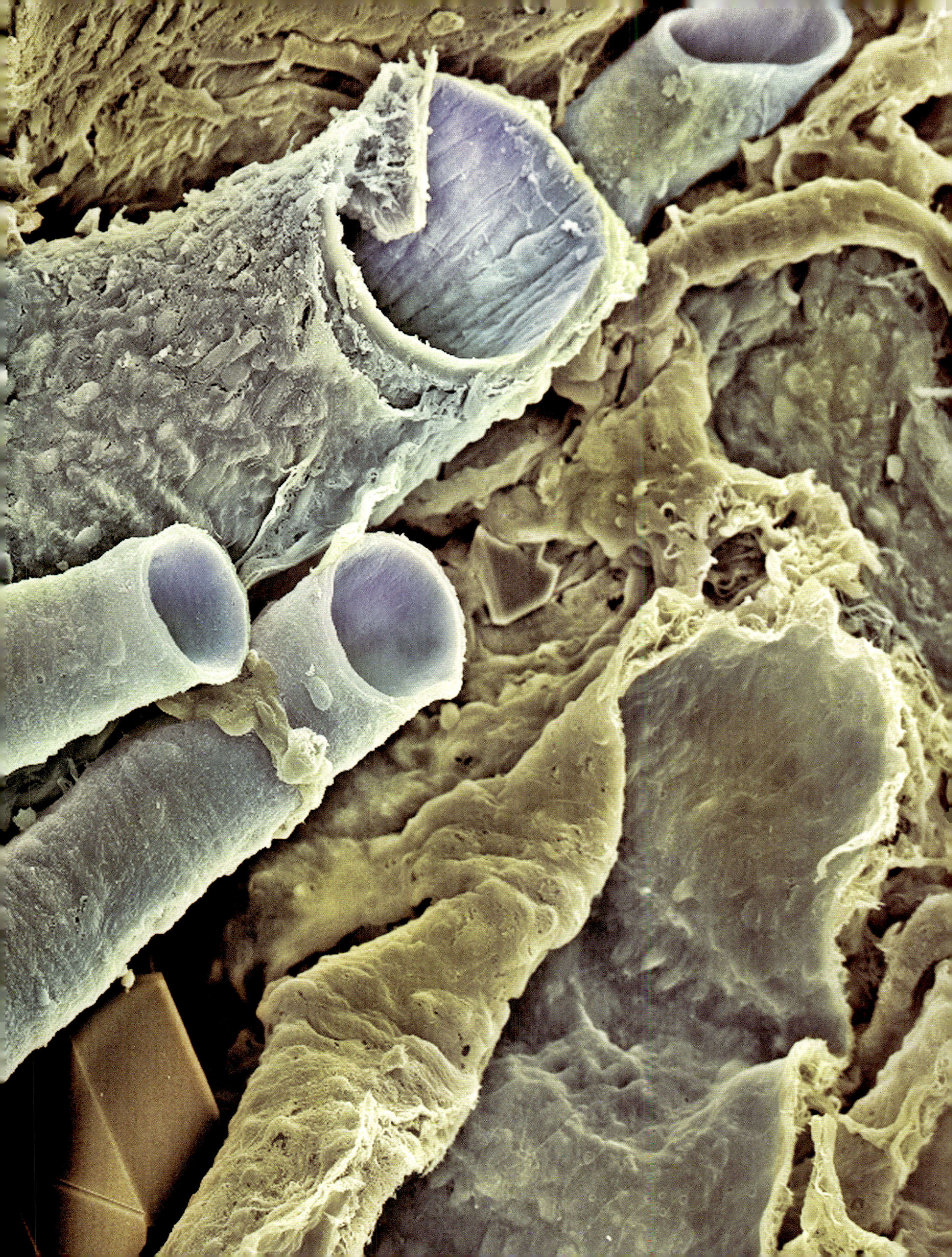

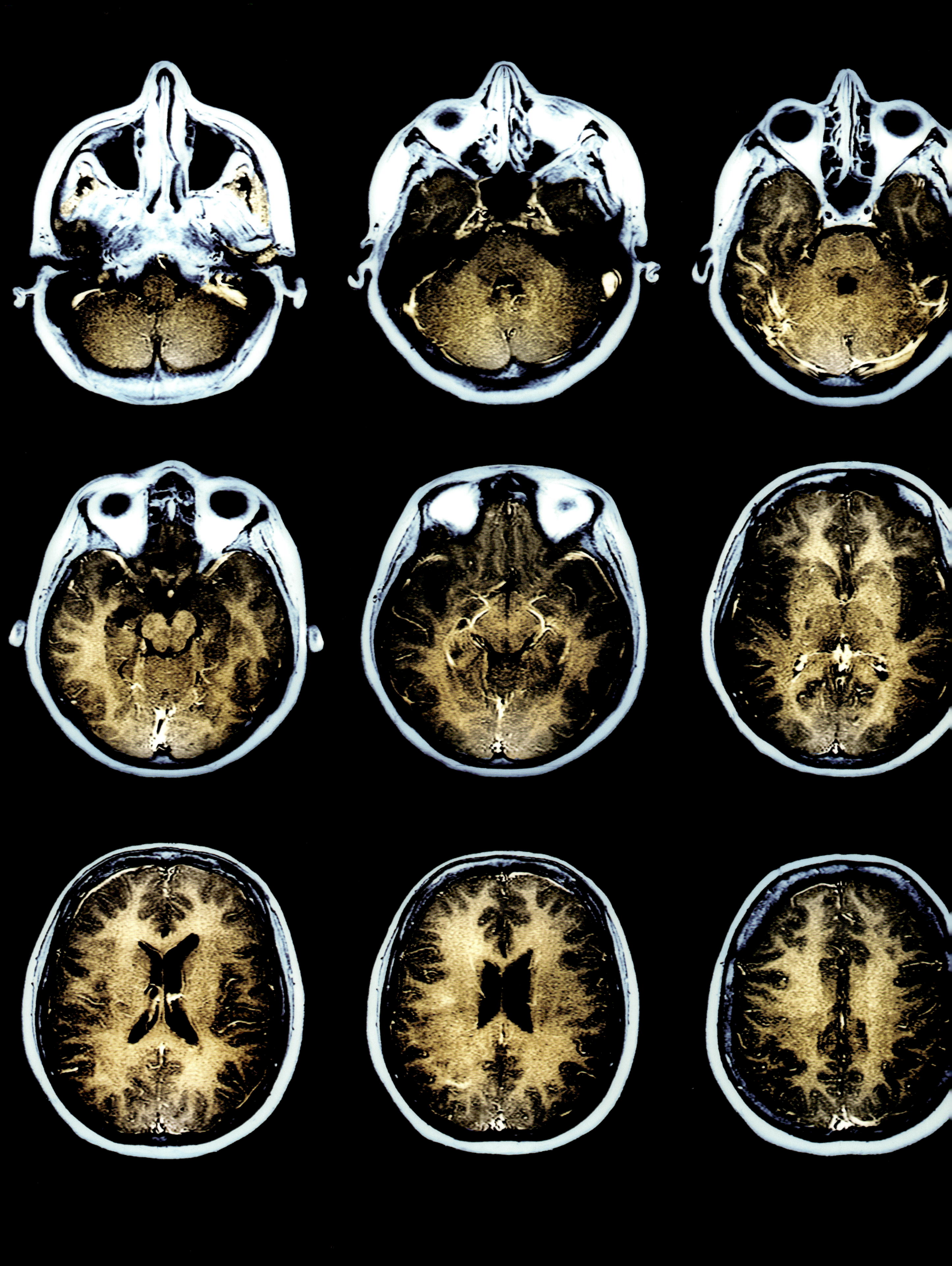

脳の構造1 [MRI]

脳の基底部（左上）から最上部（右下）までを順番にスキャンしたもの。最初の6枚には目と鼻が写っています。最初の3枚に写った脳組織の大半は、平衡感覚や呼吸など無意識の機能をつかさどる小脳と脳幹です。最後の2列は、大脳が大部分を占めています。ヒダのある外側の皮質（最後の画像がもっとも分かりやすいでしょう）は、意識的な思考や運動をつかさどります。脳半球を分けている脳室という空洞は、8枚目から10枚目の画像で確認できます。

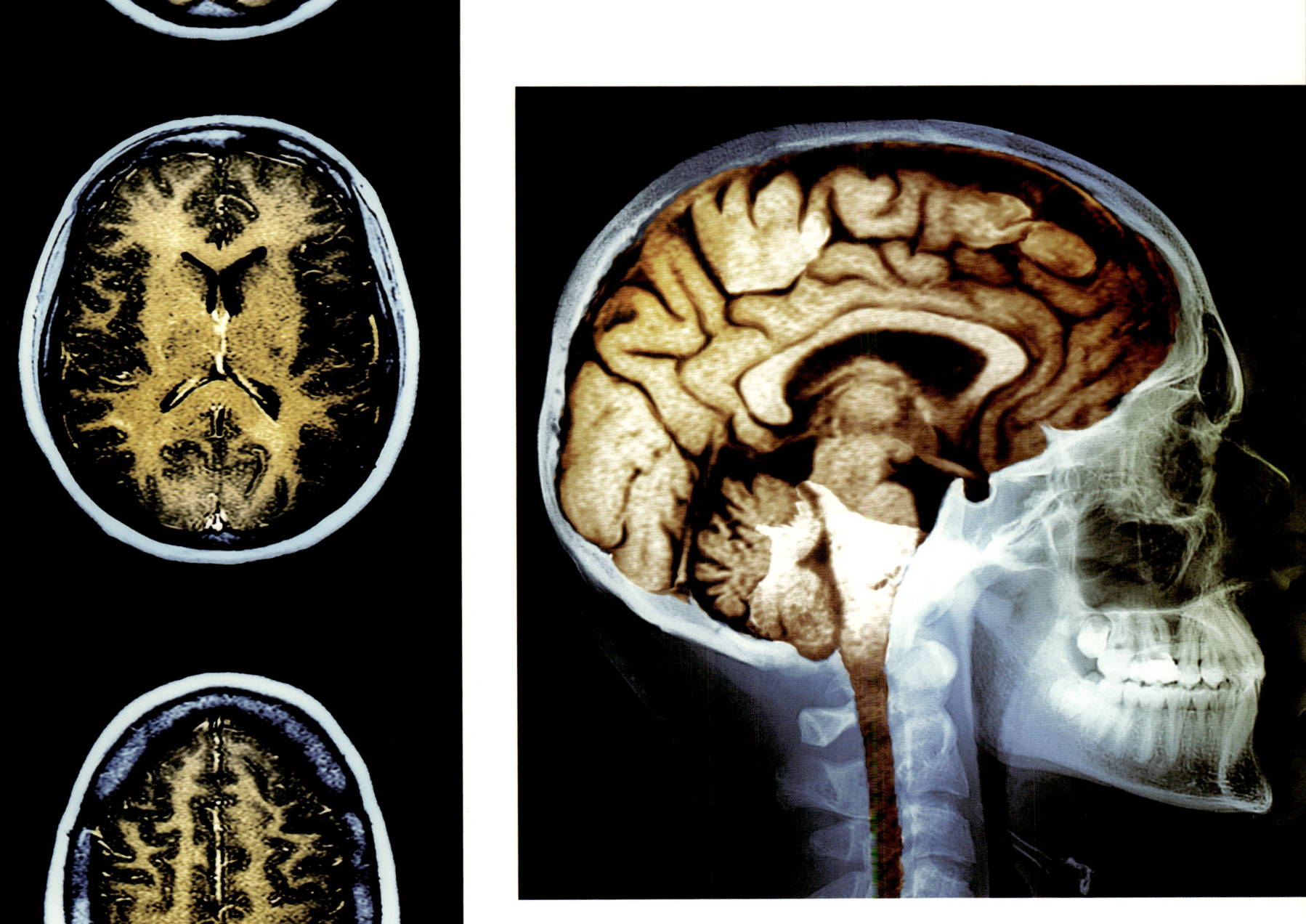

脳の構造1 [MRI／X線]

MRIとX線の画像を組み合わせたこの画像は、脳の矢状断面の構造を明らかにしています。脳の主要部分である大脳には大脳皮質というヒダのある外層があり、記憶、言語、意識的な運動をつかさどっています。脳の基底部にある脳幹（中央）は、首で脊髄につながっています。脳幹は、呼吸など無意識の機能を制御します。小脳（脳幹の左）は平衡感覚、姿勢、筋肉協調を制御します。（注：現在、このキャプションが示す画像とは違う画像が使用されている）

脳と感覚

小脳の横断面 [LM]

小脳は後脳の下に位置し、筋肉協調やバランスなど、主に後天的に獲得する能力に関連しています。大脳と同様に、外層または皮質には深いヒダがあります。皮質は外側の分子層（オレンジ色）と内側の顆粒層（赤色）の2つの部分に分かれています。この2つの層は灰白質といい、何百万もの神経線維がびっしりつまった白質をとり囲んでいます。

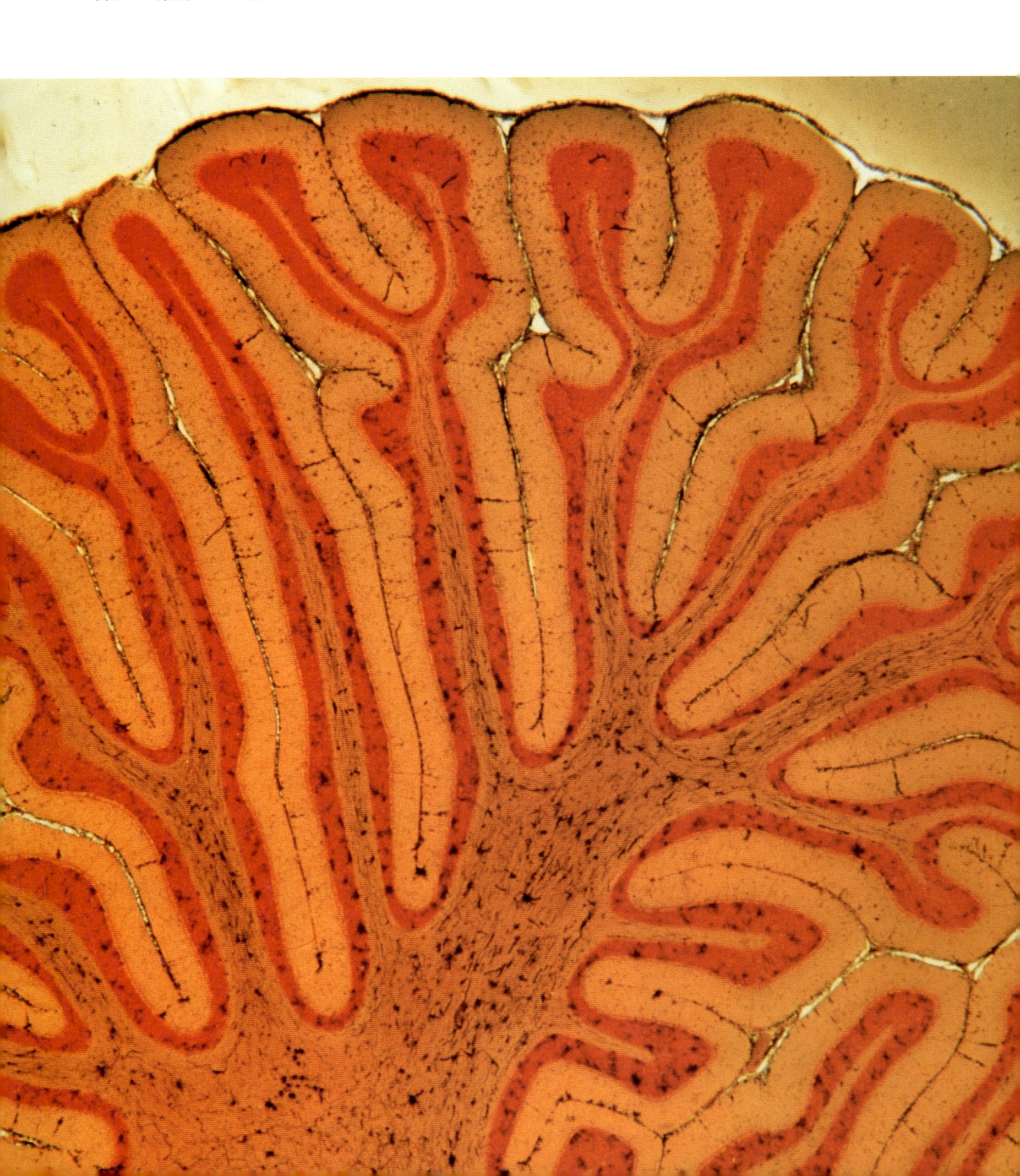

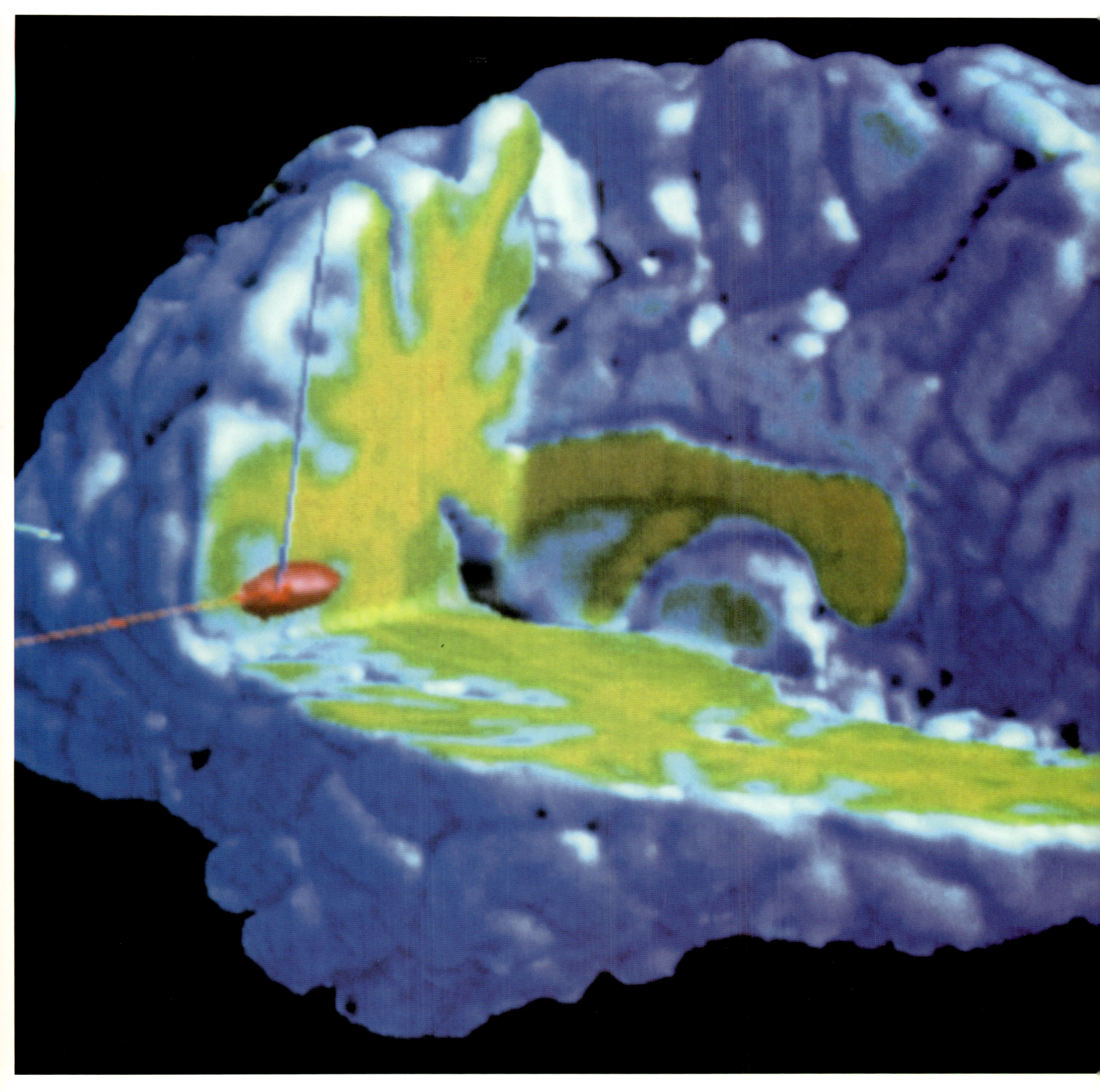

痛みに反応する脳 [PET/MRI]

赤く見える部分は、痛みの認識に関連する部分の脳血流を示しています。痛みの認識は、感情に影響を受けます。感情は前脳にコントロールされています。ある刺激を痛みと認識する場合もあれば、他の状況で痛みと認識しない場合、あるいは心地よいとさえ認識する場合があります。脳そのものは、痛みを感じないのです。

脈絡叢分泌細胞 [SEM]
みゃくらくそうぶんぴさいぼう

ふくらんだ先端は、脳と脊髄への衝撃を吸収する「髄液」を分泌します。脳はこの髄液に浸されています。また4つの脳室も髄液に満たされています。髄液は脈絡叢と呼ばれる血管で産生されます。髄液の流れが阻止されると、脳が腫れて、水頭症または脳水腫という重篤な症状を引き起こすことがあります。

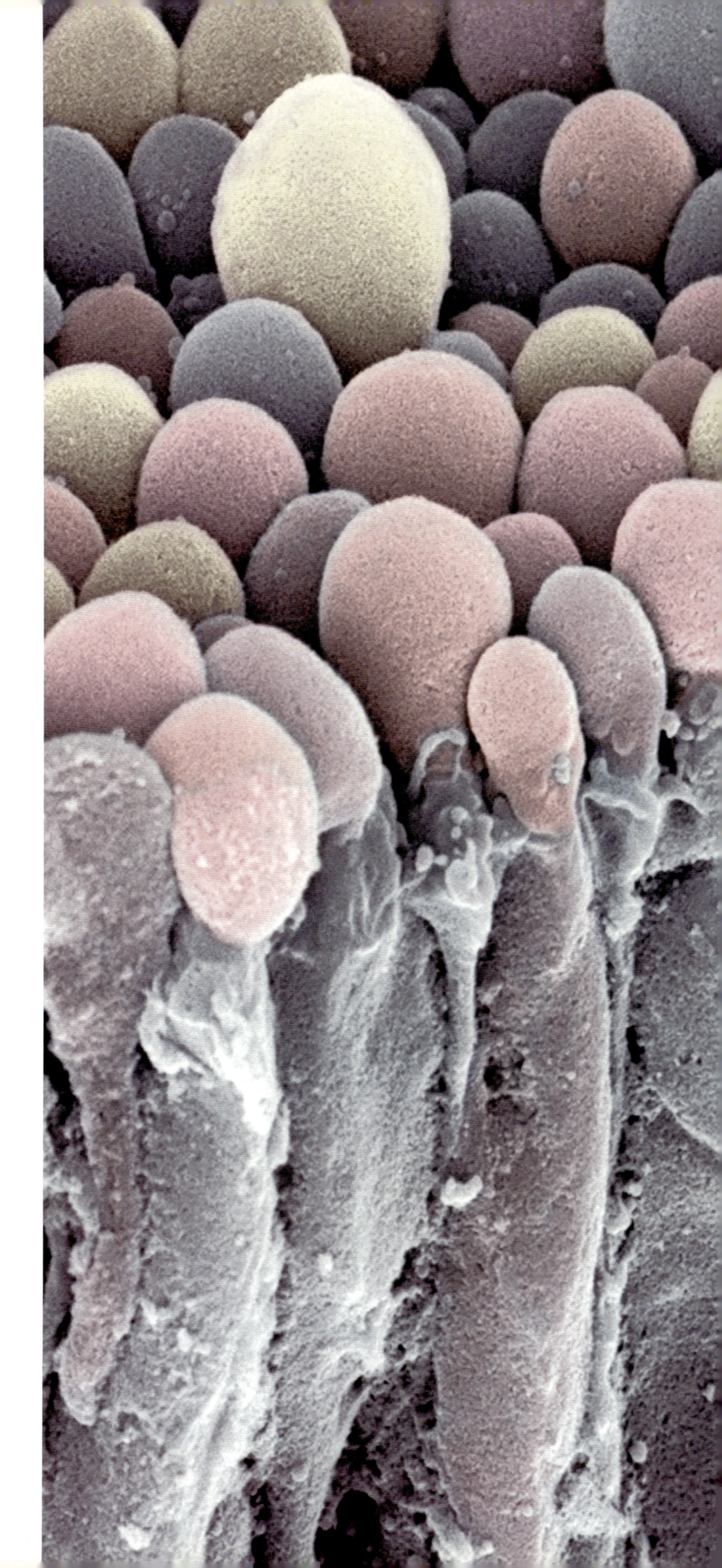

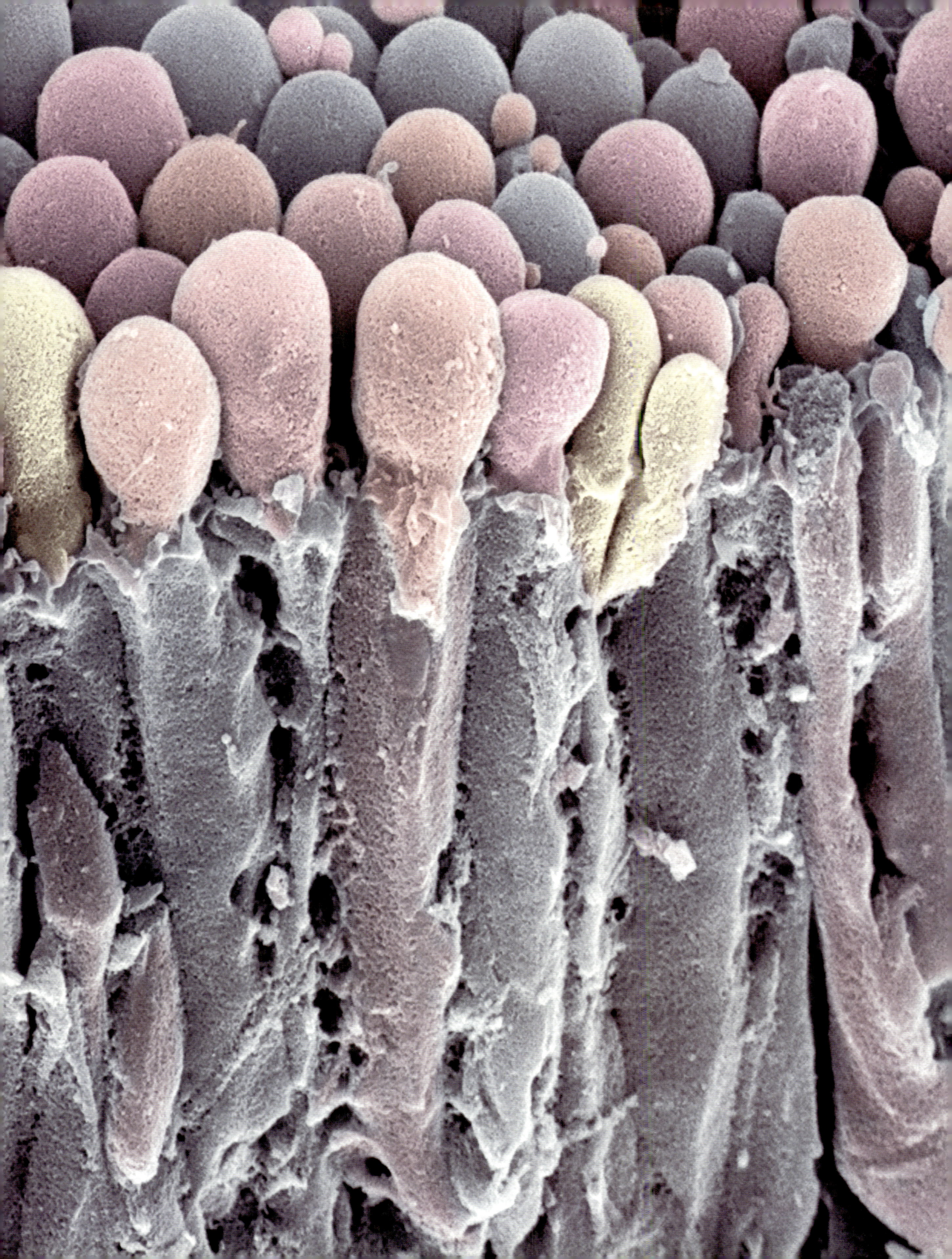

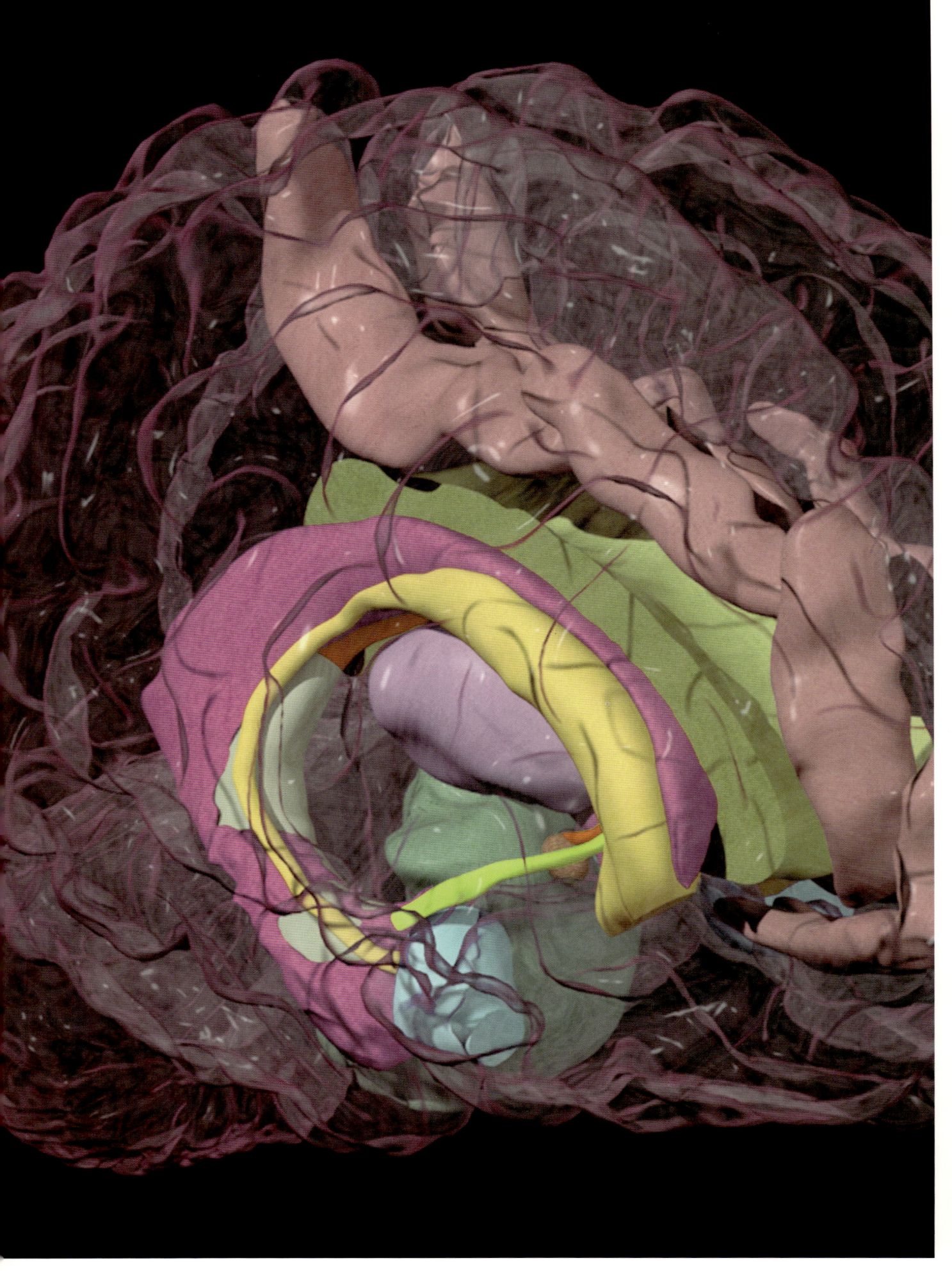

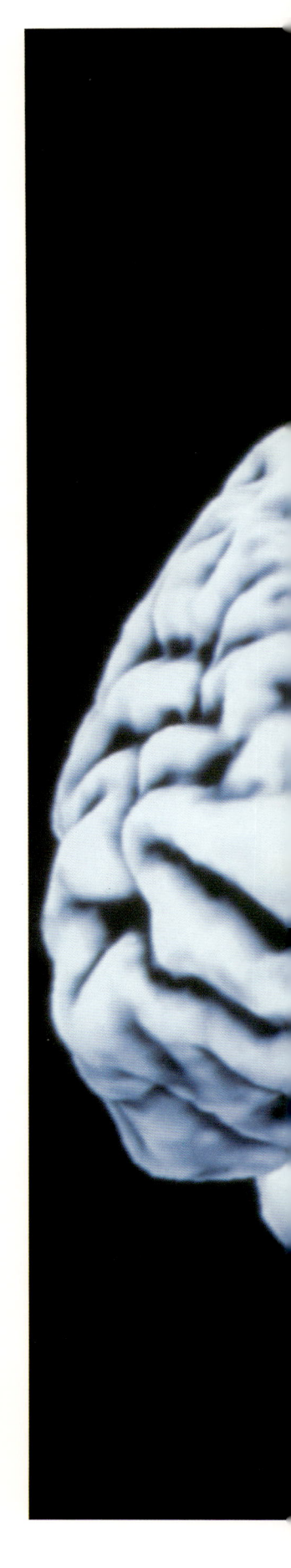

辺縁系 [MRI]

MRIの連続スキャン画像を編集して作成したこの画像は、辺縁系が大脳半球の奥深くにあることを示しています。辺縁系は基本的な生理的欲求、本能、感情をつかさどっています。極めて強い喜び、痛み、怒りの感覚も、この辺縁系内の構成部分が関係しています。

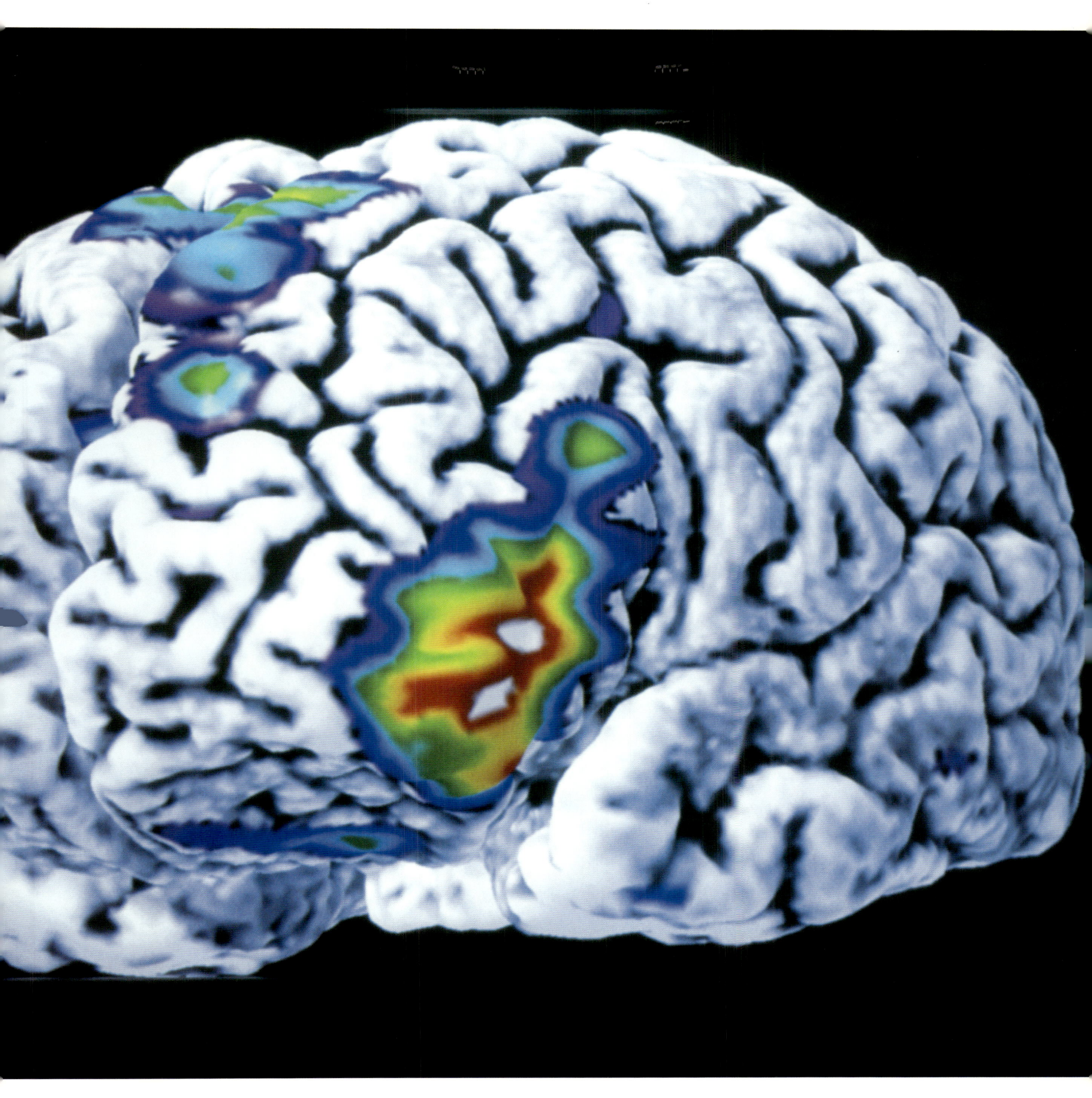

言語に反応する脳　[PETとMRI（磁気共鳴スペクトル法）]

脳の言語に関係する部分（この画像では白、赤、黄色、青の部分）は、前頭葉の言語皮質にあります。この画像は放射性物質を血液に注入し、言語運動のあいだに脳の代謝活性を記録して作成されました。言語皮質の場所を示すために、PETのスキャン画像を脳のMRI画像に重ねています。

耳は小型の受信機であり、増幅器であり、信号処理システムです。音波が外耳に届くと、外耳はその音をじょうごのように集めて外耳道に通します。一方の耳に音が届くのは、もう片方の耳より一瞬早く、圧力もわずかに異なります。脳はこのわずかな違いを感知して、音が発生した方向を判断するのです。

　音は、外耳道の末端にある扇状の粘膜の「鼓膜」に流れます。鼓膜の反対側には中耳があり、耳管を通じてちょうど口の裏あたりで咽頭部につながっています。耳管は鼓膜の両側の空気の圧力を均等にする働きがあります。もし耳管が感染して粘液で詰まってしまうと、鼓膜の一方の圧力がどんどん高くなり、鼓膜が膨張して、痛みを引き起こします。航空機の旅客は、急な気圧の変化でこのような痛みをしばらく感じることがあります。この場合、物を飲み込んだりあくびをしたりすると耳管が開き（ポンと音がするときがあります）、気圧の均衡が戻ります。

　音波は鼓膜を振動させます。振動は3つの小さな骨に沿って、卵円窓（らんえんそう）という粘膜に覆われた穴に伝えられます。この骨のてこの作用と、卵円窓が鼓膜より小さいことから、振動は約20倍に増幅されます。卵円窓の内側には、蝸牛（かぎゅう）という、液体に満たされた、らせん状の長い管があります。増幅された振動は液体を通って広がり、敏感な有毛細胞を刺激します。有毛細胞は振動を神経信号に変換し、聴覚神経を通じて脳に伝えます。蝸牛の最初の部分にある短い線維は高周波に反応し、最後の部分にある長い線維は低周波を感知します。

　耳は、バランスの維持にも重要な役割を果たしています。内耳の上には液体が入った袋と三半規管からな

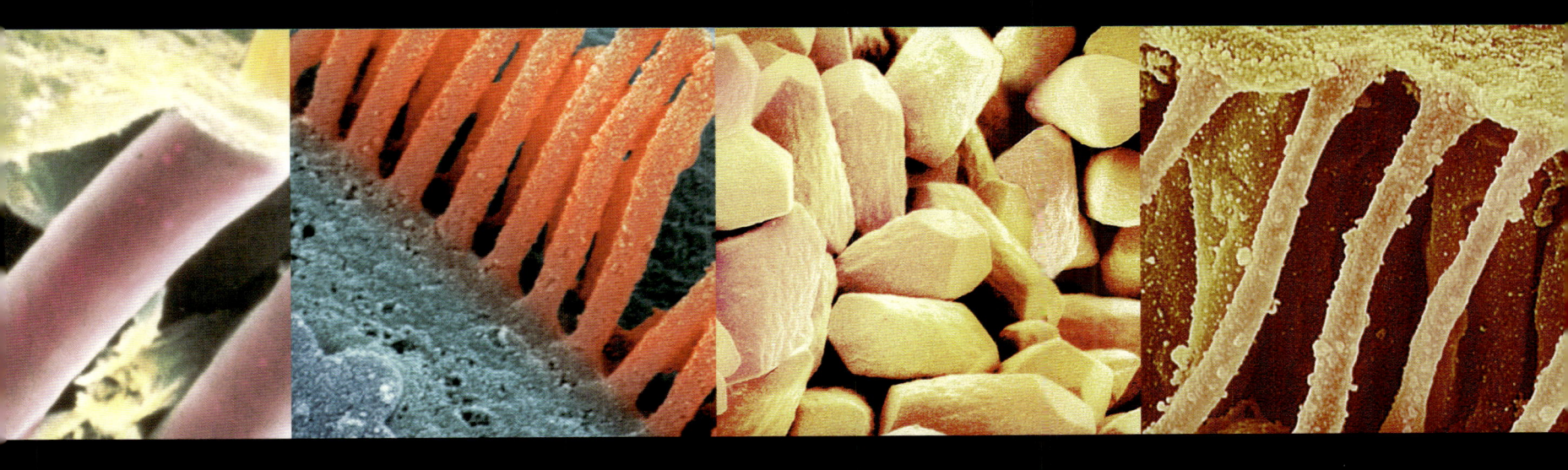

る器官があります。この袋の中には、耳石（平衡砂）という白亜質の顆粒が、神経線維の上に置かれています。頭を傾けると、重力にしたがって耳石が動き、線維をひっぱります。その線維から発せられた神経信号が脳に達し、体を正常な姿勢に戻そうとする反射を促します。三半規管には液体の動きに反応する感覚器官があります。頭を回すと、液体は遅れて動き、三半規管の付け根にある「クプラ」というゼリー状のこぶが、液体に逆らうように曲がります。するとクプラの底の神経細胞から生えている細かい毛が刺激を受けて、頭の回転に関する情報を脳に送ります。三半規管は互いに直角につながっているので、脳はどの方向の動きも感知することができるのです。

聴覚とバランス

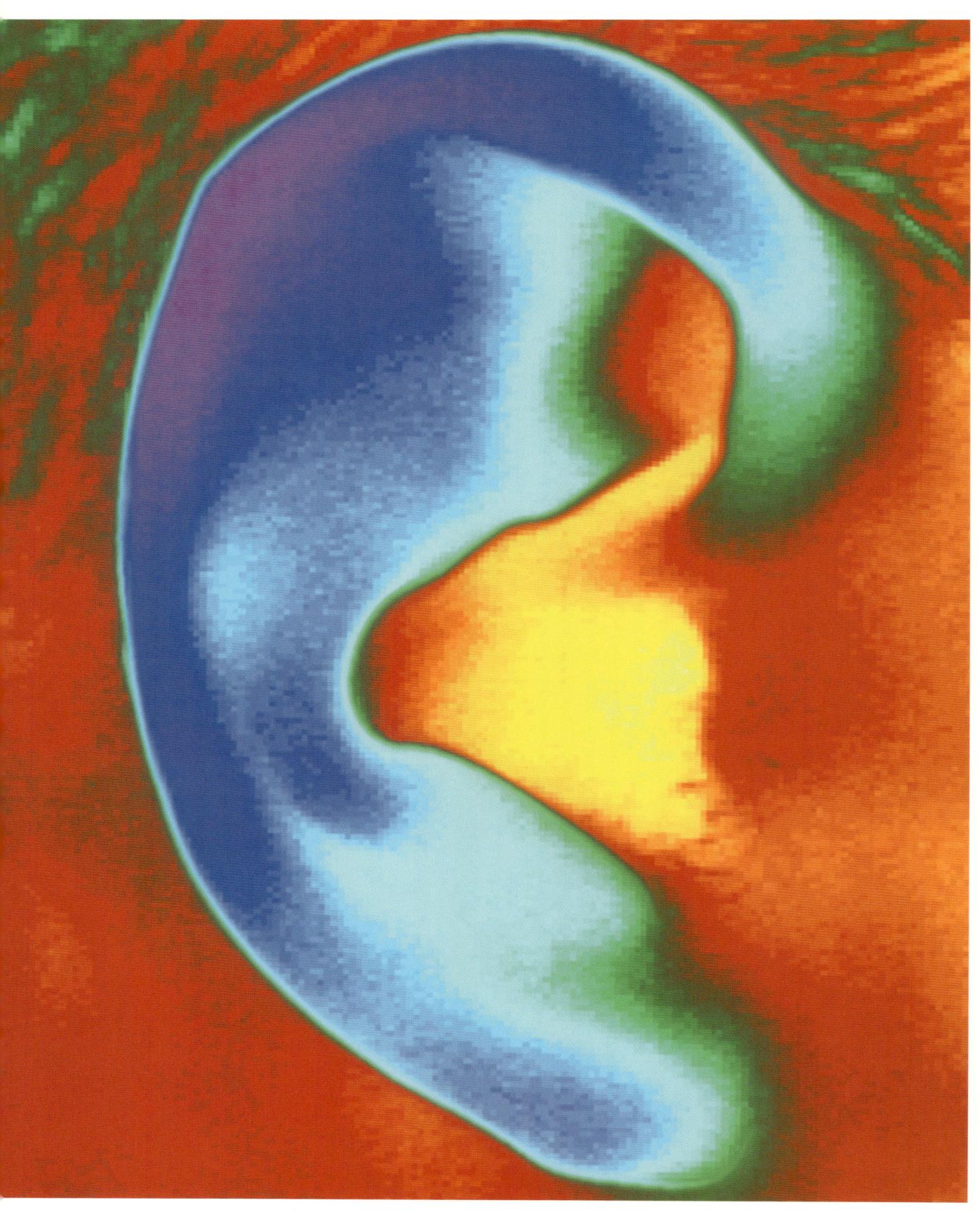

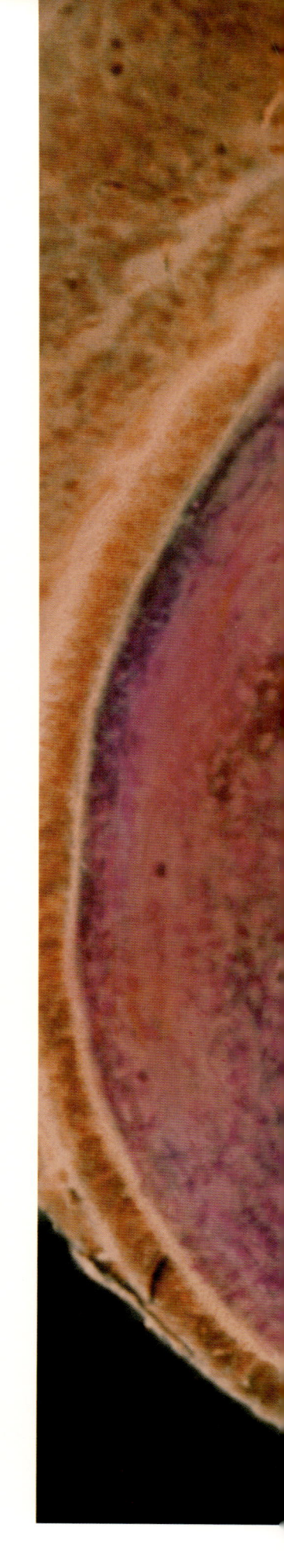

外耳 ［サーモグラム］

色の違いは、ヒトの耳の表面の温度の違いを反映しています。もっとも温度が高いところは赤色で、黄色、緑色、青色、紫色の順で温度が低くなります。肉厚でくぼんだ形の外耳は、音波を集めて増幅し、耳道を通じて鼓膜に伝えます。

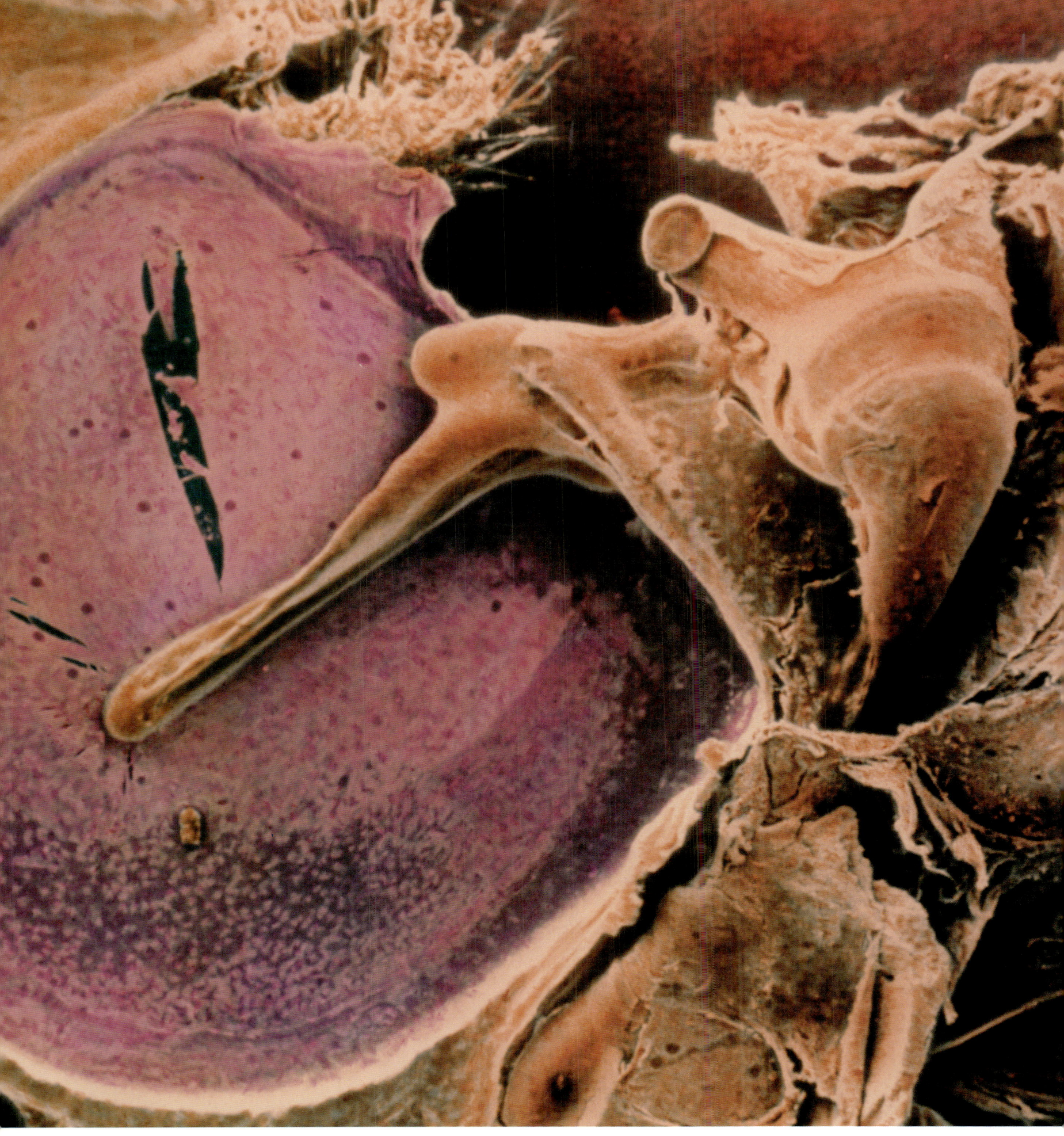

鼓膜と小骨 [SEM]

耳に入った音波は、耳道を通って鼓膜(大きな半円上の構造物)を打ち、ピンと張った粘膜を震わせます。この振動を3つの小骨が捉えて伝えます。小骨は人体でもっとも小さな骨で、そのうちの2つを画像の中央と右に確認できます。

コルチ器 [SEM]

内耳にある蝸牛の断面です。聴覚をつかさどるコルチ器が確認できます。中央にある赤い柱のような細胞は、4列の有毛細胞を支えています。有毛細胞にはそれぞれ約100本の毛があります。音波がこの毛を動かすと、その機械的運動が電気信号に置き換えられて、蝸牛神経（この画像には写っていません）から脳に伝えられます。

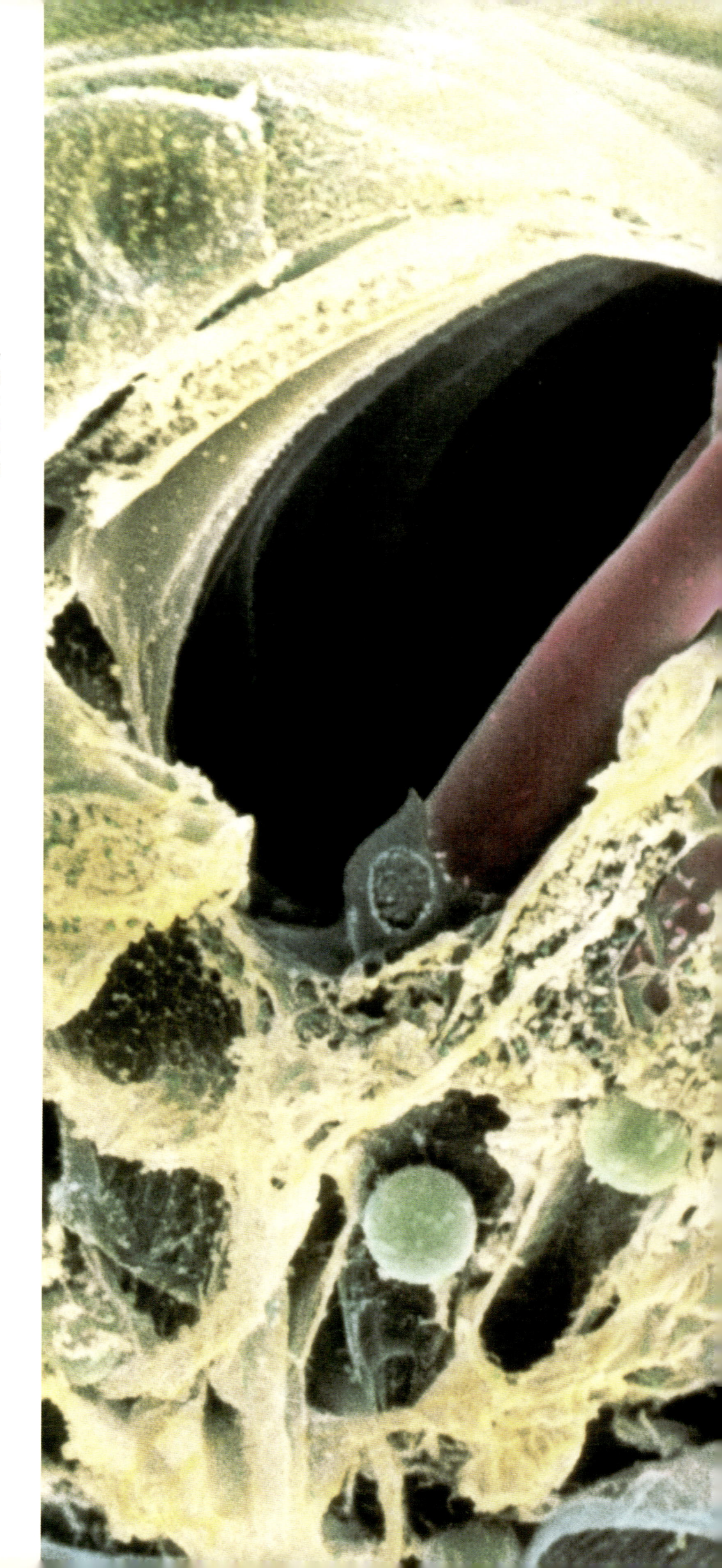

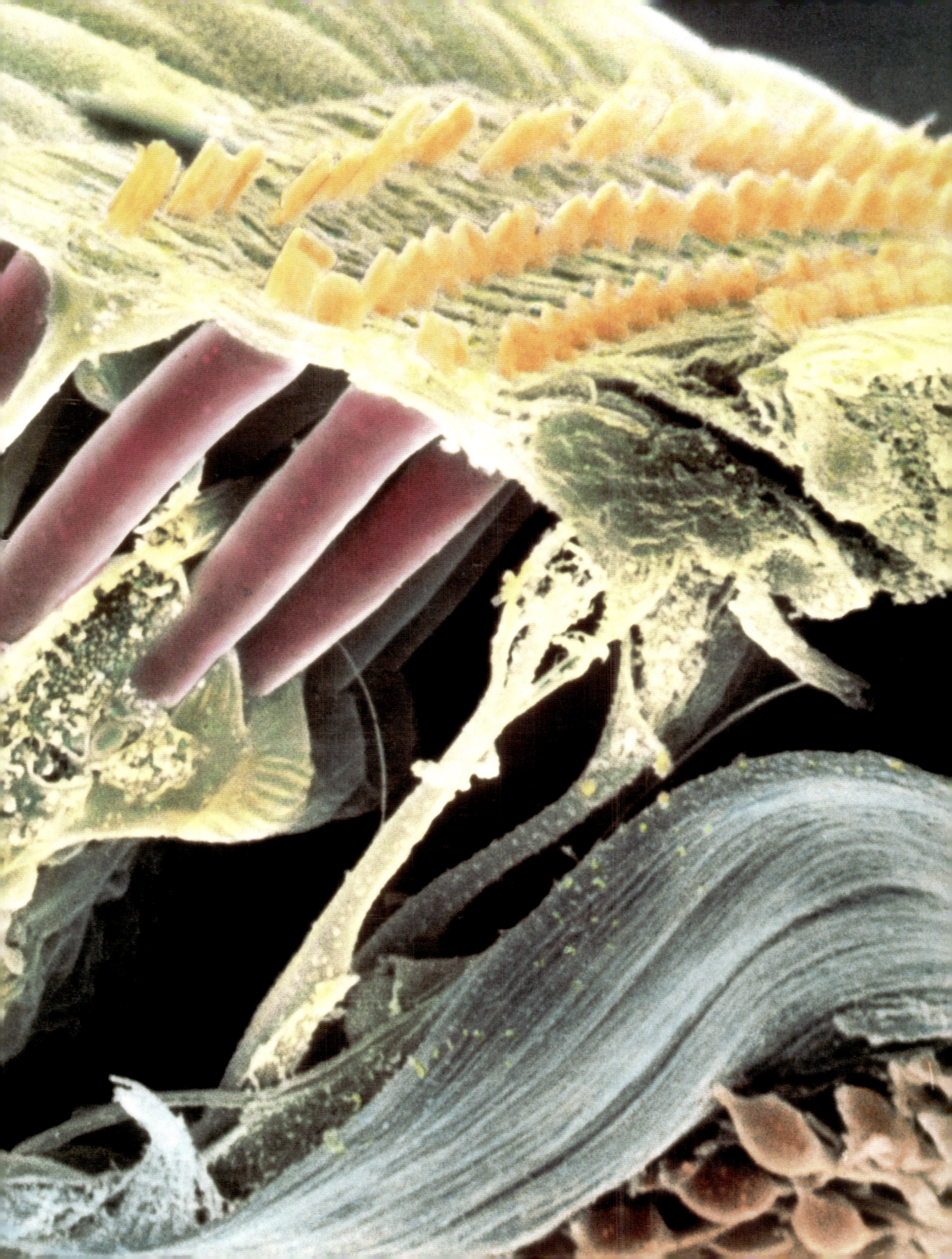

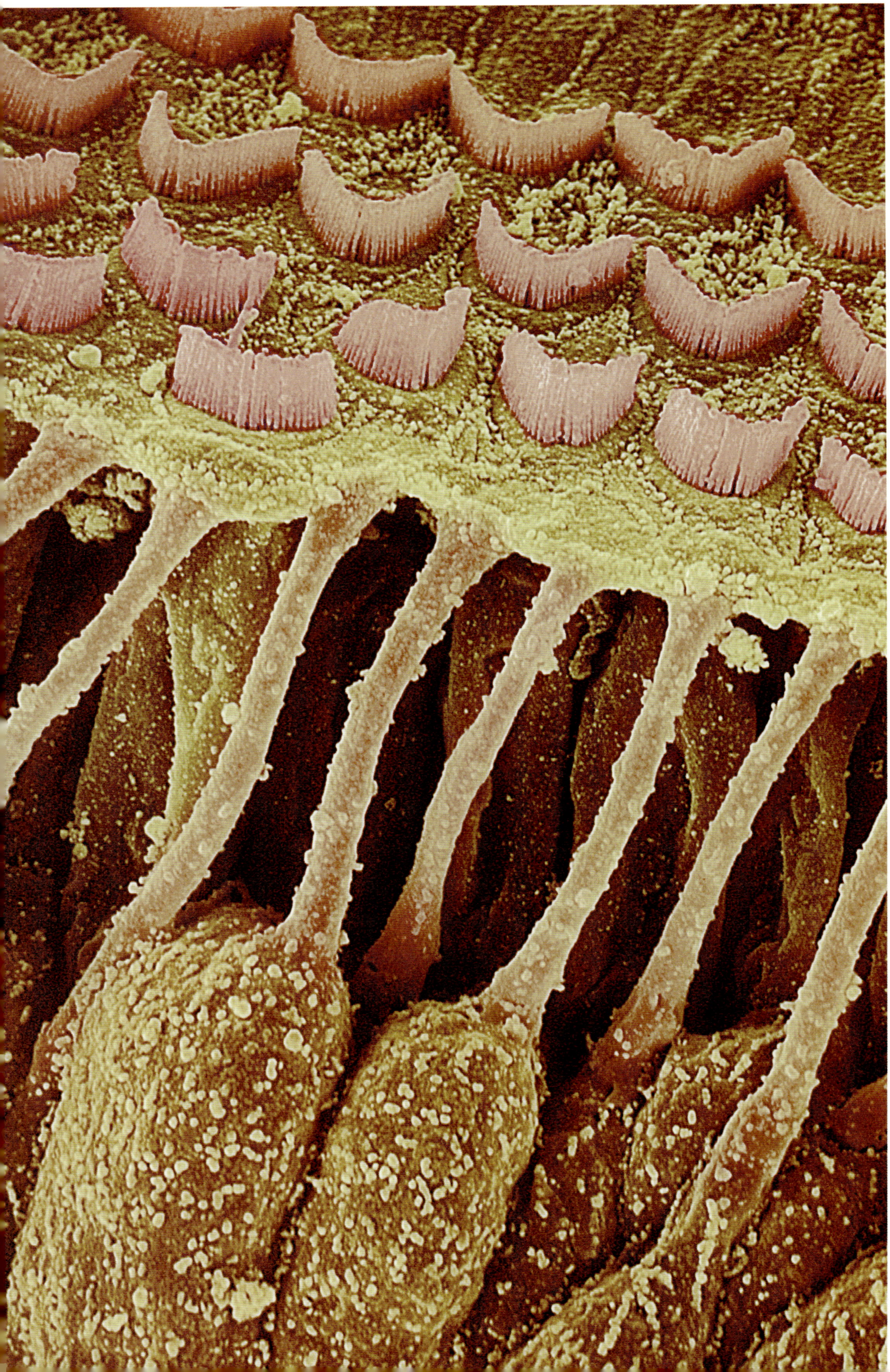
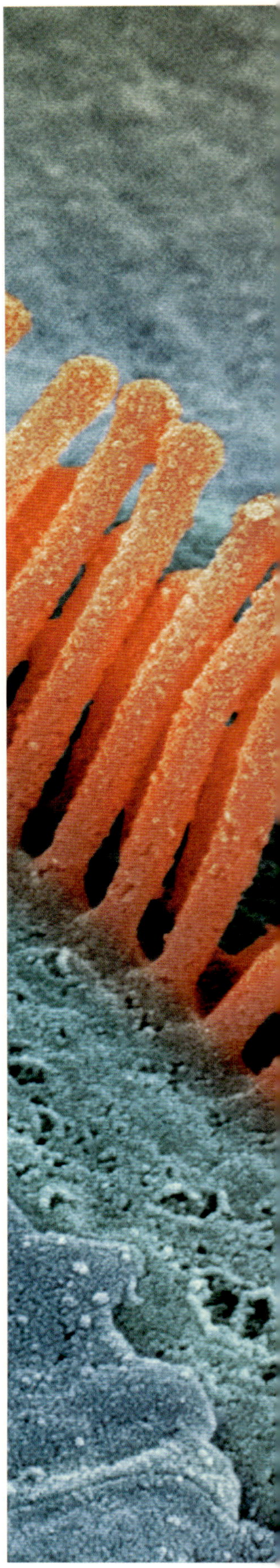

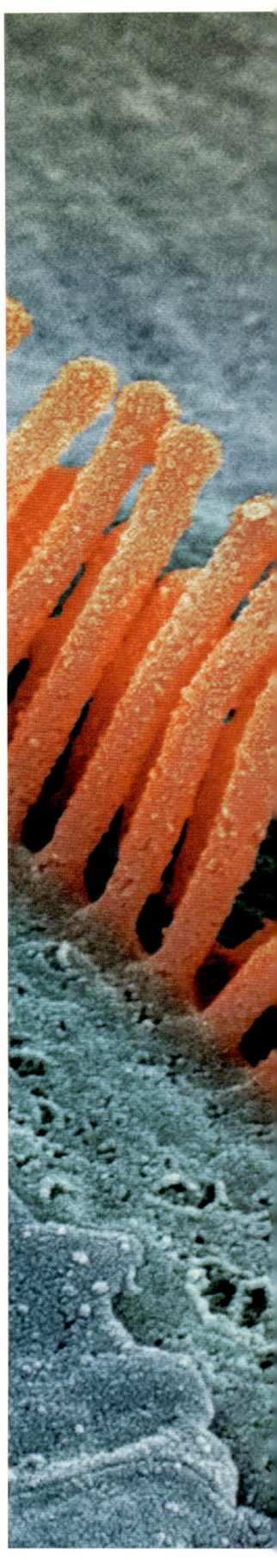

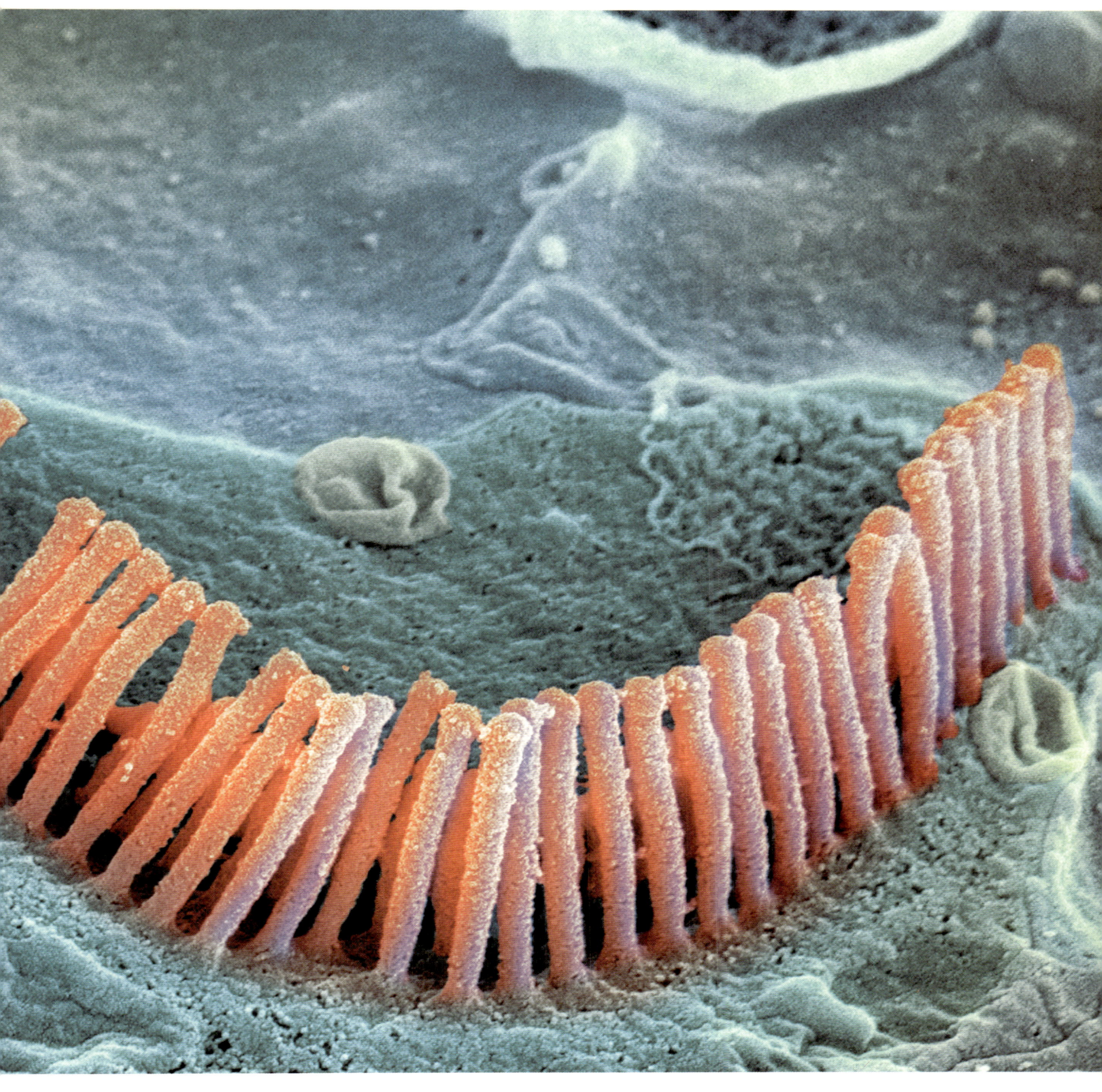

内耳の感覚有毛細胞 [SEM]

小骨が蝸牛に音波を伝えています。蝸牛は、液体が満ちたらせん状の管で、内側は感覚有毛細胞（左ページ参照。上は超拡大画像）に覆われています。蝸牛に入った音波は、有毛細胞から出ている小さな線維のまわりの液体を動かし、線維を折り曲げます。この動きは聴覚神経によって信号に置き換えられ、脳に運ばれます。

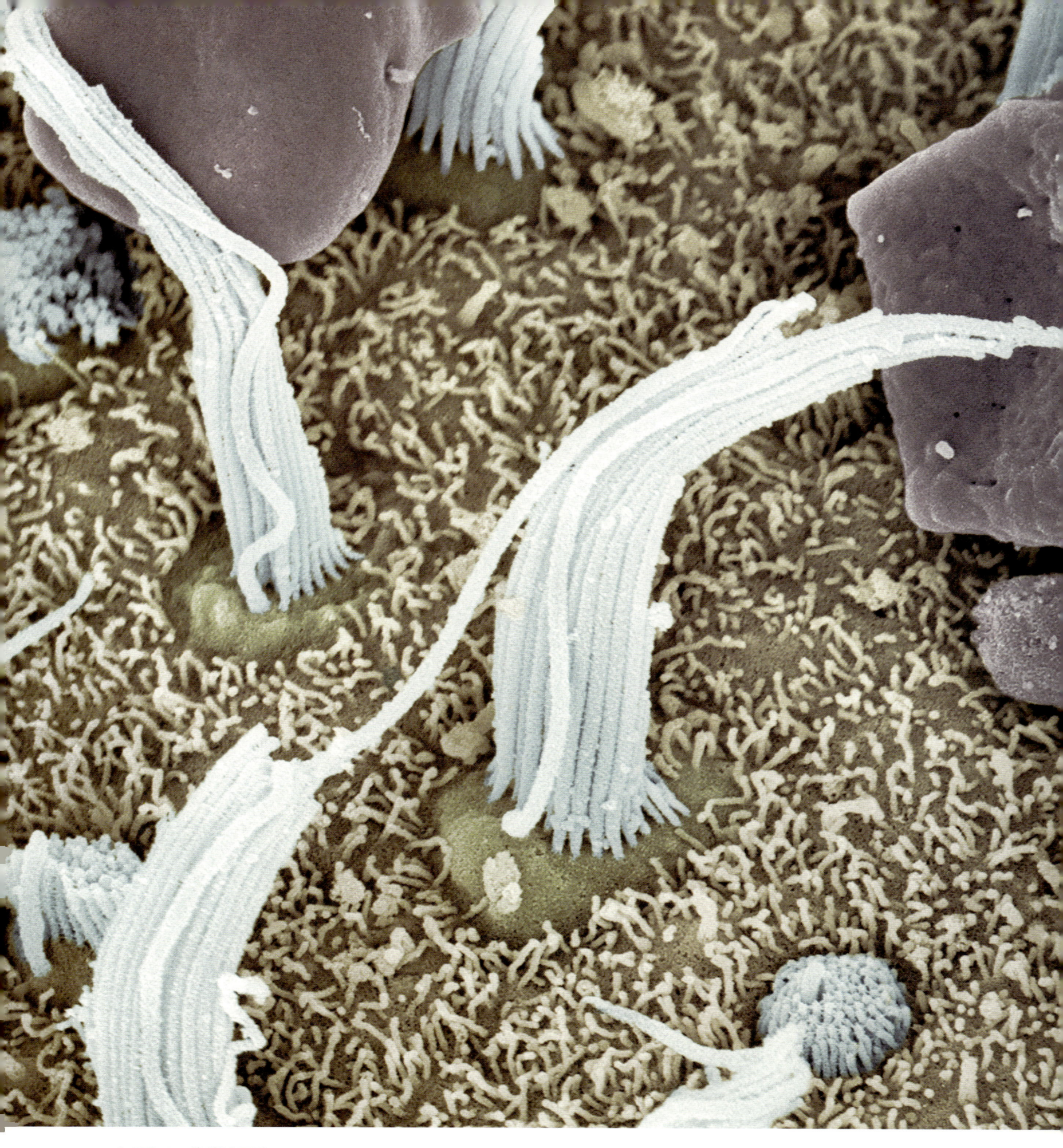

内耳の感覚細胞 [SEM]

内耳の中にある有毛細胞の束(青色)は、頭を傾けるなど方向性のある動きを感知します。この細胞は液体に浸されています。この液体の流れが細胞を動かし、神経信号を作り出し、脳に送ります。また2つの耳石(平衡砂)も確認できます。耳石は頭が方向を変えたときに、有毛細胞を刺激します。

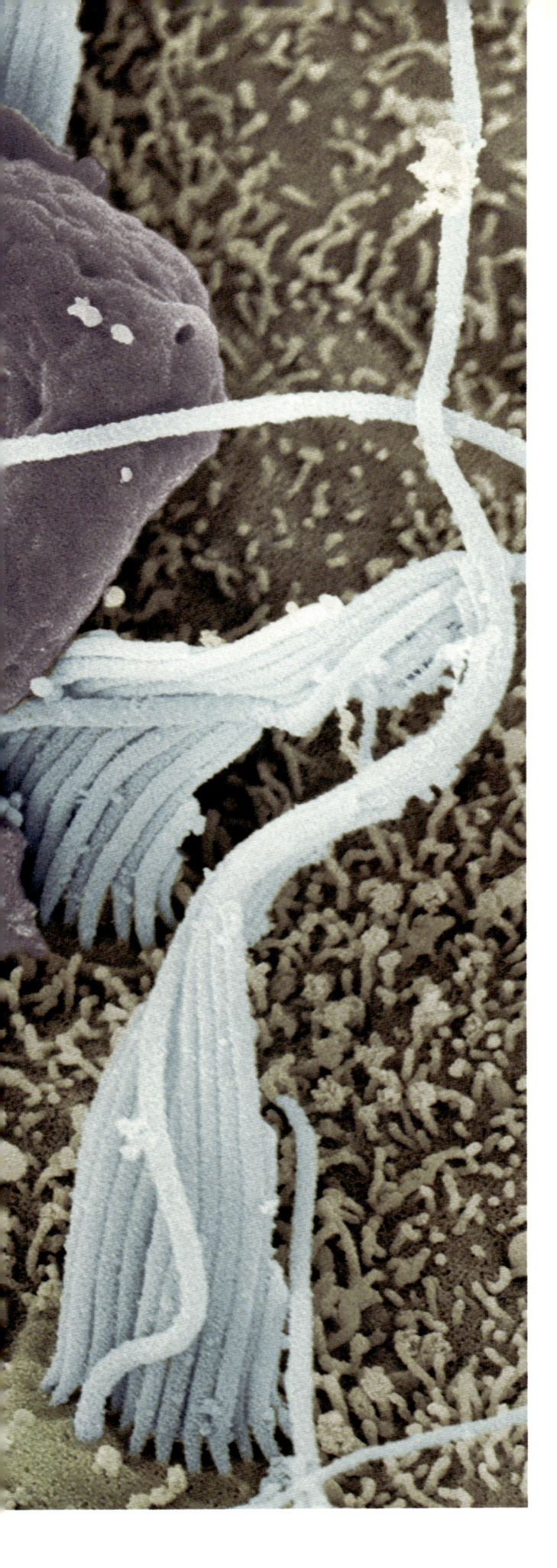

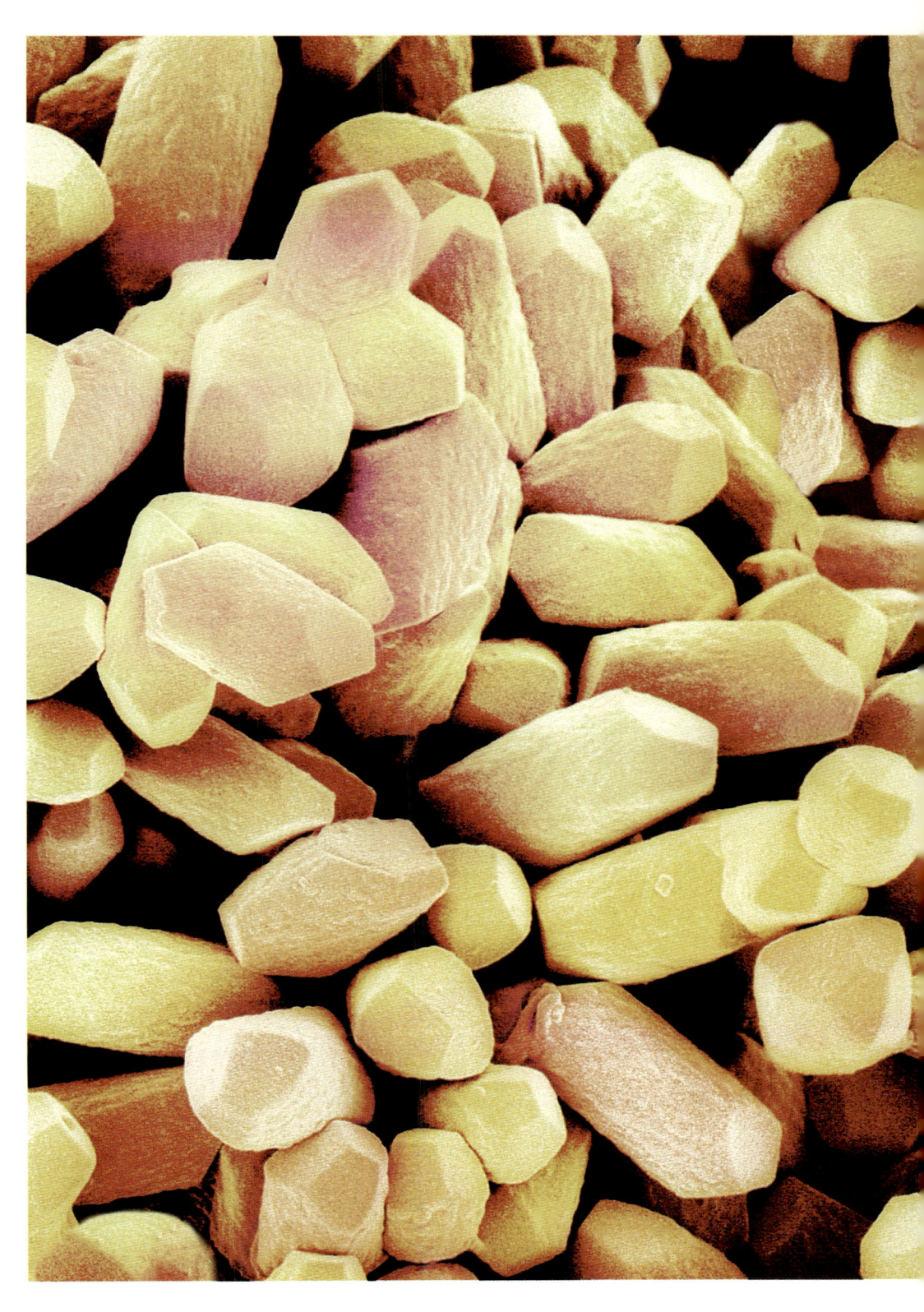

内耳の耳石 [SEM]

これらの顆粒は、内耳にある感覚有毛細胞に付着する耳石または平衡砂の表面にある、炭酸カルシウムの結晶です。頭を傾けると、耳石が動き、神経信号を作り出して脳に伝えます。脳はそれに応えて、身体のバランスと方向性を調整します。耳石への過剰な刺激は、乗り物酔いの原因となります。

文明が進み、私たちの嗅覚は鈍感になりました。もう鼻を使って食料を探すことはありません。しかし今でも、匂いによって食物が食べられる状態かどうかを判断したり、火事などの危険を察知したりします。また無意識のうちに、体のほのかな、あるいは強いにおいを、性的パートナーの選択に役立てています。匂いは、もっとも直接的に働きかける感覚です。匂いを思い出すことは難しいことですが、それを描写するのはもっと難しいことです。同時に、匂いは強く記憶と結びついています。そのため、ある匂いをさっと嗅いだだけで、子供の頃の特定の日がよみがえることがあるのです。

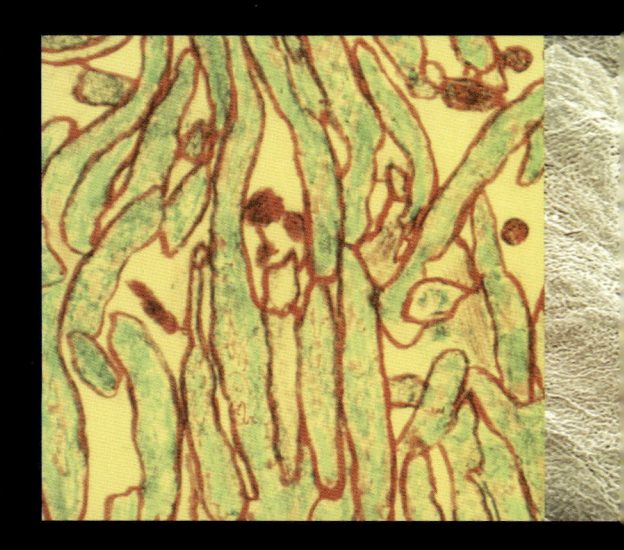

　私たちは息を吸うたびに、何百万もの「匂い分子」を吸いこんでいます。鼻にしわをよせて空気を吸うと、匂い分子が嗅覚受容体に近づきます。嗅覚受容体は鼻腔の頂上、鼻梁の裏にあります。匂い分子の一部は、嗅覚受容体細胞を含んだ粘膜に取り込まれます。嗅覚受容体細胞が刺激を受けると、隣接する神経線維が信号を脳の嗅覚中枢に運び、匂いの感覚が感知されます。

　ヒトは約1千万個の嗅覚受容体を持っています。犬はその100倍の数の嗅覚受容体を持っていますが、ヒトの鼻も特定の匂いに対して驚くほど敏感です。例えば私たちは、1リットルの空気に含まれる500万分の1ミリグラムのバニラを感知することができます。私たちが特に強くひきつけられる匂いの一部は、性交渉と関係があります。興味深いことに、ムスク、ジャコウ、ビーバー香など、昔から香水に使われている成分の多くは、動物の生殖腺から採取したものなのです。

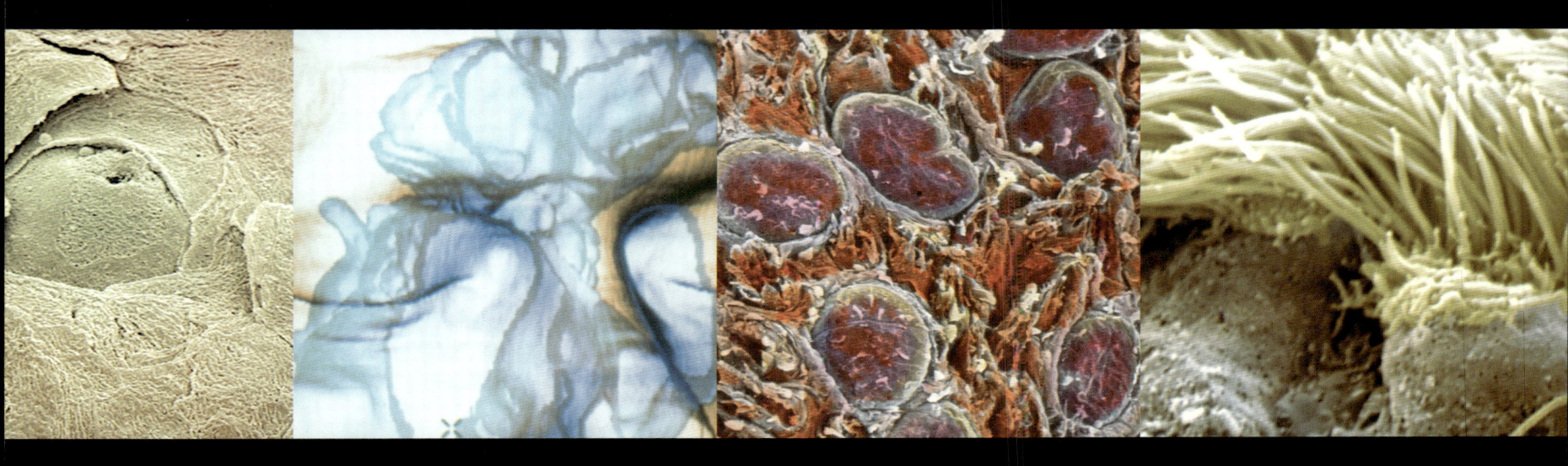

味覚は、味蕾という細胞の塊がつかさどっています。ヒトの口には約1万個の味蕾があり、そのほとんどは舌の上にあります。味蕾は、甘味、酸味、塩味、苦味の4つの主な味だけを感じ取ります。甘味は舌の先で、酸味は両側で、塩味は表面全体で、苦味は奥で感じます。それぞれの味蕾は異なる感度を持っています。例えば甘味は、200分の1箇所で感知しますが、苦味は200万分の1箇所という小さな面積で感知します。これはおそらく生存のための適応によるものでしょう。実際に、果物やでんぷんなどの甘い味を持つものは、だいたい食用になりますが、苦い味のものは毒性を持つことがあるのです。

　私たちの味覚は嗅覚よりはるかに鈍感です。味を感じるために必要なその物質の分子は、匂いを感じるために必要な分子の数の約2万5,000倍です。私たちが味と思っている感覚のほとんどは、匂いから生まれています。そのため、風邪で鼻がつまると、食物の味がよく分からなくなるのです。

嗅覚と味覚

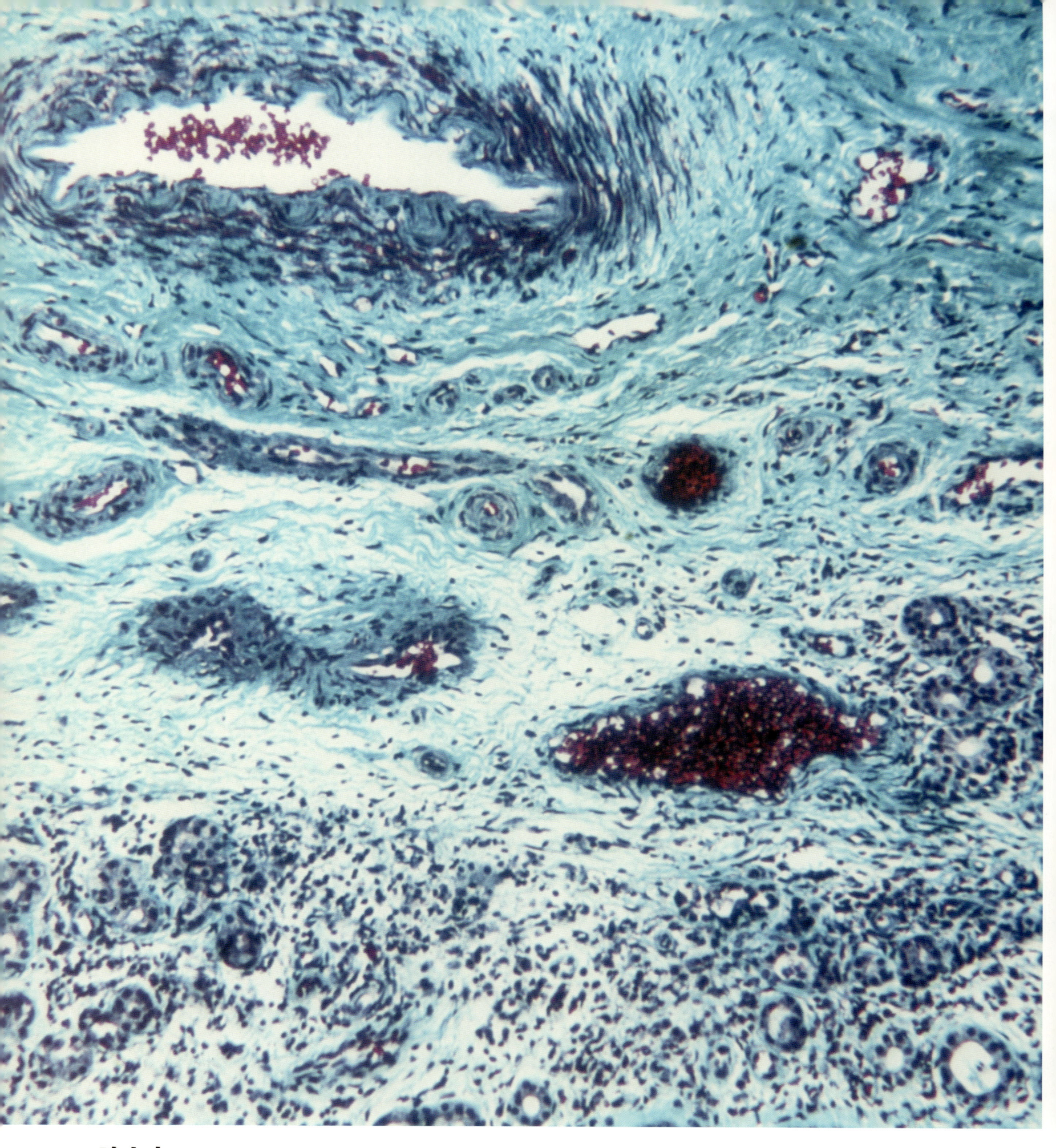

嗅上皮 [LM]

ヒトの鼻の皮膚の断面です。嗅覚細胞がある鼻腔上部の組織の嗅上皮（紫色）の一部が確認できます。嗅上皮は切手ほどの大きさもありませんが、20種類以上の嗅覚受容体が約1,000万個も含まれており、それぞれ特定の種類の匂い分子を感じ取ります。

鼻腔の鼻甲介 [CTスキャン]

鼻腔を分ける中隔の両側から、それぞれ3つの鼻甲介が出ています。鼻甲介は粘膜層に覆われた骨板です。下2つの鼻甲介は吸気に湿気と温かさを与えるのに役立っています。上の鼻甲介は、嗅覚受容体細胞を含む嗅上皮に覆われています。

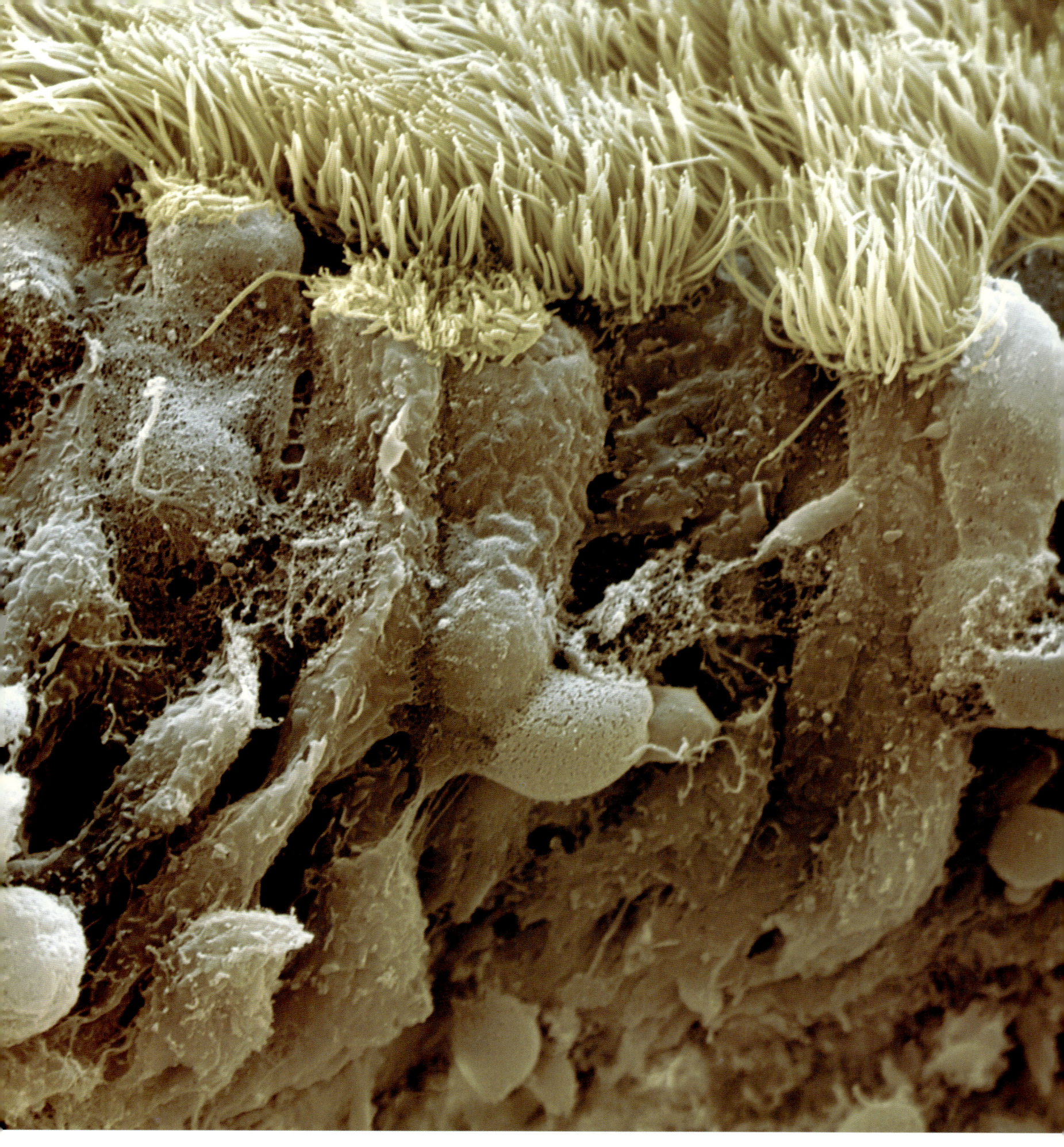

鼻上皮 [SEM]

鼻の内側を覆う粘液は匂い分子をとりこみ、繊毛(黄色)と呼ばれる毛髪状の構造物で、鼻腔の先端にある嗅覚中枢に運びます。鼻上皮のうち、嗅覚に直接関わっている部分は約5%にすぎません。

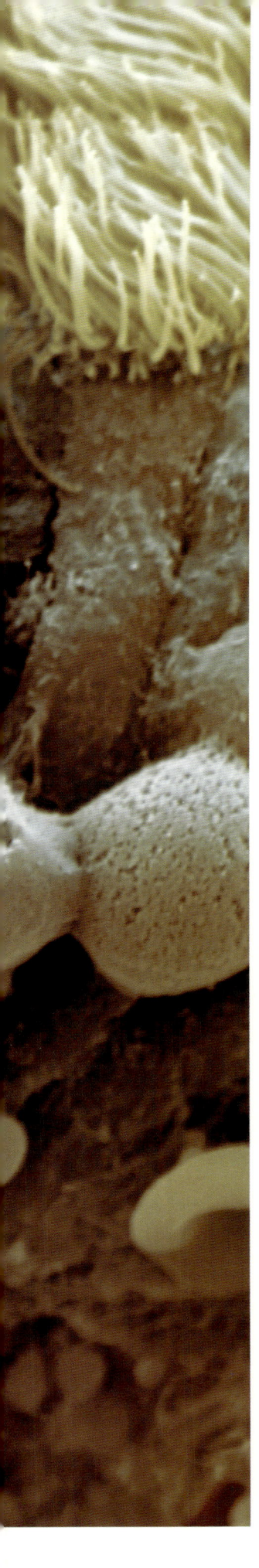

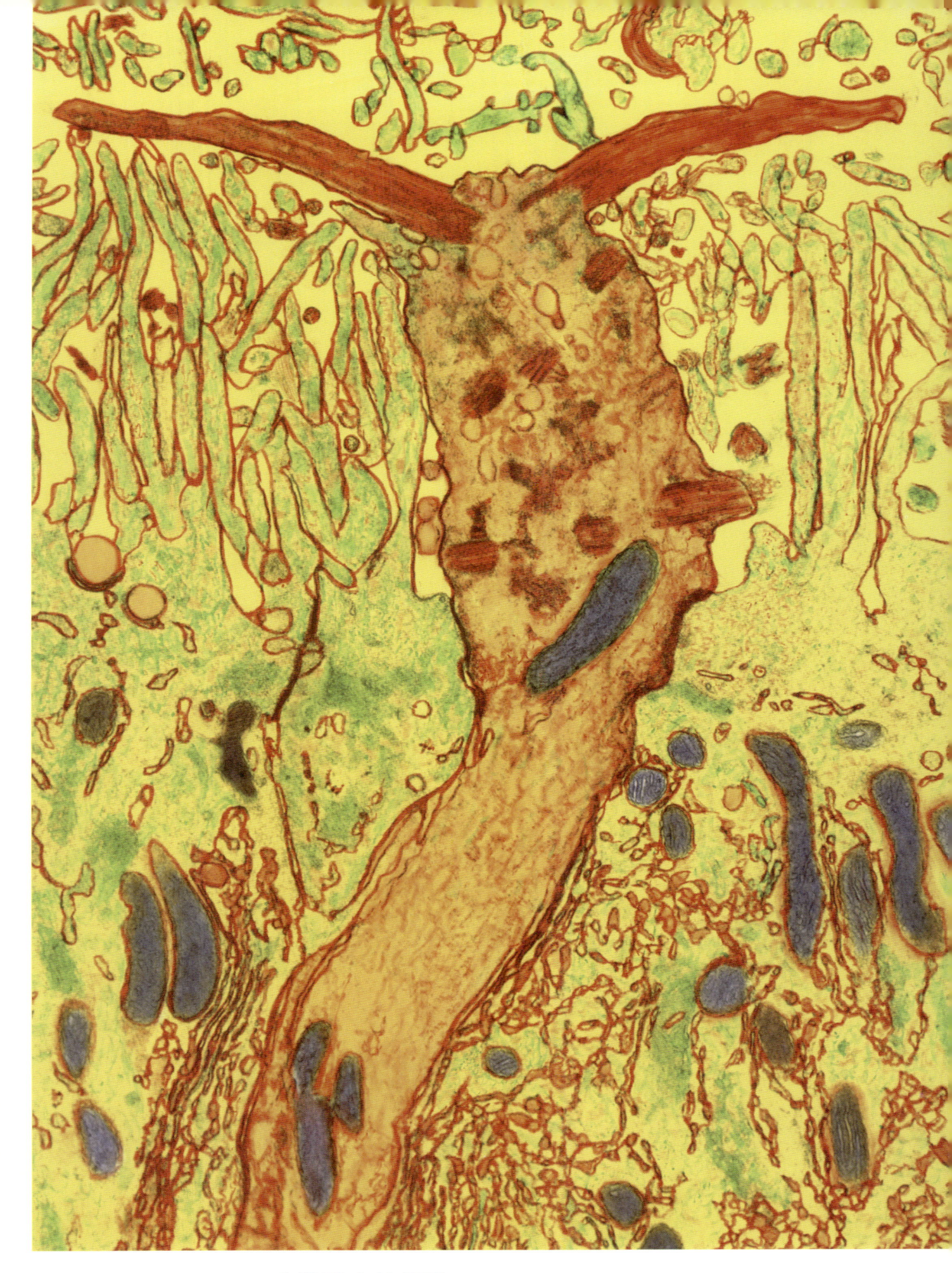

嗅覚受容体細胞 [TEM]

嗅覚受容体細胞（オレンジ色）の先端から、2本の長い非運動性の繊毛が、鼻腔の粘膜の中に突き出ています。この繊毛は、匂いをもたらす物質と受容体細胞の相互作用が行われる場所と考えられています。受容体細胞は実はニューロン（神経細胞）で、4日から8日ではがれて新しい細胞と入れ替わります。

脳と感覚

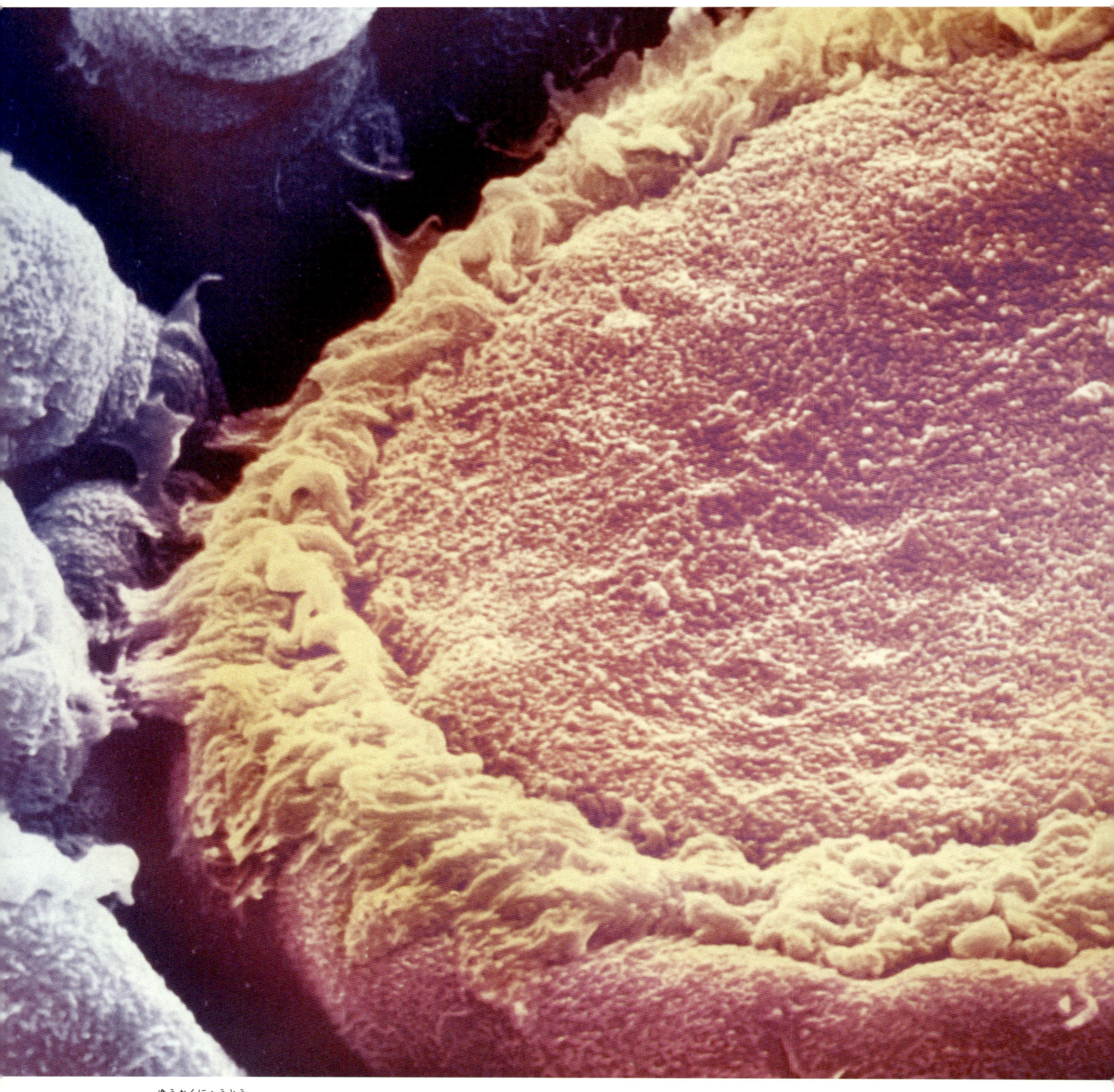

舌の有郭乳頭 [SEM]

この乳頭は有郭乳頭といい、苦味を感じる味蕾と関連しています。直径1〜2ミリメートルの有郭乳頭約10個が、舌の奥でV字模様を作っています。味蕾そのものは乳頭のまわりの溝の中に確認できます。

舌乳頭 [SEM]

舌の表面は乳頭という小さな突起に覆われています。この画像に見られる大きな赤い乳頭は、きのこの傘に似ていることから「茸状乳頭」と呼ばれ、その多くが中心に味蕾を持っています。茸状乳頭の間には小さい糸状乳頭が見られます。糸状乳頭は味覚に関与しませんが、食物の咀嚼を助けるために機械的に適応します。

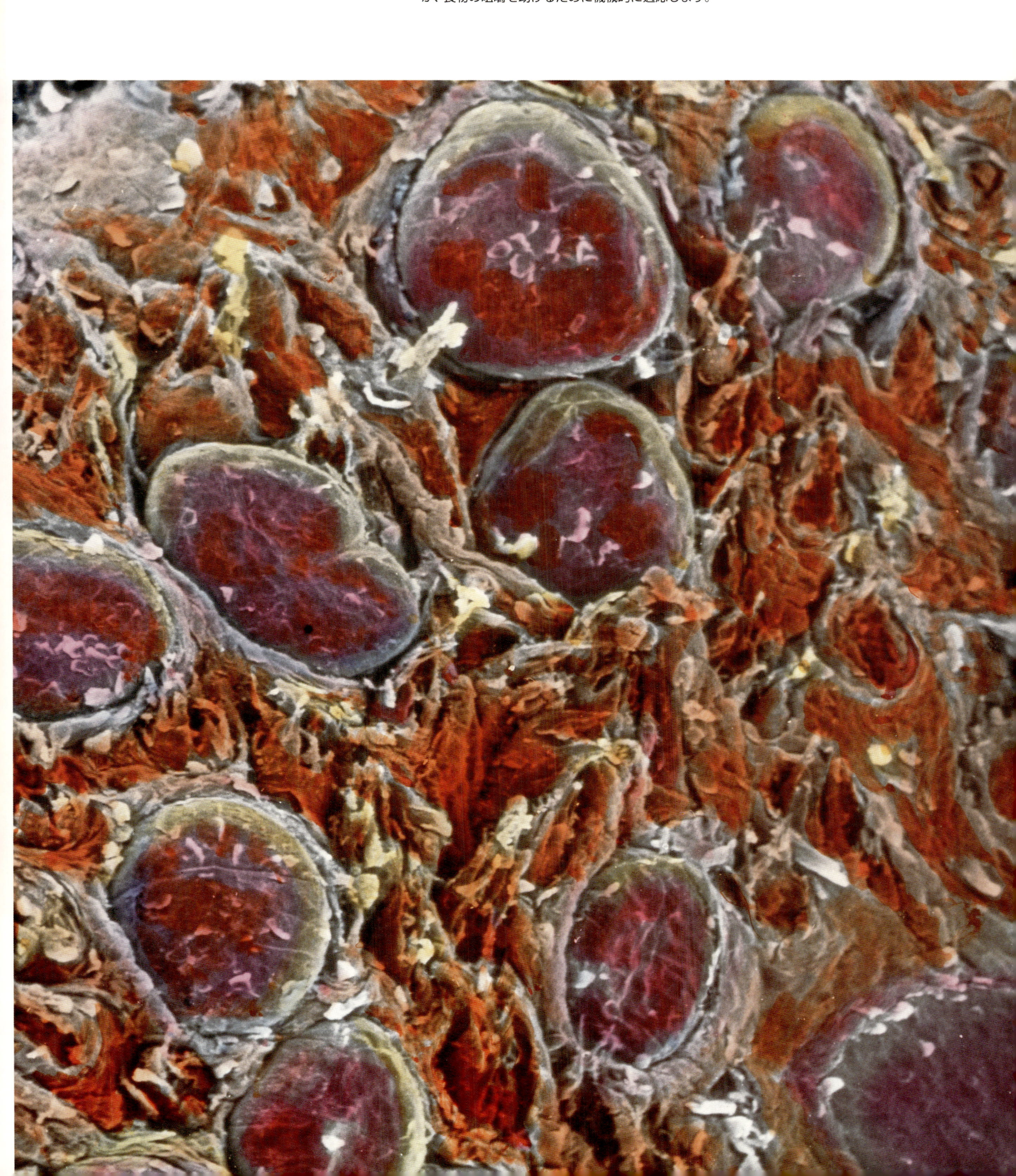

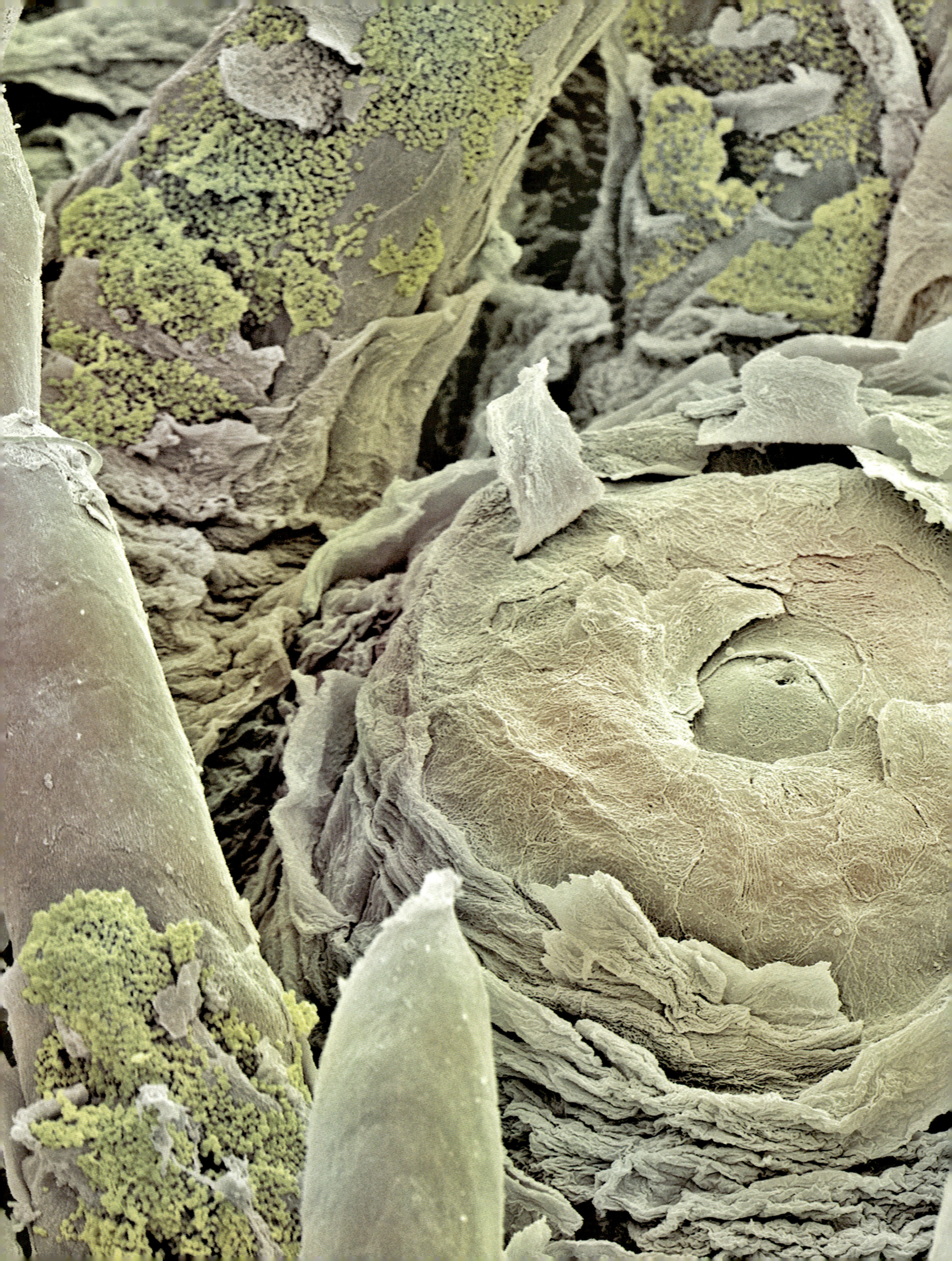

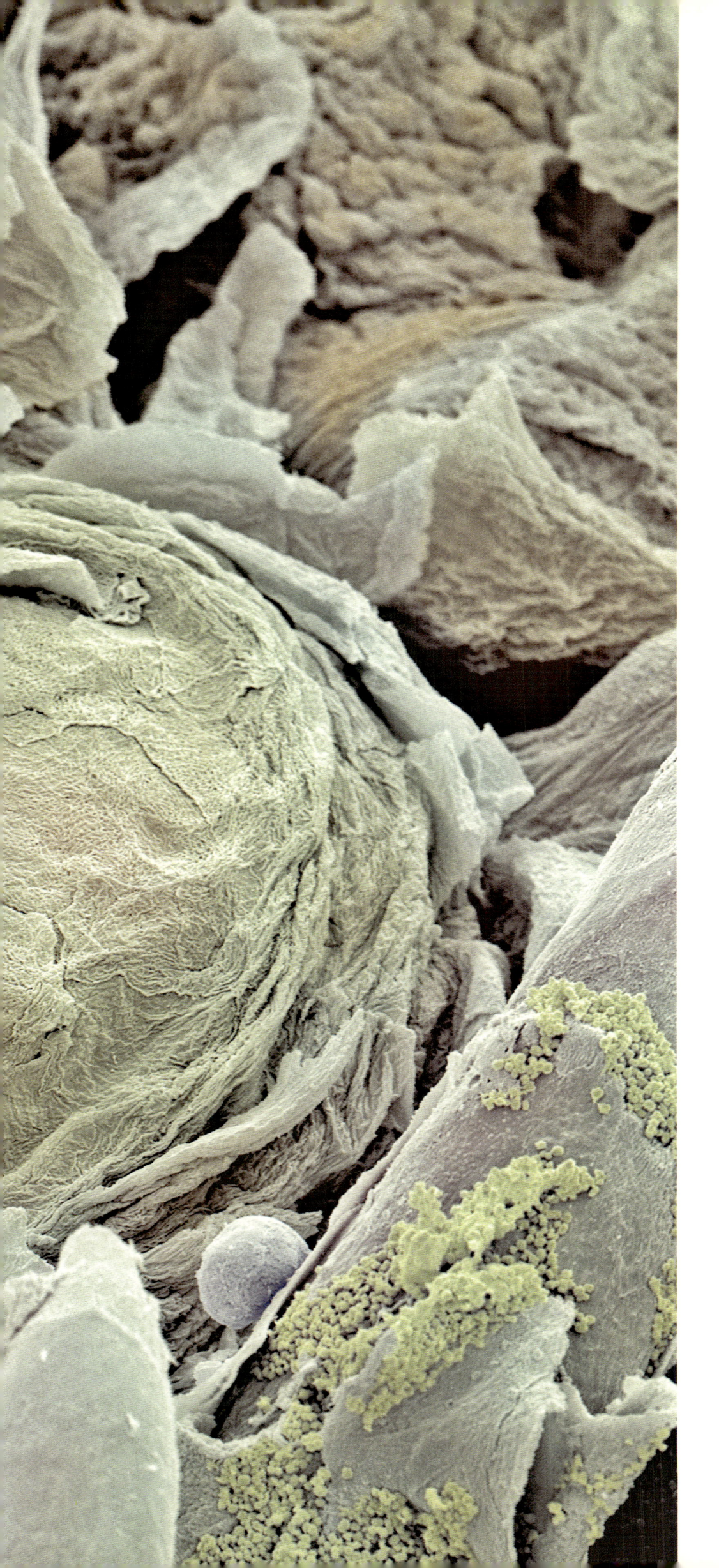

味蕾 [SEM]

糸状乳頭に囲まれた茸状乳頭の中心に、味蕾が確認できます。味蕾はそれ自身が神経上皮細胞で、食物に含まれる化学物質に反応し、脳に神経信号を送ります。この神経信号が処理されて、味覚が生まれます。

脳と感覚

視覚はもっとも複雑な感覚です。また「百聞は一見にしかず」という言葉もあるように、私たちが周囲の世界を理解するためにもっとも頼っている感覚です。

　ヒトの眼は、カメラのような働きを持っています。あるいはカメラが、ヒトの眼を粗雑にまねた機械であると言った方がよいかもしれません。2つの眼が、それぞれわずかに違う画像を作り出し、脳がそれを組み合わせて精密な3-D画像に処理すると、立体視（立体的な視野）が生まれます。他の霊長類や捕食動物が共通して持っているこの立体視は、距離や深さを判断するのに役立ちます。

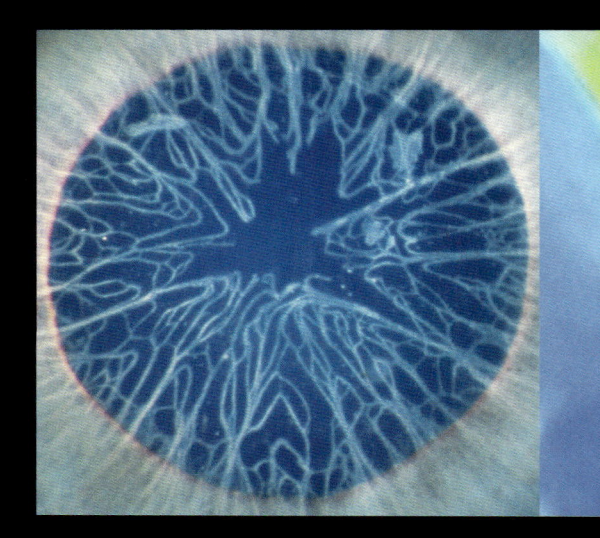

　光は透明な角膜を通じて眼に入ります。角膜のすぐ内側には虹彩（こうさい）という筋肉があり、瞳孔という小さな穴を収縮、拡張して、水晶体に届く光の量を調節します。虹彩は、眼の色を決定します。またその精密な構造は、指紋のように人それぞれ違っています。

　カメラのレンズや、魚や爬虫類の眼は、対象物に近づいたり遠ざかったりすることにより焦点を合わせます。この仕組みの欠点は、十分な空間が必要だということです。ヒトのレンズは、遠くの物に焦点を合わせる場合は薄くなり、近くの物を観察する場合は厚くなるなど、形を変えることによってこの問題を克服しています。レンズの形をコントロールするのは6組の筋肉で、非常に効率よく働きます。そのためヒトは、地平線上にある物から手が届く距離にあるものまで、一瞬にして焦点を合わせることができます。しかし年をとるにしたがって、このレンズの柔軟性が失われ、誰もが読書に眼鏡が必要になるのです。

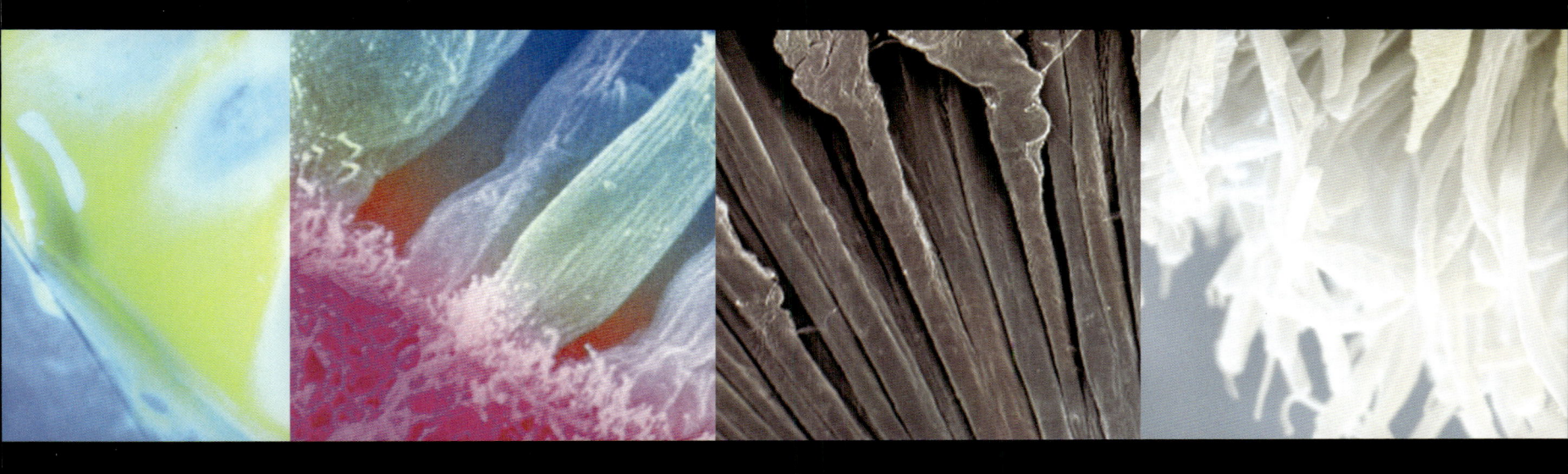

虹彩を通った光は、眼の裏にある光を検知する「網膜」という層に集められます。網膜は入り組んだ細胞のかたまりで、桿体・錘体層と呼ばれます。桿体は片方の眼に1億2,000万個あり、光に非常に敏感ですが、白黒の色調でしか見ることができません。それに対して錘体は700万個あり、明るい光があればカラーで物を見ることができます。

　光が網膜に当たると、その効果が現れるまでの時間と、消えるまでの時間にわずかなずれがあります。このような作用の遅れのおかげで、私たちは個々の画像が点滅して連なるのではなく、途切れなく続くのを見ることができるのです。また2枚翼のプロペラが1枚の円盤が回っているように見えるのも、これが理由です。

　眼から送られた信号は脳で処理されます。失明は本当に悲しい事ですが、脳があれば眼を使わなくても物を見ることができます。記憶は、何年も前に起こった風景を、まるで昨日起こったことのように鮮明に思い出させてくれます。また夢の中では、現実より真に迫った出来事が起こります。そして私たちの心の目は、想像上の出来事を完璧に思い描くことができます。

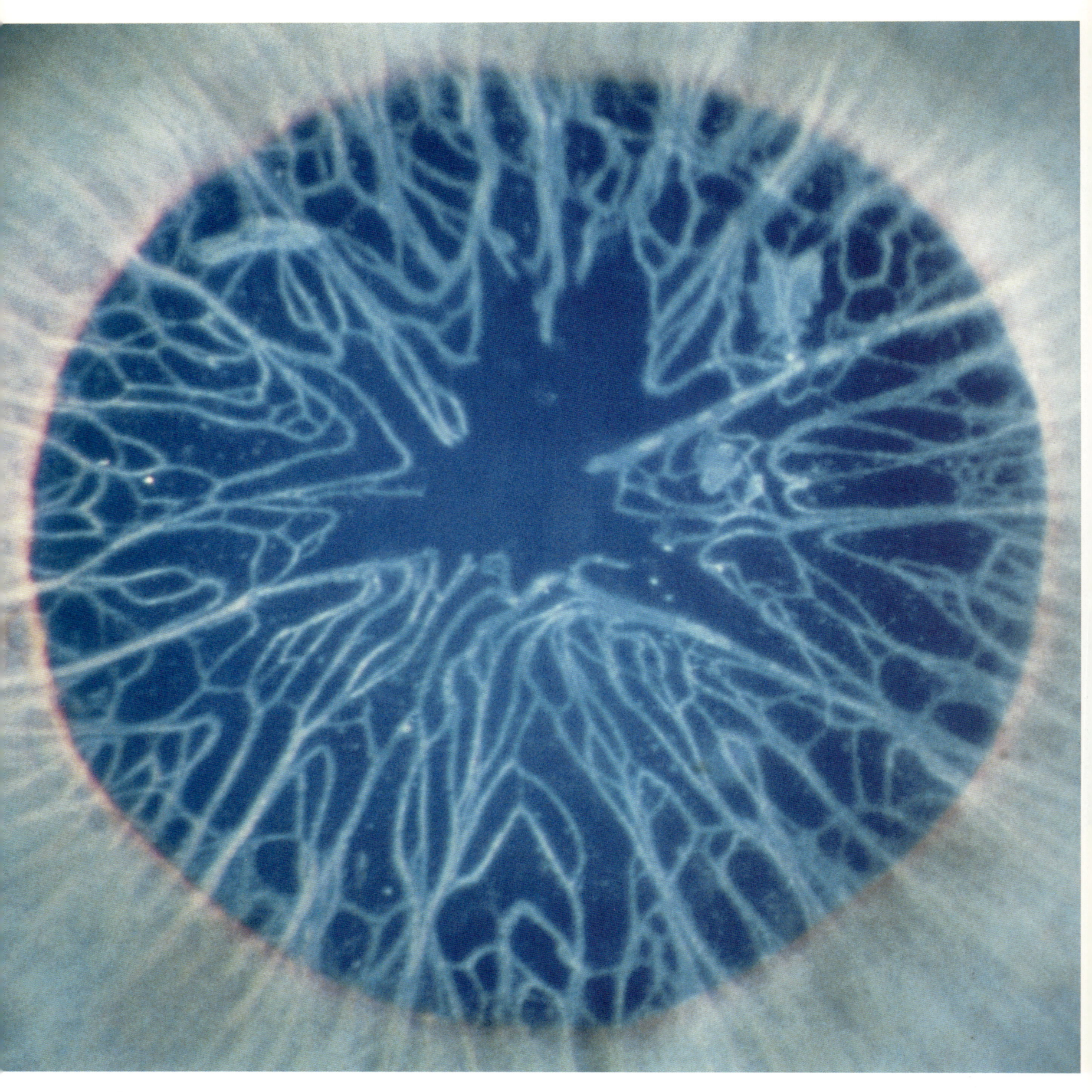

胎児の眼 ［拡大写真］

胎児の眼の青い瞳孔が大きく写っています。表面をレース状の粘膜が覆っています。胎児の眼の形成は3週間目から始まり、5ヵ月で網膜、水晶体その他の主な構造が出来上がります。誕生時の眼は、すでに大人の眼の3分の2の大きさがありますが、成長と発達は思春期まで続きます。

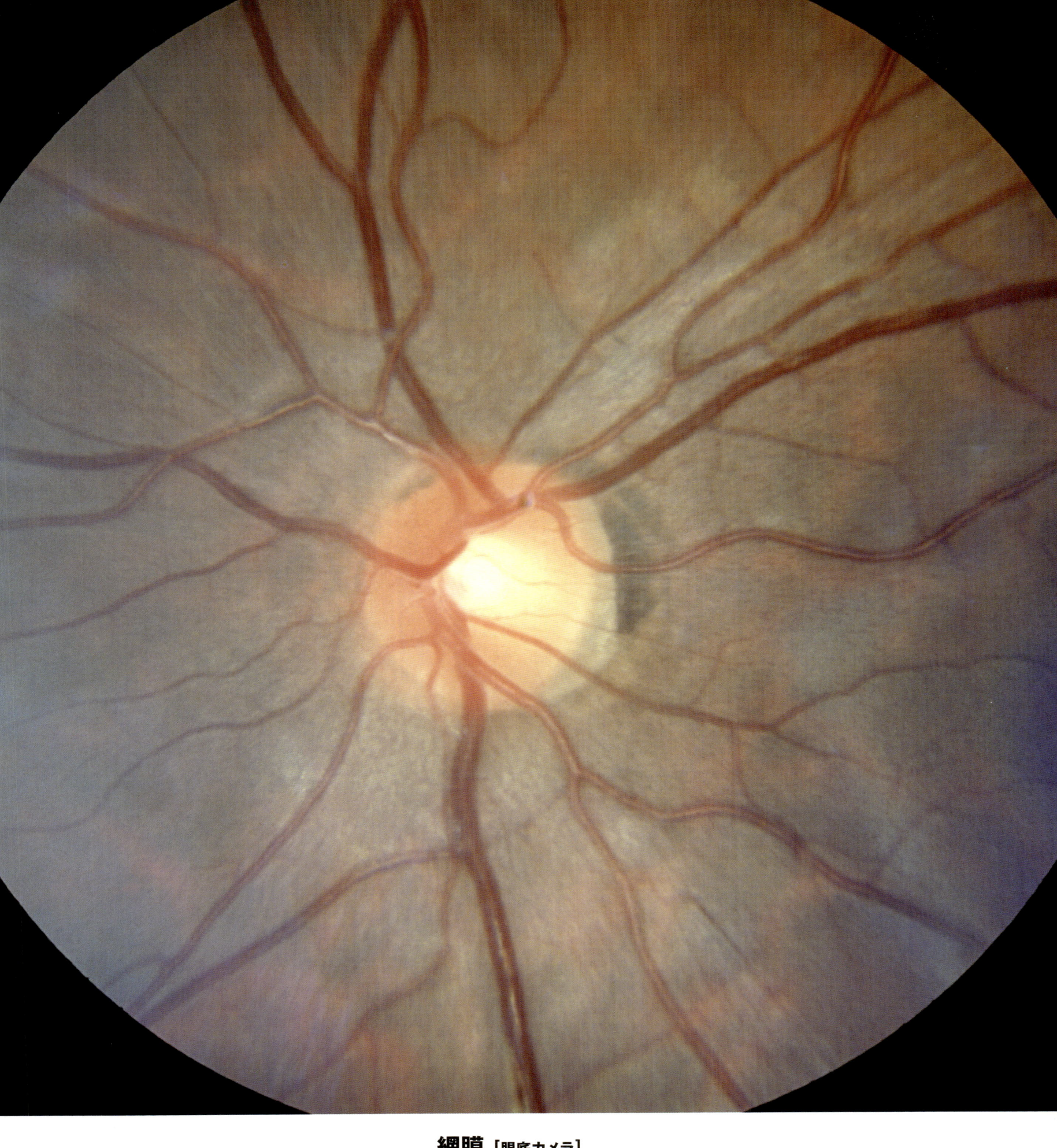

網膜 ［眼底カメラ］

この画像は、網膜の動脈と静脈の分布を明らかにしています。網膜は眼の裏にある光を感じる層です。網膜の動脈は視覚神経の中心から出て、視神経円盤、いわゆる「盲点」（中央の薄明るい部分）で網膜とつながっています。視神経円板のすぐ右の暗い部分は、黄斑（おうはん）の端です。黄斑は太い血管が無い部分で、その中心には中心窩（ちゅうしんか）（もっとも視覚が鋭い部分）があります。この網膜の持ち主は東洋人のため、緑がかった色をしていますが、白人の場合は赤みをおびています。

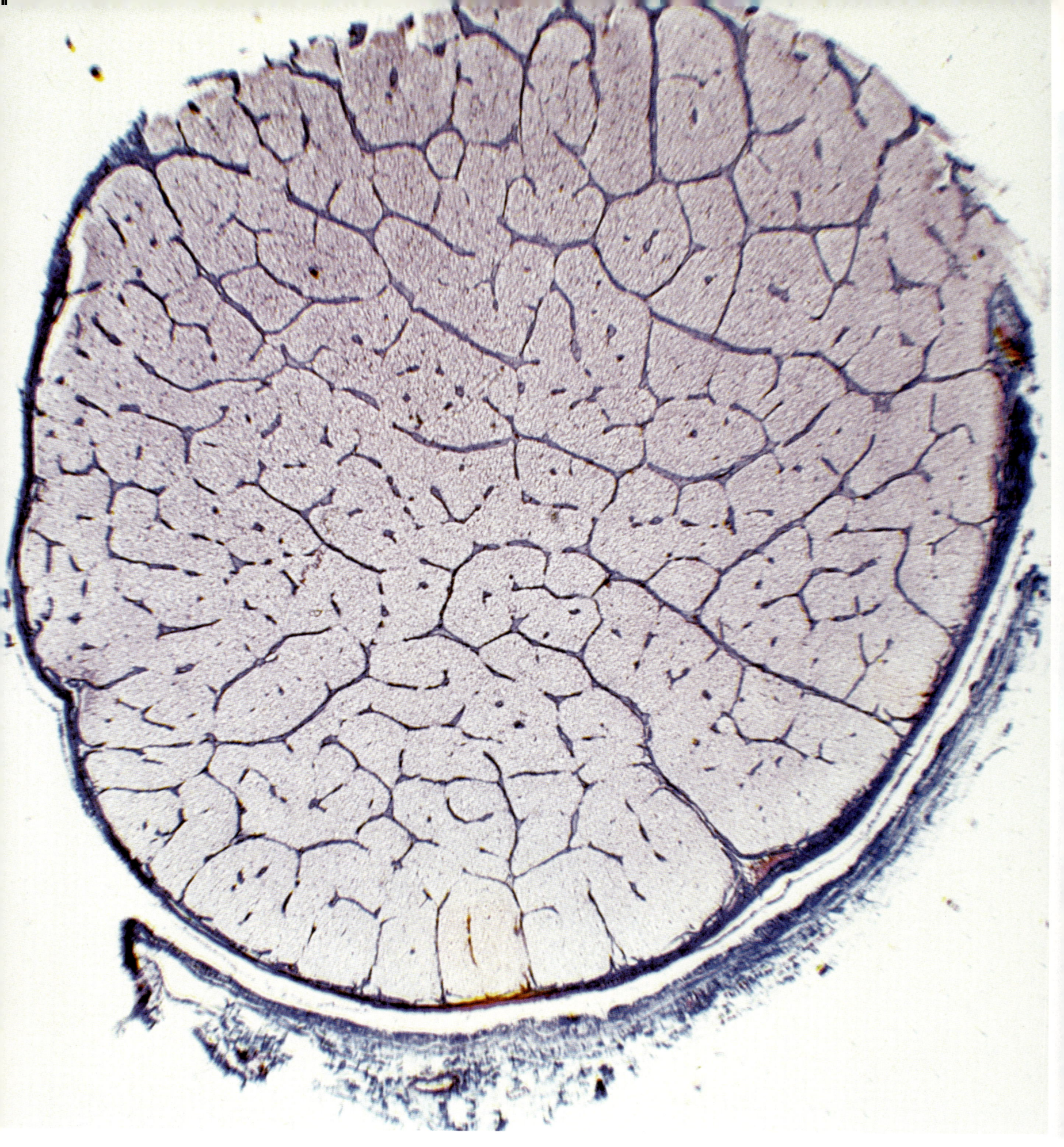

視神経 [LM]

視神経の断面です。視神経は視覚をつかさどっています。網膜の光受容体細胞（桿体・錘体）の情報は、脳の後ろの後頭葉にある視覚野に運ばれます。この情報が、記憶を含む他の感覚データと共に処理されると、知覚イメージが形成されます。

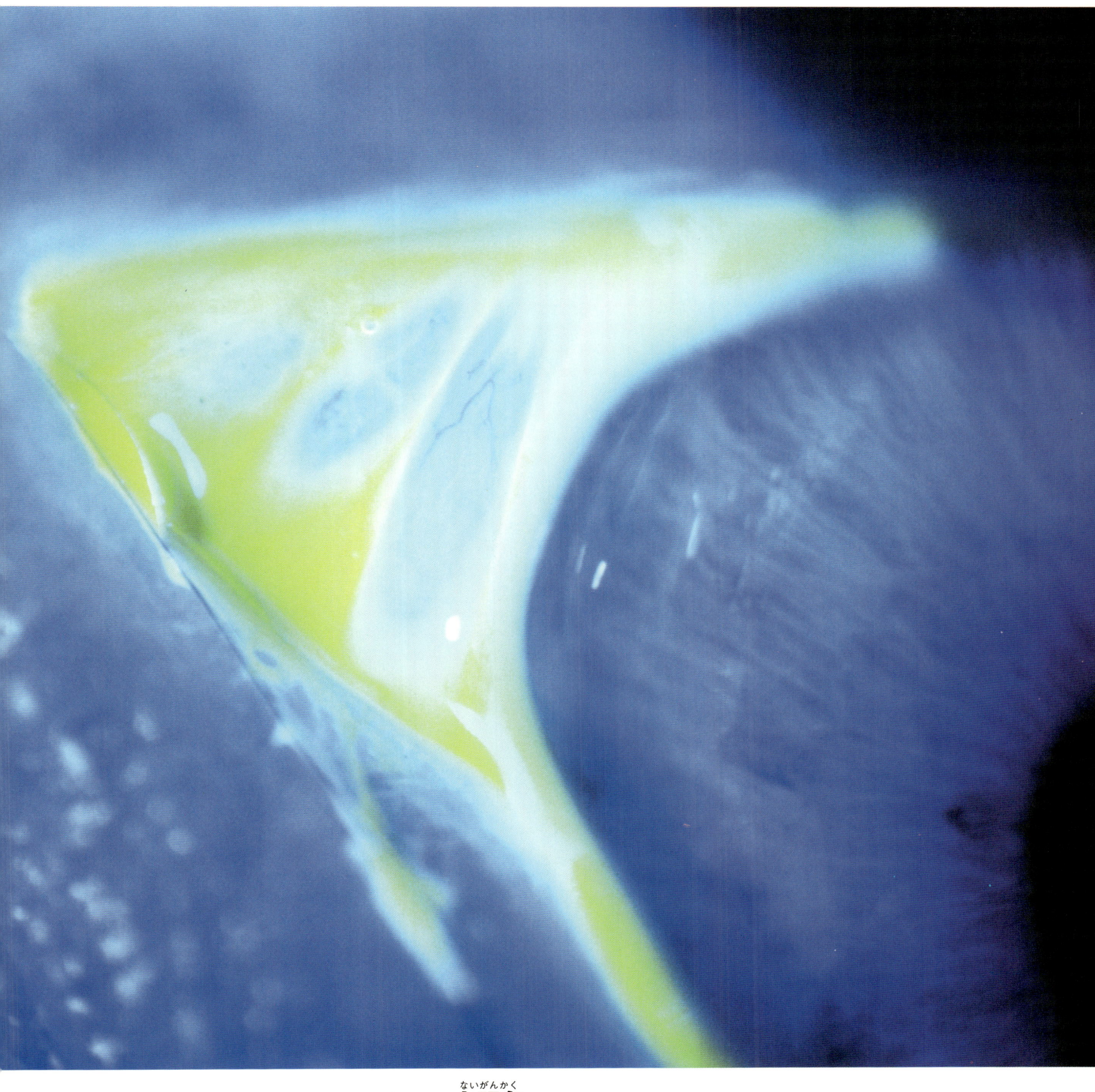

内眼角 [拡大写真]

内眼角（目頭のこと）にある涙が黄色く見えます。これは、眼の表面を覆っている角膜や結膜など、繊細な粘膜層への損傷を調べるために使用される、フルオレシンという無害のオレンジ色の染料で処理されているためです。涙は眼窩の上部外側にある涙腺から分泌され、結膜を守っています。そして眼の正面を横断して内眼角の管を通り、鼻腔を通って排出されます。

涙腺 [SEM]

涙腺（この画像では断面が確認できます）は涙を産生し、眼の前面の潤滑剤の役割を果たしています。涙腺の分泌物（この画像では中央の赤いしずく）にはリソゾームという抗菌酵素も含まれていて、眼の感染症予防に役立っています。

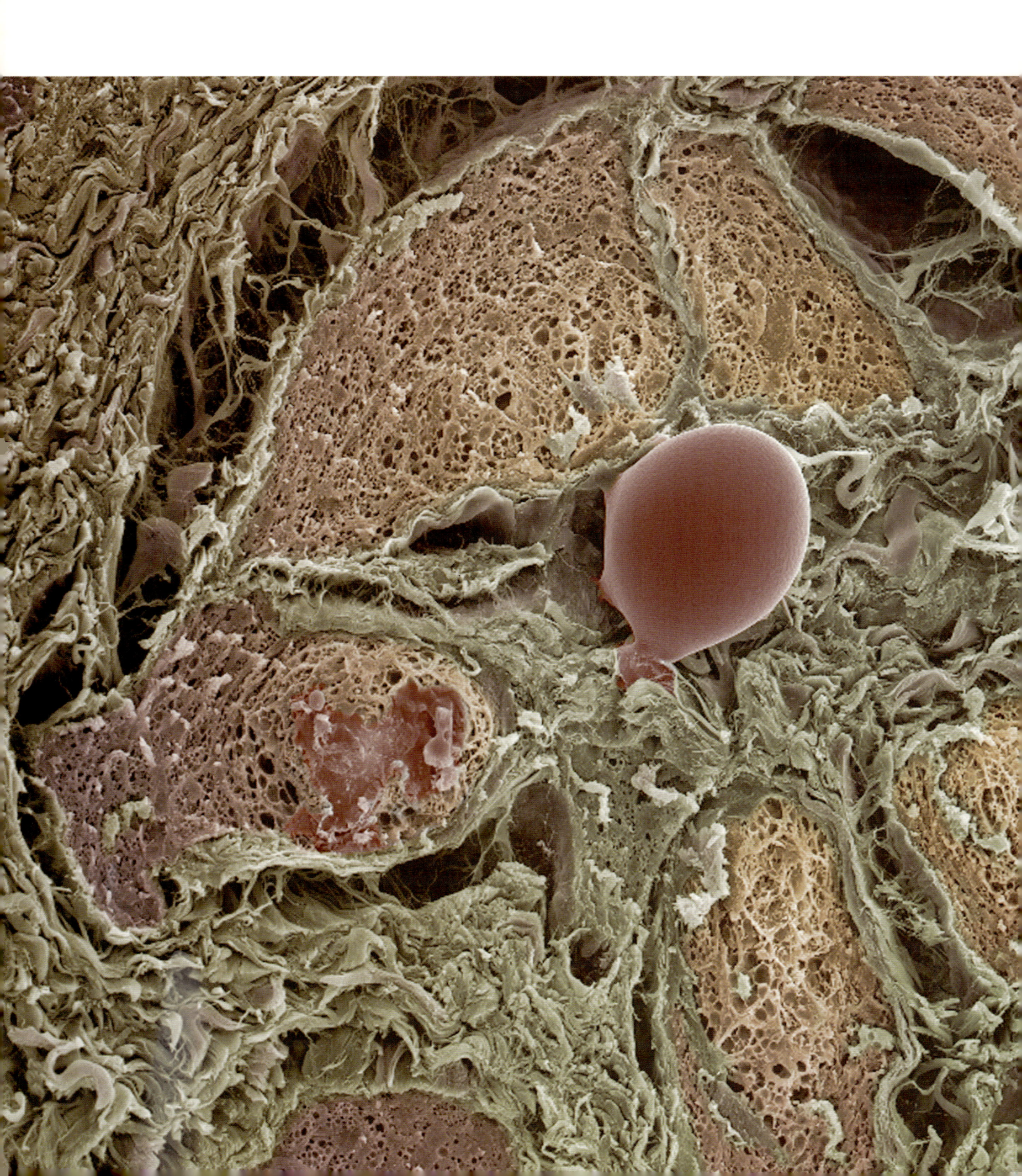

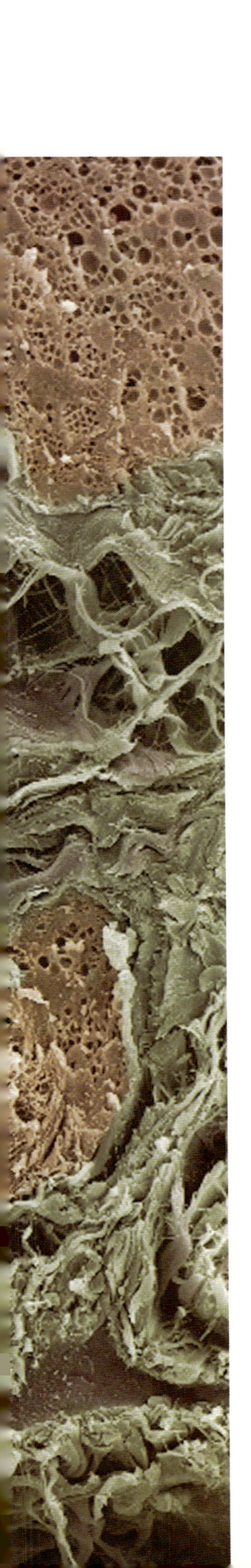

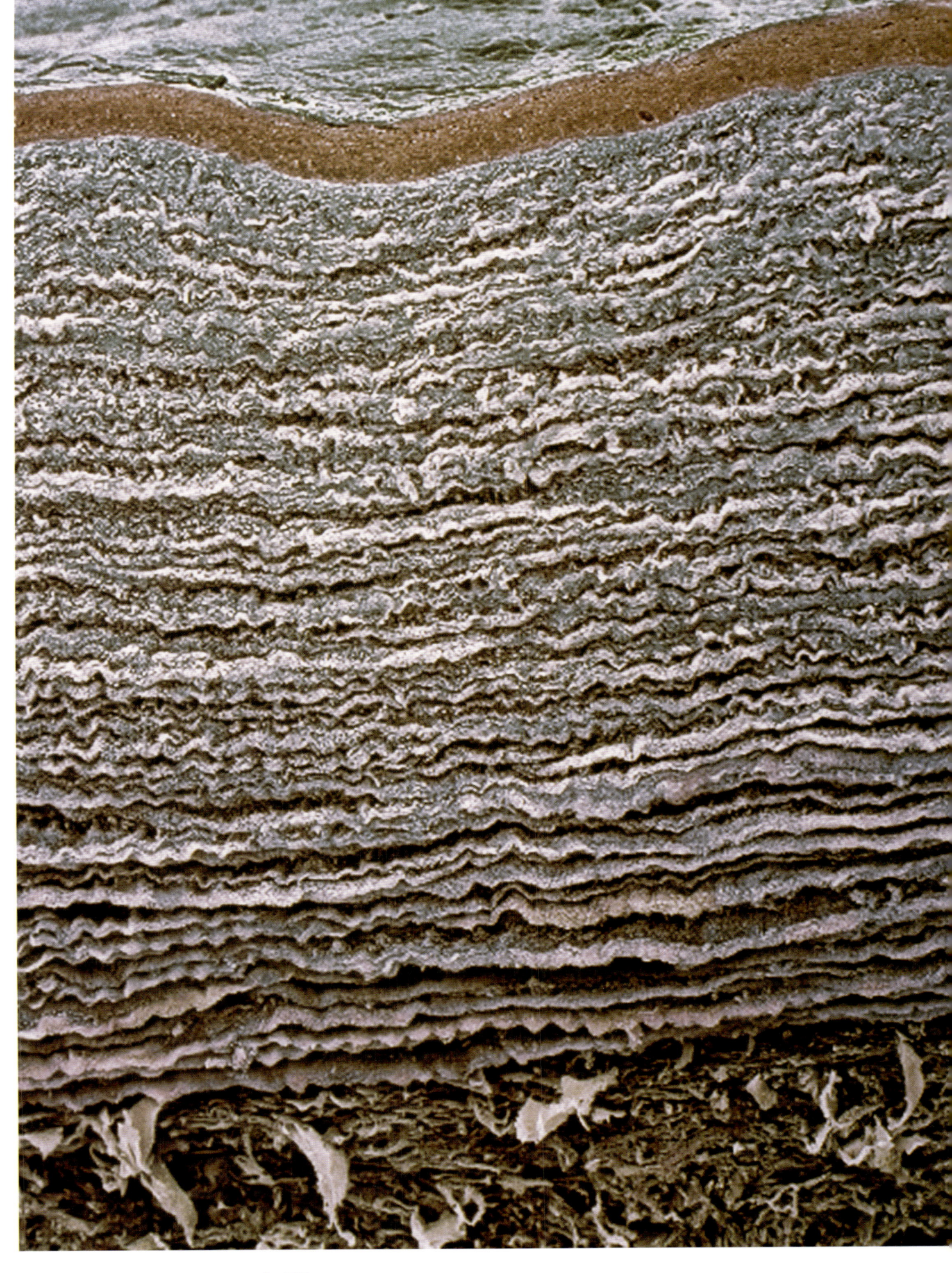

角膜 [SEM]

角膜の断面です。角膜は、眼の外側の表面中央にある透明な部分です。びっしりと重なった結合組織（並行に続く白と青の線）の上に、角膜上皮（茶色）が確認できます。角膜は窓のような働きをするほか、光を屈折して（曲げて）、水晶体に写し、目の後ろにある光を感知する網膜の上に、像の焦点を合わせるのを助けます。

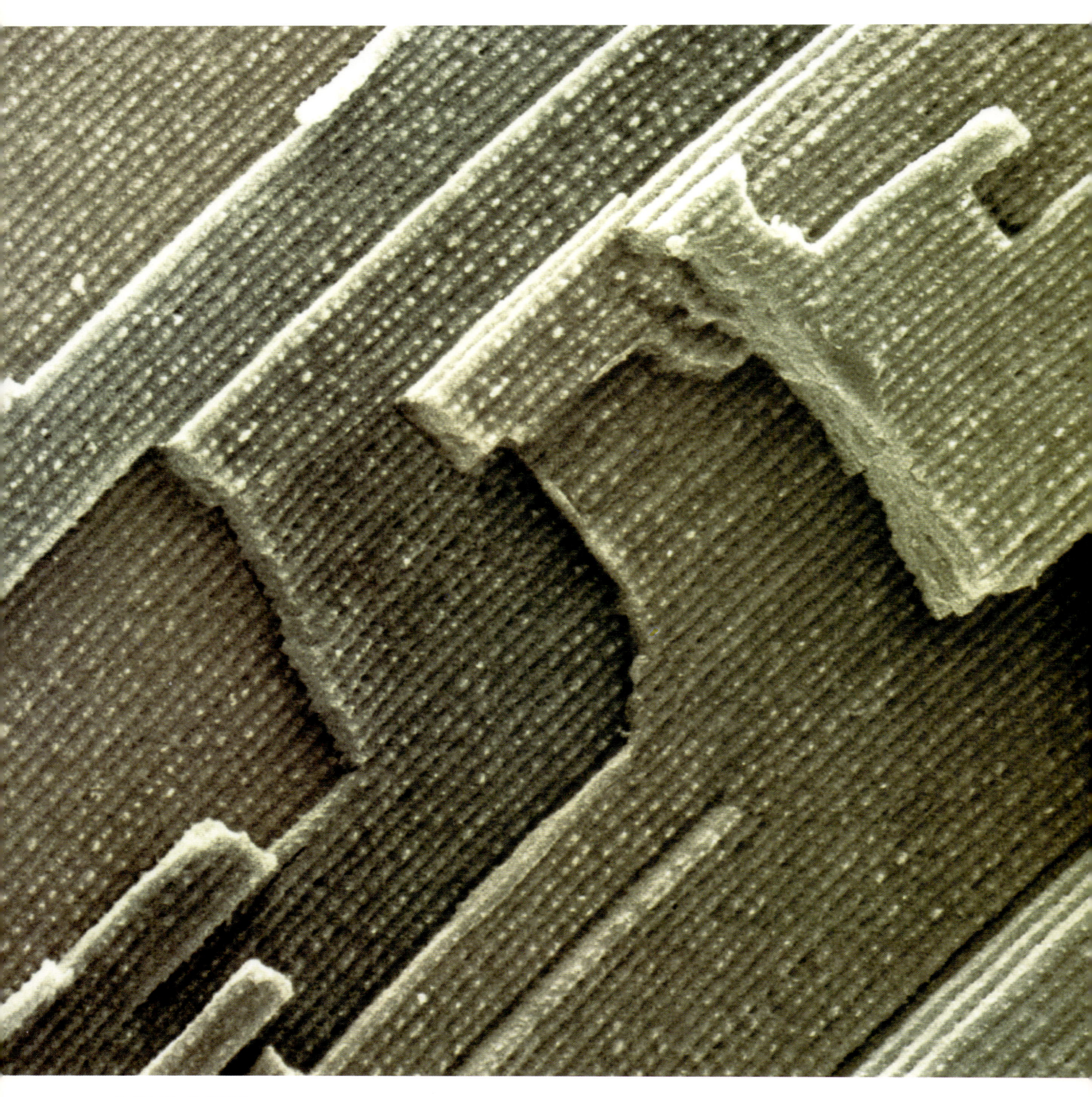

水晶体の細胞 [SEM]

この細長い細胞は、水晶体という眼の透明な部分で、網膜に光を集めます。水晶体が透明なのは、細胞に細胞核がないことと、その配列が精密な結晶構造であることが理由です。この細胞は最大10ミリメートルの長さを持っているため水晶体線維と呼ばれます。水晶体は加齢に伴ってくもりますが、人工プラスチックレンズに交換することができます。

水晶体線維 [LM]

水晶体線維（実際は細胞）が水平に折り重なるのを真横から見た画像です。このような配列が、水晶体の透明性を作り出しています。また、遠近問わずさまざまな物体からの光線を集めるために形を変え、眼の後ろにある光を感知する網膜に映し出すのにも役立っています。

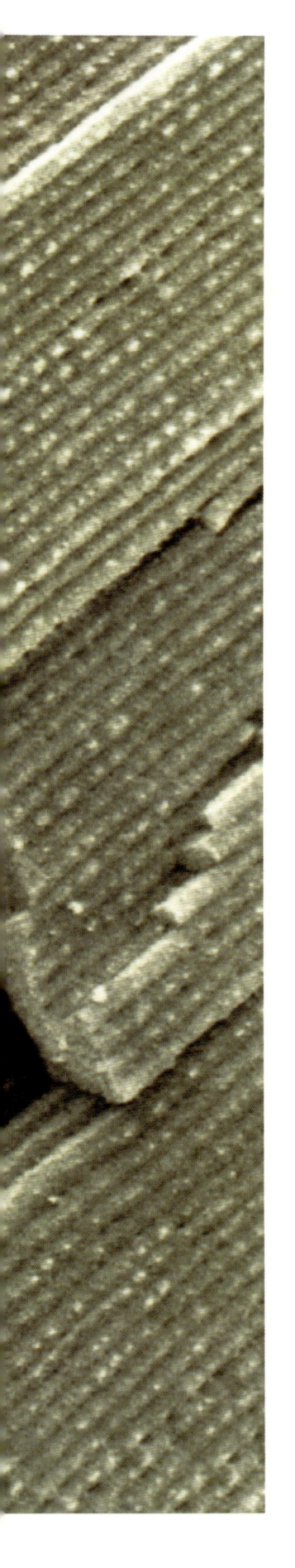

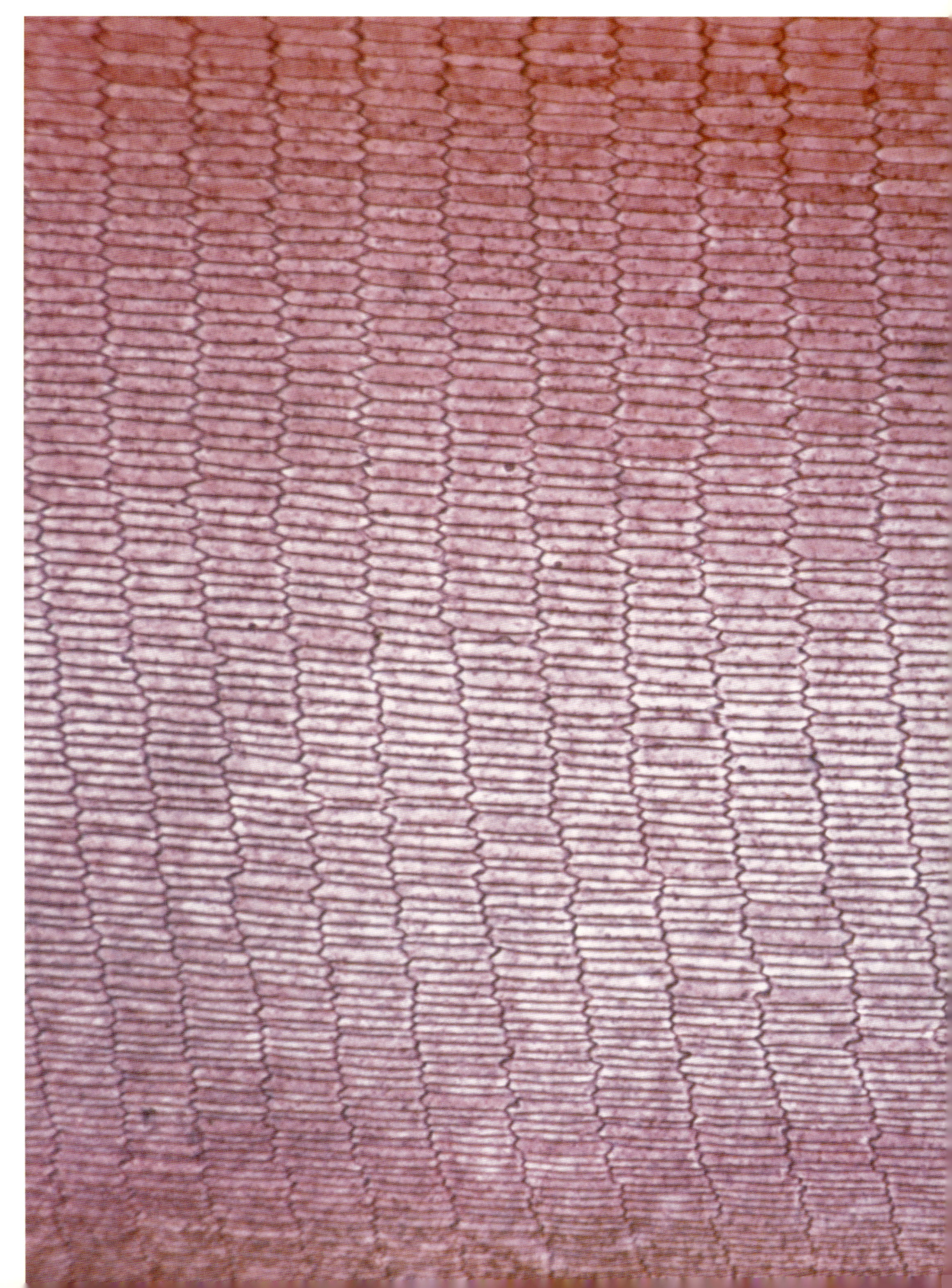

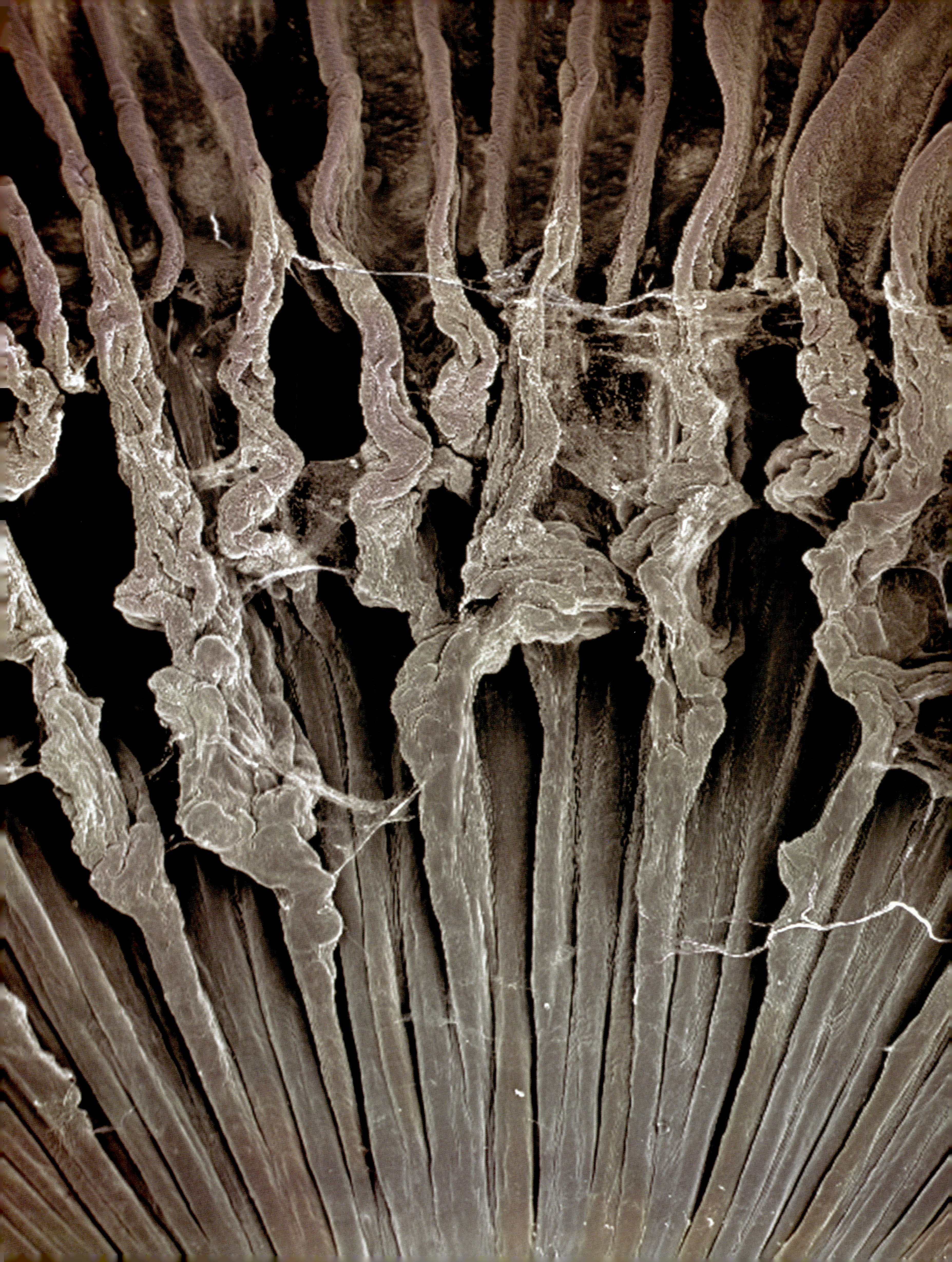

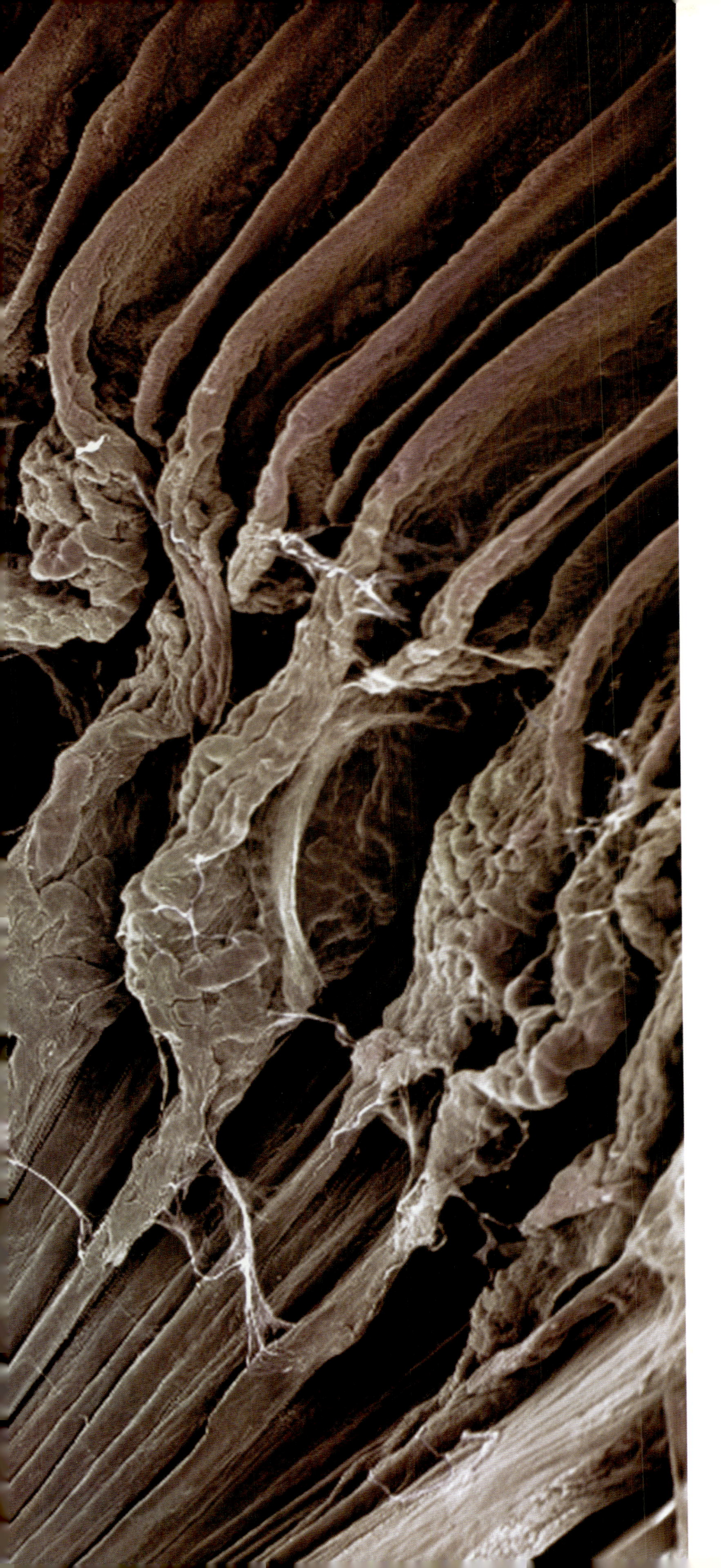

眼の一部の断面 ［SEM］

虹彩（下の灰緑色の部分）が確認できます。虹彩は、輪状の筋肉で、眼に入る光の量を調節してます。その上にある線維は、毛様体の一部です。毛様体には筋肉があり、収縮して水晶体の屈折率を変え、網膜に光を集めます。毛様体は、水様透明な液体（眼房水）を分泌して、角膜と虹彩の間のくぼみと、虹彩と水晶体の間のくぼみを満たしています。

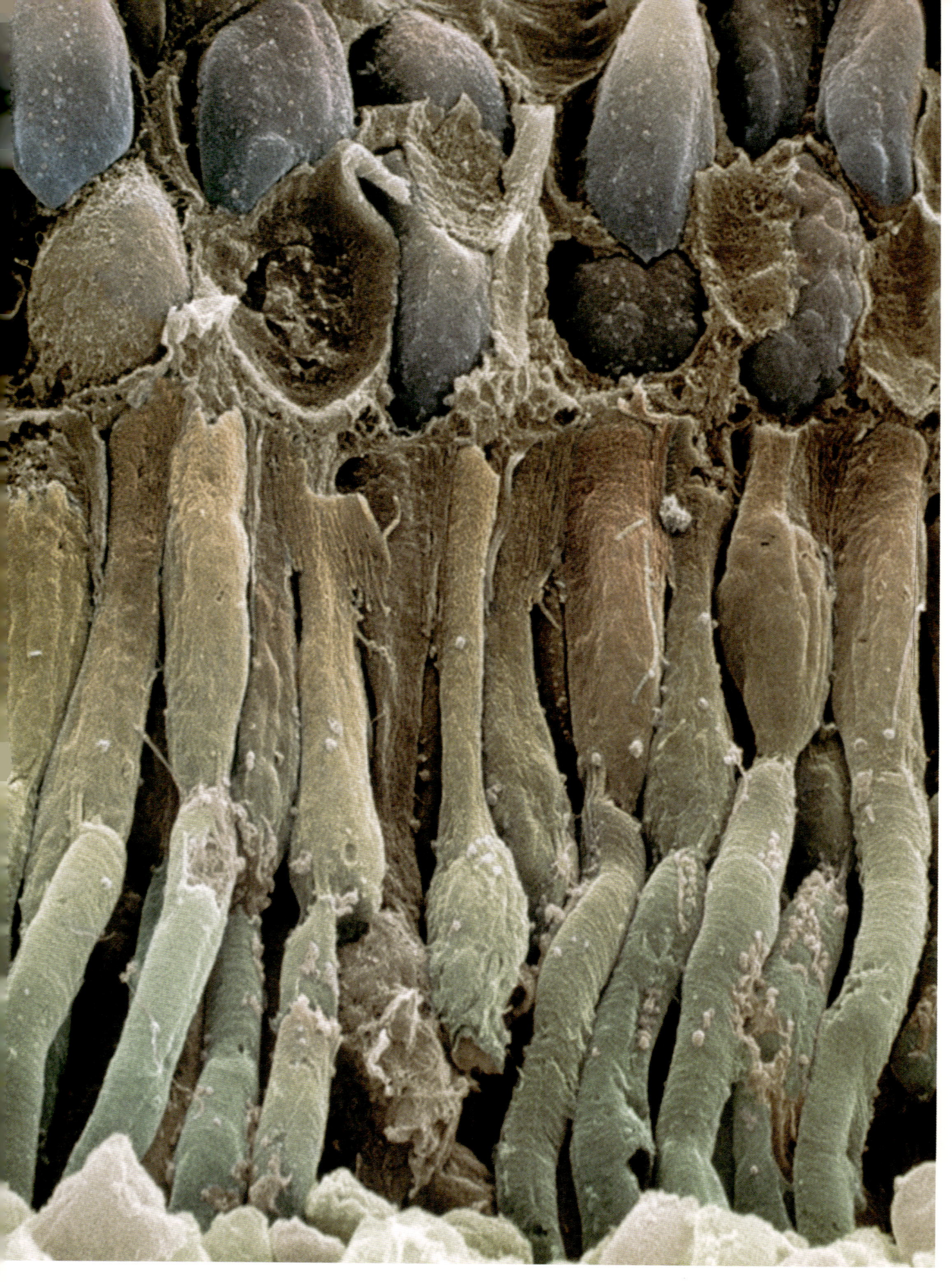

網膜の桿体細胞 [SEM]

薄暗い所でも物が見えるのは、網膜にある桿体細胞のおかげです。桿体細胞の中には、光に非常に敏感な、ロドプシンという紫色の色素が含まれています。ロドプシンは、明るい光の中では分解し、桿体細胞を不活性化しますが、暗くなると再合成します。ただし、再合成には時間がかかります。そのため、明るい場所から暗い部屋に入ると、目が慣れるのにしばらく時間がかかるのです。

桿体と錘体 1 [SEM]

錘体細胞（緑色と青色）は色素のある光に敏感で、桿体細胞（青色）は薄暗いところでモノクロの像を映し出します。明るい光の中での視覚の鋭さは、網膜上の錘体細胞の数と関係があります。人の眼には1平方ミリメーターあたり最大20万個の錘体細胞がありますが、鷹はその約5倍の錘体細胞を持ち、ヒトより2～3倍遠くに離れていても対象物を細かく判別できます。

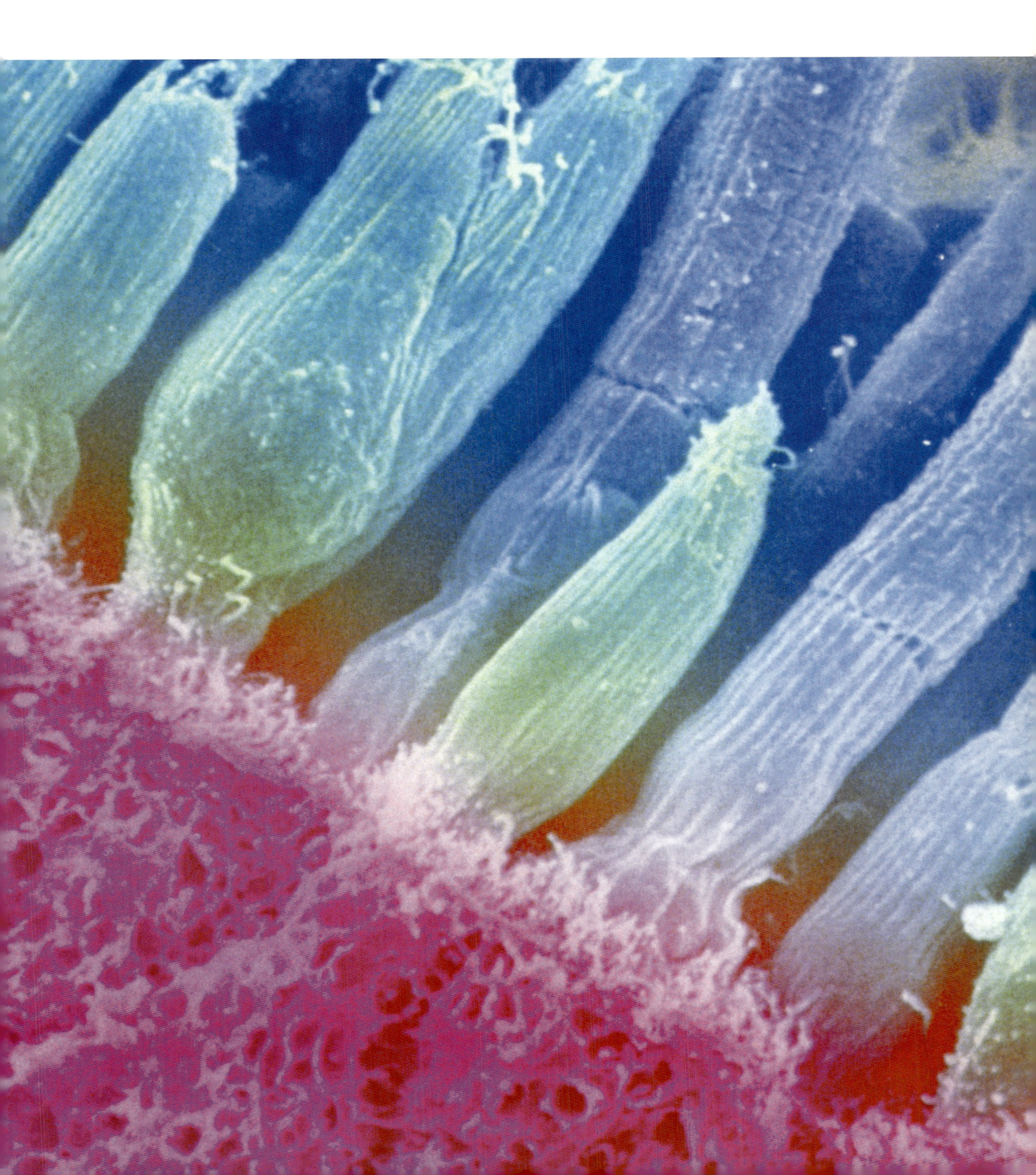

桿体と錘体 2 [SEM]

網膜の断面です。2種類の光受容体細胞が確認できます。黄色い細胞は錘体細胞で、明るい場所でカラーの像を映し出します。下の白い細胞は桿体細胞で、薄暗い場所でモノクロの像を映し出します。桿体細胞はひとまとまりで神経細胞に接続し、全体像を作ります。錘体細胞は、桿体細胞よりずっと数は少ないのですが、1つ1つが神経細胞に接続するため、より詳細な像を作ることができます。

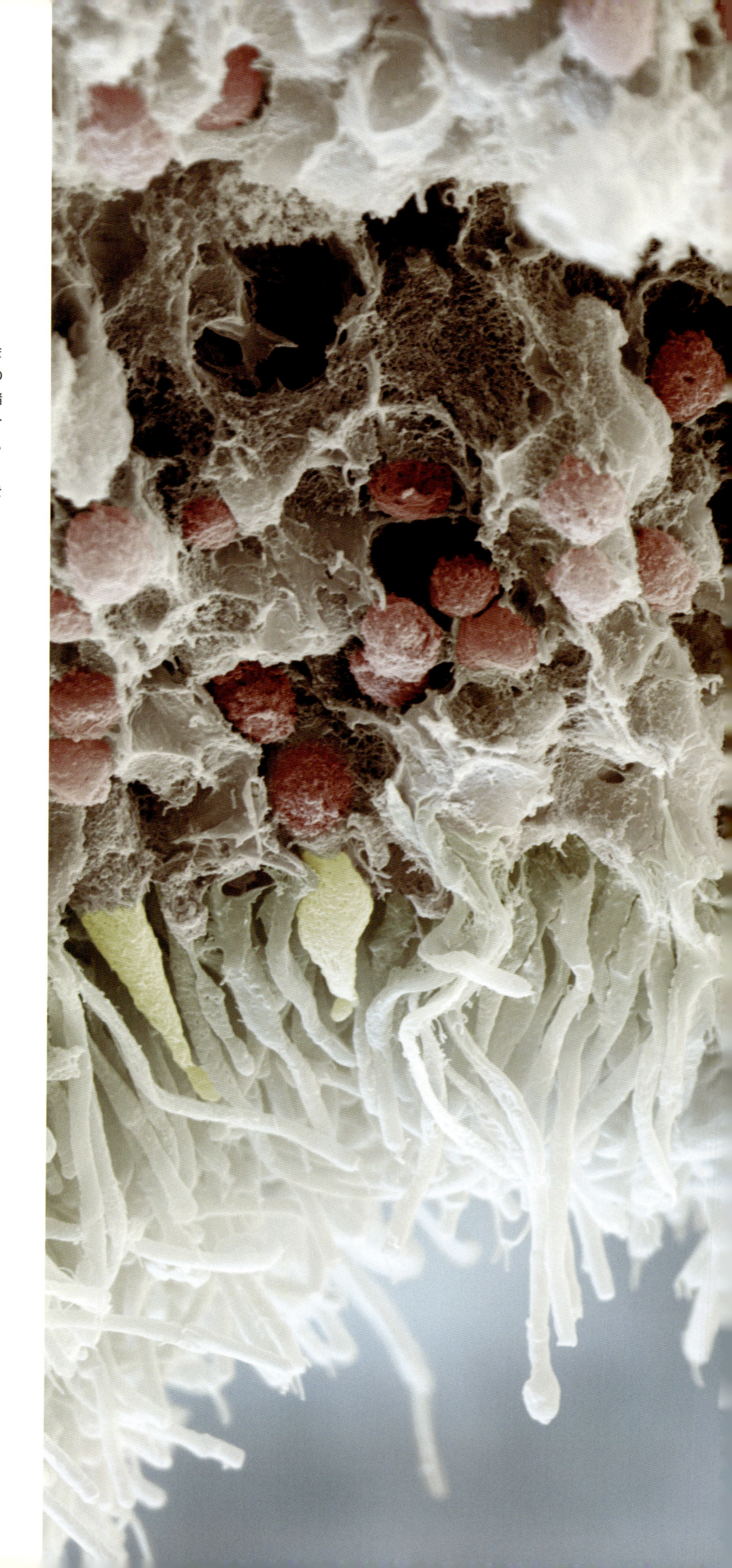

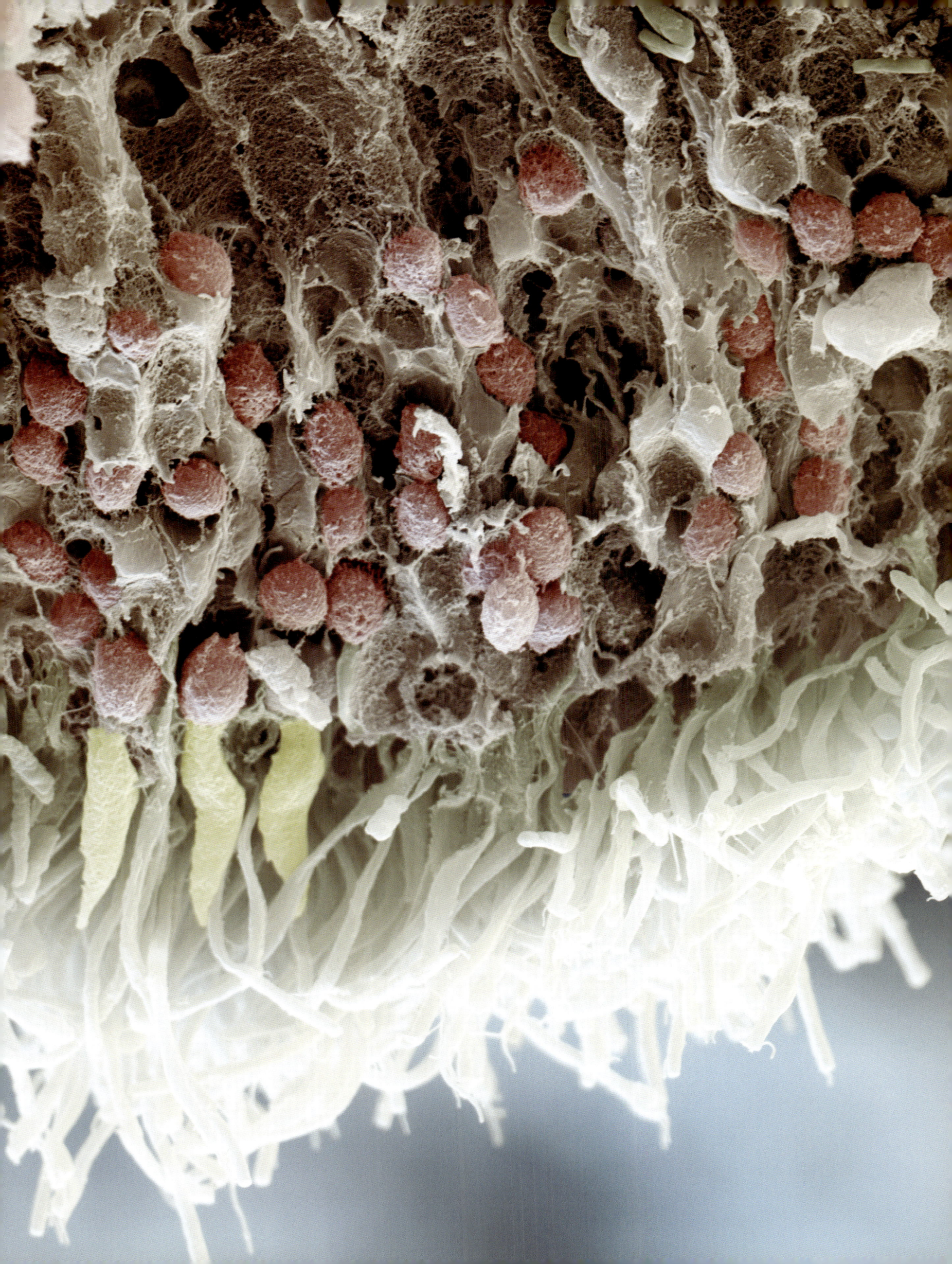

索引

あ

RNA（リボ核酸） 30, 36
IVF（体外受精） 29
アクチン 49, 77, 78
アクロソーム 175
足 91, 96
足 91, 96
味 261, 266-9
汗 50
アドレナリン 225, 232
アポトーシス（あらかじめプログラムされた細胞死） 42
アレルギー 208, 223
暗所での視力 282
アントニー・ファン・レーウェンフック 9
アンドロゲン 235
胃 51, 104, 109, 110-11
ER（粗面小胞体） 31, 32, 34-5, 39
EBT（電子線断層法）スキャン 10
胃液 51
胃酸 塩酸を参照
遺伝子と遺伝物質 15, 28, 30, 32, 33, 36, 40-1, 43-7, 175
インスリン 224, 231
陰嚢 171
ウィルヘルム・レントゲン 9
膜 217
運動終板 193
運動ニューロン 79, 188, 192, 193, 194
NK（ナチュラルキラー）細胞 22
栄養分の消化 消化プロセス, 消化器系を参照
エストラジオール 234
エストロゲン 224, 234
X線 9-10
MRI（磁気共鳴映像法） 10
エラスチン 62-3, 72
塩酸 51, 104, 109, 111, 114
炎症 208, 223, 232
円柱細胞 111
横隔膜 152
横行結腸 120
横紋筋 心筋, 骨格筋を参照
音
　音を出すことと言語 154, 249
　聴覚 耳と聴覚を参照

か

外耳 252
灰白質 190, 236-7, 244
海綿骨 88-9, 99, 100
蝸牛 24, 250-1, 254-5, 256-7
蝸牛神経（聴覚神経） 24, 250, 254, 257
核 30, 32, 33, 34-5
骨芽細胞 102
細胞死 42
細胞分裂 40-1, 43
神経細胞 202
膵臓細胞 119
脊髄の血管の内壁 143
線維芽細胞 18
副腎細胞 232-3
膀胱の平滑筋線維 83
マクロファージ 214, 222
核小体 30, 32, 36, 119
拡大写真 11
獲得免疫 209, 215
角膜 270, 275, 277, 281
下行結腸 120
下垂体 224, 225, 229, 230
ガスの交換 163, 165
画像技術 9-11
滑液 88
括約筋 125, 133
カミロ・ゴルジ 9
カメラ画像 11
感覚
　嗅覚 260, 261, 262-5
　感覚細胞 188
　視覚 眼と視覚を参照
　感覚神経 170
　聴覚 耳と聴覚を参照
　感覚ニューロン 188, 251
　嗅覚受容体 260, 262, 263, 265
バランス 251, 258, 259
味覚 261, 266-9
幹細胞 15, 25
桿状・錘体 270-1, 274, 282, 283, 284-5
冠状動脈 140
冠状動脈血管造影図 10, 140
関節
　滑液 88
　関節の種類 90
　頭蓋骨（縫合） 90
　椎間関節 93
　軟骨 71, 88, 94
肝臓
　グリコーゲン 115, 231
　血液循環 147
　血糖値の調整 224, 231
　細胞 40
　静脈 12-13
　胆汁の産生 114, 115, 118
　尿素の生成 124
眼底カメラ画像 11
癌と腫瘍 11, 22, 94
眼房水 281
ガンマカメラ走査 11, 94, 115, 126
気圧障害 250
気管 152, 155, 156, 157, 158, 159, 160
気管支 152, 160, 164-5
拮抗筋 74
亀頭 170
嗅覚 260, 261, 262-5
嗅覚受容体 260, 262, 263, 265
嗅中枢 260, 264
球窩状関節 90
吸収
　栄養
　　微絨毛, 小腸, 絨毛を参照
　細胞
　　細胞死と再吸収を参照
　水分 60, 105, 120, 122
嗅上皮 262, 263
胸 91, 92, 138, 226
胸膜 226
距骨 91, 96
筋原線維 48-9, 77
筋節 79
筋肉 74-5
　括約筋 125, 133
　筋原線維 48-9, 77
　筋節 79
　筋 76
　骨格筋 48-9, 74-5, 76-9
　細気管支 160
　収縮 49, 74, 77, 78, 79, 81, 192, 193, 194
　心筋 75, 80-1, 82
　鳥肌 53
　平滑筋 75, 83, 84, 85, 108, 122
　眼 20, 280-1
毛細血管 148-9
筋肉の収縮 49, 74, 77, 78, 79, 81, 192, 193, 194
空気嚢 肺を参照
くしゃみと咳 51
口
　口蓋の上皮 56
　舌 106-7, 261, 266-9
　消化プロセスにおける役割 104, 107
　歯 50, 54-5
　頬の上皮細胞 16
首
　血管 142
　リンパ管 219
クプラ 251
グラーフ卵胞 180
クラーレ 189
グリコーゲン 115, 231
クリスタ 39
クリトリス 166, 168
グルカゴン 222
クロマチン線維 36
毛 50, 52, 53
毛穴 50, 53
脛骨 91, 96
頸動脈 142, 145
血圧の調整 142, 144
血液
　幹細胞 25
　凝固 137, 151
　血漿 131, 137
　血小板 137, 150, 151
　赤血球, 白血球も参照のこと
　血液の凝固 137, 151
血管 138-9
　頭と脳 145, 240-1, 246
　首 142
血小板による修復 137, 150, 151
甲状腺 146
呼吸器系 162, 164-5
静脈 12-13, 142, 273
腎臓 85, 124, 127-32
脊髄 143
手 144
ペニス 169
脈絡叢 246
網膜 273
動脈, 毛細血管も参照のこと
血液造影図 10, 140, 144
月経周期 166, 174, 177, 178, 180, 181, 234
結合組織 62-3
　エラスチン 62-3, 72
　角膜 277
　腱 62, 64, 68-9, 141
　コラーゲン 18, 62, 64, 65, 70, 71, 100, 206
　脂肪細胞と脂肪組織 17, 63, 66-7
　眼房水 281
　小腸 58-9
　線維芽細胞 18
　疎性結合組織 64
　損傷した結合組織 151
　軟骨 62, 71, 72-3, 88, 94
血しょう 131, 137
血小板 137, 150, 151
結腸 105, 120, 122
結膜 275
ケラチン 52
腱 62, 64, 68-9, 141
肩甲骨 91, 92
肩甲骨 91, 92
言語を出すこと 154, 249
減数分裂 41, 47
顕微鏡 9
口蓋の上皮 56
光学顕微鏡写真 9
睾丸 166
　陰嚢 171
　細精管 172-3
　精子の産生 28, 40, 41, 47, 171, 172-3, 174
　精子の貯蔵 174
　ホルモンの産生 224, 235
抗原 22, 23, 208, 209, 210, 218, 220
虹彩 270, 280-1
甲状腺濾胞 228
甲状腺 146, 224, 227, 228
甲状腺腫 227
酵素
　アクロソーム 175
　消化酵素 51, 104, 109, 111, 114, 119
　リソソーム 31, 37, 211, 214, 217
リンパ球 31, 40, 276
抗体 209, 210, 215, 218, 221
喉頭 154, 155
喉頭蓋 72, 155
後頭葉 274
後脳 238, 244
呼吸 152, 153, 238, 243
呼吸器系も参照のこと
呼吸器系と呼吸 152-3
　ガスの交換 163, 165
　気管 152, 155, 156, 157, 158, 159, 160
　気管支 152, 160, 164-5
　血管 162, 164-5
　喉頭 154, 155
　細気管支 152, 160, 161, 163
　酸素と二酸化炭素の輸送 12, 14, 21, 136-7, 143, 152-3, 240-1
　肺 138, 152, 160, 162, 163, 164-5
　肺胞 152, 163, 164-5
　防御機構 51, 157, 158, 159, 161
骨格 88, 90-1, 92
　骨も参照のこと
骨芽細胞 97, 102
骨細胞 102
骨髄 12, 15, 99, 150, 208, 210
骨盤 91, 92, 93, 134
コラーゲン 18, 62, 64, 65, 70, 71, 100, 206
ゴルジ装置 32, 38
コルチ器官 24, 254-5
コルチゾール 232
コンピュータ断層撮影法［CT］ 10

さ

サーモグラム 11, 187
細気管支 152, 160, 161, 163
生殖細胞 41, 47, 172
細精管 172-3
細胞 9, 14-15
　円柱細胞 111
　蝸牛 24, 250, 254-5, 256-7
　下垂体のホルモン産生細胞 229
　感覚細胞 188
　幹細胞 15, 25
　肝臓細胞 40
　かん状体 270-1, 274, 282, 283, 284-5
　口蓋上皮 56
　骨芽細胞 97, 102, 103
　骨細胞 102
　脂肪細胞と脂肪組織 17, 63, 66-7
　死滅 細胞死と再吸収を参照
　樹状細胞 23, 212-13
　腫瘍細胞 22
　シュワン細胞 194
　上皮細胞 16, 56, 59, 123, 157, 161
　食細胞 208
　錐状体 270-1, 274, 283, 284-5
　膵臓細胞 119
　生殖細胞 41, 47, 172
　線維芽細胞 18
　多角形細胞 123
　単核白血球 222
　ナチュラルキラー（NK）細胞 22
　軟骨芽 71
　脳細胞 40
　杯細胞 19, 158
　破骨細胞 103
　柱細胞 24, 254-5
　光受容体細胞 270-1, 274, 282, 283, 284-5
　皮膚 23, 40, 52
　副腎細胞 232-3
　複製 細胞分裂を参照
　プルキンエ細胞 195
　分泌細胞 19, 246-7
　マクロファージ 214, 216-17, 219, 221, 222, 230
　マスト細胞 208, 223
　耳の有毛細胞 24, 250, 254-5, 256-7, 258
　脈絡叢分泌細胞 246-7
　味蕾 261, 266, 267, 268-9
　眼 42, 270-1, 274, 278, 279, 282, 283, 284-5
　リンパ球 208-9, 215, 219, 220, 221, 222, 226
　神経細胞, 神経を参照のこと
細胞骨格 18
細胞質 30, 33, 34-5, 38, 46, 214, 217, 223, 229
細胞死と再吸収 22, 37
　アポトーシス（あらかじめプログラムされた細胞死） 42
　腫瘍細胞 22
　十二指腸 86-7, 113, 118
　骨の再形成 89, 97, 98, 102, 103
　絨毛 58-9, 86-7, 113
　上皮（内壁） 105, 107, 123
　リソソームによる細胞小器官の破壊 31, 37
細胞小器官 30, 31, 37
　細胞の孔 33
細胞の構造 30-1, 32
　核小体 30, 32, 36, 119
　クリスタ 39
　クロマチン線維 36
　孔 33
　ゴルジ装置 32, 38
　細胞骨格 18
　細胞質 30, 33, 34-5, 38, 46, 214, 217, 223, 229
　繊毛 51, 157, 158, 159
　粗面小胞体（ER） 31, 32, 34-5, 39
　粘膜 30, 31, 32, 33, 34-5, 37, 39
　微絨毛 30, 157
　ミトコンドリア 31, 32, 39, 78, 80-1
　リソソーム 31, 37, 214
　リボソーム 30-1, 32, 34-5, 39
細胞分裂 15, 36, 40-1, 43
　減数分裂 41, 47
　有糸分裂 40-1, 44-5, 46
細胞を染める 9
鎖骨 152
酸素 152
酸素と二酸化炭素の輸送 12, 14, 21, 136-7, 143, 152-3, 240-1
三頭筋 74
三半規管 251
CT（コンピュータ断層撮影法）スキャン 10
視覚野 274
耳管 250
磁気共鳴映像法（MRI） 10
子宮 61, 84, 166, 167, 177, 178, 179, 181
糸球体 128-32
子宮内壁の増殖 178
軸索 189, 192, 197, 200, 203, 204-5, 206-7
指骨 91, 95, 96
糸状乳頭 106-7, 266-9
死滅 細胞死と再吸収を参照
樹状細胞 23, 212-13
腫瘍細胞 22
シュワン細胞 194
上皮細胞 16, 56, 59, 123, 157, 161
食細胞 208
錘状体 270-1, 274, 283, 284-5
脂肪細胞と脂肪組織 17, 63, 66-7
膵臓細胞 119
生殖細胞 41, 47, 172
線維芽細胞 18
尺骨 91, 95
射精 28, 166, 170
鞭 118
シュウ酸カルシウム 135
十二指腸 86-7, 113, 118
手根骨 91, 95
樹状細胞 23, 212-13
受精と妊娠 28, 29, 41, 84, 166-7, 175, 179, 183, 184
受精と妊娠 28, 29, 41, 84, 166-7, 175, 179, 183, 184
腫脹（できもの） 211
腫瘍と癌 11, 22, 94
循環器系 136-7
　腎臓の血液のろ過 124, 126-32
　プルキンエ細胞 195
　分泌細胞 19, 246-7
　血液供給 147
　上皮 40, 44, 51, 58-9, 60, 108, 110-11, 123
　食道 108, 109, 155
　蠕動 108, 122, 198
　大腸 60, 105, 120, 121, 122, 123
　胆嚢 118
　直腸 120, 123
　盲腸 120, 121
　消化プロセス 19, 59, 60, 104-5, 107-23
　上行結腸 120
　小骨 250, 253, 257
　踵骨 91, 96
　硝子軟骨 71
　小腸 105, 112, 114
　血液供給 147
　結合組織 58-9
　十二指腸 86-7, 113, 118
　絨毛 58-9, 86-7, 113
　上皮（内壁） 198-9
　水分の再吸収 60
　杯細胞 19
　微絨毛 19, 116-17
　小腸の絨毛 58-9, 86-7, 113
　小脳 26, 195, 236-7, 238, 242-3, 244
　皮 50-1, 62
　角膜 277
　気管 157
　口蓋 56
　細気管支 161
　細胞 16
　歯 54-5
　鼻 262, 263, 264
　膀胱 57
　頬 16
小胞
　グラーフ卵胞 180
　毛穴（毛包） 50, 53
　卵胞 166, 180
　リンパ濾胞 220
静脈 12-13, 142, 273
食胞 208
食道 108, 109, 155
女性生殖器系
　クリトリス 166, 168
減数分裂 41, 47
有糸分裂 40-1, 44-5, 46
細胞を染める 9
鎖骨 152
酸素 152
酸素と二酸化炭素の輸送 12, 14, 21, 136-7, 143, 152-3, 240-1
三頭筋 74
三半規管 251
CT（コンピュータ断層撮影法）スキャン 10
視覚野 274
耳管 250
磁気共鳴映像法（MRI） 10
子宮 61, 84, 166, 167, 177, 178, 179, 181
小陰唇と大陰唇 168
胎芽 168
膣 61, 84, 166, 179
卵管 61, 84, 166, 179, 182-3, 184, 185
卵巣 47, 61, 166, 177, 180, 224, 234
卵胞 166, 180
卵胞も参照のこと
視力 283
心筋 75, 80-1, 82
神経
　感覚神経 170
　視神経 273, 274
　聴覚神経（蝸牛神経） 24, 250, 254, 257
神経系 188-9
　神経伝達物質 189, 192, 193, 194
　反射弓と反射作用 170, 188-9, 191
　末梢神経系 188
　中枢神経, 神経も参照のこと
神経細胞（ニューロン）と神経線維 14, 26-7, 188-9, 202, 203, 204-5
運動ニューロン 79, 188, 192, 193, 194
感覚ニューロン 188, 251
嗅覚受容体 260, 262, 263, 265
クプラ 251
軸索 189, 192, 197, 200, 203, 204-5, 206-7
シナプス 189, 192, 193, 194
樹状細胞 23, 212-13
樹状突起 189, 195, 196, 200
小腸 198-9
神経細胞培養 197
脊髄 190, 200, 201, 202
束 206-7
胎児 26-7, 238, 239
プルキンエ細胞 195
ボタン 193
ミエリン鞘（髄鞘） 201, 203, 206-7
眼 196
神経細胞の樹状突起 189, 195, 196, 200
神経細胞培養 197
神経線維末端（ボタン） 193
神経伝達物質 189, 192, 193, 194
神経毒 189
神経突起 軸索を参照
腎結石 135
心室
　心臓 82, 141
　脳 242-3, 246
心臓 136-7, 138, 140
　冠状動脈 140
　腱 68-9, 141
　心筋 75, 80-1, 82
　心房と心室 82, 141
　プルキンエ線維 82
　弁（膜） 68, 136-7, 141
腎臓 85, 124-5, 126-32, 133, 134
腎臓結石 135
腎臓の血液のろ過 124, 126-32
心臓の弁（膜） 68, 136-7, 141
靱帯 62
伸張受容体 142
腎動脈 85, 127
腎被膜 130-1
心房 141
随意筋と不随意筋 74, 76, 83, 125
水晶体 270, 278, 279, 281
膵臓 114, 119, 224, 225, 231
小腸における吸収 60, 105, 120, 122
腎臓と泌尿器系 124, 128
すいぶんの水分
髄膜 190
頭蓋骨 90
頭蓋骨の縫合 90
性欲 166, 169, 170, 176
　生殖も参照のこと
精子 14, 28, 175
　アクロソーム 175
　睾丸における産生 28, 40, 41, 47, 171, 172-3, 174
　射精 28, 166, 170

生殖細胞からの形成 41, 47, 172
卵子に受精する 166, 175, 184
生殖 166-7
　受精と妊娠 28, 29, 41, 84, 166-7, 175, 179, 183, 184
　胎芽 167, 168, 179, 183, 185
　胎児 40, 167, 186, 272
　着床 167, 179, 181, 185
　生殖器系 女性生殖器系と男性生殖器系を参照
声帯 154
成長ホルモン 225
脊髄 143, 188, 190, 191, 197, 200, 201, 202, 238, 246
脊椎 91, 92, 93, 191
咳とくしゃみ 51
赤面 145
赤血球 12-13, 20-1, 137, 143
　幹細胞からの形成 15, 25
　血液凝固 151
　酸素と二酸化炭素の輸送 12, 14, 21, 136-7, 143, 152-3, 240-1
　毛細血管中の動き 14, 148-9, 196
　リンパ系 221, 222
摂取 104
セロトニン 150
　生殖器 卵細胞、精子細胞を参照
腺
　下垂体 224, 225, 229, 230
　胸腺 226
　甲状腺 146, 224, 227, 228
　子宮 177, 178, 181
　脂肪腺 50, 53
　膵臓 114, 119, 224, 225, 231
　大腸 122
　副腎 224, 225, 232-3
　涙腺 275, 276
線維芽細胞 18
染色体 28, 30, 33, 36, 40-1, 43, 46, 47, 175
蠕動 108, 122, 198
前頭葉 249
繊毛 51, 157, 158, 159, 161, 182-3, 264, 265
槽 34-5
造影剤 10, 147
走査 10, 11
走査型電子顕微鏡 9
桑実胚 185
僧帽弁 141
束
　速筋線維 74-5
　骨格筋 76
　神経線維 206-7
組織 骨髄、結合組織、上皮、筋肉を参照
疎性結合組織 64
舌 106-7, 261, 266-9
足根骨 91, 96
粗面小胞体 31, 34-5
粗面小胞体 (ER) 31, 32, 34-5, 39

た
大陰唇と小陰唇 168
体温調整 50, 136, 145
胎芽 167, 168, 179, 183, 185
体外受精 (IVF) 29
　胎芽の着床 167, 179, 181, 185
胎児 40, 167, 186, 272
男性生殖器系
　陰嚢 171
　亀頭 170
　細精管 172-3
　胎芽 168
　ペニス 166, 168, 169, 170
　精子細胞と睾丸も参照のこと
大腿骨 88, 91, 100-1
大腿動脈 138, 139
大腸 60, 105, 120, 121, 122, 123
大動脈 138, 139, 148
ダイニン 44-5
大脳と大脳半球 238, 239, 242-3, 244, 248
大脳半球 238, 239, 242-3, 248
胎盤 181
唾液 104
多角形の細胞、直腸 123
多発性硬化症 203

単球 222
炭酸カルシウム 259
胆汁 114, 115, 118
炭水化物とでんぷん 104, 105, 109
弾性軟骨 72-3
弾性板 85
胆嚢 118
たんぱく質
　結合組織 62-3, 151
　合成 30, 32, 35, 36, 39, 102
　ゴルジ装置における貯蔵と変化 32, 38
　輸送 31, 35, 39
遅筋線維 74-5
膣 166, 168, 176
緻密骨 88-9, 97, 98, 100-1
中隔 263
中耳 250
中手骨 91, 95
中枢神経系 188
　灰白質 190, 236-7, 244
　髄膜 190
　脊髄 143, 188, 190, 191, 197, 200, 201, 202, 238, 246
　大脳と大脳半球 238, 239, 242-3, 244, 248
　脳脊髄液 246-7
　白質 143, 190, 201, 236-7, 244 脳も参考のこと
中足骨 91, 96
超音波 11
聴覚 耳と聴覚を参照
聴覚神経 (蝸牛神経) 24, 250, 254, 257
腸間膜動脈 147
蝶番関節 91
直腸 120, 123
チロキシン 227
爪と爪床 50, 52, 144
手 91, 95, 144, 186
DNA (デオキシリボ核酸) 30, 33, 36
T-リンパ球 209, 219, 221
テストステロン 224, 235
電子顕微鏡 9, 30
電子線断層法 (EBTスキャン) 10
でんぷんと炭水化物 104, 105, 109
透過型電子顕微鏡 9
瞳孔 270, 272
橈骨 91, 95
闘争逃走反応 225
疼痛知覚 245
糖尿病 225
糖分 104
動脈 136
　冠状動脈 140
　頸動脈 142, 145
　腎動脈 85, 127
　伸張受容体 142
　大腿動脈 138, 139
　大動脈 138, 139, 148
　腸間膜動脈 147
　手 144
　動脈壁 85, 142, 144
　脳動脈 240-1
　肺動脈 162
　網膜動脈 273
動脈の弾性板 85
鳥肌 53

な
内眼角 275
内耳 24, 250-2, 254-9
内視鏡と内視鏡検査 11
内弾性板 85
腸 消化器系を参照
内分泌系 224-5
　下垂体 224, 225, 229, 230
　胸腺 226
　甲状腺 146, 224, 227, 228
　膵臓 114, 119, 224, 225, 231
　副腎 224, 225, 232-3
　卵巣、睾丸も参照のこと
ナチュラルキラー (NK) 細胞 22
涙 50, 275, 276
軟骨 62, 71, 72-3, 88, 94, 155, 156
軟骨芽 71
二酸化炭素 酸素と二酸化炭素の輸送を参照
二頭筋 74
ニューロン 神経細胞を参照
尿 124-5, 126, 129, 133, 134
尿管 125, 133, 134
尿素 124
尿道 133
妊娠女性 187

生殖も参照のこと
ネガティブフィードバック 224
ネガティブフィードバック 224
熱の配分と伝達 50, 136, 145
粘液と粘液の分泌 19, 61, 111, 122, 158, 161, 176, 182-3, 260, 264
脳 188, 238-9, 242-3
　下垂体の交信 230
　嗅覚中枢 260, 264
　血圧の調整 142
　血液供給と血管 145, 240-1, 246
　言語皮質 249
　後頭葉 274
　後脳 238, 244
　呼吸数の調整 153
　細胞周期 40
　視覚野 274
　小脳 26, 195, 236-7, 238, 242-3, 244
　神経細胞と神経線維 26-7, 238, 239
　髄質 238
　脊髄 143, 188, 190, 191, 197, 200, 201, 202, 238, 246
　前頭葉 249
　大脳と大脳半球 238, 239, 242-3, 244, 248
　脳幹 238, 242-3
　脳 242-3, 244
　脳脊髄液 246-7
　灰白質 236-7, 244
　白質 236-7, 244
　プルキンエ細胞 195
　辺縁系 248
　感覚も参照のこと
脳幹の延髄 238
脳脊髄液 246-7

は
歯 50, 54-5
肺 138, 152, 160, 162, 163, 164-5
杯細胞 19, 158
排出 104
肺動脈 162
肺胞 152, 163, 164-5
排尿 174, 177, 180
倍率 9
白質 143, 190, 201, 236-7, 244
破骨細胞 103
柱細胞 24, 254-5
白血球 14, 15, 25, 137, 210, 211
樹状細胞 23, 212-13
食細胞 208
単核白血球 25
ナチュラルキラー (NK) 細胞 22
マクロファージ 214, 216-17, 219, 221, 222, 230
マスト細胞 208, 223
リンパ球 208-9, 215, 219, 220, 221, 222, 226
鼻
　嗅覚受容体 260, 262, 263, 265
　甲介 263
　呼吸 152
　硝子軟骨 71
　上皮 262, 263, 264
　中隔 263
　歯のエナメル質 54-5
ハバース管 97, 98
バランス 251, 258, 259
バリウム 10
反響 251
反射弓と反射作用 170, 188-9, 191
Bリンパ球 209, 215, 219, 220, 221 背骨、脊柱を参照
光受容細胞 270-1, 274, 282, 283, 284-5
腓骨 91, 96
膝 94
膝蓋腱反射 188-9
皮脂 50, 53
皮質
　言語皮質 249
　視覚野 274
　小脳 236-7, 244
　大脳皮質 239, 242-3
微絨毛
　気管 157
　細胞の構造 30
　小腸 19, 116-17
　大腸 60, 123

ヒスタミン 208, 223
脾臓 222
泌尿器系 124-5, 133
　括約筋 125, 133
　糸球体 128-32
　腎臓 85, 124-5, 126-32, 133, 134
　腎臓結石 135
　尿管 125, 133, 134
　尿道 133
　膀胱も参照のこと
皮膚
　エラスチンの含有量 63
　外層 52
　細胞周期 40, 52
　脂腺 50, 53
　上皮 50-1
　防御機構 23, 50, 208
病原体に対する抵抗力
　防御機構
副腎 224, 225, 232-3
フルオレシン 275
プルキンエ細胞 195
プルキンエ線維 82
プロゲステロン 181
分解 104
ペースメーカー 82
平滑筋 75, 83, 84, 85, 108, 122
ヘソの緒、幹細胞 25
PET (陽電子放射断層法) 走査 10
ペニス 166, 168, 169, 170
ヘパリン 223
ヘモグロビン 21, 152
便 122
辺縁系 248
防御機構
　胃 51, 111
　抗体 209, 210, 215, 218, 221
　呼吸器系 51, 157, 158, 159, 161
　脾臓 222
　皮膚 23, 50, 208
　まばたきと涙 50, 189, 191
　免疫系 208-9
　リンパ節 208, 219, 220, 221
膀胱 124, 125, 133, 134
　括約筋 125, 133
　コラーゲン 70
　上皮 57
　平滑筋 83
　紡錘糸 44-5
頬
　血液供給 145
　上皮細胞 16
ホットスポット 11, 94
骨 62, 88-9
　海綿骨 88-9, 99, 100
　鉱化と再形成 89, 97, 98, 102, 103
　骨格 88, 90-1, 92
　骨芽細胞 97, 102, 103
　骨癌 94
　骨細胞 102
　緻密骨 88-9, 97, 98, 100-1
　手 91, 95
　破骨細胞 103
　ハバース管 97, 98
　その他の骨 (肋骨など) も参照のこと
ホメオスタシス
　血圧の調整 142, 144
　血糖値の調整 224-5, 231
　呼吸数の調整 153
　体液の調整 124
　体温調整 50, 136, 145
　ネガティブフィードバック 224
ホルモン 224-5
　アドレナリン 225, 232
　アンドロゲン 235
　インスリン 224, 231
　エストラジオール 234
　エストロゲン 224, 234
　下垂体 229, 230
　グルカゴン 224
　甲状腺 146, 227, 228
　コルチゾール 232
　成長ホルモン 225
　テストステロン 224, 235
　プロゲステロン 181
　レプチン 63

ま
膜 250, 252, 253
　細胞の構造 30, 31, 32, 33, 34-5, 37, 39
　髄膜 190
　膣 176
　粘膜 61, 161, 176, 260, 263
　眼 272, 275
　卵円窓 250
マクロファージ 214, 216-17, 219, 221, 222, 230
マスター腺 下垂体を参照
マスト細胞 208, 223
末梢神経系 188
まばたき 189, 191
マルトース 104
ミエリン鞘 (骨髄鞘) 201, 203, 206-7
ミオシン 49, 77, 78
ミトコンドリア 31, 32, 39, 78, 80-1
耳と聴覚 24, 250-1
　外耳 252
　蝸牛 24, 250-1, 254-5, 256-7
　クプラ 251
　鼓膜 250, 252, 253
　コルチ器官 24, 254-5
　三半規管 251
　耳管 250
　耳石 251, 258, 259
　耳道 250, 252, 253
　小骨 250, 253, 257
　弾性軟骨 72-3
　中耳 250
　聴覚神経 (蝸牛神経) 24, 250, 254, 257
　内耳 24, 250-1, 254-9
　有毛細胞 24, 250, 254-5, 256-7, 258
　卵円窓 250
脈絡叢 246-7
味蕾 261, 266, 267, 268-9
ムチン前駆体 19
メッセンジャーや伝達者の役割を果たす化学物質 ホルモン、神経伝達物質を参照
眼と視覚 270-1
　暗所での視力 282
　角膜 270, 275, 277, 281
　桿体・錐体 270-1, 274, 282, 283, 284-5
　筋肉 270, 280-1
　結膜 275
　虹彩 270, 280-1
　視神経 273, 274
　視神経円板 (盲点) 273
　焦点 270, 277, 278, 279, 281
　視力 283
　神経細胞 196
　水晶体 270, 278, 279, 281
　水様液 281
　胎児 186, 272
　瞳孔 270, 272
　内眼角 275
　涙 50, 275, 276
　まばたき 189, 191
　毛様体 280-1
　涙腺 275, 276
　網膜も参照のこと
眼の焦点 270, 277, 278, 279, 281
免疫系 208-9
　抗体 209, 210, 215, 218, 221
　コルチゾール 232
　脾臓 222
　リンパ節 208, 219, 220, 221
　白血球も参照のこと
毛細血管
　拡張と炎症 208, 223
　下垂体
　筋肉 76, 148-9
　糸球体 128-32
　小腸絨毛 113
　腎臓 127, 128-32
　赤血球 14, 148-9, 196
　爪床 144
　肺 162
　頬 145
　盲腸 120, 121
　盲腸 120, 121
盲点 (視神経円板) 273

網膜 270-1, 273, 277, 279, 281
アポトーシス (あらかじめプログラムされた細胞死) 42
桿体と錐体 270-1, 274, 282, 283, 284-5
胎児の発育 272
毛様体 280-1

や
有郭乳頭 267, 268-9
有糸分裂 40-1, 44-5, 46
有毛細胞 24, 250, 254-5, 256-7, 258
ヨウ素 227
陽電子放射断層法 (PET走査) 10
予防接種 209

ら
ラメラ (骨層板) 98, 100-1
卵円窓 250
卵管 61, 84, 166, 179, 182-3, 184, 185
卵細胞 (卵子) 14, 29
　受精 28, 29, 41, 166, 184
　生殖細胞から形成 41, 47
　排卵 174, 177, 180
　卵管を移動 61, 84, 166, 179, 182-3
卵子 卵細胞を参照
卵巣 41, 47, 61, 166, 177, 180, 224, 234
卵胞 166, 180
リソソーム 31, 37, 211, 214, 217
リソゾーム 50, 276
立体視 270
リボ核酸 (RNA) 30, 36
リボソーム 30-1, 32, 34-5, 39
硫化水素 105
リンパ球 208-9, 215, 219, 220, 221, 222, 226
リンパ節 208, 219, 220, 221
リンパ濾管 220
涙腺 275, 276
レジンキャスト 11
レプチン 63
肋骨 91, 92, 138, 139, 152
ロドプシン 282
ロバート・フック 9
リン酸カルシウム 62

Natural Health シリーズ

理論と実践を組み合わせたユニークな見地から、それぞれのテーマについて平易な言葉で解き明かし、無理なく日々の生活に取り入れていく方法を紹介します。文庫サイズ、オールカラービジュアル版。

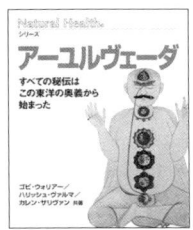

アーユルヴェーダ
すべての秘伝は、
この東洋の奥義から始まった

ゴピ・ウォリアー／ハリッシュ・ヴァルマ／カレン・サリヴァン 共著

アーユルヴェーダ療法の全体系を解明。ストレスの時代にあっても、シンプルなライフスタイルに従うことで、心身のバランスを保ち、最高の幸福を維持できる。

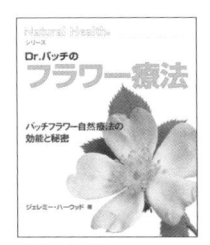

本体価格980円

Dr.バッチのフラワー療法
バッチフラワー自然療法の効能と秘密

ジェレミー・ハーウッド 著

野生植物のエッセンスを使い、心・体・魂を癒す究極のヒーリング法であるフラワー療法。バッチ博士が提案した38種類のフラワー・レメディーを初心者にもわかりやすく徹底解説。

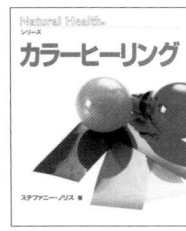

本体価格980円

カラーヒーリング
心と身体と魂を静め、
癒し、エネルギーを与えるための
カラーセラピーの行い方

ステファニー・ノリス 著

絵や写真をふんだんに取り入れ、各々の色の特性とカラーヒーリングの方法をすべて網羅。

本体価格980円

漢方療法
中国ハーブ生薬を中心とした
5000年の秘伝

ペネラピ・オディ 著

漢方療法の基本概念・原理・治療法を平易なことばで解説。80以上の漢方薬と薬草の特性と効能を明らかにし、各治療法がいかにして人の体調を整えて回復に役立つかを説明する。

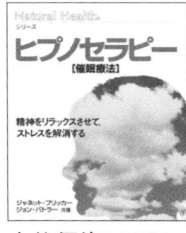

本体価格980円

ヒプノセラピー[催眠療法]
精神をリラックスさせて、
ストレスを解消する

ジャネット・フリッカー／ジョン・バトラー 著

催眠療法は、不安や恐怖症、さらには身体的苦痛に対する合理的で効果の高い治療法として役立てられている。自己催眠を含むさまざまな催眠技法を実例をまじえながら解説する。

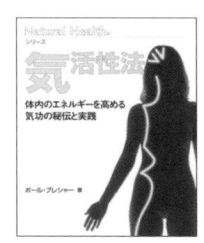

本体価格980円

気活性法
体内のエネルギーを高める
気功の秘伝と実践

ポール・ブレシャー 著

体内の気エネルギーの流れを改善することで心と体が健康になる。気の起源とその基本原理を要約して解説し、自分でできる気功のエクササイズをカラー写真でわかりやすく紹介。

本体価格980円

INSIDE THE BODY
体内の神秘

発　　行　2005年4月10日
本体価格　7,800円
発 行 者　平野　陽三
発 行 所　産調出版株式会社
　　　　　〒169-0074 東京都新宿区北新宿3-14-8
　　　　　TEL.03(3363)9221　FAX.03(3366)3503
　　　　　http://www.gaiajapan.co.jp

Copyright SUNCHOH SHUPPAN INC. JAPAN2005
ISBN 4-88282-417-5 C3047

落丁本・乱丁本はお取り替えいたします。
本書を許可なく複製することは、かたくお断わりします。
Printed and bound in China

著　者：スーザン・グリーンフィールド
　　　　(Susan Greenfield)

日本語版
監　修：崎山　武士（さぎやま たけし）
聖マリアンナ医科大学診断病理学助教授、総合心療内科漢方外来責任者。東京慈恵会医科大学卒業、その後アメリカ合衆国NIHおよびMt Sinai大学に留学、先天代謝異常の研究に従事。病理学会、神経病理学会会員。日本遺伝子治療学会評議員。日本東洋医学会評議員。日本小児東洋医学会理事。『新小児医学大系』共著。『骨髄移植の展望』『小児の漢方療法』など著書多数。

翻訳者：玉嵜　敦子（たまざき あつこ）
関西学院大学法学部卒業、在学中米国サンディエゴ US International University に留学。訳書に『やさしい中国医学の百科』『ハーブ薬膳クックブック』（いずれも産調出版）など。